高等学校医药类专业物理基础课程系列教材

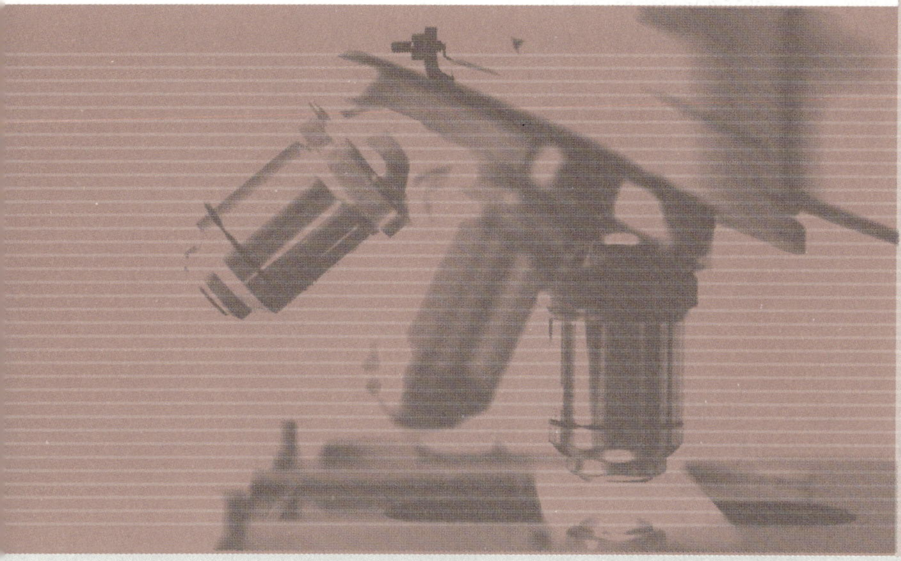

医用物理学

（第三版）

主　编　薛　康　陆改玲　高云飞　赵石磊　韩永平

副主编　陈　霞　周　澐　马兴星　张海霞　张　磊
　　　　石　磊　鲍秀珍

参　编　李忠贤　何　佳　何宝胜　周　涛　敖敦格日乐
　　　　贾海涛　姬宇程　凯　丽　侯嘉励

中国教育出版传媒集团
高等教育出版社·北京

内容简介

本书以提高学生的科学素质、培养学生的科学思维、引导学生掌握必备的物理知识为目标,是在多年医学院校大学物理教学研究及实践的基础上编写而成的。本书既尊重物理学科自身的系统性,又充分考虑医学院校各专业的特点,介绍了刚体的定轴转动、骨的力学性质、血液的流动、振动与波动、超声及其在医学中的应用、狭义相对论、液体的表面性质、眼的屈光度、波动光学、量子力学基础、激光及其在生物医学中的应用等内容。

本书可作为高等学校医药类各专业的大学物理课程教材使用,也可供生命科学类相关专业的师生参考。

图书在版编目(CIP)数据

医用物理学 / 薛康等主编. -- 3 版. -- 北京 : 高等教育出版社, 2025. 2. -- ISBN 978-7-04-063736-6

Ⅰ. R312

中国国家版本馆 CIP 数据核字第 20244LU951 号

YIYONG WULIXUE

策划编辑	马天魁	责任编辑	傅凯威	封面设计	赵 阳	版式设计	杜微言
责任绘图	杨伟露	责任校对	刘丽娴	责任印制	高 峰		

出版发行	高等教育出版社	网　址	http://www.hep.edu.cn
社　址	北京市西城区德外大街 4 号		http://www.hep.com.cn
邮政编码	100120	网上订购	http://www.hepmall.com.cn
印　刷	山东新华印务有限公司		http://www.hepmall.com
开　本	787 mm×1092 mm　1/16		http://www.hepmall.cn
印　张	22.5	版　次	2016 年 9 月第 1 版
字　数	540 千字		2025 年 2 月第 3 版
购书热线	010 - 58581118	印　次	2025 年 2 月第 1 次印刷
咨询电话	400 - 810 - 0598	定　价	50.00 元

物 料 号　63736 - 00

前言

　　本书是高等医药类院校改革创新精品教材,适用于高等医学院校五年制本科临床、口腔、麻醉、预防、卫检、检验、影像、放射、药学等专业,也可供其他生物医学专业师生作为参考书使用。

　　本书与以往的医用物理学教材相比有以下特色:

　　1. 按照"十四五"规划对医学人才的要求,总结了大量一线教师多年的教学实践和教学改革经验,强化了普通物理学与生命科学的结合,更加注重基础知识与能力培养的统一。

　　2. 为了适应信息化时代发展及新时代学生阅读的习惯,以"新形态教材"形式出版。本书中的图文以物理学框架和重点知识为主,同时加入了 H5 动画和微课视频等新形式,学生只需扫描本书相应部分的二维码,生动的内容即可显示在手机、平板电脑等移动终端上。多媒体教学内容不仅能帮助学生加深对本书知识的理解,还能通过更多手段向学生展示科学技术的发展,使学生紧跟学科发展的步伐,有助于学生进一步了解物理学与医学结合的学科新进展,开阔学生的眼界,同时对学生养成自主学习的习惯起到促进作用。

　　3. 在确保物理学框架完整的基础上,本书内容更加适应实用性医学人才的培养需要。全书除传统医用教材中的经典物理学的力学、热学、光学、电磁学四大分支,及现代物理学的相对论、量子力学等知识以外,还加入了大量物理学与医学相结合的内容,例如激光、X 射线等知识。

　　4. 本书着重培养学生查阅文献的习惯,同时弥补了课程教学时数有限的不足,融入了物理学方法的介绍和训练,可有效提升学生分析问题、解决问题的能力。

5. 本书充分发挥了多媒体传输"图、文、声、像"的优势,依据医用物理学课程特点,借助多媒体技术和网络资源,丰富和延伸了纸质教材的教学内容。

本书作为医学院校物理教学改革的一种尝试,得到了内蒙古教育厅、高等教育出版社、内蒙古医科大学、包头医学院的领导和老师的支持和帮助,在此表示感谢。由于编者水平有限,时间比较仓促,书中难免有不足之处,望读者惠予指正。

主　编

2024 年 3 月

目　录

绪　　论

一、物理学的研究对象

　　物理学是研究物质内部结构和物质运动规律的一门基础学科,包括力学、热学、光学、电磁学、近代物理等模块.我们周围所有的客观物体由各种质量不为零的粒子构成,静止质量几乎等于零的中微子和静止质量为零的光子及各种场都是物质.一切物质都在不停地运动和变化,因而运动是物质的固有属性.物理学研究的目的就在于认识物质运动的客观规律.

　　物质运动的形式是极其多样的,宇宙中的一切自然现象都是物质运动的表现形式(这里指的是广义的运动).物理学所研究的运动具体包括:机械运动、分子热运动、电磁运动、原子内部的运动、场与实物间的相互作用等.物理学所研究的运动普遍存在于其他复杂的、高级的物质运动之中.因此,物理学所研究的规律,具有最普遍、最基本的意义,所以物理学的知识成为其他自然科学不可缺少的研究基础.在古代自然科学尚未分类时,物理学几乎就是自然科学,随着科学的发展,出现了很多自然科学的分支,并陆续独立成一门门学科.又因为近代科学的迅猛发展和互相渗透,出现了和物理学直接相关的"交叉学科",如物理化学、生物物理学、生物物理化学、量子化学、生物医学工程学、天体物理学等.物理学的理论和方法使化学得以深入发展,物理学与生物学的结合使科学家们在生命科学方面取得了非常重要的成就.如 DNA 双螺旋结构的发现及分子生物学、遗传工程的建立等,都与近代物理学的成就密切相关.可想而知,生命科学的发展是与物理学紧密联系的.

二、物理学与生命科学的关系

　　医学是以人为研究对象的生命科学,生命现象属于物质的高级运动形式.随着现代物理学的迅速发展,人类对生命现象的认识逐步深入,生命科学和医学的研究从宏观形态进入了微观机制,从细胞水平的研究上升到分子水平的研究,并将理论建立在精确的物理学基础之上. 任何生命过程都与物理过程密切联系. 揭示生命现象的本质,诸如能量的交换、信息的传递、体内控制和调节、疾病发生机制、物理因素对机体的作用等,都必须应用物理学规律. 大量事实证明,物理学在生命科学领域中的应用日益广泛和深入. 医用物理学的迅速发展,正在为阐明生命现象的本质不断作出新的贡献.

除此之外,物理学所提供的技术和方法已逐渐广泛应用于生命科学、医学研究及临床医疗实践之中,并且不断更新. 例如,光学显微镜、计算机断层成像(CT),CT 与通常的 X 射线诊断相比,其灵敏度提高了近百倍. 近场光学扫描显微镜可直接在空气、液体等自然环境中研究生物标本等样品,分辨率可达纳米尺度,已用于研究单个分子,有望在医学领域获得重要应用. 椭圆偏振光可以用于鉴定传染病毒和分析细胞膜. 全息显微术在医学上应用也很广泛,磁共振成像(MRI)技术既能显示解剖学图像,又能显示反应功能、代谢过程与生化信息的图像,为医学提供了一种崭新的诊断技术. 各种光纤内镜取代了刚性导管内镜,提高了疾病的诊断率,减轻了患者的痛苦. 放射性在临床中主要用于癌症治疗,针对常规外科手术来说,为困难的疾病和部位(如脑瘤)而设计的粒子手术刀已得到了推广,其中常用的有 X 光刀和 γ 光刀. 快中子、π⁻介子和重离子也被用于治疗癌症,它们对某些抗拒 γ 射线的肿瘤有良好的效果,但是价格高昂,世界上已有许多实验室在临床使用. 粒子手术刀对许多功能性疾病如脑血管病、三叉神经病、麻痹、恶痛、癫痫等也有很好的疗效. 另外,利用放射性可对医疗用品、器械进行辐射消毒,具有杀菌彻底、操作简单等优点. 计算机不仅应用于研究人体生理和病理过程中的各种控制和调节,而且还可用于辅助诊断、自动监护和医院管理. 在研究生物大分子本身的结构、构象、能量状态和变化,以及这些状态的变化与功能之间的关系时,除应用物理学中的量子力学外,还普遍应用了物理学中的各种光谱和波谱技术,如电子自旋共振谱、次共振谱、激光拉曼光谱、元二色术、旋光色散、红外光谱、荧光偏振、X 射线衍射、光散射及激光全息等物理技术.

物理学在理论上和技术上的新成就,不断为生命科学和医学的发展提供理论基础和技术手段. 反过来,生命科学的发展,又不断地向物理学提供新的研究课题,两者互相促进、相辅相成. 总之,物理学与生命科学的关系可归结为两个主要方面:①物理学知识是揭示生命现象不可缺少的基础;②物理学所提供的技术和方法为生命科学的研究、临床实践开辟了许多新的途径.

　　在高等医学院校开设的医用物理学是一门重要的必不可少的课程,在现代化的医院中随处可见应用物理原理或技术的先进诊疗设备,为了开发仪器的功能并正确操作这些仪器,弄清影像上的物理信息与人体组织及功能的关系,医务工作者不仅要掌握物理学知识,而且要具有一定的把物理学知识(特别是关于近代物理和实验技术在医学中的应用的知识)和技术应用于医疗实践的能力.

　　医学科技的发展离不开交叉学科的发展,不难发现在医学科技发明者和相关奖项获奖者中,不仅有物理学家,还有喜欢物理的医务工作者.学科交叉的意义在于开拓创新、造福人类.

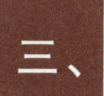 # 三、物理学的研究方法及其科学思维

　　大学物理学是在学术层面上讲授物理学理论和进行物理学实验,可以很好地体现物理学的研究方法.对物理学中涉及的科学思维和研究方法的了解,不仅有助于学生学习物理学和其他学科,使其具备高级医学卫生人才所应有的理科素质,而且有助于启迪学生的思维.各门学科的研究方法都遵循"实践—理论—实践"的认识法则.具体地说,物理学的研究方法包括观察、实验、假说和理论各个环节.观察和实验所获得的大量资料是理论依据.理论是从基本原理出发去说明一定范围内的各种物理现象,并且能在一定程度上预言未知现象,指导进一步的实践.

　　学习物理学的研究方法是开发智力和提高能力的途径.物理学思想能启迪学生的创新思维,是培养创造型人才的火种.物理学的知识结构体系是科学技术的母体,具有很强的迁移和再生能力.物理学的研究方法系统、新颖,创新思维层出不穷.对大学生来说,学好物理学能很好地构建自己的知识结构并提高自己的创新能力.

（凯　丽）

第一章　力学基本规律

力学是物理学的基础,它的范围十分广阔,可以作为学习医学的物理基础中非常重要的一部分.本章对中学内容只是简要叙述,重点讲述大学物理所涉及的方法和思路,带领学生从微积分的角度重新认识力学的基本概念,如力、功、能、牛顿运动定律、动量守恒定律和能量守恒定律等.使学生学会结合应力、应变的概念,简单应用力学知识解释骨骼和肌肉的力学原理.

第一节　质点运动学

一、质点

任何物体都有独特的大小、形状、结构.当物体运动时,物体上各点的运动状态不一定完全相同,而且大小和形状也会发生不同程度的变化,不便于问题的研究.所以当物体的形变以及各点运动状态差异较小,且对问题的研究影响很小乃至可以忽略时,就可以把物体视为一个只有质量而忽略它的大小和形状的几何点,称为**质点**(mass point).例如,火车在平直的轨道上跑长途时,可以视为质点,而当火车在弯道转弯时,就必须考虑它的形状,不能再视为质点.所以,一个物体能否在运动中被视为质点,取决于所研究问题的性质.

质点是从实际问题中抽离出来的理想模型,大大降低了问题的复杂性.今后我们还会遇到其他理想模型.这是物理学中常用的科学思维方法,只要满足问题研究的精度要求,都可以采取这种理想模型的方法.

质点

二、 参考系和坐标系

在自然界中,不存在绝对静止的物体,所有的物体都处于相对的运动当中,所以,对于物体运动的描述是相对的,想要准确地描述一个物体的运动状态就需要选定另外的物体进行参考,那么这一选定的物体或者物体系就称为参考系.

同一物体,通过不同的参考系对它进行描述,往往会得出不同的运动状态.例如"两岸猿声啼不住,轻舟已过万重山"这句古诗中的轻舟,如果将参考系选为两岸的青山,那么它就是运动的,如果将参考系选为轻舟上的人,那么它就是静止的.这就是运动的相对性.

一般来说,参考系的选择是任意的,通常我们以运动描述简洁的原则进行选取.在本书中,我们所研究的物体多数选取地球为参考系,其他情况会特别作出说明.

选定参考系后就能够描述物体的运动状态,但想要进一步定量地描述物体的运动,我们需要在选定的参考系上建立一个坐标系.坐标系有直角坐标系、极坐标系、柱坐标系、球坐标系、自然坐标系等.平时最常用的是直角坐标系(x,y,z),坐标系选取得合适能够简化计算,但物体的运动状态与坐标系的选取是毫无关系的.

三、 位置矢量与直角坐标系

为了定量地描述某一时刻物体在参考系中的位置,就需要建立合适的坐标系,我们以最常用的直角坐标系为例,定量地描述物体的位置.假设物体在所研究的问题中可以视为质点,如图1-1所示,质点在直角坐标系中P点的位置可以用P点的坐标(x,y,z)来确定.也可以用有向线段$\overrightarrow{OP}$来表示,写作$\boldsymbol{r}=\overrightarrow{OP}$,矢量$\boldsymbol{r}$称为**位置矢量**,简称**位矢**(position vector).

质点在直角坐标系的三个坐标(x,y,z)是位矢$\boldsymbol{r}$在x、y、z三个坐标轴的投影.分别用$\boldsymbol{i}$、$\boldsymbol{j}$、$\boldsymbol{k}$来表示三个坐标轴正方向的单位矢量,$\boldsymbol{r}$表示为

$$\boldsymbol{r}=x\boldsymbol{i}+y\boldsymbol{j}+z\boldsymbol{k} \tag{1-1}$$

大小为

$$|\boldsymbol{r}|=r=\sqrt{x^2+y^2+z^2} \tag{1-2}$$

图1-1中α、β、γ分别表示位矢$\boldsymbol{r}$与x、y、z三个坐标轴正方向的夹角.

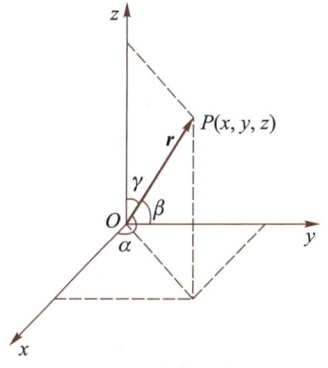

图1-1　直角坐标系

位置矢量　　位矢

质点运动时,位矢 r 是时间的函数,即

$$r=r(t)=x(t)i+y(t)j+z(t)k \qquad (1-3)$$

式(1-3)称为质点的运动方程.

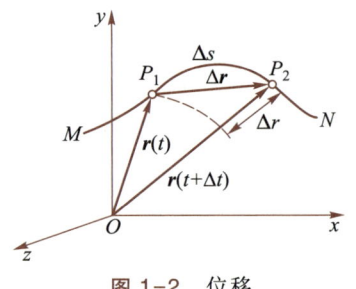

图 1-2 位移

位移

四、位移、速度、加速度

1. 位移

设质点沿一曲线 MN 运动,位于 P_1 点时位矢为 $r(t)$,位于 P_2 点时位矢为 $r(t+\Delta t)$,如图 1-2 所示. 在时间间隔 Δt 内质点位矢的大小和方向都发生了变化,质点在这段时间内的位置变化用矢量 Δr 来表示,方向由 P_1 指向 P_2,则 Δr 称为质点在时间间隔 Δt 内的位移(displacement).

位移是矢量,既有大小又有方向,大小为从 P_1 指向 P_2 的直线距离,方向由 P_1 指向 P_2. 位矢描述的是质点在某一时刻的位置,而位移描述的是一段时间间隔内质点位置的变化.

如图 1-2 所示,质点在这段时间内经过的路径用 Δs 来表示,是标量,通常情况下,位移的大小与路程并不相同. 位移的大小用 $|\Delta r|$ 来表示,不能写成 Δr.

2. 速度

设质点做曲线运动,在时间间隔 Δt 内,通过的位移为 Δr,则二者的比值称为平均速度,用 $\overline{v}$ 来表示,即

$$\overline{v}=\frac{\Delta r}{\Delta t} \qquad (1-4)$$

路程 Δs 与时间间隔 Δt 的比值称为平均速率,用 $\overline{v}$ 来表示,即

$$\overline{v}=\frac{\Delta s}{\Delta t} \qquad (1-5)$$

二者通常也不相等.

实际生活中,用平均速度来描述物体的运动不够精确,所以我们引入瞬时速度这个物理量. 对于式(1-4)来说,当 $\Delta t \rightarrow 0$ 时,平均速度趋于一个极限值,这个极限值我们就称之为瞬时速度,简称速度(velocity),用 v 来表示,即

$$v=\lim_{\Delta t \to 0}\frac{\Delta r}{\Delta t}=\frac{dr}{dt} \qquad (1-6)$$

速度

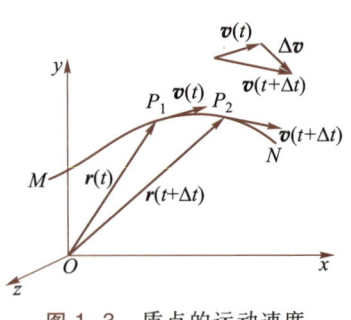

图 1-3 质点的运动速度

如图 1-3 所示,当 $\Delta t \rightarrow 0$ 时,P_2 点无限趋于 P_1 点,Δr 的方向最终与曲线在该点的切线方向一致,所以,任意时刻的瞬时速度,是沿着该时刻质点所在处曲线的切线,并且指向运动的方向.

瞬时速度的大小称为速率. 根据上面瞬时速度的定义, 因为弧长 Δs 在 $\Delta t \to 0$ 的极限情形下和 $|\Delta \boldsymbol{r}|$ 相等, 所以速率可以表示为

$$v = \lim_{\Delta t \to 0} \left| \frac{\Delta \boldsymbol{r}}{\Delta t} \right| = \lim_{\Delta t \to 0} \frac{\Delta s}{\Delta t} = \frac{\mathrm{d}s}{\mathrm{d}t} \tag{1-7}$$

3. 加速度

当质点运动的速度大小或方向发生变化时, 均表示速度发生了变化. 为了描述速度的变化, 我们引入加速度这个物理量.

设质点沿一曲线 MN 运动, 位于 P_1 点时位矢为 $\boldsymbol{r}(t)$, 速度为 $\boldsymbol{v}(t)$, 位于 P_2 点时位矢为 $\boldsymbol{r}(t+\Delta t)$, 速度为 $\boldsymbol{v}(t+\Delta t)$, 如图 1-3 所示, 速度增量与时间间隔的比值称为平均加速度, 用 $\bar{\boldsymbol{a}}$ 来表示, 即

$$\bar{\boldsymbol{a}} = \frac{\Delta \boldsymbol{v}}{\Delta t} = \frac{\boldsymbol{v}(t+\Delta t) - \boldsymbol{v}(t)}{\Delta t} \tag{1-8}$$

当 $\Delta t \to 0$ 时, 平均加速度趋于一个极限值, 这个极限值就称为瞬时加速度, 简称为**加速度**(acceleration), 用 $\boldsymbol{a}$ 来表示, 即

加速度

$$\boldsymbol{a} = \lim_{\Delta t \to 0} \frac{\Delta \boldsymbol{v}}{\Delta t} = \frac{\mathrm{d}\boldsymbol{v}}{\mathrm{d}t} \tag{1-9}$$

又写作

$$\boldsymbol{a} = \frac{\mathrm{d}^2 \boldsymbol{r}}{\mathrm{d}t^2} \tag{1-10}$$

加速度是速度对时间的一阶导数, 是位移对时间的二阶导数.

例题 1-1

如图 1-4 所示, 河岸上有人在高 h 处通过定滑轮以匀速 $\boldsymbol{v}_0$ 收绳拉船靠岸. 求船在距岸边为 s 处时的速度和加速度.

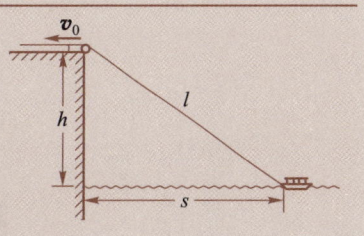

图 1-4 例题 1-1 图示

解: 设小船到岸边距离为 s, 绳子长度为 l, 则有

$$l^2 = h^2 + s^2$$

由此解得

$$s = \sqrt{l^2 - h^2}$$

小船的速度为

$$v = \frac{\mathrm{d}s}{\mathrm{d}t} = \frac{\mathrm{d}s}{\mathrm{d}l} \cdot \frac{\mathrm{d}l}{\mathrm{d}t} = -v_0 \frac{l}{s}$$

上式中 $\dfrac{\mathrm{d}l}{\mathrm{d}t} = -v_0$, 负号表示绳子的长度是缩短的.

小船的加速度为

$$a = \frac{\mathrm{d}v}{\mathrm{d}t} = \frac{\mathrm{d}}{\mathrm{d}t} \left(-v_0 \frac{l}{s} \right) = -v_0 \frac{s^2 - l^2}{ls^2} v = -\frac{h^2 v_0^2}{s^3}$$

五、 曲线运动

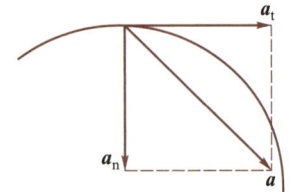

图 1-5   曲线运动的加速度

前面讲过,加速度 a 既反映速度数值的变化,又反映速度方向的变化,因此可以将加速度 a 分解为两个分量:一个沿切线方向,称为切向加速度,用 a_t 表示,只反映速度数值的变化;另一个沿法线方向,称为法向加速度,用 a_n 表示,只反映速度方向的变化,如图 1-5 所示.

下面我们直接给出两个分加速度的数值. 法向加速度的数值为

$$a_n = \frac{v^2}{\rho} \qquad (1-11)$$

即质点在时刻 t 的法向加速度的数值,等于该时刻速度数值的平方除以曲线在该点的曲率半径,ρ 表示该曲线的曲率半径,是该点曲率的倒数.

切向加速度的数值为

$$a_t = |a_t| = \lim_{\Delta t \to 0} \frac{\Delta v}{\Delta t} = \frac{dv}{dt} = \frac{d^2 s}{dt^2} \qquad (1-12)$$

加速度、切向加速度和法向加速度之间的关系为

$$a^2 = a_n^2 + a_t^2 \qquad (1-13)$$

第二节   质点动力学

前一节我们讨论了质点的运动学,即如何描述质点的运动. 本节研究质点运动状态变化的原因,即质点在力的作用下其运动状态变化的内在规律. 动力学的基本定律为牛顿运动定律,以此为基础的动力学理论称为牛顿力学或经典力学.

一、 牛顿运动定律

文档:牛顿

1. 牛顿第一定律

牛顿第一定律可表述如下:任何物体都保持其静止或匀速直线运动状态,直到其他物体的作用迫使它改变这种状态为止.

牛顿第一定律阐明了两个重要概念:力和惯性. 力是物体之间的相互作用. 力是改变物体运动状态的原因,若想要改变物体的运动状态,必须在物体上施加作用力,如果物体同时受几个力

的作用,而合力为零,那么它的运动状态也不改变.物体具有保持静止或者匀速直线运动状态不变的性质,这种性质称为惯性,惯性大小的量度为质量.因此,牛顿第一定律也称为**惯性定律**.

2. 牛顿第二定律

当物体所受合力不为零时,物体的运动状态将会发生改变,如何改变就是牛顿第二定律所阐述的内容.牛顿第二定律确定了力、质量和加速度之间的关系.设物体的质量为 m,某时刻的运动速度为 v,则质量与速度的乘积称为物体的**动量**(momentum),用 p 表示,即

$$p = mv \qquad (1-14)$$

动量是一个矢量,方向与速度方向相同.物体所受合力不为零的时候,动量会发生变化.牛顿第二定律表明,动量为 p 的物体在合外力 F 的作用下,存在下面的关系式:

$$F = \frac{\mathrm{d}p}{\mathrm{d}t} = \frac{\mathrm{d}(mv)}{\mathrm{d}t} \qquad (1-15)$$

即牛顿第二定律的数学表达式,表示力与动量变化率之间的定量关系.

在宏观低速环境下,物体的质量可以认为是不变的,式(1-15)可以写成

$$F = m\frac{\mathrm{d}v}{\mathrm{d}t} = ma \qquad (1-16)$$

式(1-16)是大家比较熟悉的牛顿第二定律的表达式.

上式表明:任何物体所获得的加速度的大小与物体所受合外力的大小成正比,与物体的质量成反比,加速度的方向与合外力的方向相同.

3. 牛顿第三定律

牛顿第三定律表述为:当物体 A 对物体 B 施加作用力时,物体 B 也必定同时对物体 A 施加一个反作用力;两者大小相等,方向相反,作用在同一条直线上(图1-6),即

$$F = -F' \qquad (1-17)$$

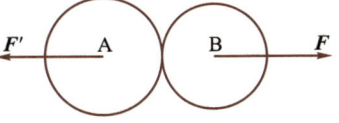

图1-6　作用力和反作用力

准确理解牛顿第三定律,需要注意以下几点:

(1)作用力和反作用力一定是大小相等、方向相反的,它们同时出现、同时消失;

(2)作用力和反作用力不能互相抵消,它们分别作用在两个不同的物体上;

(3)作用力和反作用力属于相同性质的力.

4. 牛顿运动定律的适用范围

我们将牛顿运动定律成立的参考系称为惯性系,牛顿运动定

律不成立的参考系称为非惯性系. 在相对于惯性系做匀速直线运动的参考系中,牛顿运动定律也是适用的. 对于宏观高速运动的物体,牛顿运动定律不能作出很好的解释,需要相对论力学去解决.

二、单位制和量纲

1. 基本量和基本单位

当长度和时间的单位确定后,如速度、加速度等单位可以从定义中导出;当质量和加速度的单位确定后,力的单位亦可从牛顿第二定律中导出. 为了方便描述各物理量,通常选择几个物理量作为基本量和基本单位. 目前我国采用的国际单位制中,力学基本量是:长度(l)、质量(m)和时间(t),其基本单位是:长度 l 的单位是 m(米),质量 m 的单位是 kg(千克),时间 t 的单位是 s(秒). 其他的力学量都是导出量,其单位是导出单位. 如速度、加速度和力的单位都是导出单位.

2. 量纲式

量纲式是表示一个物理量的单位与基本量单位关系的式子. 前面已指出,在国际单位制中,力学中的三个基本量是 l、m、t,其量纲可分别用 L、M、T 表示. 任意力学量 Q 的量纲表达式为

$$\dim Q = \mathrm{M}^{\alpha} \mathrm{L}^{\beta} \mathrm{T}^{\gamma} \tag{1-18}$$

式中,$\dim Q$ 表示物理量 Q 的量纲,而 α、β、γ 称为量纲指数.

量纲式的意义:

(1) 获取导出量与基本量之间的关系;

(2) 检验公式的正确性;

(3) 进行单位换算或确定比例系数的单位等.

例如,通过定义可以得出,速度的量纲为 $\dim v = \mathrm{LT}^{-1}$,加速度的量纲为 $\dim a = \mathrm{LT}^{-2}$,力的量纲为 $\dim F = \mathrm{MLT}^{-2}$.

第三节 动量守恒定律

一、动量定理、冲量

在介绍牛顿第二定律时,我们引入了一个物理量——动量 $\boldsymbol{p}$

$(\boldsymbol{p} = m\boldsymbol{v})$，我们再回头看式（1-15）

$$\boldsymbol{F} = \frac{\mathrm{d}\boldsymbol{p}}{\mathrm{d}t} = \frac{\mathrm{d}(m\boldsymbol{v})}{\mathrm{d}t}$$

将上式变形，可写成

$$\boldsymbol{F}\mathrm{d}t = \mathrm{d}\boldsymbol{p} = \mathrm{d}(m\boldsymbol{v}) \tag{1-19}$$

上式的意义是：在无限小的时间间隔 $\mathrm{d}t$ 内，力对时间的累积效应等于 $\mathrm{d}t$ 内动量的改变量. 这就是动量定理的微分形式.

对式（1-19）两边积分，有

$$\int_{t_1}^{t_2} \boldsymbol{F}\mathrm{d}t = \int_{p_1}^{p_2} \mathrm{d}\boldsymbol{p} = \boldsymbol{p}_2 - \boldsymbol{p}_1 \tag{1-20}$$

$\boldsymbol{F}\mathrm{d}t$ 积分表示力对时间的累积效应，称为质点所受合外力 $\boldsymbol{F}$ 的**冲量**（impulse），用 $\boldsymbol{I}$ 来表示. 右端是这段时间内动量的改变量. 式（1-20）可总结为：在一段时间间隔内，物体所受合外力的冲量等于该时间间隔内动量的改变量. 这一结论称为**动量定理**.

物体的动量改变量是由合外力及其作用时间两个因素决定的. 力越大，作用时间越长，力对时间的累积效应越大，物体的动量也改变得越大. 动量定理说明了物体运动状态的改变与外界作用的关系. 牛顿第二定律说明的是在力的瞬时作用下，物体的动量将怎样变化；动量定理说明的是在力的持续作用下物体的动量究竟改变了多少，对碰撞问题很有意义.

二、　质点系的动量定理

上一小节讨论的是质点的动量定理，现在讨论质点系的动量定理. 对于由多个质点相互作用组成的质点系来说，系统外的质点对系统内的质点的作用力称为外力，系统内部的质点间的相互作用力称为内力. 由牛顿第三定律可知，系统的内力总是成对出现的，所以，质点系的总动量的改变只取决于外力的冲量，而与内力无关. 即内力尽管会使每一质点的动量发生变化，但对总动量却没有影响. 因此，质点系的动量定理与质点的动量定理式（1-20）形式完全一样.

$$\boldsymbol{I} = \int_{t_1}^{t_2} \boldsymbol{F}\mathrm{d}t = \int_{t_1}^{t_2} \sum_i \boldsymbol{F}_i \mathrm{d}t = \boldsymbol{p} = \boldsymbol{p}_2 - \boldsymbol{p}_1 = \sum_i \boldsymbol{p}_{i2} - \sum_i \boldsymbol{p}_{i1}$$

$$\tag{1-21}$$

外力可以改变系统的总动量，内力不会影响系统的总动量，但是会使系统内部质点的动量交换.

冲量

动量定理

三、动量守恒定律

由式(1-21)可见,若质点系所受的合外力为零,即 $\sum_i \boldsymbol{F}_i = 0$,则

$$\boldsymbol{p}_2 = \boldsymbol{p}_1 \quad 或 \quad \boldsymbol{p} = 常矢量 \tag{1-22}$$

上式说明,在合外力为零的情形下,质点系的总动量保持不变. 这一结论称为**动量守恒定律**.

动量守恒定律

对动量守恒定律的几点说明:

(1)质点系的总动量是指组成质点系的所有质点的动量的矢量和,而不是代数和. 矢量和守恒,它们的代数和并不一定守恒.

(2)在合外力为零的情形下,尽管质点系的总动量恒定不变,但组成系统的各个质点的动量可能不断地变化.

(3)由上面的公式可知,只要所受的合外力 $\sum_i \boldsymbol{F}_i = 0$,质点系的动量就恒定不变. 这包含两种可能的情况:一是质点系根本不受外力,二是虽受外力而外力相互抵消.

(4)在很多实际问题中,质点系所受的合外力并不等于零,但合外力在某方向的分量却为零. 这种情况下,尽管质点系的总动量不守恒,但在该方向的分量却是守恒的. 通常,称这一结论为沿某一方向的动量守恒定律.

第四节   功和能

上一节中,我们学习了冲量的概念,它是力对时间的累积效应,在这一节里,我们将学习力对空间的累积效应. 我们还将引入功、动能和势能等概念,并且将阐明力学范围内的能量守恒定律,即机械能守恒定律.

一、功和功率

1. 恒力做功

恒力做功的算法我们在中学时已经学习过,现在讨论更通用的算法.

设质点在恒力 F 的作用下沿着直线从 A 点运动到 B 点,质点的位移为 s,如图 1-7 所示,则力所做的功为

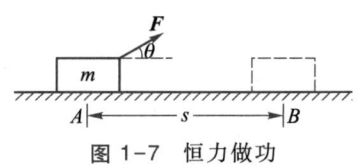
图 1-7 恒力做功

$$W = Fs\cos\theta$$

式中,θ 为力 F 和位移 s 之间的夹角,根据矢量标积的定义,上式还可以写成

$$W = \boldsymbol{F} \cdot \boldsymbol{s} \tag{1-23}$$

由上式可见,功是力对空间的累积效应,是一个标量,它的大小不仅与力和位移有关,还和它们的夹角 θ 有关. 力可以对质点做正功或负功,当 $\theta = \pi/2$ 时,即外力和位移方向垂直,此时外力对物体不做功.

在国际单位制中,功的单位是 J(焦耳),

$$1\,\text{J} = 1\,\text{N} \cdot \text{m} = 1\,\text{kg} \cdot \text{m}^2 \cdot \text{s}^{-2}$$

功的量纲是 ML^2T^{-2}.

2. 变力做功

设质点在变力 F 的作用下沿着曲线从 A 点运动到 B 点,质点的路程为 s,如图 1-8 所示,将 s 分成很多段,任取一段位移用 $\mathrm{d}\boldsymbol{r}$ 来表示,$\mathrm{d}\boldsymbol{r}$ 是非常微小的,小到可以认为质点在这段微小位移上所受的力为恒力,则力对质点做的元功为

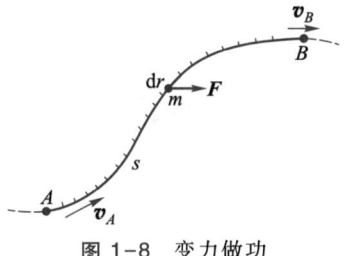
图 1-8 变力做功

$$\mathrm{d}W = \boldsymbol{F} \cdot \mathrm{d}\boldsymbol{r} = F|\mathrm{d}\boldsymbol{r}|\cos\theta$$

那么,在 AB 段过程中做的总功可以通过积分求出,

$$W = \int_A^B \mathrm{d}W = \int_A^B \boldsymbol{F} \cdot \mathrm{d}\boldsymbol{r} = \int_A^B F|\mathrm{d}\boldsymbol{r}|\cos\theta \tag{1-24}$$

这是计算功的一般公式.

3. 合力做功

当有 N 个力时,$\boldsymbol{F} = \sum\limits_{i=1}^{N} \boldsymbol{F}_i$ 是这些力的合力,式(1-24)的形式不变,可表述为:合力所做的功等于各分力所做功的代数和.

$$W = W_1 + W_2 + \cdots + W_N = \sum_{i=1}^{N} W_i$$

4. 功率

实际生活中,有时不仅要知道力做的功有多少,还要知道做功的快慢,这就是功率的概念. 功率就是功对时间的变化率,用 P 来表示,即

$$P = \frac{\mathrm{d}W}{\mathrm{d}t} = \frac{\boldsymbol{F} \cdot \mathrm{d}\boldsymbol{r}}{\mathrm{d}t} = \boldsymbol{F} \cdot \boldsymbol{v} \tag{1-25}$$

上式表明,功率是力和速度的标积. 功率的单位是 W(瓦特),功率的量纲是 ML^2T^{-3}.

$$1\,\text{W} = 1\,\text{J} \cdot \text{s}^{-1}$$

二、 动能、动能定理

1. 动能

物体由于有速度而具有的能量,称为动能. 我们先由变力的功引入动能的概念. 如图 1-8 所示,设质量为 m 的质点在变力 $\boldsymbol{F}$ 的作用下沿着曲线从 A 点运动到 B 点,将牛顿第二定律 $\boldsymbol{F} = m\boldsymbol{a}$ 代入式(1-24)中,得到

$$W = \int_A^B \mathrm{d}W = \int_A^B \boldsymbol{F} \cdot \mathrm{d}\boldsymbol{r} = \int_A^B F \mid \mathrm{d}r \mid \cos\theta = \int_A^B ma \mid \mathrm{d}r \mid \cos\theta$$

注意到, $a\cos\theta = a_t$, a_t 为质点的切向加速度,又有 $a_t = \dfrac{\mathrm{d}v}{\mathrm{d}t}$,结合上式有

$$A = \int_A^B m \frac{\mathrm{d}v}{\mathrm{d}t} \mid \mathrm{d}r \mid = \int_A^B m \frac{\mathrm{d}r}{\mathrm{d}t} \mathrm{d}v = \int_{v_A}^{v_B} mv\mathrm{d}v = \frac{1}{2}mv_B^2 - \frac{1}{2}mv_A^2$$

$$(1-26)$$

动能

上式表明,物理量 $mv^2/2$ 的变化反映了外力对质点做功的多少,故将此标志物体运动状态的物理量定义为物体的**动能**(kinetic energy),用 E_k 表示,即

$$E_k = \frac{1}{2}mv^2 \qquad (1-27)$$

动能和功一样,也是标量,它的单位、量纲和功相同.

2. 动能定理

在式(1-26)中,最右边的两项分别是末动能和初动能,用 E_{k2} 和 E_{k1} 表示,于是,式(1-26)可写成

$$W = E_{k2} - E_{k1} = \Delta E_k \qquad (1-28)$$

式中, ΔE_k 是动能的增量. 上式表明,合外力对质点所做的功等于质点动能的增量. 这个结论称为动能定理. 上式是功与动能变化的一般关系式,适用于质点的任何运动过程. 不论外力是否为变力,也不论物体运动状态的变化情况如何复杂,合外力对质点做的功总是由质点的末动能与初动能之差决定的. 因此,应用动能定理来解决力学问题,要比应用牛顿第二定律方便.

三、 势能

1. 几种常见力做功

(1)重力做功

重力是物体由于地球的吸引而受到的力. 物体在地面上上升

或下降时,重力就要对它做功.

坐标系如图 1-9 所示,物体可视为质点,设质点在重力 $\boldsymbol{G}$ 的作用下,沿曲线 P_1aP_2 由 P_1 点移动到 P_2 点. 在曲线上任一点 a,重力 $\boldsymbol{G}$ 在极小位移 d$\boldsymbol{r}$ 上对质点所做的功为

$$\mathrm{d}W = G\cos\theta\mathrm{d}r = -mg\mathrm{d}y$$

式中,dy 是高度的变化量,物体下降的高度为 $-\mathrm{d}y = \cos\theta\mathrm{d}r$,因此重力所做的总功为

$$W = \int_{h_1}^{h_2} -mg\mathrm{d}y = -(mgh_2 - mgh_1) = mgh_1 - mgh_2$$
$$(1-29)$$

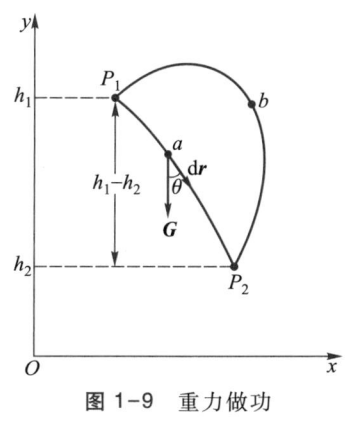

图 1-9　重力做功

式中,h_1、h_2 分别为 P_1、P_2 两点相对于地面的高度.

设质点沿另一曲线 P_1bP_2 由 P_1 点移动到 P_2 点,计算结果与上面的结果相同.

由此可知,重力做功只与运动物体的始末位置有关,而与经过的路径无关.

现在计算质点沿闭合路径 $P_1aP_2bP_1$ 绕行一周时重力所做的功. 已知质点沿曲线 P_1aP_2 运动,重力做正功 $W_1 = mgh_1 - mgh_2$;沿曲线 P_2bP_1 运动,重力做负功 $W_2 = mgh_2 - mgh_1$;沿闭合路径 $P_1aP_2bP_1$ 绕行一周重力所做的总功为

$$W = W_1 + W_2 = 0$$

即物体沿闭合路径 $P_1aP_2bP_1$ 绕行一周时重力所做的功为零.

（2）弹性力做功

如图 1-10 所示,在光滑水平面上放置一个弹簧,弹簧一端固定,另一端系一质量为 m 的质点,弹簧处于原长时,质点位于 A 点,取 A 点为坐标原点,质点所受弹性力为

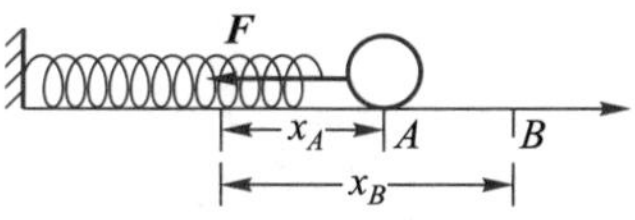

$$F = -kx$$

图 1-10　弹簧弹性力做功

负号表示弹性力的方向与质点位移方向相反,k 为弹簧的弹性系数. 质点从 A 点到 B 点过程中弹性力做功为

$$W = \int_A^B \mathrm{d}W = \int_{x_A}^{x_B} (-kx)\mathrm{d}x = -\left(\frac{1}{2}kx_B^2 - \frac{1}{2}kx_A^2\right) \quad (1-30)$$

可以看出,弹簧的弹性力做功与具体路径无关. 如果质点由某一位置出发使弹簧经过任意的伸长或压缩（在弹性限度内）,再回到原处,则在整个过程中弹性力所做的功为零.

（3）摩擦力做功

设质量为 m 的质点在粗糙的水平面上滑动时,所受的滑动摩擦力为 $\boldsymbol{F}_f$,当质点沿着任意路径 s 从 A 点运动到 B 点时,摩擦力 $\boldsymbol{F}_f$ 所做功为

$$W = \int_A^B (-F_f)\,\mathrm{d}s = -F_f s_{AB} \qquad (1\text{-}31)$$

s_{AB} 为从 A 点到 B 点的路径长度,由上式可见,摩擦力做功不但与路径的起点和终点有关,还与质点运动的路径有关.

（4）保守力和非保守力

从上面三种力的做功情况可以得知,重力和弹性力做功与路径无关,仅由起点和终点的位置决定.换一种说法就是,它们沿闭合路径做功为零.除了这两种力外,万有引力、静电力等也都具有这种特性.这些力统称为保守力.而摩擦力这种做功与路径有关的力称为非保守力.此外,如非弹性体相碰时的冲力等也为非保守力.

保守力与路径无关,可用数学表达式来表示.设质点在保守力 $\boldsymbol{F}$ 的作用下,沿闭合曲线 $acbda$ 绕行一周,如图 1-11 所示,保守力做功为

$$W = \oint_{acbda} \boldsymbol{F} \cdot \mathrm{d}\boldsymbol{r} = \int_{acb} \boldsymbol{F} \cdot \mathrm{d}\boldsymbol{r} + \int_{bda} \boldsymbol{F} \cdot \mathrm{d}\boldsymbol{r}$$

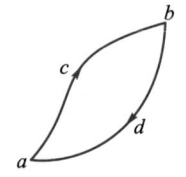

图 1-11　保守力沿闭合路径做功

保守力做功与路径无关,所以

$$\int_{acb} \boldsymbol{F} \cdot \mathrm{d}\boldsymbol{r} = \int_{adb} \boldsymbol{F} \cdot \mathrm{d}\boldsymbol{r} = -\int_{bda} \boldsymbol{F} \cdot \mathrm{d}\boldsymbol{r}$$

上式可写成

$$W = \oint_{acbda} \boldsymbol{F} \cdot \mathrm{d}\boldsymbol{r} = \int_{acb} \boldsymbol{F} \cdot \mathrm{d}\boldsymbol{r} - \int_{adb} \boldsymbol{F} \cdot \mathrm{d}\boldsymbol{r} = 0$$

即

$$\oint \boldsymbol{F} \cdot \mathrm{d}\boldsymbol{r} = 0 \qquad (1\text{-}32)$$

物体沿闭合路径绕行一周,保守力所做的功为零.

如果,力沿任一闭合路径绕行一周的过程中,对物体所做的功为零,那么我们就把具有这种特性的力称为保守力.式(1-32)可作为保守力的定义式,用于判断和检查一个力是否是保守力.

2. 势能

保守力力场中做功仅取决于质点的始、末位置,与路径无关.而功是能量的量度,保守力场中,物体的能量是和位置有关的,我们把这种由于位置而具有的能量称为**势能**（potential energy）.它是位置的单值函数,势能也是标量,它的单位、量纲和功的相同.

势能

重力势能 $\qquad\qquad E_p = mgh$

弹性势能 $\qquad\qquad E_p = \dfrac{1}{2}kx^2$

通过以上讨论,质点从位置 1 到位置 2,保守力做功可表示为

$$W = \int_1^2 \boldsymbol{F} \cdot \mathrm{d}\boldsymbol{r} = E_{p2} - E_{p1} = -\Delta E_p \qquad (1\text{-}33)$$

这就是说,保守力所做的功,等于势能增量的负值.这一结论可称为势能定理,仅对只有保守力做功的系统成立.

需要指出三点:

(1)势能的大小是相对的,势能的大小与参考点也就是势能零点的选取有关,零点选取不同,势能的数值也会发生变化.一般选取地面为重力势能零点,引力势能的零点选在无穷远处.实际问题中,可以根据研究问题的方便来选取势能零点.

(2)势能是属于系统的,而不属于系统中的个别质点.如重力势能是地球和被作用的物体组成的系统共有的.

(3)系统的势能与参考系的选取没有关系.某点的势能是该点与势能零点之间的差值,只与这两点的位置有关,与参考系的选取没有关系.

四、 机械能守恒定律

若系统中只有保守内力做功,而其他内力和一切外力都不做功或它们的总功为零,则系统内部的动能和势能相互转化,但系统机械能的总和保持不变,这称为机械能守恒定律.因此,对于一个未受外力做功而只有保守内力的系统来说,机械能是守恒的.

例如,质点 m 和地球组成的重力系统.如图 1–12 所示,设质点只受重力作用.当它竖直下落,先后经过 P_1、P_2 两点时,速率分别为 v_1 和 v_2,距地面的高度分别为 h_1 和 h_2.在物体从点 P_1 落到点 P_2 的过程中,重力所做的功应等于系统所减少的重力势能,即

$$W_{重} = mg(h_1 - h_2)$$

再应用单个质点的动能定理,重力做的功应等于质点从点 P_1 落到点 P_2 过程中增加的动能,所以

$$mgh_1 - mgh_2 = \frac{1}{2}mv_2^2 - \frac{1}{2}mv_1^2$$

即

$$\frac{1}{2}mv_2^2 + mgh_2 = \frac{1}{2}mv_1^2 + mgh_1$$

或

$$E_2 = E_1$$

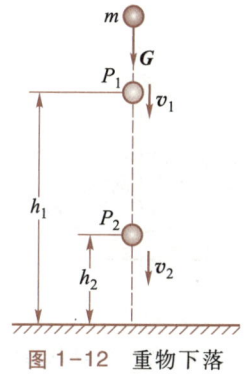

图 1–12 重物下落

第五节 刚体的转动

前面四节都是讨论质点的运动规律.质点是忽略物体的大小

和形状的理想模型,而在许多实际问题中,物体的运动是与其形状、大小有关的. 这时,就不能再把物体视为质点. 一般来说,物体在外力作用下总要或多或少地发生一些形变,但是,在有些问题中,物体形状和大小的变化十分微小,即在任何情况下,大小和形状都视为不变,这样的物体称为**刚体**(rigid body),也是一种理想模型. 刚体内各个质点间距离保持不变,各部分之间没有相对运动.

刚体

一、平动、转动和转动定律

刚体的运动,形式很复杂,但简化为最基本的只有两种运动,平动和转动. 刚体的任何复杂运动都可以视为这两种运动的叠加. 转动的形式也有多种,本节只涉及绕固定轴的转动.

1. 平动

在运动过程中,如果刚体中任意两点连接的直线在各个时刻,位置始终彼此平行,则这种运动称为平动. 前面讲的物理知识可以解决刚体的平动问题. 刚体平动时,刚体上的每一点都具有相同的速度、加速度,我们只要知道刚体上任意一点的运动情况,就能确定整个刚体的运动. 因此,刚体的平动可以归结为质点运动来研究.

2. 刚体的定轴转动

如果刚体上各质元均绕同一直线做圆周运动,这样的运动称为刚体的转动. 该直线称为转轴,当转轴不动时,就称为定轴转动. 以下为描述刚体定轴转动的各物理量.

(1) 角位置

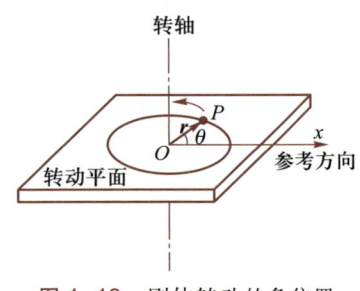

图 1-13　刚体转动的角位置

角位置

研究刚体定轴转动时,通常选取任一垂直于转轴的平面作为转动平面,如图 1-13 所示. 这样只要研究转动平面内的各个质点的运动状况,整个刚体的运动状态也就清楚了. 在刚体上任意选取一质点 P,P 点在这一转动平面内绕 O 点做圆周运动,取 Ox 轴为参考方向,位矢 $\boldsymbol{r}$ 与 Ox 轴的夹角为 θ,θ 称为**角位置**(angular position),用 r、θ 两个量就能完全确定刚体在空间中的位置. 规定:当位矢 $\boldsymbol{r}$ 从 Ox 轴开始沿逆时针方向转动时,角坐标 θ 为正;顺时针转动时,θ 为负. 角坐标 θ 是时间 t 的函数,即

$$\theta = \theta(t) \tag{1-34}$$

上式为刚体定轴转动的运动学方程. 不同位置的质元在 Δt 时间内的角位移 $\Delta\theta$ 都相同,$\Delta\theta$ 就是整个刚体转过的角度,故称为刚体转动的**角位移**(angular displacement).

角位移

（2）角速度

设位矢 $\boldsymbol{r}$ 在 Δt 时间内转过角位移 $\Delta\theta$，角位移 $\Delta\theta$ 与时间 Δt 的比值称为平均角速度，即

$$\overline{\omega} = \frac{\Delta\theta}{\Delta t} \tag{1-35}$$

动画：直升机角动量守恒

当 Δt 趋近于零时，平均角速度的极限值称为刚体的瞬时角速度，或直接称为**角速度**（angular velocity）.

$$\omega = \lim_{\Delta t \to 0} \frac{\Delta\theta}{\Delta t} = \frac{\mathrm{d}\theta}{\mathrm{d}t} \tag{1-36}$$

与速度一样，角速度是矢量. 角速度的方向，由右手螺旋定则确定，如图 1-14 所示，即：右手四指沿刚体转动方向弯曲，则右手拇指的方向为角速度的正方向；反之，角速度为负. 角速度的单位是弧度每秒（符号 $\mathrm{rad \cdot s^{-1}}$），量纲为 $\mathrm{T^{-1}}$.

（3）角加速度

图 1-15 中刚体做变速转动，位矢 $\overrightarrow{OP}$ 在时刻 t 和时刻 $t+\Delta t$ 的角速度分别为 ω_1 和 ω_2，则角速度增量 $\Delta\omega$ 与时间间隔 Δt 之比，称为刚体的平均角加速度，以 $\overline{\alpha}$ 表示，即

$$\overline{\alpha} = \frac{\Delta\omega}{\Delta t} \tag{1-37}$$

角速度

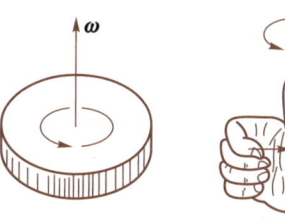

图 1-14　角速度矢量表示法

当 Δt 趋于零时，上式比值的极限值就称为刚体的**角加速度**（angular acceleration）.

$$\alpha = \lim_{\Delta t \to 0} \frac{\Delta\omega}{\Delta t} = \frac{\mathrm{d}\omega}{\mathrm{d}t} = \frac{\mathrm{d}^2\theta}{\mathrm{d}t^2} \tag{1-38}$$

如果刚体做匀变速转动，则角加速度是一常量. 角加速度的单位是 $\mathrm{rad \cdot s^{-2}}$，量纲为 $\mathrm{T^{-2}}$. 角加速度也是矢量，当角加速度矢量 $\boldsymbol{\alpha}$ 的方向与角速度矢量 $\boldsymbol{\omega}$ 的方向相同时，刚体做加速运动；当二者方向相反时，刚体做减速运动，如图 1-16 所示.

角加速度

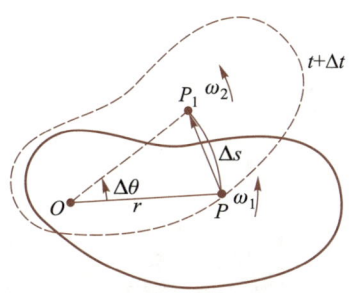

图 1-15　刚体的定轴转动

刚体做匀速或匀变速转动时，其运动方程与匀速或匀变速直线运动的运动方程完全相似. 匀速转动的运动方程为

$$\theta = \omega t \tag{1-39}$$

匀变速转动的运动方程为

$$\left.\begin{array}{l} \omega = \omega_0 + \alpha t \\[4pt] \theta = \omega_0 t + \dfrac{1}{2}\alpha t^2 \\[4pt] \omega^2 = \omega_0^2 + 2\alpha\theta \end{array}\right\} \tag{1-40}$$

式中 θ、ω、ω_0 和 α 分别表示角位移、角速度、初角速度和角加速度.

（4）角量与线量的关系

如上所述，刚体做定轴转动时，组成刚体的各质点做圆周运

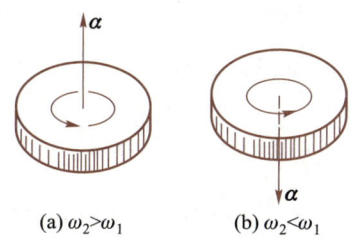

(a) $\omega_2 > \omega_1$　　(b) $\omega_2 < \omega_1$

图 1-16　角加速度矢量表示法

动,而代表整个刚体转动的某位矢绕轴做转动运动.质点做圆周运动的速度和加速度,称为线量.而某位矢转动的角速度和角加速度,称为角量.角量和线量之间存在一定的联系.

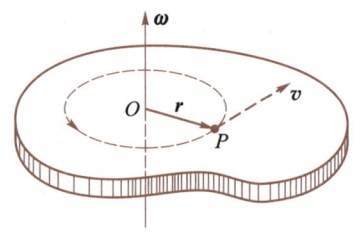

图 1-17 $\boldsymbol{\omega}$ 与 $\boldsymbol{v}$ 的矢量关系

如图 1-17 所示,设 P 点做圆周运动的半径为 r,在时间间隔 Δt 内刚体的角位移的增量为 $\Delta\theta$,由于 Δt 极小,弦长近似等于弧长 Δs. 当 Δt 趋于零时,得到线速度和角速度的关系式为

$$v = \lim_{\Delta t \to 0}\frac{\Delta s}{\Delta t} = r\frac{\mathrm{d}\theta}{\mathrm{d}t} = r\omega \qquad (1\text{-}41)$$

线速度和角速度都是矢量,二者的关系符合右手螺旋定则,即四指沿角速度 $\boldsymbol{\omega}$ 的方向转向径矢 $\boldsymbol{r}$ 的方向,则右手拇指所指的方向就表示线速度 $\boldsymbol{v}$ 的方向,如图 1-17 所示,可以写成

$$\boldsymbol{v} = \boldsymbol{\omega} \times \boldsymbol{r} \qquad (1\text{-}42)$$

设 P 点在时间 Δt 内速率增量是 Δv,角速度增量是 $\Delta\omega$,由式 (1-41) 可得

$$\Delta v = r\Delta\omega$$

以 Δt 除上式两边,当 Δt 趋于零时,得切向加速度和角加速度的关系式为

$$a_t = \frac{\mathrm{d}v}{\mathrm{d}t} = r\frac{\mathrm{d}\omega}{\mathrm{d}t} = r\alpha \qquad (1\text{-}43)$$

将式 (1-43) 代入法向加速度公式,得质点法向加速度和角速度的关系式为

$$a_n = \frac{v^2}{r} = r\omega^2 \qquad (1\text{-}44)$$

例题 1-2

飞轮在 5 s 内,转速由 $1\,000$ r·min^{-1} 均匀地减少到 400 r·min^{-1},求:(1) 角加速度和 5 s 内的总转数;(2) 还要多长时间,飞轮才能停止?

解:(1) 已知 $\omega_0 = 2\pi n_0 = 2\pi\dfrac{1\,000}{60}$ rad·s^{-1},

$\omega = 2\pi n = 2\pi\dfrac{400}{60}$ rad·s^{-1},

$\alpha = \dfrac{\omega - \omega_0}{t} = \dfrac{2\pi\times(400-1\,000)}{60\times 5}$ rad·s^{-1}

$= -4\pi$ rad·s^{-1} $= -12.6$ rad·s^{-1}

设 5 s 内的总转数为 N,则角位移 $\theta = 2\pi N$ rad,故

$N = \dfrac{\theta}{2\pi} = \dfrac{1}{2\pi}\left(\omega_0 t + \dfrac{1}{2}\alpha t^2\right) = \dfrac{1\,000\times 5}{60} - \dfrac{4\pi\times 5^2}{2\times 2\pi}$

$= 58.3$

(2) 如果经时间 t 后,再经时间 t_1 停止转动,即 $\omega_1 = 0$,则

$$\omega_1 = \omega_0 + \alpha(t+t_1) = 0$$

$t_1 = -\dfrac{\omega_0}{\alpha} - t = -\dfrac{2\pi\times 1\,000}{60\times(-4\pi)}$ s -5 s $= 3.3$ s

3. 转动定律

刚体做定轴转动时会遵循一定的规律,我们先讨论一下力在转动中起作用的物理量——力矩.

(1)力矩

经验告诉我们,物体是否发生转动,不仅与力的大小有关,还与力的作用点和方向有关. 因此在转动问题中,我们要引入一个物理量——力矩.

图 1-18 为刚体受到力的作用发生转动的情况. 刚体所受外力在垂直于转轴的转动平面内,力的作用点 P 对于转轴的位矢为 r,力的作用线和转轴间的垂直距离为 d,称为力对转轴的力臂. 力的大小和力臂的乘积,称为力对转轴的**力矩**(torque),用 M 表示,即

$$M = Fd = Fr\sin\theta$$

式中,θ 是位矢 r 与力 F 之间的夹角. 显然,当 $\theta = 0$ 时,即力的作用线通过转轴时,力矩为零. 力矩是矢量,可用位矢 r 与力 F 的矢积表示,即

$$M = r \times F \tag{1-45}$$

力矩的方向由右手螺旋定则确定. 由矢量 r 的方向,经过小于 180° 的角度转到力 F 的方向时,右手拇指的方向就是力矩 M 的方向. 合外力矩的方向与刚体角加速度矢量的方向是一致的. 如果刚体所受的力不在垂直于转轴的转动平面内,我们可以将这个力分解为相互垂直的两个分力:一个分力在转动平面内,另一个分力与此平面垂直. 与转动平面垂直的分力是与转轴平行的,因此对刚体不产生转动效果. 而使刚体产生转动效果的,只是那个在转动平面内的不通过转轴的分力. 因此,在力矩定义式中的力应理解成外力在它作用点的转动平面内的分力.

在国际单位制中,力矩的单位是 N·m,量纲为 ML^2T^{-2}.

(2)转动定律

对于任一刚体,我们都可以把它视为由许多质点组成的,从分析某一质点的运动入手,就可以知道整个刚体的转动规律. 图 1-19 表示一个绕定轴转动的刚体,它受到外力的作用. 设刚体的第 i 个质点的质量为 Δm_i,它与转轴 O 的垂直距离为 r_i,作用于该质点的外力 F_i 在转动平面内,沿圆周的切向分力为 F_{it}(法向分力不产生转动效果,不考虑),根据牛顿第二定律,得

$$F_{it} = \Delta m_i a_{it}$$

式中 a_{it} 为质点做圆周运动的切向加速度. 将 $a_{it} = r_i\alpha$ 代入上式,得

$$F_{it} = \Delta m_i a_{it} = \Delta m_i r_i \alpha$$

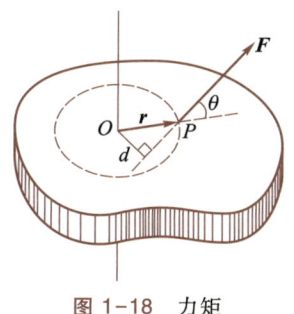

图 1-18　力矩

力矩

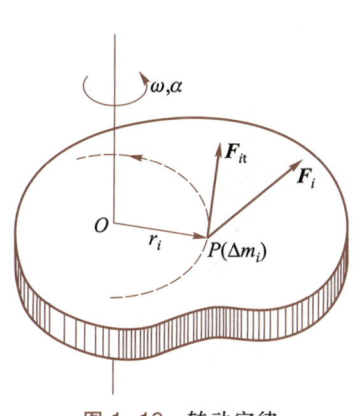

图 1-19　转动定律

而作用于 Δm_i 上的力矩为 $M_i = F_{it} r_i$,所以得

$$M_i = F_{it} r_i = \Delta m_i r_i^2 \alpha$$

对绕同一定轴转动的每一个质点,都可以用类似上面的方程来表示它所受到的力矩;而且对于做定轴转动的刚体,每一个质点的角加速度都应该相同. 将这些方程相加,即得到总的合外力矩 M. 故有

$$M = \sum M_i = \sum F_{it} r_i = \left(\sum \Delta m_i r_i^2 \right) \alpha$$

式中,M 为作用于刚体的合外力矩,$\left(\sum \Delta m_i r_i^2 \right)$ 为一常量,称为刚体的**转动惯量**(moment of inertia),以 J 表示,即

转动惯量

$$J = \sum \Delta m_i r_i^2 \tag{1-46}$$

则　　　　　　　　　　$$M = J\alpha \tag{1-47}$$

由于力矩和角加速度都是矢量,故上式也可以写成

$$\boldsymbol{M} = J\boldsymbol{\alpha} \tag{1-48}$$

上式表明,刚体在合外力矩作用下,获得的角加速度的大小与合外力矩的大小成正比,与刚体对于给定转轴的转动惯量成反比,角加速度的方向与合外力矩的方向相同. 这称为刚体的转动定律.

（3）转动惯量

在刚体的转动定律中,出现了一个新的物理量——转动惯量. 将转动定律 $\boldsymbol{M} = J\boldsymbol{\alpha}$ 与牛顿第二定律 $\boldsymbol{F} = m\boldsymbol{a}$ 相比较,就可以理解转动惯量的物理意义. 外力矩 $\boldsymbol{M}$ 与外力 $\boldsymbol{F}$ 相当,角加速度 α 与加速度 a 相当,所以转动惯量 J 与质点的质量 m 相当. 可以认为转动惯量是刚体在转动时惯性大小的量度. 若以相同的力矩作用于不同的刚体,则转动惯量较小的刚体获得的角加速度较大,说明保持原有转动状态的惯性较小;反之,转动惯量较大的刚体获得的角加速度较小,说明保持原有转动状态的惯性较大. 由转动惯量的定义式(1-46)

$$J = \Delta m_1 r_1^2 + \Delta m_2 r_2^2 + \cdots + \Delta m_n r_n^2 = \sum \Delta m_i r_i^2$$

可知,转动惯量等于刚体中每个质点的质量与该质点到给定转轴距离的平方的乘积的总和. 一般来说,刚体的质量可以视为连续分布的,则上式可以写成积分形式,即

$$J = \int r^2 \mathrm{d}m = \int r^2 \rho \, \mathrm{d}V \tag{1-49}$$

式中,$\mathrm{d}V$ 是与质点 $\mathrm{d}m$ 相应的体积元,ρ 是体积元的密度,r 是体积元与转轴间的距离.

在国际单位制中,转动惯量的单位是 $\mathrm{kg \cdot m^2}$,量纲为 $\mathrm{ML^2}$. 从转动惯量定义式可知,刚体的转动惯量是由刚体各部分的质量相对给定转轴的分布情况所决定的. 这一点可以从表 1-1 所列举的几种几何形状简单、密度均匀的物体的转动惯量公式中看

出. 具体而言,转动惯量与下列三个因素有关:

① 与刚体的质量有关.

② 在质量相同的前提下,与质量的分布情况有关. 例如,质量和半径都相同的圆环和圆盘,质量分布在圆周上的圆环的转动惯量是圆盘的两倍.

③ 与转轴的位置有关. 例如,一根均匀的细棒,对于通过棒的中心和棒的一端的垂直转轴,具有不同的转动惯量,在后一种情况下,细棒的转动惯量大得多.

上述的②和③,也可归纳成:转动惯量与质量相对转轴的分布情况有关.

视频:平行轴定理与垂直轴定理

表 1-1　转动惯量公式		
物体和转轴		转动惯量
细棒 (质量为 m、长为 l) 转动轴通过棒的中心且与之垂直		$J = \dfrac{1}{12}ml^2$
细棒 (质量为 m、长为 l) 转动轴通过棒的一端且与之垂直		$J = \dfrac{1}{3}ml^2$
细圆环 (质量为 m、半径为 R) 转动轴通过圆环中心且与环面垂直		$J = mR^2$
薄圆盘 (质量为 m、半径为 R) 转动轴通过圆盘中心且与盘面垂直		$J = \dfrac{1}{2}mR^2$
薄圆盘 (质量为 m、半径为 R) 以任一直径为转动轴		$J = \dfrac{1}{4}mR^2$
球体 (质量为 m、半径为 R) 以通过球心的任一直径为转动轴		$J = \dfrac{2}{5}mR^2$

视频:例题 1-5 讲解

例题 1-3

求质量为 m、长度为 l 的均匀细棒,对于与质心 C 距离为 h 并与棒垂直的转轴的转动惯量.

解: 如图 1-20 所示,沿细棒取坐标轴 Ox,原点 O 位于转轴上. 细棒任取长为 dx 的质元,其坐标为 x,质量 $dm = \lambda dx$. 细棒的质量线密度 $\lambda = \dfrac{m}{l}$. 根据定义,细棒对 O 处垂直轴的转动惯量为

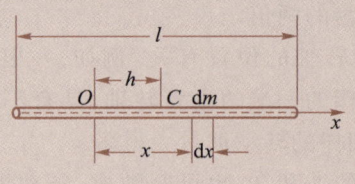

图 1-20 例题 1-3 图示

$$J = \int_{-\frac{l}{2}+h}^{\frac{l}{2}+h} x^2 \lambda \, dx$$

$$= \frac{1}{3} \lambda \left(\frac{l}{2} + h \right)^3 - \frac{1}{3} \lambda \left(-\frac{l}{2} + h \right)^3$$

$$= \frac{\lambda l^3}{12} + \lambda l h^2 = \frac{ml^2}{12} + mh^2$$

若转轴通过棒中心,则

$$h = 0, \quad J = \frac{ml^2}{12}$$

若转轴通过棒的一端且与之垂直,则

$$h = \frac{l}{2}, \quad J = \frac{ml^2}{3}$$

例题 1-4

求质量为 m、内径为 R_1、外径为 R_2 的空心薄圆盘,对于过几何中心 O 点的垂直轴的转动惯量.

解: 如图 1-21 所示,设薄圆盘质量面密度为 σ,则总质量

$$m = \pi (R_2^2 - R_1^2) \sigma$$

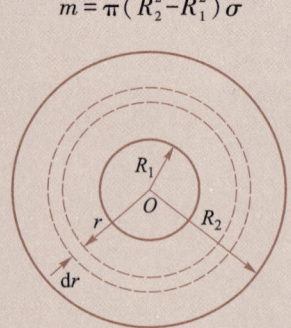

图 1-21 例题 1-4 图示

解法一: 根据转动惯量定义求解.

先将空心薄圆盘分解成一系列同心圆环. 对其中任一半径为 r、宽为 dr 的圆环,其

质量为 $dm = \sigma \cdot 2\pi r dr$. 则空心圆盘转动惯量为

$$J = \int_{R_1}^{R_2} 2\pi \sigma r^3 \, dr = \frac{1}{2} \pi \sigma (R_2^4 - R_1^4)$$

$$= \frac{1}{2} \pi \sigma (R_2^2 - R_1^2)(R_2^2 + R_1^2)$$

$$= \frac{1}{2} m (R_2^2 + R_1^2)$$

解法二: 根据转动惯量的相加性求解. 半径为 R_2 的薄圆盘,其转动惯量等于半径为 R_1 的薄圆盘及内径为 R_1、外径为 R_2 的空心薄圆环的转动惯量之和. 由表 1-1 得,半径为 R、质量为 m 的薄圆盘对通过中心的垂直轴的转动惯量为 $\frac{1}{2} mR^2$. 则所求转动惯量为

$$J = \frac{1}{2}\pi R_2^2 \sigma \cdot R_2^2 - \frac{1}{2}\pi R_1^2 \sigma \cdot R_1^2 \qquad\qquad = \frac{1}{2}m(R_2^2 + R_1^2)$$

$$= \frac{1}{2}\pi\sigma(R_2^2 - R_1^2)(R_2^2 + R_1^2)$$

对于空心圆柱体,可视为由多个空心薄圆盘组成,其对轴线的转动惯量公式同上.

例题 1-5

质量为 m、半径为 r 的圆盘状滑轮,挂有质量分别为 m_1、$m_2(m_2 > m_1)$ 的物体(图 1-22). 若滑轮转动时受到的摩擦力矩为 M,求物体的加速度 a 及绳中张力 F_{T1}、F_{T2} 的大小.

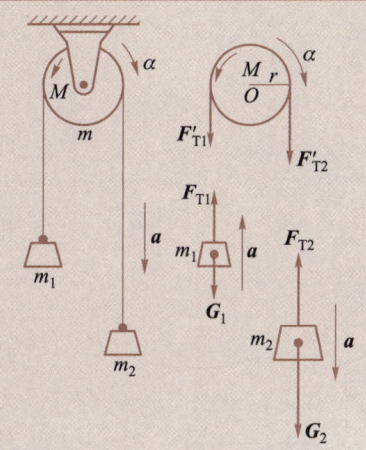

图 1-22 例题 1-5 图示

解:考虑到滑轮既有质量又有摩擦力矩,滑轮两侧张力 F_{T1} 与 F_{T2} 不等. 又由 $m_1 < m_2$,根据牛顿第二定律,有

$$F_{T1} - m_1 g = m_1 a \qquad (1)$$

$$m_2 g - F_{T2} = m_2 a \qquad (2)$$

$$F'_{T2} r - F'_{T1} r - M = J\alpha \qquad (3)$$

$$J = \frac{1}{2}mr^2$$

(圆盘状滑轮,对中心垂直轴的转动惯量)

$$\qquad\qquad\qquad\qquad (4)$$

$$a = a_t = r\alpha \quad (滑轮边缘处绳子加速度为 a)$$

$$\qquad\qquad\qquad\qquad (5)$$

$$F'_{T1} = F_{T1}, \quad F'_{T2} = F_{T2} \qquad (6)$$

将式(4)、式(5)、式(6)代入式(3)再除以 r 并与式(1)、式(2)相加,可得

$$a = \frac{(m_2 - m_1)g - \dfrac{M}{r}}{m_1 + m_2 + \dfrac{m}{2}}$$

代入式(1)、式(2),可得

$$F_{T1} = m_1(g + a) = m_1\frac{\left(2m_2 + \dfrac{m}{2}\right)g - \dfrac{M}{r}}{m_1 + m_2 + \dfrac{m}{2}}$$

$$F_{T2} = m_2(g - a) = m_2\frac{\left(2m_1 + \dfrac{m}{2}\right)g + \dfrac{M}{r}}{m_1 + m_2 + \dfrac{m}{2}}$$

由此可见,当 $m = 0$(滑轮质量可忽略)、$M = 0$(滑轮摩擦力矩可忽略)时

$$F_{T1} = F_{T2}$$

二、 转动动能、力矩的功

1. 转动动能

当刚体做定轴转动时,设刚体转动的角速度为 ω,将刚体视

为质点系,它的动能就等于各质点动能的总和. 每个质点 Δm_i 的动能为

$$\Delta E_{ki} = \frac{1}{2}\Delta m_i v_i^2$$

将刚体中所有质点的动能相加,就得到整个刚体的动能

$$E_k = \sum \Delta E_{ki} = \sum \left(\frac{1}{2}\Delta m_i v_i^2 \right) = \frac{1}{2}\left(\sum \Delta m_i r_i^2 \right) \omega^2$$

式中 $\sum \Delta m_i r_i^2 = J$ 是刚体的转动惯量,故得

$$E_k = \frac{1}{2}J\omega^2 \qquad (1-50)$$

即刚体绕定轴转动的转动动能等于刚体的转动惯量与角速度平方的乘积的一半. 这与刚体平动动能的表达式在形式上非常相似.

2. 力矩的功和功率

由转动定律可知,刚体受到外力矩作用时,其角速度会改变,转动动能也将随着改变,这是外力矩对刚体做功的结果,体现了力矩的空间累积效应. 如图 1-23 所示,位于刚体转动平面内的外力 F 作用于 P 点,与位矢 r 的夹角为 φ. 刚体在 F 作用下,在 dt 时间内,绕转轴 O 经过一极小的角位移 $d\theta$,力的作用点 P 在半径为 r 的圆周上的位移为 ds,故位移的大小为 $ds = rd\theta$,ds 极小,位移 ds 和位矢 r 可以近似视为垂直,按功的定义,外力所做的功为

$$dW = F \cdot ds = F\cos\left(\frac{\pi}{2} - \varphi\right)ds = Fr\sin\varphi d\theta$$

由于 $Fr\sin\varphi = M$,故上式可写成

$$dW = F \cdot ds = Md\theta \qquad (1-51)$$

即力矩所做的功等于力矩和角位移的乘积.

对于变力矩的功,则要用积分计算,即

$$W = \int dW = \int F \cdot ds = \int_{\theta_1}^{\theta_2} Md\theta \qquad (1-52)$$

这就是刚体由角 θ_1 转到 θ_2 过程中,力矩所做的功.

如有若干个外力矩作用于刚体,则上式中的 M 表示合外力矩,W 表示合外力矩的功.

力矩的功率按定义,得

$$P = \frac{dW}{dt} = M\frac{d\theta}{dt} = M\omega \qquad (1-53)$$

这就是外力矩对刚体所做的功的瞬时功率. 当外力矩与角速度方向相同时,力矩的功和功率为正值;当外力矩与角速度方向相反时,力矩的功和功率为负值,这时的力矩常称为阻力矩.

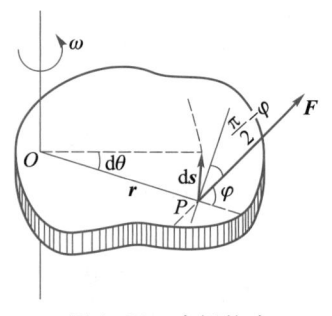

图 1-23 力矩的功

3. 刚体做定轴转动时的动能定理

设刚体在合外力矩作用下,角位移为 $d\theta$,根据式(1-51),力矩做功为

$$dW = Md\theta$$

又由转动定律,有

$$M = J\alpha = J\frac{d\omega}{dt}$$

综合以上两式得

$$dW = J\frac{d\omega}{dt}d\theta = J\frac{d\theta}{dt}d\omega = J\omega d\omega$$

设 J 为常量,在一段时间内合外力矩做功使刚体角速度由 ω_1 变到 ω_2,在此过程中,合外力矩做的总功为

$$W = \int dW = \int_{\omega_1}^{\omega_2} J\omega d\omega = \frac{1}{2}J\omega_2^2 - \frac{1}{2}J\omega_1^2 \qquad (1\text{-}54)$$

式中 $\frac{1}{2}J\omega^2$ 刚好是转动动能的表达式,故

$$W = \frac{1}{2}J\omega_2^2 - \frac{1}{2}J\omega_1^2 = E_{k2} - E_{k1} \qquad (1\text{-}55)$$

即合外力矩对刚体所做的功等于刚体转动动能的增量. 这称为刚体做定轴转动的动能定理.

例题 1-6

一长为 l、质量为 m 的细棒 AB,可在竖直平面内绕一水平光滑轴 O 转动. 转轴 O 距 A 端 $l/3$(图 1-24). 设棒原在水平位置,然后使其自由摆下,求启动时的角加速度 α_0 及摆到竖直位置时 A 点的线速度和加速度.

解:

解法一:细棒在转动过程中受到重力 $\boldsymbol{G}$ 以及 O 轴的支撑力 $\boldsymbol{F}_N$,支撑力 $\boldsymbol{F}_N$ 的力矩为零. 在细棒的转动过程中只有重力矩做功,当细棒转过任意角度 θ 时,重力矩为

$M = mg\dfrac{l}{6}\cos\theta$,启动时 $\theta = 0$,此时 $M_0 = mgl/6$.

对比例题 1-3,此处 $h = \dfrac{l}{2} - \dfrac{l}{3} = \dfrac{l}{6}$,则

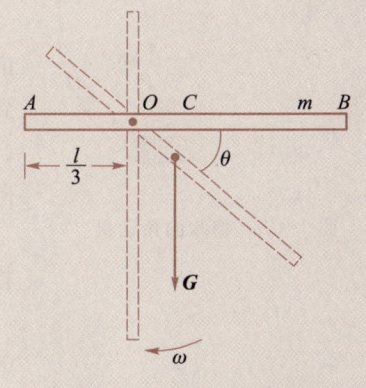

图 1-24 例题 1-6 图示

$$J = \frac{ml^2}{12} + m\left(\frac{l}{6}\right)^2 = \frac{1}{9}ml^2$$

则启动时角加速度为

$$\alpha_0 = \frac{M_0}{J} = \frac{\frac{1}{6}mgl}{\frac{1}{9}ml^2} = \frac{3g}{2l}$$

设转到竖直位置时角速度为 ω，由刚体转动的动能定理得

$$\frac{1}{2}J\omega^2 = \int_0^{\frac{\pi}{2}} mg\,\frac{l}{6}\cos\theta \cdot \mathrm{d}\theta = \frac{mgl}{6}$$

将 $J = \frac{ml^2}{9}$ 代入，得

$$\omega = \sqrt{\frac{mgl}{3J}} = \sqrt{\frac{3g}{l}}$$

细棒在竖直位置时的角加速度可由转动定律得出：

$$\alpha = \frac{M}{J} = 0$$

则达到竖直位置时，A 点的速度与加速度依次为

$$v_A = r_A\omega = \frac{1}{3}\sqrt{3gl} \quad （向右），$$

$$a_{tA} = \frac{\mathrm{d}v_A}{\mathrm{d}t} = r_A\frac{\mathrm{d}\omega}{\mathrm{d}t} = r_A\alpha = 0$$

故

$$a_A = a_{nA} = \omega^2 r_A = g（向下）$$

解法二：细棒在下摆过程中只有重力做功，系统机械能守恒. 由机械能守恒定律得

$$\frac{1}{2}J\omega^2 = mg\,\frac{l}{6}，则 \omega = \sqrt{\frac{mgl}{3J}} = \sqrt{\frac{3g}{l}}；后面的$$

计算与解法一相同.

三、 角动量和角动量守恒定律

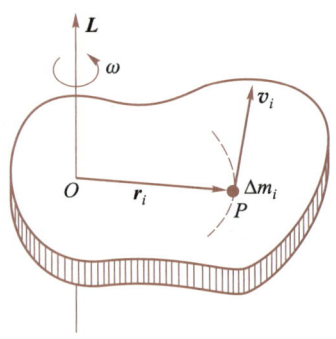

图 1-25 物体的角动量

角动量

1. 角动量

在转动问题中，物体的运动状态不仅和动量的大小、方向有关，而且和转轴到物体的距离有关.

如图 1-25 所示，物体以角速度 ω 绕定轴 O 转动，组成物体的各个质点都在做圆周运动. 设某质点的质量为 Δm_i，从转轴 O 到质点的位矢为 r_i，质点的动量为 $p_i = \Delta m_i v_i$. 定义质点的**角动量**（angular momentum）为 $L_i = r_i \times p_i = r_i \times \Delta m_i v_i$，其方向与角速度的方向一致，其量值为

$$\Delta m_i v_i r_i = \Delta m_i r_i^2 \omega$$

物体的角动量是组成物体的各质点的角动量的总和，其值为

$$L = \sum L_i = \sum \Delta m_i v_i r_i = \left(\sum \Delta m_i r_i^2\right)\omega = J\omega \qquad (1\text{-}56)$$

矢量式为

$$\boldsymbol{L} = J\boldsymbol{\omega} \qquad (1\text{-}57)$$

显然，物体的角动量 $\boldsymbol{L}$ 的方向与角速度 $\boldsymbol{\omega}$ 的方向一致.

牛顿第二定律可以用动量来表述，则转动定律 $\boldsymbol{M} = J\boldsymbol{\alpha}$，也可以用角动量来表述，即

$$\boldsymbol{M} = J\boldsymbol{\alpha} = J\frac{\mathrm{d}\boldsymbol{\omega}}{\mathrm{d}t} = \frac{\mathrm{d}(J\boldsymbol{\omega})}{\mathrm{d}t} = \frac{\mathrm{d}\boldsymbol{L}}{\mathrm{d}t} \qquad (1\text{-}58)$$

上式表示,对于某给定轴而言,物体所受合外力矩,等于物体角动量对时间的变化率. 这是转动定律的另一表达形式,适用范围比 $M = J\alpha$ 更为广泛,既适用于刚体,也适用于对某给定轴的转动惯量发生变化的非刚体,而 $M = J\alpha$ 仅适用于刚体.

2. 冲量矩、角动量定理

冲量表示力对于时间的累积效应,与此相似,也可以用 冲量矩(impulsive moment)表示力矩对时间的累积效应. 冲量矩的数值等于力矩的大小乘以力矩的作用时间,它的方向即力矩的方向.

冲量矩

由式(1-58)得

$$M\mathrm{d}t = \mathrm{d}(J\boldsymbol{\omega}) = \mathrm{d}\boldsymbol{L} \qquad (1-59)$$

$M\mathrm{d}t$ 是合外力矩在 $\mathrm{d}t$ 时间内的冲量矩,$\mathrm{d}\boldsymbol{L}$ 是在 $\mathrm{d}t$ 时间内角动量的改变量.

设时间从 t_1 变化到 t_2 时,刚体的角速度由 ω_1 变为 ω_2. 而刚体的角动量从 L_1 变化到 L_2,将上式积分,得

$$\int_{t_1}^{t_2} M\mathrm{d}t = \int_{\omega_1}^{\omega_2} \mathrm{d}(J\boldsymbol{\omega}) = \int_{L_1}^{L_2} \mathrm{d}\boldsymbol{L} = J\boldsymbol{\omega}_2 - J\boldsymbol{\omega}_1 = \boldsymbol{L}_2 - \boldsymbol{L}_1$$

$$(1-60)$$

$\int_{t_1}^{t_2} M\mathrm{d}t$ 是合外力矩在 t_1 到 t_2 时间内的冲量矩,$J\boldsymbol{\omega}_1 = \boldsymbol{L}_1$ 和 $J\boldsymbol{\omega}_2 = \boldsymbol{L}_2$ 分别表示在 t_1 时刻和 t_2 时刻物体的角动量的值. 式(1-59)和式(1-60)表明,转动物体所受合外力矩的冲量矩,等于这段时间内它的角动量的增量,这称为角动量定理.

在国际单位制中,角动量的单位是 $\mathrm{kg \cdot m^2 \cdot s^{-1}}$,冲量矩的单位是 $\mathrm{N \cdot m \cdot s}$,其量纲都是 $\mathrm{ML^2T^{-1}}$.

3. 角动量守恒定律

如果物体所受合外力矩 $M = 0$,从式(1-58)可知,$\dfrac{\mathrm{d}\boldsymbol{L}}{\mathrm{d}t} = 0$,则

$$\boldsymbol{L} = J\boldsymbol{\omega} = 常矢量 \quad 或 \quad \boldsymbol{L}_1 = \boldsymbol{L}_2 \qquad (1-61)$$

即物体所受合外力矩为零时,物体的角动量保持不变,称为角动量守恒定律.

角动量守恒定律与动量守恒定律、能量守恒定律一样,是自然界的普遍规律. 即使在原子内部,也都严格地遵守这三条定律.

例题 1-7

一质量为 m、长为 $2l$ 的均匀细棒,可以在竖直平面内绕通过中心的水平轴 O 转动,开始时细棒在如图 1-26 所示的水平位置. 一质量为 m' 的小球,以速度 u 垂直地落到棒的一个端点上,并与棒做弹性碰撞. 求碰撞后小球回弹的速率 v 和棒的角速度 ω.

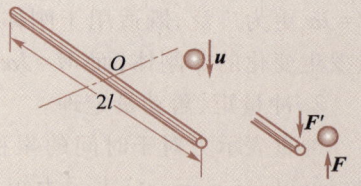

图 1-26 例题 1-7 图示

解:

解法一:将小球和棒视为一个系统,F 和 F'(图 1-26)就成了内力. 忽略碰撞小球的重力矩,碰撞过程系统角动量守恒. 则碰撞前角动量为

$$L = m'ul \qquad (1)$$

碰撞后角动量为

$$L' = \frac{1}{12}m(2l)^2\omega - m'vl = \frac{1}{3}ml^2\omega - m'vl \qquad (2)$$

由角动量守恒 $L = L'$,可解得

$$m'(v+u) = \frac{1}{3}ml\omega \qquad (3)$$

根据机械能守恒有

$$\frac{1}{2}m'u^2 = \frac{1}{2}\cdot\frac{1}{12}m(2l)^2\omega^2 + \frac{1}{2}m'v^2$$

化简得

$$m'(u^2-v^2) = \frac{1}{3}ml^2\omega^2 \qquad (4)$$

式(4)除以式(3)得

$$u - v = l\omega$$

再将结果代入式(3)得

$$m'(v+u) = \frac{1}{3}m(u-v)$$

则

$$v = \frac{m-3m'}{m+3m'}u \qquad (5)$$

$$\omega = \frac{6m'u}{(m+3m')l} \qquad (6)$$

解法二:应用动量定理,取向上为正方向,得细棒给予小球的冲量为

$$I = \int F\mathrm{d}t = m'v - (-m'u) = m'(v+u) \qquad (7)$$

应用角动量定理,则小球给予细棒的冲量矩为

$$\int M\mathrm{d}t = \int lF'\mathrm{d}t = l\int F'\mathrm{d}t = J\omega \qquad (8)$$

式中 F' 为细棒作用于小球的力 F 的反作用力,l 为棒长的一半,因 $F'=F$,将式(7)乘以 l 与式(8)合并,得

$$m'(v+u)l = J\omega \qquad (9)$$

又因小球与细棒做弹性碰撞,故遵守机械能守恒定律,得

$$\frac{1}{2}m'u^2 = \frac{1}{2}m'v^2 + \frac{1}{2}J\omega^2$$

$$= \frac{1}{2}m'v^2 + \frac{1}{2}\cdot\frac{1}{12}m(2l)^2\omega^2$$

$$m'(u^2-v^2) = \frac{1}{3}ml^2\omega^2 \qquad (10)$$

将 $J = \frac{1}{12}m(2l)^2 = \frac{1}{3}ml^2$ 代入式(9)与式(10)联立求解,可得到解法一中的式(5)和式(6).

第六节　骨骼与肌肉的力学特征

前面四节内容讨论了质点和刚体两种理想模型.质点只考虑质量,不考虑形状和大小;刚体虽然考虑了大小和形状,但是没有考虑形变,实际上所有的生物材料受力时,都会发生形变.

视频:骨的力学特征

一、应变和应力

1. 应变

物体在受到外力作用时会发生大小和形状上的改变,称为**形变**(deformation).在一定的形变范围内,若外力撤去后,物体能够完全恢复原状,这样的形变称为**弹性形变**(elastic deformation).若外力撤消后,物体不能完全恢复原状,这样的形变称为**塑性形变**(plastic deformation).为了定量地描述形变的程度,引入**应变**(strain)的概念.

形变

弹性形变

塑性形变

应变

如图 1-27 所示,一细长弹性体在外力 F 的作用下被拉伸,长度增量 Δl 与原长 l_0 的比值称为线应变,用 ε 表示,即

$$\varepsilon = \frac{\Delta l}{l_0} \tag{1-62}$$

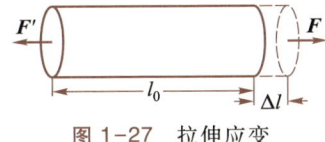

图 1-27　拉伸应变

如图 1-28 所示,当球形弹性体受到外界压强 p 挤压时,若保持球形不变,只是体积发生了变化,体积的增量 ΔV 与原体积 V_0 的比值称为体应变,用 θ 表示,即

$$\theta = \frac{\Delta V}{V_0} \tag{1-63}$$

如图 1-29 所示,块状弹性体的底面固定在平面上,切向力 F 作用在顶面,块状弹性体发生形变,但体积没变,顶面与底面的平行相对滑动量 Δx 与顶面、底面间垂直距离 d 的比值称为切应变,用 γ 表示,即

$$\gamma = \frac{\Delta x}{d} = \tan\varphi \tag{1-64}$$

实际情况下,通常 φ 角都极小,所以上式可写成

$$\gamma = \varphi$$

可以看出,应变是量纲为 1 的物理量,反映的是相对形变量,而不是绝对的形变量.

2. 应力

物体依靠内部原子或分子间的相互作用力而保持一定的稳

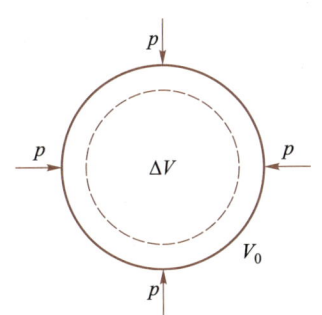

图 1-28　体应变

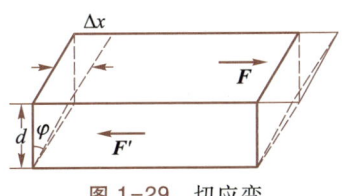

图 1-29　切应变

应力

定结构. 当物体受到外力作用时，内部状态发生改变，产生附加内力，物体内部单位面积上的附加内力称为**应力**（stress）. 根据附加内力与所选取面元的关系，分为正应力（附加内力与面元垂直）、剪切应力（附加内力与面元相切）、斜应力（附加应力与面元既不垂直也不相切）. 附加内力来自外力引起的形变. 当物体处于平衡状态时，附加内力与外力大小相等，此时，可以通过外力来计算应力.

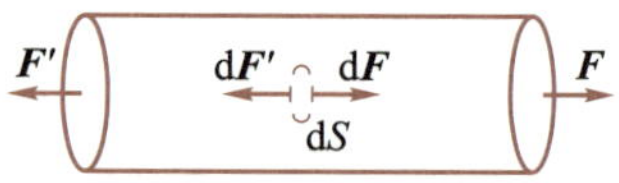

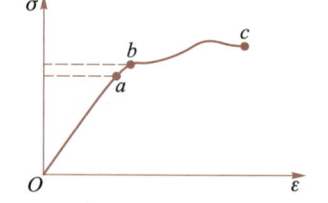

图 1-30　拉伸应力

如图 1-30 所示，当细棒受到外力 **F** 拉伸时，在垂直于轴线的任意一个横截面上都有附加内力，作用在此横截面上的附加内力与细棒两端的拉力 **F** 相等. 选取细棒内某一横截面的面积元，附加内力 dF 与 dS 的比值称为 dS 处的拉伸应力，用 σ 来表示，即

$$\sigma = \frac{\mathrm{d}F}{\mathrm{d}S} \tag{1-65}$$

若细棒两端受到的不是拉伸的力而是压力，那么细棒长度变短，此时的应力称为压应力，并规定压应力为负.

当物体的上、下两表面受到与之平行但方向相反的外力 **F** 和 **F′** 的作用时，物体会发生剪切形变. 物体中任意与表面平行的截面把物体分为上、下两部分，上部分对下部分有一与作用在上表面的外力方向相同、大小相等的附加内力的作用，而下部分对上部分有一与此外力方向相反、大小相等的附加内力的作用. 对物体内某一横截面面元，dF 与 dS 的比值称为 dS 处的切应力，用 τ 来表示，即

$$\tau = \frac{\mathrm{d}F}{\mathrm{d}S} \tag{1-66}$$

导致体积变化的应力用压强 p 来表示.

二、弹性模量

图 1-31　拉伸应力与线应变曲线

图 1-31 是典型金属材料拉伸应力与线应变之间的关系曲线，对不同的金属材料曲线的具体数据会有差异，但大致形状是类似的. 从原点 O 到 a 点，是应力和应变的正比例关系，a 点称为**比例极限**（proportional limit）. 从 a 点到 b 点应力和应变不再是正比例关系，但在原点 O 到 b 点这一范围内，撤去外力，材料还是能恢复原长的，b 点称为**弹性极限**（elastic limit）. 超过 b 点以后，撤去外力，材料不再能够恢复原长，出现永久变形的情况. 当应力达到 c 点时，材料断裂，c 点称为**断裂点**（fracture point）. 断裂点所对

比例极限

弹性极限

断裂点

应的应力称为被测材料的**抗拉强度**（tensile strength）. 相反,在做压缩实验时,断裂点的应力称为被测材料的**抗压强度**（compressive strength）. b 点到 c 点的距离称为材料的塑性范围,如果 b 点和 c 点相距较远,表示塑性形变较大,具有较好的延展性,相反,说明这种材料的脆性比较大.

弹性体在正比例关系范围内,是遵循胡克定律的,即应力与应变是成正比的,比例系数反映该物质的弹性特征,这个比例系数称为**弹性模量**（modulus of elasticity）,在线性形变下,拉伸应力与线应变或压应力与压应变之比称为**杨氏模量**（Young modulus）,用 E 来表示,即

$$E = \frac{\sigma}{\varepsilon} \tag{1-67}$$

在体应变下,压强与体应变之比称为**体积模量**（volume modulus）,用 K 来表示,即

$$K = -\frac{p}{\theta} \tag{1-68}$$

通常体积模量也称为压缩模量.

切应变下,切应力与切应变之比称为**切变模量**（shear modulus）,用 G 来表示,即

$$G = \frac{\tau}{\gamma} \tag{1-69}$$

在国际单位制中,弹性模量的单位是 Pa（帕）,$1\,\text{Pa} = 1\,\text{N} \cdot \text{m}^{-2}$.

弹性模量体现了物体发生形变的难易程度,弹性模量越大,物体越不容易发生形变. 当物体受力在弹性极限内,应力和应变成正比例关系,弹性模量是常量;当受力超过弹性极限但还没到塑性形变时,弹性模量不再是常量. 大多数生物材料都属于后者这种非线性弹性体,表 1-2 列出了部分常见物质的弹性模量.

表 1-2　部分常见物质的弹性模量

材料	E/Pa	K/Pa	G/Pa
钢	2.0×10^{11}	1.6×10^{11}	8.0×10^{10}
铝	7.0×10^{10}	7.1×10^{10}	2.5×10^{10}
铜	1.1×10^{11}	1.2×10^{11}	4.0×10^{10}
硬木材	1.0×10^{10}	—	1.0×10^{10}
骨（拉伸）	1.6×10^{10}	—	1.0×10^{10}
骨（压缩）	9.0×10^{9}	2.2×10^{10}	1.0×10^{10}
水	—	2.2×10^{9}	—
血管	2.0×10^{5}	—	—

例题 1-8

设某人体重为 52 kg,每条腿骨长为 0.4 m,腿骨平均横截面积为 5.0 cm^2,骨压缩的杨氏模量为 $9.0×10^9$ N·m^{-2}. 当此人站立时,求:

(1) 每条腿骨的压应变;

(2) 每条腿骨的缩短量.

解:(1) 因为两条腿骨承受整个身体的重量,所以腿骨所受的压应力为

$$\sigma = \frac{mg}{2S}$$

由胡克定律

$$\sigma = E\varepsilon = E\frac{\Delta l}{l_0}$$

$$\varepsilon = \frac{\sigma}{E} = \frac{mg}{2ES} = \frac{52×9.8}{2×9.0×10^9×5.0×10^{-4}} = 5.7×10^{-5}$$

$$(2)\ \Delta l = \frac{\sigma l_0}{E} = \frac{mgl_0}{2ES}$$

$$= \frac{52×9.8×0.40}{2×9.0×10^{10}×5.0×10^{-4}}\ \text{m}$$

$$= 2.3×10^{-5}\ \text{m}$$

三、骨与软组织

黏弹性体

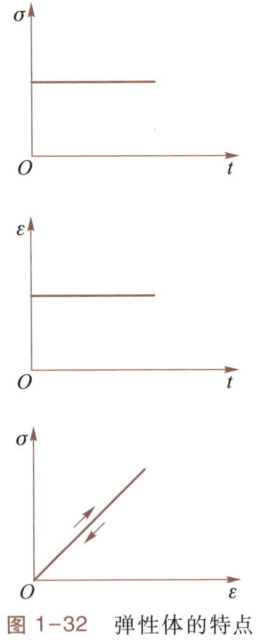

图 1-32　弹性体的特点

蠕变

应力松弛

滞后

一些生物组织不仅有弹性,还有黏性,具有这两种特点的材料称为**黏弹性体**(viscoelastic body). 黏弹性体与弹性体具有不同特点. 如图 1-32 所示,弹性体的特点是其内部任一时刻任一点的应力(应变)只与该点那时的应变(应力)有关,固定应力,应变不随时间发生变化,固定应变,应力不随时间发生变化.

如图 1-33 所示,黏弹性体内部任一时刻任一点的应力(应变)不只与该点那时的应变(应力)有关,还与应变(应力)的过程有关. 如图 1-33(a)所示,当应力保持一定时,应变随时间的增加而增大,这种现象称为**蠕变**(creep). 如图 1-33(b)所示,当应变保持一定时,应力随时间的增加而减小,这种现象称为**应力松弛**(stress relaxation).

如图 1-33(c)所示,周期性的加载、卸载应力或应变,应力-应变曲线并不重合,并形成闭合曲线,这种现象称为**滞后**(hysteresis).

1. 骨骼的力学特征

骨骼系统是人体中最主要的承载组织,不仅承受着各种载荷,还负责保护颅腔、胸腔、腹腔内的器官免受意外伤害. 骨骼是由两种十分不同的物质加水组成的复合材料. 其中一种是有机成分,称为骨胶原,约占硬骨重量的 40%、体积的 60%;另一种是无

机成分,是骨矿物质,约占硬骨重量的 60%、体积的 40%.若剔除骨中的骨矿物质,剩下的骨胶原是很柔软的物质,甚至能够弯成环,若把骨胶原从骨骼中分离出来,剩下的骨矿物质特别脆,用手指就能够碾碎.

骨骼具有各向异性的力学特征,并且随年龄、性别、部位的不同而不同.骨骼组织不仅有良好的弹性和韧性,同样有较大的强度和刚性.骨骼在形变方面,除了前面提到的拉伸、压缩和剪切三种基本形式外,还有弯曲、扭转这种比较复杂的形变.

图 1-34 是新鲜股骨中的密质骨的拉伸和压缩过程的应力-应变曲线.如图 1-34 所示,拉伸时,只有刚开始的一段应力、应变呈线性关系,之后表现为黏弹性体的特点;相反,压缩时,线性度比较好,而且范围比较大,骨骼在压缩时的极限强度比拉伸时要大,拉伸时的弹性模量比压缩时要大.

骨骼的力学性能十分科学,下面我们通过梁的受力分析来进行说明.如图 1-35(a)所示,在两个底座上放一长方形梁,在梁的中央向下施加力 **F**,这时梁的水平截面弯曲成弧面.梁的下表面 AB 的长度伸长最多,上表面 CD 的长度压缩最多,即下表面有最大的拉伸应变,上表面有最大的压缩应变.沿垂线方向,水平截面的应变是连续变化的,因此,必然有一个中间点,也就是有一个水平截面的长度不发生改变,我们将其记为 MN,MN 面称为中间层.图 1-35(b)表示垂直于梁的水平截面上的应变分布,拉伸应变为正,压缩应变为负,假设梁的力学性质在各点是均匀的,则梁的内部应力要比表面应力小.通过分析发现,弯曲是连续变化的线应变的组合.

基于对梁的受力分析,工程上为了减轻自重,节省材料,通常采取使用中空梁的方法.而骨骼和这种中空梁很相似,最外层是韧性很好的骨膜,向里依次是密质骨、疏质骨和骨髓腔,这种巧妙的层状结构能够充分发挥骨组织的力学性能.对于受力较大的股骨,还长有许多能够增强抗弯强度的骨小梁.对成人骨骼,破裂开始于拉伸侧,因为成人骨骼的抗拉能力弱于抗压能力,而对未成年人的骨骼则是抗拉能力强于抗压能力,所以压缩侧首先破裂.

接下来我们再通过圆柱体的扭转受力分析说明骨骼的扭转.如图 1-36 所示,假设下端面固定不动,圆柱体在一对大小相等、方向相反的力矩作用下发生扭转形变.取轴向半截面 $OABO'$,圆柱产生扭转形变后,OO' 和 $O'B$ 上的各点保持静止不动,其余各点都会发生移动,A 点移动到了 A' 点,半截面 $OABO'$ 变成了曲面 $OA'BO'$.在扭转过程中,半截面 $OABO'$ 上的每一点都发生了切应变,A 点的切应变为 γ.在垂直于圆柱轴的截面上,轴心的切应变

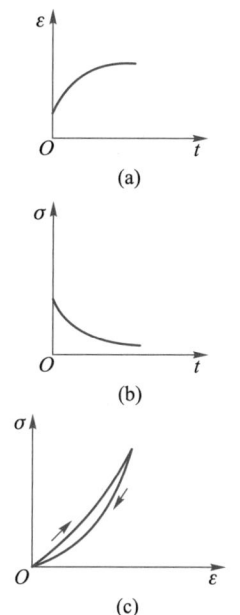

图 1-33　黏弹性体的特点

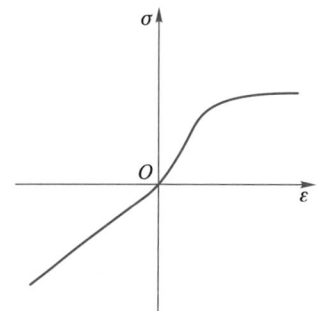

图 1-34　密质骨的应力-应变曲线

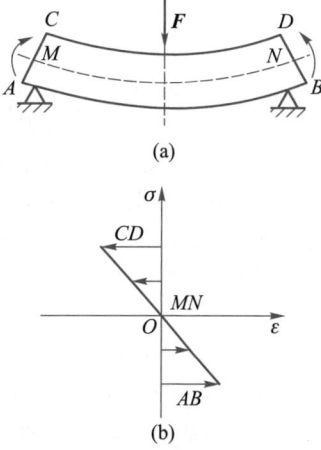

图 1-35　梁弯曲的分析

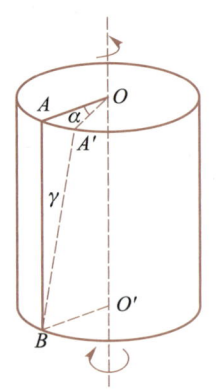

图 1-36   扭转应变

和切应力为零.

假设圆柱的力学性质各点均匀,那么距轴越远的点切应变和切应力越大,其分布以中心轴为对称轴,沿两边对称点受力方向相反.分析发现,扭转是连续变化的切应变的组合,α 称为扭转角.在扭转力矩的作用下,圆柱体被扭断时的扭转角度称为扭断角.骨骼的抗扭转能力很弱,因此要避免受到过大的扭转力矩,否则容易发生扭转性骨折.骨骼具有良好的再生和修复能力.每块骨头都有一个最适宜的应力范围,应力过大或过小都会使骨骼萎缩.

2. 软组织的力学特征

软组织一般都由弹性纤维、胶原纤维等成分组成,如气管、血管、肌肉和皮肤等.生理状态下的软组织都具有内部应力,例如动脉被切断时断口会立即收缩,跟腱断了也会立刻收缩回去.

主动脉和大动脉的管壁较厚,含有丰富的弹性纤维,具有可扩张性和弹性.小动脉和微动脉口径较小,且管壁还含有丰富的平滑肌,口径可以发生改变从而改变血流阻力.毛细血管的口径最小,数量最多,总的横截面积最大,血流速度最慢,管壁最薄,但通透性很好,有利于血液与组织进行物质交换.微静脉管壁开始逐渐出现平滑肌,小静脉管壁已有完整的平滑肌层.微静脉和小静脉的平滑肌舒张、收缩也可以改变血流的阻力.拉伸实验表明血管壁是黏弹性材料,有明显的滞后和应力松弛以及有限的蠕变现象.

肌肉可分为骨骼肌、心肌和平滑肌三种,它们的组成要素相同,主要成分都是肌纤维.肌纤维长短不一,每根肌纤维由较小的肌原纤维组成.肌肉内部能够产生应力、应变,同时又能够主动发生形变,产生应力做功.

第一章习题

1-1   一质量为 m 的质点沿 x 轴运动,质点受到指向原点的拉力,拉力大小与质点与原点的距离 x 的平方成反比,即 $F = -k/x^2$,k 为比例常量.已知质点在 $x = a$ 时速度为零,求质点在 $x = a/4$ 处的速率.

1-2   质量为 m 的粒子位于 (x, y) 处,速度 $v = v_x \boldsymbol{i} + v_y \boldsymbol{j}$,并受到一个沿 $-x$ 方向的力 $\boldsymbol{F}$.求它相对于坐标原点的角动量和作用在其上的力矩.

1-3   一个人手握哑铃置于胸前,坐在一摩擦可忽略的转台上,转台以一定角速度转动.若人将两手平伸,使人和转台的转动惯量增加为原来的 2 倍时,人和转台的角速度变化多少?转动动能变化多少?

1-4   一飞轮直径为 0.30 m,质量为 5.0 kg,边缘绕有绳子,现用恒力拉绳子的一端,使其由静止均匀地加速,经 0.50 s 转速达 $10 \text{ r} \cdot \text{s}^{-1}$,假定飞轮可视为匀质圆盘.求:(1)飞轮的角加速度及在这段时间内转过的转数;(2)拉力及拉力所做的功;(3)拉动 10 s 后,飞轮的角速度及其边缘上一点的速度和加速度.

1-5 一质量为 $m_1 = 1.0$ kg、长为 $l = 0.40$ m 的匀质细棒,可绕通过其中点并与棒垂直的水平轴转动,开始时静止于竖直位置.一质量为 $m_2 = 0.010$ kg 的子弹,以 $v = 200$ m·s^{-1} 的速度射入棒的一端(并留在棒中),其方向与棒及转轴相正交,求棒所得到的角速度.

1-6 如图所示,一根绳子跨过两个质量均为 m、半径均为 R 的定滑轮,绳的两端所系重物的质量分别为 m 和 $2m$,将系统由静止释放,求两滑轮间绳子的张力.设绳子长度不变,质量不计,绳子与滑轮之间不打滑,滑轮质量均匀,其转动惯量可按圆盘计算,轴处摩擦不计.

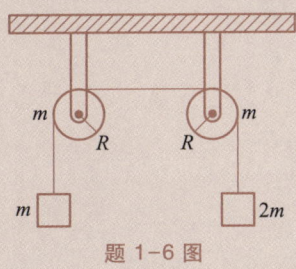

题 1-6 图

1-7 如图所示,在质量为 m_0、半径为 R、可绕一水平光滑轴 OO' 转动的均匀圆柱体上绕有细绳,绳的一端挂有质量为 m 的物体,m 从高 h 处由静止下降,设绳子长度不变,质量可略去不计,在圆柱体上不滑动.求:(1)m 下降的加速度 a;(2)绳子的张力 F_T;(3)m 到达地面时的速度 v;(4)m 到达地面所需的时间 t.

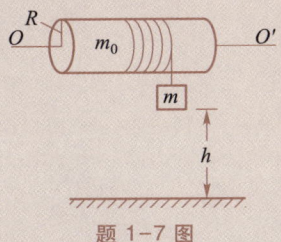

题 1-7 图

1-8 如图所示,质量为 m_0 的匀质圆盘,绕通过盘心 O 的竖直轴在水平面内转动,当圆盘以 ω_0 匀速转动时,有一质量为 m 的子弹以速度 v 沿法向射入盘边线处嵌住.已知圆盘半径为 R,求:(1)子弹射入后,圆盘的角速度;(2)子弹的动能变化.

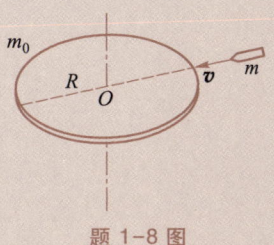

题 1-8 图

1-9 质量为 m、长为 l 的均匀细棒,在光滑水平面上以速度 v 匀速运动(如图所示).求某时刻棒对端点 O 的角动量.

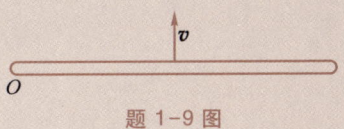

题 1-9 图

1-10 在边长为 2.0×10^{-2} m 的立方体的两平行面上,各施以 9.8×10^2 N 的切向力,两个力的方向相反,使两平行面的相对位移为 1.0×10^{-3} m,求其切变模量.

1-11 有一根 8.0 m 长的铜丝(杨氏模量为 1.1×10^{11} N·m^{-2})和一根 4.0 m 长的钢丝(杨氏模量为 2.0×10^{11} N·m^{-2}),横截面积均为 0.50 cm^2.将它们串联后,加 500 N 的张力,求每根金属丝的长度改变了多少.

1-12 试计算横截面积为 5.0 cm^2 的股骨:
(1)在拉力作用下将发生骨折时所具有的张力;
(2)在 4.5×10^4 N 的压力作用下的应变.

1-13 设某人下肢骨的长度约为 0.60 m,平均横截面积为 6.0 cm^2,此人体重 900 N.问此人单脚站立时下肢骨缩短了多少?(骨压缩时的杨氏模量近似按 10^{10} N·m^{-2} 计算.)

1-14　松弛的二头肌伸长 2.0 cm 时,所需要的力为 10 N. 当它处于挛缩状态而主动收缩时,产生同样的伸长量则需 200 N 的力. 若将它视为一条长 0.20 m、横截面积为 50 cm^2 的均匀柱体,求上述两种状态下它的杨氏模量.

（何　佳）

本章习题答案

第二章　相　对　论

牛顿经典力学只在低速、宏观条件下成立,人类在日常生活、科学实验中遇到的物体的运动速度大多比光速小得多,所以经典力学的应用范围非常广泛. 19 世纪末,科学家发现了接近光速的高速运动,例如 β 射线中电子的运动. 研究发现,经典力学的规律不再适用于高速运动的物体,著名物理学家爱因斯坦创立了相对论,以崭新的时空观取代了经典力学的绝对时空观,为微观粒子、原子能、宇宙等研究领域提供了新的理论依据,牛顿经典力学是相对论力学在低速情况下的近似. 本章着重介绍狭义相对论、广义相对论和引力波.总体来看,相对论特别是广义相对论不仅在理论物理领域内有着举足轻重的地位,而且在技术应用上亦有着广泛影响,例如全球定位系统(GPS)中的精确时间计算就离不开相对论对时间膨胀的预测。随着科学技术的进步,相对论的相关理论和预言还会被继续测试,相对论本身也可能迎来新的发展和完善。

第一节　伽利略变换

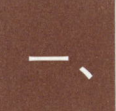
一、牛顿力学的绝对时空观和伽利略相对性原理

1. 牛顿力学的绝对时空观

牛顿力学建立在绝对时空观的基础上,认为时间和空间是独立存在的,与物体的运动形式无关.按照绝对时空观理论,在不同的参考系中有完全相同的时间流逝,任意一个参考系中时空的大小都能用固定不变的尺子来测量.牛顿所描述的绝对空间和绝对时间的概念为:绝对空间,就其性质来说与此外的任何事物无关,

总是相似的、不可移动的,绝对时间,就其性质来说与此外的任何事物无关,总是均匀流逝的.

2. 伽利略相对性原理

在任何一个惯性参考系中,牛顿力学定律都成立,也就是说在不同的惯性参考系中,力学基本定律的形式都是一样的. 所以在任何惯性参考系中,同一力学现象将按同样的形式发生和演变. 即力学规律在所有的惯性系中都是相同的,所有惯性系对物理基本规律都是等价的,这个结论称为伽利略相对性原理.

二、 伽利略变换和力学相对性原理

1. 伽利略变换

假设有两个做匀速直线运动的惯性参考系,用直角坐标系 $S(O, x, y, z)$ 和 $S'(O', x', y', z')$ 表示,两者的 x 轴和 x' 轴重合,y 轴和 y' 轴平行,S' 系相对于 S 系沿 x 轴方向以速度 $\boldsymbol{u}$ 运动,如图 2-1 所示.

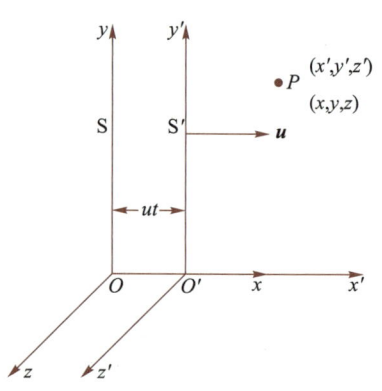

设想在 S 和 S' 系中各处各有自己的时钟,所有时钟的结构完全相同,都是校准好且同步的(在同一参考系中),它们分别指示时刻 t 和 t'. 假设两参考系中的时钟都以原点 O 和 O' 重合的时刻作为计时零点,即 $t = t' = 0$ 时,两原点重合. 现在从两个参考系中同时观察同一质点 P 的运动情况. 设任一时刻 t,P 点的坐标分别为 (x, y, z) 和 (x', y', z'). 因为时间量度的绝对性和空间量度的绝对性,可以得到

图 2-1 相对做匀速直线运动的两个惯性参考系

$$\begin{cases} x' = x - ut \\ y' = y \\ z' = z \\ t' = t \end{cases} \tag{2-1}$$

式(2-1)称为伽利略变换,它给出了同一时空点在惯性系 S 和 S' 中的时空坐标之间的关系. 它的逆变换为

$$\begin{cases} x = x' + ut \\ y = y' \\ z = z' \\ t = t' \end{cases} \tag{2-2}$$

2. 经典力学的时空观和速度合成公式

(1) 设有两个事件 P_1、P_2,在惯性系 S 中测得两事件发生的时刻分别为 t_1、t_2,在惯性系 S' 中测得两事件发生的时刻分别为 t'_1 和 t'_2,由式(2-1)的第四式可得

$$t'_1 = t_1, \quad t'_2 = t_2$$

故
$$t_2' - t_1' = t_2 - t_1$$

表明两个事件的时间间隔与观察者的运动速度无关,即时间间隔对相对做匀速直线运动的参考系而言是相同的,也就是说"时间间隔的测量是绝对的".

（2）设有一根棒,静止在 S′系中,沿 x' 轴放置,测量它两端的坐标,分别为 x_1'、x_2',可得棒的长度为
$$l' = x_2' - x_1'$$

在 S 系中要测量这根棒的长度,应该在同一时刻 t 测量棒两端的坐标,分别为 x_1、x_2,然后可得棒的长度为
$$l = x_2 - x_1$$

由式（2-1）的第一式可知
$$x_1' = x_1 - ut, \quad x_2' = x_2 - ut$$

故
$$l' = x_2' - x_1' = x_2 - x_1 = l$$

表明空间测量与观察者的速度无关,即测量同一物体的长度在匀速直线运动的两个参考系中所得的结果是相同的,故"空间测量也是绝对的".

（3）在图 2-1 中,设 P 点在 S′系中以速度 v_x' 沿 x' 轴正方向运动,由式（2-2）可知 P 相对 S 系的速度为
$$v_x = \frac{\mathrm{d}x}{\mathrm{d}t} = \frac{\mathrm{d}(x' + ut')}{\mathrm{d}t'} = \frac{\mathrm{d}x'}{\mathrm{d}t'} + u = v_x' + u$$

同理可得 v_y 和 v_z,然后矢量合成后,可得
$$\boldsymbol{v} = \boldsymbol{v}' + \boldsymbol{u}$$

称为速度合成公式. $\boldsymbol{v}$ 是 P 在 S 系中的速度,即绝对速度,$\boldsymbol{v}'$ 是 P 在 S′系中的速度,$\boldsymbol{u}$ 是 S′系相对于 S 系的速度,即牵连速度.

3. 力学相对性原理

将式（2-1）的前三式均对时间求导,考虑到 $t = t'$,可得速度与加速度的相应变换公式为

$$\begin{cases} v_x' = v_x - u \\ v_y' = v_y \\ v_z' = v_z \end{cases} \quad 和 \quad \begin{cases} a_x' = a_x \\ a_y' = a_y \\ a_z' = a_z \end{cases}$$

上式表明质点对 S 和 S′两个参考系的加速度相等,把加速度变换写成矢量形式,可得 $\boldsymbol{a} = \boldsymbol{a}'$.

用经典力学在 S 和 S′系中测量质量 m 的结果是相同的,这表明物体的质量与参考系无关,即"质量也是绝对的". 实践证明物体间的相互作用力如吸引力、弹性力和摩擦力等对 S 和 S′系是完全相同的. 因为 S 是一个惯性参考系,牛顿第二定律 $\boldsymbol{F} = m\boldsymbol{a}$ 对 S 系成立;又由于 $\boldsymbol{a} = \boldsymbol{a}'$,所以 $\boldsymbol{F} = m\boldsymbol{a}' = m\boldsymbol{a}$,即牛顿第二定律对 S′

系也成立, S'系必然也是一个惯性参考系. 即相对惯性参考系做匀速直线运动的任意参考系都是惯性参考系. 也就是说, 力学定律的形式在所有的惯性参考系中都相同. 换句话说, 在任何惯性参考系中做任何力学实验都不能判定该参考系相对于其他惯性参考系是否运动, 也就无法测定其速度, 这个结论就是力学相对性原理.

第二节　狭义相对论基本原理

早在 17 世纪, 笛卡儿提出了以太假设, 认为宇宙空间充满了极细微的以太, 两物体间的相互作用在一定距离上是通过以太来传递的. 19 世纪, 菲涅耳进一步提出了静态以太理论, 认为充满宇宙的以太是绝对静止的. 从那以后以太便成为牛顿绝对静止参考系的物质载体. 因为地球的运动, 则在相对地球静止的观察者看来, 是存在"以太风"的. 由此出发, 验证"以太风"的问题成了当时物理学界研究的热点之一.

一、迈克耳孙-莫雷实验

文档:迈克耳孙

迈克耳孙和莫雷根据干涉原理自制了迈克耳孙干涉仪, 并用于以太的验证实验. 其实验是将干涉仪放在地球上, 单色光从光源 S 发出后被镀银半透半反镜 M 分成两束光. 光束 1 射入反射镜 M_1 并反射回到 M, 再经过 M 反射而到达接收点 T; 光束 2 被镜 M_2 反射回到 M, 在 M 上透射后与光束 1 在 T 处会聚, 产生干涉条纹. 设太阳相对以太静止, 以太相对地球的漂移速度为 v, 且漂移方向与光束 1 平行, 与光束 2 垂直. 可以求出光束 1 和 2 在各自路径上的往返时间分别为

$$t_1 = \frac{l}{c-v} + \frac{l}{c+v} = \frac{2l}{c}\left(\frac{1}{1-v^2/c^2}\right)$$

$$t_2 = \frac{l}{\sqrt{c^2-v^2}} + \frac{l}{\sqrt{c^2-v^2}} = \frac{2l}{c}\left(\frac{1}{\sqrt{1-v^2/c^2}}\right)$$

然后把整个仪器转动 90°, 引起的两光束时间差变化为

$$\Delta t = 2(t_1 - t_2) \approx \frac{2lv^2}{c^3}$$

实验时, 计算结果表明, 假如以太确实存在, 则地球相对以太的运动将对光速 c 产生影响, 因此仪器转过 90° 所引起的时间差

的改变将引起干涉条纹的移动,移动的数目为

$$\Delta N = \frac{2lv^2}{\lambda c^2}$$

虽然 v^2/c^2 很小,但光臂长度 l 与光波波长 λ 的比值却可以很大. 在 1881 年迈克耳孙做的第一次实验中, $l \approx 1.2$ m, $\lambda = 590$ nm,预期观测到的 ΔN 为 0.04 条,但他没有观测到条纹的移动. 1887年,迈克耳孙和莫雷用一套改进过的系统重复做了这个实验. 同时使用了多次反射的方法,使光臂的有效长度增加到 11 m 左右. 他们预期应观测到的条纹移动数目为 0.4 条,但是他们仍然没有观测到条纹的移动. 从那以后,很多人在不同的条件下重复过该实验,然而始终没能观测到条纹的移动.

迈克耳孙-莫雷实验的零结果表明,地球相对以太的运动似乎并不存在,或者说以太本身就不存在,正如迈克耳孙所言"静止以太假说的结果就这样被证明是错误的". 这使许多物理学家都大感失望,为了能在经典时空观框架内解释迈克耳孙-莫雷实验,当时许多人提出了不同的假设,但都没有成功. 1905 年,爱因斯坦提出了两个重要的假设,创立了狭义相对论,成功解释了迈克耳孙-莫雷实验的结果. 迈克耳孙-莫雷实验被认为是狭义相对论的支柱实验之一.

二、狭义相对论的基本原理

爱因斯坦对迈克耳孙-莫雷实验和一些新的实验事实进行了分析研究,于 1905 年在《物理年鉴》上发表了《论动体的电动力学》一文,提出了狭义相对论的两个基本假设.

1. 相对性原理

在所有的惯性参考系中,物理定律(包括力学、电磁学及其他定律)都保持相同的形式. 即所有惯性系对一切物理定律都是等价的. 相对性原理表明绝对静止的参考系是不存在的.

2. 光速不变原理

对所有相对于光源静止或做匀速直线运动的惯性参考系而言,光在真空中的传播速率都是相同的. 即光在真空中的传播速率永远取定值 c,它与光源或光的观察者的运动状态无关. 这一结论称为光速不变原理.

相对论的相对性原理和光速不变原理是相对论的两条基本原理.

对涉及光速(或接近光速)的问题,从光速不变原理可见,伽

利略变换已经不适用了. 那么在高速运动的新领域里,时空变换要遵循怎样的新规律呢? 从相对论的两条基本原理出发,可得出新的变换公式——洛伦兹变换.

三、 洛伦兹变换

狭义相对论否定了牛顿绝对时空观,也否定了伽利略变换,爱因斯坦选择了新的时空变换关系,作为狭义相对论的时空变换关系——洛伦兹变换. 伽利略变换只是在运动速率 u 远远小于光速 c 的情况下的近似.

以图 2-1 所示的惯性系 S 和 S′为例,以原点 O' 和 O 重合的时刻作为计时零点,两者的 x 轴和 x' 轴重合在一起,S′系相对于 S 系沿 x 轴方向以速率 u 运动,位于原点 O 处的点光源发出一个光脉冲,光脉冲以速率 c 向各个方向传播,在 S 系和 S′系中的两组时空坐标为 (x,y,z,t) 和 (x',y',z',t'),在 S 系中描述光脉冲波前的球面方程为

$$x^2+y^2+z^2-c^2t^2=0 \qquad (2-3)$$

在 S′系中描述光脉冲波前的球面方程为

$$x'^2+y'^2+z'^2-c'^2t'^2=0 \qquad (2-4)$$

上面两式不符合伽利略变换,(x,y,z,t) 和 (x',y',z',t') 表示同一事件发生在 S 和 S′系中的时空坐标. 从上面两式出发,又假设新旧坐标满足线性关系,可以推导出洛伦兹变换为

$$\begin{cases} x'=\dfrac{x-ut}{\sqrt{1-u^2/c^2}}=\gamma(x-ut) \\[2mm] y'=y \\[1mm] z'=z \\[2mm] t'=\dfrac{t-\dfrac{u}{c^2}x}{\sqrt{1-u^2/c^2}}=\gamma\left(t-\dfrac{u}{c^2}x\right) \end{cases} \qquad (2-5)$$

式(2-5)中 $\gamma=\dfrac{1}{\sqrt{1-u^2/c^2}}$. 可见在洛伦兹变换下,时间坐标和空间坐标是相互关联的,这与伽利略变换有着根本不同. 在 $u \ll c$ 的情况下,$\gamma=\dfrac{1}{\sqrt{1-u^2/c^2}} \to 1$,洛伦兹变换则过渡为伽利略变换,这表明,经典伽利略变换是洛伦兹变换在低速情况下的近似. 洛伦兹变换的逆变换为

$$\begin{cases} x = \dfrac{x'+ut'}{\sqrt{1-u^2/c^2}} = \gamma(x'+ut') \\[3mm] y' = y \\[2mm] z' = z \\[3mm] t = \dfrac{t'+\dfrac{u}{c^2}x'}{\sqrt{1-u^2/c^2}} = \gamma\left(t'+\dfrac{u}{c^2}x'\right) \end{cases} \tag{2-6}$$

质点在惯性系 S 和 S′中的速度 (v_x, v_y, v_z) 和 (v'_x, v'_y, v'_z) 之间的相对变换为

$$\begin{cases} v'_x = \dfrac{v_x - u}{1 - \dfrac{u}{c^2}v_x} \\[5mm] v'_y = \dfrac{v_y}{1 - \dfrac{u}{c^2}v_x}\sqrt{1-u^2/c^2} \\[5mm] v'_z = \dfrac{v_z}{1 - \dfrac{u}{c^2}v_x}\sqrt{1-u^2/c^2} \end{cases} \tag{2-7}$$

其逆变换为

$$\begin{cases} v_x = \dfrac{v'_x + u}{1 + \dfrac{u}{c^2}v'_x} \\[5mm] v_y = \dfrac{v'_y}{1 + \dfrac{u}{c^2}v'_x}\sqrt{1-u^2/c^2} \\[5mm] v_z = \dfrac{v'_z}{1 + \dfrac{u}{c^2}v'_x}\sqrt{1-u^2/c^2} \end{cases} \tag{2-8}$$

由式(2-7)可以看出,洛伦兹变换保证了光速的不变性,无论用什么方法,都不可能使一个信号的传播速度大于光速. 在相对论的范围内光速是一个极限速率,无论是在真空中还是其他介质中,迄今为止尚未发现任何物体的运动速度会超过光速. 在低速情况下,即在满足 $u \ll c$、$\gamma \to 1$ 条件时,相对论速度变换式过渡到伽利略速度变换式.

例题 2-1

一个宇宙飞船飞离地球的速率是 $0.90c$,发射一枚沿飞船飞行方向的导弹,导弹相对飞船的速率也是 $0.90c$. 试求该导弹相对地球的速率是多大?

解: 设 S 和 S′系分别是地球和飞船,于是 $u = 0.90c$ 和 $v'_x = 0.90c$,根据相对性原理,用式 (2-6)计算得

$$v_x = \frac{v'_x + u}{1 + \frac{u}{c^2}v'_x} = \frac{0.90c + 0.90c}{1 + 0.90^2 c^2/c^2} = 0.994c$$

第三节　狭义相对论的时空观

洛伦兹变换是相对论的基本内容,通过洛伦兹变换可以推导出狭义相对论同时性的相对性、时间延缓和长度收缩等.

一、同时性的相对性

这里所说的同时是指异地两事件的同时,按狭义相对论理论,同时性是相对的. 即在某一个惯性系中观察这两个异地事件是同时发生的,而在另外一个惯性系中观察这两个异地事件则不是同时发生的. 例如,一个人早上六点醒来,其中包含两事件,即他醒来与时钟指在"6"上是同时的. 在图 2-1 所示的惯性系 S 和 S′中,假设在 S 系中有两个事件同一时刻发生在不同的地点 x_1 和 x_2 处,即两个事件的时空坐标分别为 (x_1, t) 和 (x_2, t). 根据洛伦兹变换公式(2-5),在 S′系中,这两个事件发生的时间分别为 $t'_1 = \gamma\left(t - \frac{u}{c^2}x_1\right)$ 和 $t'_2 = \gamma\left(t - \frac{u}{c^2}x_2\right)$. 也就是说,在 S′系中观测,这两个事件发生的时间是不相同的,其间隔为

$$t'_2 - t'_1 = \gamma\left(t - \frac{u}{c^2}x_2\right) - \gamma\left(t - \frac{u}{c^2}x_1\right) = \gamma u \frac{x_1 - x_2}{c^2} \qquad (2-9)$$

当 $x_1 - x_2 = 0$ 时,总有 $t'_2 - t'_1 = 0$. 即只有两事件同时发生在同一地点时,同时性才有绝对的意义. 可见在一般情况下,两个事件是否同时发生,取决于参考系. 同时性的相对性否定了牛顿的绝对时空观.

二、时间延缓

为了导出在不同坐标系中时间间隔的定量关系,在图 2-1 所示的惯性参考系 S 和 S′中,S′系以速度 u 相对于 S 系沿 x 轴正方向运动,在 S′系中考察在同一地点 x_0' 处发生的两事件的时间间隔为 $\tau_0 = t_2' - t_1'$. 根据洛伦兹逆变换公式(2-6),可以计算在 S 系中,观察上述两事件发生的时刻为 $t_1 = \gamma\left(t_1' + \dfrac{u}{c^2}\right)x_0'$、$t_2 = \gamma\left(t_2' + \dfrac{u}{c^2}\right)x_0'$,可得时间间隔为

$$\tau = t_2 - t_1 = \gamma(t_2' - t_1') = \gamma\tau_0 = \frac{1}{\sqrt{1 - u^2/c^2}}\tau_0 > \tau_0 \qquad (2\text{-}10)$$

式(2-10)中,$\gamma = \dfrac{1}{\sqrt{1 - u^2/c^2}}$,称为时间延缓因子,也称为质量增加因子或速度因子,γ 的大小体现了相对论效应的显著程度. τ 和 τ_0(固有时或原时)分别是 S 和 S′系中的观测者记录的时间间隔,相对于 S′系发生事件的那个点是静止的,而相对于 S 系发生事件的那个点是在运动的. 即 S 系中观测到的事件发生在两个不同的位置上. 由此可见,在惯性系 S 中运动着的物体,发生的过程所花费的时间变长了,时间为静止时间间隔的 γ 倍,这就是时间延缓,即运动的时间变慢.

可见,时间间隔也是变量,与参考系的运动有关. 时间延缓是因为光速不变,它是时空的一种属性,不涉及时钟的任何机械原因.

三、长度收缩

当待测物体相对于观测者静止时,一物体的长度是所测物体两个端点位置间的距离. 但当待测物体相对于观测者运动时,一物体的长度就必须是同时记录的物体两个端点位置间的距离. 在图 2-1 中,假设有一根棒沿 x' 轴放置在 S′系中且静止,则该棒在其中的固有长度 $L_0 = |x_2' - x_1'|$. 在 S 系中观测,棒沿 x 轴以速度 u 运动,若观测者在同一时刻记录了棒两端的坐标 x_1 和 x_2,可得到棒的长度 $L = |x_2 - x_1|$,由洛伦兹变换式(2-5)可得 $x_1' = \gamma(x_1 - ut)$,$x_2' = \gamma(x_2 - ut)$,则

$$L_0 = |x_2' - x_1'| = \gamma|x_2 - x_1| = \gamma L$$

故

$$L = \frac{1}{\gamma}L_0 = \sqrt{1 - u^2/c^2}\,L_0 < L_0 \qquad (2\text{-}11)$$

可见,在惯性系 S 中观测,在运动方向上运动着的物体的长度缩短了,成为固有长度的 $1/\gamma$(长度收缩因子),这就是洛伦兹收缩或长度收缩.

长度收缩完全是相对的,也是时空的属性,并不是运动引起物体间的相互作用而产生的实际收缩.例如有两个人分别坐在两列相向而行的列车上,两人手中拿着相同的米尺,尺身沿列车行进的方向,则两个人都将测量到对方手中的米尺缩短了,而当他们测量自己手中的尺子时,实际并没有缩短.

第四节 相对论动力学简介

动量守恒定律和能量守恒定律是自然界中各种过程的普遍规律,动力学的一系列概念在相对论中都面临着重新定义的问题,定义新物理概念的重要原则是要满足对应原理,即当实际运动速度 $v \ll c$ 时,新定义的物理量应趋于经典物理学中的相应量.

一、动量和质量

在相对论中,一个质点的动量 p 仍然保持经典力学的定义,是一个与其速度 v 同方向的矢量,即

$$p = mv \tag{2-12}$$

上式中 m 仍定义为该质点的质量,是动量与速度的比例系数. 在数值上 p 与 v 不一定成正比关系,相对论的理论和实验都证明了高速运动的物体的质量并不是常量,而质量 m 是速度 v 的函数,只与速度的大小有关,即

$$m = m(v) \tag{2-13}$$

根据质量、动量守恒,由洛伦兹变换,可得

$$m = \frac{m_0}{\sqrt{1 - v^2/c^2}} = \gamma m_0 \tag{2-14}$$

这是相对论中的质速公式,m_0 是物体在它静止的参考系中的质量,称为静质量,m 称为相对论性质量,简称质量,与质点的运动速率 v 有关,同一物体对于不同的参考系和不同的速率,测得的质量不同. 相对论的质量是引入的辅助量,它并不是物体惯性大小的量度.

当 $v \ll c$ 时,由式(2-14)可得 $m \approx m_0$,就是经典力学所讨论的情况.

不难看出,物体运动的速度越快,质量越大;速度趋于光速时,质量将趋于无穷大.也就是说物体的速度越接近光速,质量就越大,因而就越难加速.当物体的速度趋于光速时,质量和动量均趋于无穷大,如果 v 超过 c,质速公式(2-14)将给出虚质量,这种情形是不可能的,这在物理上是没有意义的.这一点很好地符合了相对论的论断——光速是极限速度.

根据式(2-12),动量的完整表达式为

$$\boldsymbol{p} = m\boldsymbol{v} = \frac{m_0\boldsymbol{v}}{\sqrt{1-v^2/c^2}} = \gamma m_0 \boldsymbol{v} \qquad (2\text{-}15)$$

式(2-15)是相对论的动量表达式.可以证明,该式符合爱因斯坦狭义相对论的基本原理.此外,当物体的运动速率 $v \ll c$ 时,相对论的动量表达式就还原为经典力学中的形式.

二、力与动能

在经典力学中,力与速度的运动方程为

$$\boldsymbol{F} = m\boldsymbol{a} = \frac{\mathrm{d}(m\boldsymbol{v})}{\mathrm{d}t} \qquad (2\text{-}16)$$

力与动量对时间的变化率相等.因 m 是常量,上式与 $\boldsymbol{F} = \dfrac{m\mathrm{d}\boldsymbol{v}}{\mathrm{d}t}$ 等价.而在相对论中,动量 $\boldsymbol{p}$ 和质量 m 都随运动速率 v 改变,因而都随时间 t 改变,$\boldsymbol{F} = \mathrm{d}\boldsymbol{p}/\mathrm{d}t$ 和 $\boldsymbol{F} = m\boldsymbol{a}$ 不再等价,即 $\boldsymbol{F} = m\boldsymbol{a}$ 不再成立,但经典力学中对力的定义 $\boldsymbol{F} = \mathrm{d}\boldsymbol{p}/\mathrm{d}t$ 能直接推广到相对论中,即

$$\boldsymbol{F} = \frac{\mathrm{d}\boldsymbol{p}}{\mathrm{d}t} = \frac{\mathrm{d}}{\mathrm{d}t}\left(\frac{m_0\boldsymbol{v}}{\sqrt{1-v^2/c^2}}\right) \qquad (2\text{-}17)$$

式(2-17)是相对论力学的基本方程,在 $v \ll c$ 时,可以过渡到经典力学中的牛顿第二定律.

在相对论中,功能关系保留在经典力学中的形式,即动能 E_k 等于外力对它所做的功(由静止状态到运动状态).

$$
\begin{aligned}
E_k &= \int_0^r \boldsymbol{F} \cdot \mathrm{d}\boldsymbol{r} = \int_0^r \frac{\mathrm{d}}{\mathrm{d}t}(m\boldsymbol{v}) \cdot \mathrm{d}\boldsymbol{r} \\
&= \int_0^v \mathrm{d}(m\boldsymbol{v}) \cdot \boldsymbol{v} \\
&= \int_0^v \boldsymbol{v} \cdot \mathrm{d}\left(\frac{m_0}{\sqrt{1-v^2/c^2}} \cdot \boldsymbol{v}\right)
\end{aligned}
$$

$$= m_0 c^2 \left(\frac{1}{\sqrt{1-v^2/c^2}} - 1 \right)$$

即

$$E_k = mc^2 - m_0 c^2 = \Delta m \cdot c^2 \tag{2-18}$$

这就是相对论中的动能公式,在形式上与经典力学的动能公式有很大的不同. 在相对论中,质点的动能等于因运动引起的质量的增量 $\Delta m = m - m_0$ 乘以光速的平方 c^2. 然而,在 $v \ll c$ 的极限情况下,由

$$\frac{1}{\sqrt{1-v^2/c^2}} = \left(1 - \frac{v^2}{c^2} \right)^{-\frac{1}{2}} \approx 1 + \frac{1}{2} \frac{v^2}{c^2}$$

可得

$$E_k \approx \frac{1}{2} m_0 v^2$$

即经典力学中的动能表达式是相对论动能表达式在低速情况下的近似,在高速情况下,$\left(1-v^2/c^2\right)^{-\frac{1}{2}}$ 展开式的高次项不可以忽略.

三、 质能关系

$$E_0 = m_0 c^2 \tag{2-19}$$

式 (2-19) 为质点因静质量 m_0 而具有的能量,E_0 为静态能量,是一常量. 在数值上 mc^2 等于质点的动能 E_k 与静态能量 $m_0 c^2$ 之和,爱因斯坦把它称为质点的总能量,用 E 表示,即

$$E = mc^2 = \frac{m_0 c^2}{\sqrt{1-v^2/c^2}} = \gamma m_0 c^2 \tag{2-20}$$

这就是著名的质能关系,它把物体的质量和能量直接联系起来了. 可见,一定的质量对应着一定的能量,在数值上二者只差一个恒定的因子 c^2.

质能关系把质量守恒和能量守恒两条相互独立的自然规律完全统一起来了,按相对论的概念可把相互作用的几个粒子的能量守恒关系表示为

$$\sum E_i = \sum m_i c^2 = 常量$$

由此式可直接推出质量守恒关系式

$$\sum m_i = 常量$$

在相互作用的过程中,系统相对论质量 $\sum m_i$ 是守恒的,但静质量 $\sum m_{i0}$ 不是守恒的. 在科学史上,所谓的质量守恒只涉及粒子的静质量,因此它是相对论质量守恒在动能变化很小时的近似. 若一个系统的质量发生 Δm 的变化,能量也必定发生相应的变化,质能变化关系为

$$\Delta E = \Delta m c^2 \qquad (2-21)$$

相对论质能关系的重大意义还在于让科学家们找到了释放原子能的途径和方法,人类跨入了使用原子能的新时代,这是质能关系的重要应用之一.

四、能量和动量的关系

由相对论的质量和能量的定义式

$$p = \frac{m_0 v}{\sqrt{1-v^2/c^2}}, \qquad E = \frac{m_0 c^2}{\sqrt{1-v^2/c^2}}$$

可直接得出

$$E^2 = p^2 c^2 + m_0^2 c^4 \quad \text{或} \quad E = \sqrt{p^2 c^2 + m_0^2 c^4} \qquad (2-22)$$

这就是相对论中的能量-动量关系式,由以上定义式可以得到

$$v = \frac{c^2 p}{E} \qquad (2-23)$$

即相对论中的能量-动量关系式指出了"无质量"的粒子可能存在,这些微观粒子具有动量、能量,但没有静质量($m_0 = 0$),也就没有静态能量. 这时,对于所有的动量 p,式(2-22)可以化为

$$E = pc \qquad (2-24)$$

将式(2-24)代入式(2-23),可以得出结论:一静质量为零的粒子,在任意一个惯性系中都只能以光速运动,永远都不会停止. 迄今为止,认为物理学中的静质量为零的粒子主要是光子. 相对论也揭示了光子的粒子性.

例题 2-2

速度为 v、静质量为 m_{10} 的粒子,与静质量为 m_{20} 的静止粒子碰撞,碰后组成复合粒子,求该复合粒子的速度 u 和静质量 m_0.

解: 在高速空间,无论是非弹性碰撞、弹性碰撞还是完全弹性碰撞都遵守动量守恒定律、能量守恒定律. 所以,以 $m_{10} + m_{20}$ 为系统可得

动量守恒 $\dfrac{m_{10}}{\sqrt{1-v^2/c^2}} v = \dfrac{m_0}{\sqrt{1-u^2/c^2}} u$

能量守恒 $\dfrac{m_{10} c^2}{\sqrt{1-v^2/c^2}} + m_{20} c^2 = \dfrac{m_0 c^2}{\sqrt{1-u^2/c^2}}$

由以上两式可以求出

$$u = \frac{m_{10} v}{m_{10} + m_{20}\sqrt{1-v^2/c^2}}$$

$$m_0 = \sqrt{m_{10}^2 + m_{20}^2 + \frac{2 m_{10} m_{20}}{\sqrt{1-v^2/c^2}}}$$

第五节　广义相对论简介

广义相对论是近代引力场理论,在理论上具有重大意义,是1915 年爱因斯坦以几何语言建立的引力理论,统一了狭义相对论和万有引力定律,爱因斯坦由非惯性系入手,研究了物质在时间和空间中进行引力相互作用的理论,该理论取代了引力是一种力的传统看法. 本节将主要介绍广义相对论的基本原理、相关结论和引力波.

一、等效原理

1. 惯性质量和引力质量

惯性质量是指在牛顿第二定律中出现的质量,是物体惯性大小的量度. 引力质量是指在万有引力定律中出现的质量,是物体在引力场中所受引力大小的量度. 用 m 表示惯性质量,用 m' 表示引力质量. 将某物体放在引力场中,物体所受的引力就是改变运动状态的外力

$$\boldsymbol{F}_{引} = -G\frac{m_0 m'}{r^2}\boldsymbol{e}_r = m'\boldsymbol{g} = m\boldsymbol{a} \tag{2-25}$$

$\boldsymbol{g} = -G\dfrac{m_0}{r^2}\boldsymbol{r}_0$ 是引力场强度,简称为引力场强. m_0 为引力源的质量,$\boldsymbol{e}_r$ 是单位矢量,方向是从产生引力场的质点 M 处指向场点. 由实验测得物体的加速度为

$$\boldsymbol{a} = \boldsymbol{g} \tag{2-26}$$

式(2-26)说明在引力场中某点,物体的加速度与该点的引力场强相等,它与物体的质量无关. 这样,由式(2-25)还可以得到

$$m = m' \tag{2-27}$$

式(2-27)说明,同一物体的惯性质量和引力质量相等,爱因斯坦将惯性质量与引力质量相等的这一事实推广为等效原理. 伽利略的自由落体实验就是反映它们等效性的一个实验事实.

2. 等效原理

一个匀加速参考系和一个均匀的引力场是完全等价的,这就是等效原理. 或者说,一个不受引力场影响,以恒定加速度运动的非惯性系内的物理现象,是和处于均匀的恒定引力场下的惯性系

文档:爱因斯坦

内所发生的一切物理现象完全相同的. 爱因斯坦设计了一个理想的电梯, 一个物理学家在里面安心地进行各种实验, 且在电梯里装有各种仪器, 在这个电梯里看不到外面发生的一切事情. 当电梯相对于地球静止时, 在电梯里可看到一切下落物体都以重力加速度落向地板, 表明了电梯里的物体都受到了地球的引力作用; 当电梯也做自由落体运动时, 因惯性质量与引力质量相等, 可发现电梯里所有物体(无论是苹果、羽毛还是物理学家自己)都自由停留在空间中而不"下落", 这时处于完全失重的状态. 可见电梯里的物体表现出不再受任何引力作用的迹象. 即观测任何物体的任何力学现象都不能看到有任何引力作用的迹象.

接着, 爱因斯坦作了进一步的引申, 上述电梯里的物理学家不仅通过任何力学现象而且通过其他任何物理实验都看不到引力的迹象. 也就是说, 在这个做自由落体运动的电梯参考系中, 引力全部被消除了. 电梯中的物理学家测不出自己的电梯是否有加速度, 通过自己电梯中的物理现象也不能判断电梯之外是否有地球这样的引力源. 即一个在引力作用下自由下落的参考系(像这样的电梯)称为局域惯性系.

爱因斯坦把这个关于引力的假设称为等效原理, 即对一切物理过程, 匀加速运动的参考系和引力场局域等效, 惯性力与引力局域等效. 可见, 在一个局域惯性系中, 重力效应消失了; 所有的物理定律和一个在太空中远离任何引力源的惯性系一样. 反过来说, 一个在太空中加速的参考系中, 将会出现表观的引力, 在这样的参考系中, 遵循的物理定律就如同该参考系静止在一个发出引力的物体附近一样.

二、广义相对性原理

狭义相对论认为一切惯性系都是等效的, 但惯性系和非惯性系却不等效. 在广义相对论中, 惯性系和非惯性系之间的差别, 可视为有无引力场的差别, 一个有引力作用的惯性系可与做加速运动的非惯性系等效. 可见, 选择一个在引力场中自由下落的加速参考系, 可将引力消除而成为局域惯性系. 据此, 爱因斯坦把相对性原理推广到了一切惯性系和非惯性系中. 他提出, 所有的参考系都是平权的, 这一原理称为广义相对性原理. 即在所有惯性系和非惯性系中, 物理定律的表达形式都是相同的.

爱因斯坦提出的广义相对论的基本原理, 包括等效原理和广义相对性原理. 在此基础上, 爱因斯坦采用黎曼(Riemann)几何描述了具有引力场的时间和空间,写出了正确的引力场方程,精确解释了水星近日点的反常进动,预言了光线的引力偏折、引力红移、引力辐射和引力波等一系列效应,并对宇宙结构进行了开创性研究.

三、引力场的时空特性

1. 光线弯曲

由广义相对论中的等效原理可得到光线在引力场中弯曲的重要结论,如图 2-2 所示,在地球引力场中假设有一个自由下落的升降机,从左边的 A 点水平向右射出一束光线,以升降机为参考系,观测者看到的光线和在惯性系中的情形一样,以光速 c 沿直线传播到升降机右端的 B 点,因为自由下落的升降机与局域惯性系是等价的. 而从地面参考系中看,在光线由 A 传到 B 的过程中,升降机在引力场中下落了一段距离,地面上的观测者看到的光线传播路径为抛物线. 可见,在引力场中光线发生了弯曲.

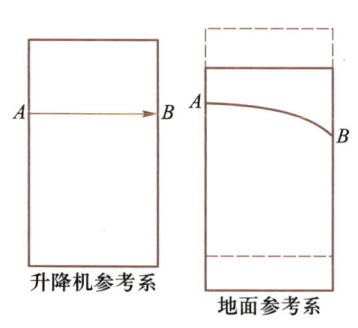

升降机参考系

地面参考系

图 2-2 光线在引力场中弯曲

牛顿万有引力定律也可解释光线在引力场中弯曲的现象:因光子有质量,在引力场中受到引力作用,产生加速度(指向引力场)使光的运动方向发生偏折. 光线经过太阳表面时,对于偏向角的计算,广义相对论预言值比万有引力计算值大 2 倍. 很多天文观测结果证明,广义相对论预言值与实验测量值符合得很好.

2. 空间弯曲

牛顿力学认为时间、空间测量与参考系无关,而空间两点间的距离为一不变量,即 $dl^2 = dx^2 + dy^2 + dz^2 =$ 常量. 狭义相对论认为时间、空间的测量与参考系有关,由一维时间和三维空间构成了四维的时空整体. 在四维空间的 S 系和 S′系中,可由洛伦兹变换证明

$$c^2 dt^2 - (dx^2 + dy^2 + dz^2) = c^2 dt'^2 - (dx'^2 + dy'^2 + dz'^2) = 常量$$

牛顿力学的三维空间和狭义相对论的四维空间都是平直的欧几里得(Euclid)空间. 在这样的空间里光线做直线传播,可理解为是由惯性系的平直空间特性决定的.

等效原理指出:在局域惯性系里,光在真空中的传播速度仍是 c. 引力场可用无数个加速度不同的局域惯性系取代. 所以,光在真空中的引力场弯曲不改变光的传播速度. 光在引力场中弯曲,是由引力场的时空特性决定的. 在引力场中的时空是四维弯曲的时空,即引力场使空间产生弯曲,或质量使空间产生弯曲.

引力来源于空间弯曲,如太阳质量能使其周围空间发生弯曲,这种弯曲将会影响行星和光的运动. 行星和光在弯曲空间运

动要遵循"最短路径"原理,便形成了现在的运动形式. 爱因斯坦认为:太阳对行星和光没有任何力的作用,它只是使空间发生了弯曲,而行星和光是沿弯曲空间中的"最短"路径运动.

3. 引力时间延缓效应

自由空间(惯性空间)是平直空间,如图 2-3 所示. 光在平直空间中做直线传播,从 A 到 B 所用的传播时间为 $\Delta t_0 = |AB|/c$. 而引力场的空间是弯曲空间,光在弯曲空间中做曲线传播,从 A 到 B 所用的传播时间为 $\Delta t = \overset{\frown}{AB}/c$. 由于 $\overset{\frown}{AB} > |AB|$. 所以有 $\Delta t > \Delta t_0$. 这就是所谓的引力场引起的时间延缓效应,又称为时间弯曲. 引力空间弯曲必然会引起引力时间延缓效应.

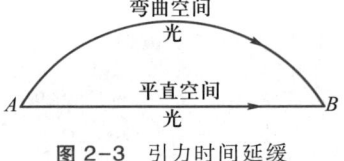

图 2-3　引力时间延缓

物体的质量引起了空间弯曲,在越靠近物体的地方空间弯曲得越厉害,时间延缓效应会越显著. 比如太阳,靠近太阳的地方会比远离太阳的地方空间弯曲得更厉害,可见靠近太阳的钟将比远离太阳的钟走得更慢.

四、　引力坍缩与黑洞

恒星要维持平衡状态靠两种力:一是引力,使恒星收缩;二是星体内部通过热核反应产生的压力,能抵抗引力引起的收缩. 当两种力平衡时,恒星很稳定. 例如太阳就是处于这一阶段的热星.

若恒星内部的核能用尽,恒星将逐渐演变成一颗冷星. 在恒星从热星变成冷星的过程中,热核反应产生的压力不能够抗衡引力引起的收缩而导致了星体坍缩,称为引力坍缩. 坍缩后的星体成为一颗致密星,致密星大致可以分为白矮星、中子星和黑洞.

所谓"黑洞"是一种天体,它的引力场非常强,连光也不能逃脱出来. 由广义相对论可知,引力场使时空弯曲. 当恒星的半径很大时,其引力场对时空的影响很小,从恒星表面发的光可沿任意方向的直线传播. 当恒星的半径越小时,对周围时空弯曲的作用就越大,沿某些角度发射的光就会沿着弯曲空间返回到恒星的表面. 等恒星的半径小到某一特定值——施瓦西半径时,垂直恒星表面发射的光都被捕获了,恒星就变成了黑洞."黑"是指因为它像宇宙中的无底洞,任何物质掉进去,"似乎"就不能再逃出来了. 实际上黑洞是"隐形"的.

黑洞的形成,跟白矮星和中子星一样. 当一颗恒星的热核反应已把中心的燃料耗尽了,它就没有足够的力量以承担外壳巨大的重量. 由于外壳的重压,核心就开始坍缩,最后形成了体积小、密度大的星体,重新有能力与压力平衡了. 质量比较小的恒星主要演化成白矮星,质量比较大的恒星主要演化成中子星.据科学家们的计算,中子星的总质量不能大于太阳质量的三倍.如果超过了这个值,将再也没有什么力量与自身的重力相抗衡了,从而引发了又一次大坍缩.物质将不可阻挡地向中心点坍缩,直到成为一个密度趋于无限大、体积趋于零的"点".而当它的半径一旦减小到一定程度,引力就使得光也无法向外射出,便切断了恒星与外界的一切联系,产生了黑洞.黑洞与别的天体相比很特殊,比如黑洞具有"隐身术",人们无法直接观察到黑洞.黑洞就是通过弯曲的空间把自己隐藏起来的.根据广义相对论,空间会在引力场作用下弯曲,此时,光虽然仍然沿两点间的最短距离传播,但传播的路径已不是直线而是曲线.可形象地理解为,光本来是要走直线的,但强大的引力把光线拉得偏离了原来的方向而沿曲线传播.图 2-4 是距离 600 km 观看的 10 倍太阳质量的黑洞模拟图.

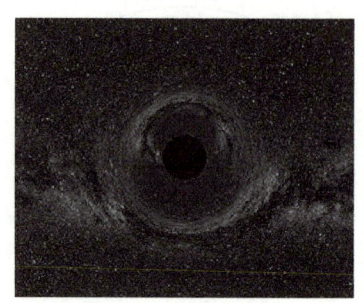

图 2-4　黑洞模拟图

五、引力波

　　爱因斯坦的广义相对论,认为引力是一种时空弯曲的效应,还预言了引力波的存在,并指出引力波是一种圆柱波.这种波在地球的范围内极其微弱,探测是十分困难的.但人们从理论上证明了引力波的存在,并说明它在真空中以光速 c 传播,是一种穿透性极强的横波,携带着与波源体有关的信息和能量.

　　1. 引力波的探测历史

　　在过去 60 多年里,为了证明引力波的存在,许多物理学家、天文学家做了很多努力,其中脉冲双星 PSR1913+16 最为著名.1974 年,美国物理学家泰勒(Joseph Taylor)教授和他的学生赫尔斯(Russell Hulse)通过美国的 308 m 射电望远镜,发现了由两颗与太阳质量相当的中子星组成的互相旋绕的双星系统.因两颗中子星中的一颗是脉冲星,通过它的周期性射电脉冲信号,可无比精准地计算出两颗致密星体公转时(绕其质心)的轨道半长轴和周期.根据广义相对论得知,两致密星体近距离互相旋绕时,形成的体系会产生引力辐射.产生的引力波将带走能量,所以系统的总能量会不断减少,轨道的半径和周期也会逐渐变短.

　　泰勒和他的同行在之后的 30 年里对 PSR1913+16 进行了持续的观测,观测的结果正如广义相对论所预测的那样:半长轴每年缩短 3.5 m,周期每年减少 76.5 μs.人类第一次得到了引力波存在的间接证据,并且这是对广义相对论中引力理论的重要验证.泰勒和赫尔斯因此荣获了 1993 年的诺贝尔物理学奖.

在实验方面,第一个对探测引力波做出伟大尝试的人是韦伯(Joseph Weber).在 20 世纪 50 年代,韦伯就充满远见地认识到,探测引力波是有可能的.从 1957 年到 1959 年,韦伯全身心投入设计引力波探测方案,最终他选择了一根直径为 0.5 m,长为 2 m,主体重 1.4 t 的圆柱形铝棒作为探测器,其侧面指向引力波传来的方向.行业内把该类探测器称为共振棒探测器.虽然共振棒探测器没能找到引力波,但韦伯开创了探测引力波实验的先河,在他之后,很多年轻的物理学家投身于研究引力波的实验科学中.

在韦伯设计共振棒的时期,有些物理学家认识到共振棒的局限性后,提出了引力波激光干涉仪的探测方案,它是由魏斯(Rainer Weiss)和福沃德(Robert Forward)在 20 世纪 70 年代建成的.到 20 世纪 70 年代后期,这些干涉仪已经成为共振棒探测器的重要替代者.激光干涉仪相对于共振棒有明显的优势,首先激光干涉仪可以探测一定频率范围内的引力波信号,其次激光干涉仪的臂可以做得很长.

在过去的近 10 年时间里,引力波天文学作为一个全新的天文学领域逐渐出现了,引力波探测器使用的是激光和反射器.位于美国的"激光干涉引力波天文台"(LIGO)所采用的方法是让激光在两块呈直角方位的反射镜之间来回反射,并观察两束光波在叠加时所呈现的干涉条纹的特征.从 2002 年到 2010 年 LIGO 设施在运行过程中验证了其设计理念的可行性.LIGO 设施随后经历了 5 年的关闭升级,到 2015 年 9 月.升级后的 LIGO 设施被命名为"先进 LIGO",被重新启用.2016 年 2 月 11 日,美国国家科学基金和欧洲引力天文台召开了新闻发布会,正式宣布第一次直接观测到了引力波,这种来自遥远宇宙的剧变事件所产生的时空涟漪.爱因斯坦广义相对论的一个重要预言通过这一探测被证实了.

2. 引力波的成功探测

如图 2-5 所示,"先进 LIGO"是人类建造的最先进的引力波

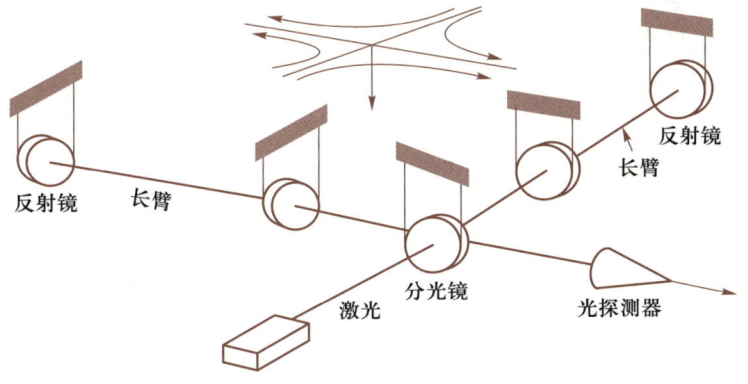

图 2-5　"先进 LIGO"设施工作原理图

观测设施,包括两条长度均为 4 km 的互相垂直的长臂,用分光镜将一束激光分成夹角为 90° 的两束光,然后分别被 4 km 外的反射镜反射回来并发生干涉. 这样的反射可以来回进行多次,可以大大增加激光运行路径的长度. 因两束激光的波长和频率完全一致,不存在引力波时,这两束激光应是完全相同的,但若有引力波的作用时,则会对这两束光的频率、波长产生影响,进而导致两束激光在干涉条纹上出现一定的改变. 科学家们根据改变的情况能够判断出两个绕转天体的质量、它们之间的距离以及这一系统与地球之间的距离等丰富的信息.

"先进 LIGO" 包括两处设施,分别位于美国东南部路易斯安那州列文斯顿(Livingston, Louisiana)和美国西北部华盛顿州汉福德(Hanford, Washington). 世界协调时间 2015 年 9 月 14 日 9:51(北京时间当天 17:51),激光干涉引力波天文台的一对探测器都探测到了引力波信号,数据来自两个"先进 LIGO"探测器.

图 2-6 和图 2-7 分别是位于美国列文斯顿和汉福德的"先进 LIGO"探测器探测到的引力波信号. 两个探测器的距离是 3 000 km,相当于光传播 10 ms 的距离. 这一引力波先到达列文斯顿探测器,在 7 ms 之后到达汉福德探测器,根据这一观测信号,LIGO 科学家算出了事件是发生在 13 亿年之前,两个位于南半球天区,分别为 29 倍和 36 倍太阳质量的黑洞,将大概 3 个太阳质

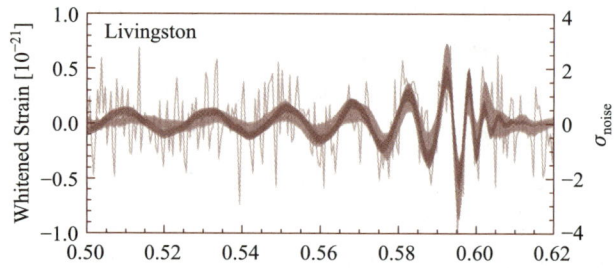

图 2-6 位于路易斯安那州列文斯顿(Livingston)的"先进 LIGO"探测到的引力波信号

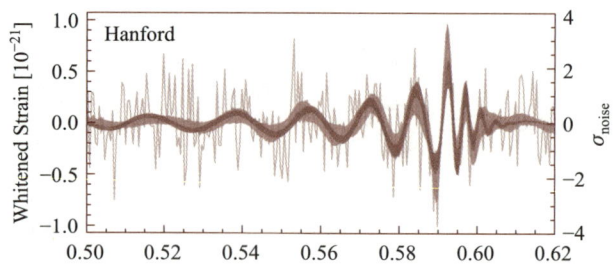

图 2-7 位于华盛顿州汉福德(Hanford)的"先进 LIGO"探测到的引力波信号

量的物质(在不到 1 s 的时间内)转化为引力波. LIGO 合作组在
人类历史上首次成功地直接探测到了引力波,这对爱因斯坦广义
相对论进行了全新的验证,为我们带来了前所未有的发现.

第二章习题

2-1 洛伦兹变换与伽利略变换的本质差别是什么? 二者有何关系?

2-2 站台两侧各有一列火车以相同的速度南北对开,站台上的人看火车上的钟走得一样快吗? 两列火车上的人彼此看对方的钟呢?

2-3 一列行进中的火车前、后两处遭雷击,在车上的人看来是同时发生的,则地面上的人看是否是同时? 何处遭雷击在先?

2-4 一艘以 $0.9c$ 的速度离开地球的宇宙飞船,向前发射了一枚相对于自己的速度为 $0.9c$ 的导弹,求该导弹相对于地球的速率.

2-5 一短跑选手,在地球上以 10 s 的时间跑完了 100 m. 在飞行速度为 $0.98c$、飞行方向与跑动方向相反的飞船中的观测者看来,这选手跑了多长时间和多长距离?

2-6 两艘宇宙飞船 A 和 B 沿一直线做相向运动,一个地球上的观测者测得飞船 A 的速度大小为 $0.75c$,而 B 的速度大小为 $0.85c$,求 B 相对于 A 的速度.

2-7 一观测者测出运动着的米尺的长度为 0.5 m,问此米尺以多大的速度接近观测者?

2-8 一宇宙飞船以 $0.99c$ 的速度相对地球运动,在飞船上有一高强度的脉冲光信号,脉冲延续时间为 2×10^{-6} s,在某一时刻,一个地球上的观察者发现,飞船正好在他头顶上方 1 000 km 的高处. 问:(1) 在地球上的观察者看来,光脉冲延续的时间是多长?(2) 在脉冲延续的这段时间里,飞船相对于地面飞行了多少路程?

2-9 太阳每秒向周围空间辐射出的能量约为 5×10^{26} J,由于这个原因,太阳每秒减少多少质量? 把这个质量同太阳目前的质量 2×10^{30} kg 作比较,其比值是多少?

2-10 粒子的静质量为 m_0,当其动能等于其静态能量时,其质量和动量各为多少?

2-11 静态能量为 0.511 MeV 的电子,具有 5 倍于它的静态能量的总能量,求它的动量和速率.

2-12 (1)把电子速度从 $0.9c$ 增加到 $0.99c$ 所需的能量是多少? 这时电子质量增加了多少?(2) 某加速器把质子加速到 1 GeV 的总能量,求该质子的速度,这时其质量为其静质量的几倍?

(侯嘉励)

本章习题答案

第三章　流体的流动

流体性

流体

流体静力学　　流体动力学

　　液体和气体没有固定的形状,它们的各部分之间容易发生相对运动,这样的性质称为**流体性**(fluidity). 具有流动性的物体称为**流体**(fluid). 流体包括了液体和气体,在自然界内广泛存在. 人体内也包含多种流体,这些流体参与到各种生理过程之中,因此掌握流体相关的知识是十分必要的.

　　关于流体的研究包括**流体静力学**(hydrostatics)和**流体动力学**(hydrodynamics)两个方面. 流体静力学同学们在高中阶段已经学过,主要研究流体处于静止状态时的力学性质和规律. 而流体动力学研究的是流体运动的规律以及流体运动时与其中物体之间的相互作用. 本章为大家介绍流体动力学的基本概念和规律.

第一节　理想流体的定常流动

一、理想流体

　　一般的流体具有流动性、黏性与可压缩性. 当两层相接触的流体发生相对运动时,在流层界面上产生切向的相互作用,即内摩擦力(黏性力). 流体的这种性质称为黏性,相关的知识会在后面的章节里进行介绍. 水或酒精等液体的黏性很小,而气体在小范围内流动时黏性的影响也可以忽略.

　　质量不变的物体在外界压力作用下改变体积的性质称为可压缩性. 液体一般很难压缩,研究问题时可忽略其可压缩性. 气体可压缩性较大,但由于流动性很好,所以在温度、压强变化不太大的情况下,可以忽略其流动过程中的可压缩性.

　　流动性是流体最基本的特性,也是流体区别于固体的最主要特性. 因此,在选择用于研究流体运动的模型时,要突出流动性的问题. 研究流体规律的最简模型称为**理想流体**(ideal fluid),它是

理想流体

完全没有黏性、绝对不可压缩的流体.

二、定常流动

研究流体运动的方法有两种. 一种称为拉格朗日法,它是沿用质点系力学的方法,根据牛顿运动定律跟踪研究每个质元的运动,从而把握流体的运动. 由于流体中包含大量质元,且它们的运动各不相同,因此这种方法在计算时非常繁琐. 另一种称为欧拉法. 它研究流体所经过空间上各点的速度、压强、密度等性质,概括它们在空间和时间上的分布规律,建立一个"场"的模型,从整体上把握流体的运动. 本章采用欧拉法讨论问题.

流体流动时,同一时刻在空间各点的流速一般不相同;一般而言,不同时刻在空间同一点的流速也不相同. 流体的流速既是时间的函数,也是空间坐标的函数,记作 $v = v(x, y, z, t)$.

如果空间任意一点处流体质元的流速都不随时间而变化,或流速场的空间分布不随时间而改变,这种流动称为**定常流动**(steady flow). 流体做定常流动时,流速可以表示为 $v = v(x, y, z)$.

为了形象地描述流体的运动,在流体流动的空间中,画一系列假想曲线,任一时刻,线上任意一点的切线方向都与流体质元在该点的速度方向相同,这些曲线称为该时刻的**流线**(streamline),如图 3-1 所示. 每一时刻,每个质元只有一个流速,所以任意两条流线不能相交.

在运动的流体中,任选一束彼此相邻的流线围成一管状区域,称为**流管**(stream tube),如图 3-2 所示.

如果流体做定常流动,空间各点速度不随时间变化,那么流体中的流线分布也不随时间变化,则流管的形状不随时间变化;又因为流线不能相交,所以流管内外的流体无法穿过流管,可以分别独立地进行研究. 在流体力学中,往往任意选择流管作为代表,其结果可以推广到整个流体的流动过程.

三、连续性方程

单位时间内通过流场中任意一横截面的流体体积称为流体通过该截面的**体积流量**(volume flux),简称流量,用 Q 表示. 在国际单位制中,它的单位是 m^3/s.

在流体中任取一流管,在流管中任取一面积为 S 的截面,截

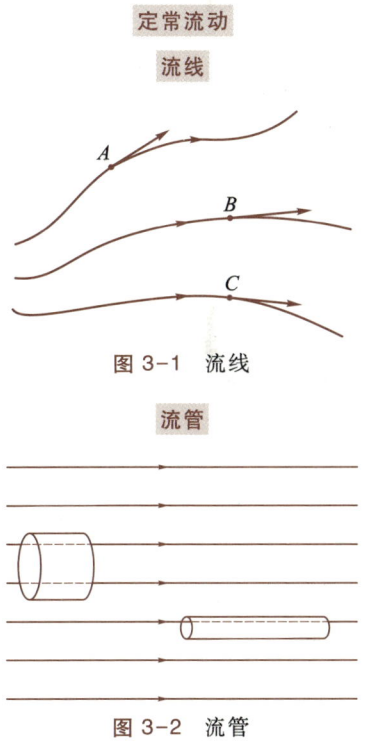

定常流动

流线

图 3-1 流线

流管

图 3-2 流管

体积流量

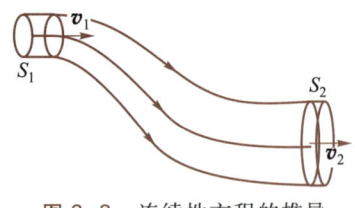

图 3-3 连续性方程的推导

面处的平均流速可以表示为 $v=Q/S$,当 S 很小的时候,忽略截面上不同位置流速的差异,用 v 来代表截面各点的流速的大小.

在做定常流动的不可压缩的流体中,选取某一流管,在流管中选取两个与流速方向垂直的截面 S_1 和 S_2,截面处的流速分别为 v_1 和 v_2,如图 3-3 所示.经过一定时间 Δt 后,截面上流过的流体体积分别为 $S_1 v_1 \Delta t$ 和 $S_2 v_2 \Delta t$.因为流体不可压缩,流管形状不变,且流管内外没有流体交换,因此这两个体积相等,即

$$S_1 v_1 \Delta t = S_2 v_2 \Delta t$$

两边除以 Δt,得到

$$S_1 v_1 = S_2 v_2 \quad 或 \quad Q_1 = Q_2$$

由于 S_1 和 S_2 是任意选取的,所以上式可以表示为

$$Q = Sv = 常量 \tag{3-1}$$

连续性方程

这一公式称为**连续性方程**(equation of continuity),说明不可压缩流体在做定常流动时,同一流管中的各截面处体积流量相等,或者任意一截面处的平均流速与截面的面积成反比.实际物理过程中,流管粗细的变化会引起管中流速的变化,截面越大流速越慢,反之截面越小流速越快.

如果不可压缩流体的密度为 ρ,由连续性方程可知

$$S_1 v_1 \rho = S_2 v_2 \rho$$

上式表明在不可压缩流体的定常流动中,从一个截面流入流管的流体质量与另一截面流出流管的质量相等.也就是说,流体在流动过程中质量守恒.

第二节 理想流体的伯努利方程

一、伯努利方程

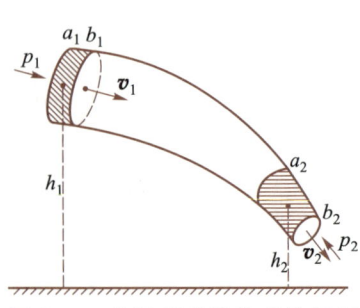

图 3-4 推导理想流体的伯努利方程

伯努利方程是 1738 年首先由丹尼尔·伯努利(D.Bernoulli,1700—1782)提出的,它并不是一个新的物理学基本原理,而是机械能守恒定律在流体力学应用中的表现形式.

如图 3-4 所示,理想流体在重力场中做定常流动时,在其中取任一根流管 $a_1 a_2$,截面的面积分别为 S_1 和 S_2.S_1、S_2 与流线垂直.在很短的时间间隔 Δt 内,左端的 S_1 从位置 a_1 移到 b_1,右端的 S_2 从位置 a_2 移到 b_2.下面对这段时间内外力做的功和流管中机械能的变化进行分析.

对流管内的理想流体而言,管壁四周的液体对流管的压力均与流管表面垂直,因而并不做功,只有流体截面 S_1 和 S_2 上的压力对流体做功,如果两处的压强分别为 p_1 和 p_2,则截面 S_1 上的压力 $F_1=S_1p_1$ 做正功,截面 S_2 上的压力 $F_2=S_2p_2$ 做负功. 令 $|a_1b_1|=\Delta l_1$,$|a_2b_2|=\Delta l_2$,则 Δt 时间内,外力做的总功是

$$\Delta A = F_1\Delta l_1 - F_2\Delta l_2$$

文档:伯努利

这一过程中,流入和流出流管的液体的体积分别是 $\Delta V_1=S_1\Delta l_1$ 和 $\Delta V_2=S_2\Delta l_2$.由于流体是不可压缩的,所以有 $\Delta V_1=\Delta V_2=\Delta V$,因此

$$\Delta A = p_1\Delta V - p_2\Delta V$$

视频:理想流体的伯努利方程

接下来对流管内流体的能量变化进行分析,对于做定常流动的理想流体而言,在 b_1 和 a_2 之间的部分状态不变,因此能量没有改变,所以只需要考虑 ΔV_1 和 ΔV_2 内两段流体的能量差即可.

由于 $\Delta V_1=\Delta V_2$,所以两段流体质量相等,将其设为 Δm,在 Δt 时间内,流体动能和重力势能的增量分别为

$$\Delta E_k = \frac{1}{2}\Delta mv_2^2 - \frac{1}{2}\Delta mv_1^2$$

$$\Delta E_p = \Delta mgh_2 - \Delta mgh_1$$

总的机械能的变化量为

$$\Delta E = \Delta E_k + \Delta E_p$$

根据功能原理 $\Delta A = \Delta E$,可知

$$p_1\Delta V - p_2\Delta V = \frac{1}{2}\Delta mv_2^2 + \Delta mgh_2 - \frac{1}{2}\Delta mv_1^2 - \Delta mgh_1$$

移项并整理得

$$p_1\Delta V + \frac{1}{2}\Delta mv_1^2 + \Delta mgh_1 = p_2\Delta V + \frac{1}{2}\Delta mv_2^2 + \Delta mgh_2$$

在等式两端同时除以 ΔV,可得

$$p_1 + \frac{1}{2}\rho v_1^2 + \rho gh_1 = p_2 + \frac{1}{2}\rho v_2^2 + \rho gh_2 \tag{3-2}$$

其中 $\rho=\Delta m/\Delta V$,是理想流体的密度. 由于 S_1 和 S_2 两截面选取的任意性,因此,对于同一流管内,任何一个截面处

$$p + \frac{1}{2}\rho v^2 + \rho gh = 常量 \tag{3-3}$$

上式称为理想流体的伯努利方程,表示理想流体做定常流动时,在同一流管中任何一个截面处,单位体积的动能、重力势能和该处压强之和为常量.

理想流体的伯努利方程的使用条件是在同一流管中做定常流动,对于流速较小的实际流体,如果其黏性可以忽略,可以使用理想流体的伯努利方程来对它的流动进行分析.

例题 3-1

在盛有液体的大型容器底部开一很小的小孔,开孔处与液面处高度差为 h,问液体从小孔流出时的速度(液体可近似为理想流体).

解:从液面所在位置 1 到小孔 2 处取流管,如图 3-5 所示.

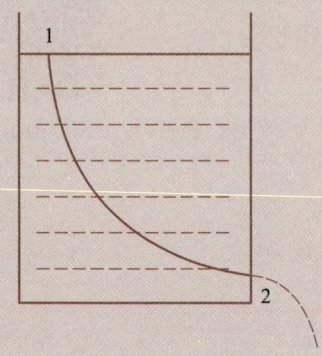

图 3-5 例题 3-1 图

因为液体可近似为理想流体,根据理想流体的伯努利方程

$$p_1 + \frac{1}{2}\rho v_1^2 + \rho gh_1 = p_2 + \frac{1}{2}\rho v_2^2 + \rho gh_2$$

液面与小孔处均与外界连通,所以 $p_1 = p_2 = p_0$(大气压强). 两处高度差

$$h = h_1 - h_2$$

又因为容器口径比小孔半径大得多,即 $S_1 \gg S_2$,根据连续性方程 $S_1 v_1 = S_2 v_2$,有 $v_1 \ll v_2$,$v_1 \approx 0$. 将上述条件代入方程,可得小孔处液体流速

$$v_2 = \sqrt{2gh}$$

二、伯努利方程的应用

伯努利方程给出了同一流管中,理想流体的压强、高度和流速三者的关系. 在分析问题时,一般将伯努利方程与连续性方程联合运用,并根据实际条件进行近似处理,从而将其广泛应用在生产生活的各个领域.

1. 压强与流速的关系

理想流体在水平流管中做定常流动,有 $h_1 = h_2$,将伯努利方程简化为

$$p_1 + \frac{1}{2}\rho v_1^2 = p_2 + \frac{1}{2}\rho v_2^2 \quad \text{或} \quad p + \frac{1}{2}\rho v^2 = 常量$$

由此可以看出,当理想流体在水平管中做定常流动时,流速大处的压强小,流速小处的压强大. 根据这一结论,可以设计制作喷雾器、流量计和流速计等.

① 空吸作用

由连续性方程可知流速与截面积成反比. 因此,当理想流体在不均匀的水平管中做定常流动时,截面积小处压强小,截面积大处压强大.

视频:伯努利方程的应用

如果管子很细,该处所造成的低压可以将外界的液体或气体吸入流管,与管子内的流体一起流走.这样的现象称为空吸作用.常见的小型喷雾器(图 3-6)、医用吸入器等都是根据空吸作用设计的.

② 流量计

流量计可有多种设计方案,以文丘里(Venturi)流量计为例进行分析.设水平流动的理想流体密度为 ρ,将流量计水平接入被测管路,其工作原理如图 3-7 所示,在流量计的粗、细两截面处,面积、压强和流速分别是 S_1、p_1、v_1 和 S_2、p_2、v_2,两处竖直细管中液面的高度分别是 h_1、h_2,根据流体静力学 $p_1 = \rho g h_1$,$p_2 = \rho g h_2$,由伯努利方程 $p_1 + \frac{1}{2}\rho v_1^2 = p_2 + \frac{1}{2}\rho v_2^2$ 和连续性方程 $S_1 v_1 = S_2 v_2$,可以解出

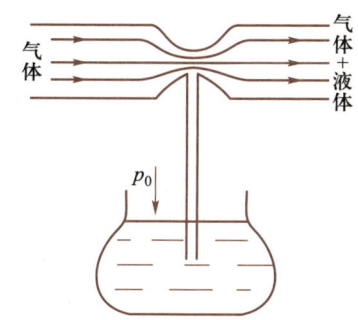

图 3-6　喷雾器的工作原理

$$v_1 = S_2 \sqrt{\frac{2gh}{S_1^2 - S_2^2}} \tag{3-4}$$

$$Q = S_1 v_1 = S_1 S_2 \sqrt{\frac{2gh}{S_1^2 - S_2^2}} \tag{3-5}$$

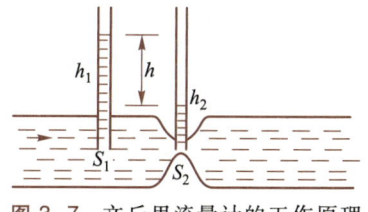

图 3-7　文丘里流量计的工作原理

仪器的截面积 S_1 和 S_2 已知,只需测量两竖直管内液面的高度差 h,即可得到流体的流量和流速.

③ 流速计

皮托管(Pitot tube)是一种测量流速的装置,在实际应用中,具有多种形式,如图 3-8 所示为皮托管的基本结构.

待测流体密度为 ρ,可视为理想流体,在粗细均匀的水平管中做定常流动.将直管 a 和直角弯管 b 竖直插入水平流管内,使得两管管口 c、d 位于同一水平面上.其中直管管口 c 的截面与流线平行,因而 c 处流速即为待测流体的流速 v.直角弯管下管口截面 d 处正对着流体流动的方向,截面与流线垂直,所以流动在此受到阻碍,形成了流速为零的"阻滞区".对 c、d 两点列出伯努利方程

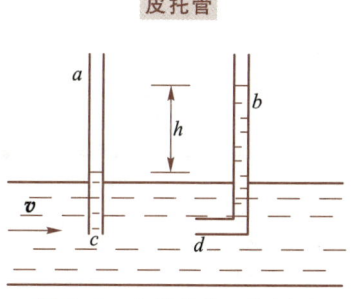

皮托管

图 3-8　皮托管的工作原理

$$p_c + \frac{1}{2}\rho v^2 = p_d$$

根据 a、b 两管内的液面高度,可以写出 c、d 两点处的压强差

$$p_d - p_c = \rho g h = \frac{1}{2}\rho v^2$$

因此,可测得液体流速 $v = \sqrt{2gh}$.

2. 压强与高度的关系

理想流体在等截面的流管中流动,如果流速不变,由伯努利

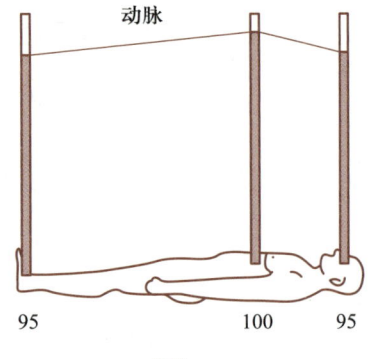

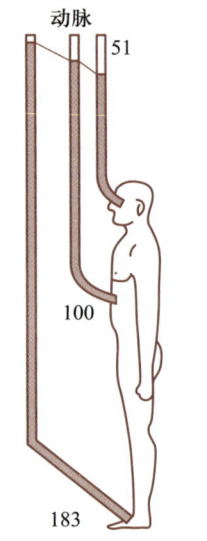

图 3-9 体位对血压的影响（单位：mmHg）

方程可以得出压强和高度的关系

$$p_1+\rho gh_1=p_2+\rho gh_2 \quad \text{或} \quad p+\rho gh=\text{常量}$$

上式表示，流管高端处压强小，低端处压强大.

在医学上可用这一结论来解释体位对血压的影响. 如图 3-9 所示，当某人处于平卧位时，头部、心脏和足部各处的动脉血压分别是 95 mmHg、100 mmHg 和 95 mmHg，三者差异不大. 当人从平卧位变成直立体位时，不同部位的血压发生变化，足部血管内的动脉血压比卧位时高了 88 mmHg，而头部的动脉血压则减小为 51 mmHg. 这是由于血管内的血液受到重力作用，产生了一定的静压力（ρgh）. 而血管中的血压主要由两部分构成，一部分是心脏做功产生的压力，另一部分就是该血管处的静压力. 进行简单的估算可以得出，身体各部位血管内的压强，与距离心脏的垂直高度有如下关系：垂直高度每增加 1.3 cm，该部位血压降低 1 mmHg. 重力形成的静压力的高低，对同一水平面上的动脉血压影响是相同的，如图 3-9 所示.

临床实施手术的过程中，往往将手术部位适当抬高，形成控制性低血压，减少手术期间的局部出血，从而获得清晰的视野，便于操作，并能有效减少并发症，降低手术风险.

根据上述结论，体位和测量部位对血压测量结果会产生影响，因而医学上统一选取心脏为势能零点，测量时取坐位，以肱动脉处的动脉血压作为测量结果.

第三节 黏性流体的流动

在物理学中，许多流体在一定条件下可近似为理想流体，但在一些实际问题中，流体的黏性是不可忽略的，例如甘油、重油等液体的流动，又如在管道内长距离输送液体时，由于黏性会引起能量损耗，这时的黏性也是不可忽略的. 因此，有必要对黏性流体及其运动规律进行研究.

一、牛顿黏性定律

黏性流体与理想流体的主要差异是前者具有黏性. 由于黏性的存在，当黏性流体在流管中缓慢流动时，流体出现分层流动.

如图 3-10 所示，A、B 两板之间存在黏性流体，当 B 板不动，A 板平行于 B 板匀速运动时，流体将分层流动. 其特点是每一层都以确定的速度同方向流动，而各层之间的流速却不相同. 靠近固体表面的一层流体会附着在固体表面，A 板上的流体以相同的速度随 A 运动，而 B 板上一层流体流速为零，A、B 之间其他层流体的流速，随它们距离固体表面的远近递增或递减.

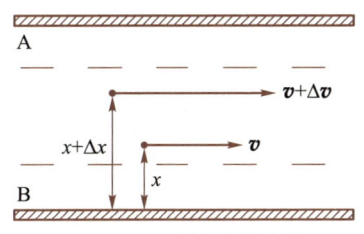

图 3-10　牛顿黏性定律

流体内，相邻两层之间存在内摩擦力，方向沿流层切向与它们的相对运动方向相反，快层对慢层有"拉力"作用，而慢层对快层有"阻力"作用.

视频：牛顿黏性定律

这种内摩擦力的大小与流层之间流速变化的快慢有关. 如果相邻两流层距离为 Δx，流速差为 Δv，则距离内平均流速变化率为 $\dfrac{\Delta v}{\Delta x}$，令两层无限接近，则有

$$\lim_{\Delta x \to 0} \frac{\Delta v}{\Delta x} = \frac{dv}{dx}$$

其中 $\dfrac{dv}{dx}$ 称为 x 方向上的**速度梯度**（velocity gradient）.

速度梯度

根据实验证明，黏性力 F 的大小与流层接触面积 S 和该处的速度梯度 $\dfrac{dv}{dx}$ 成正比

$$F = \eta S \frac{dv}{dx} \tag{3-6}$$

上式称为**牛顿黏性定律**. 其中的比例系数 η 称为流体的**黏度**（viscosity），在国际单位制中，它的单位是 $N \cdot s \cdot m^{-2}$，即 $Pa \cdot s$（帕秒）. 常用单位为 P（泊），$1\,P = 0.1\,Pa \cdot s$. 黏度的大小取决于流体的性质，同时与温度有关，一般而言，液体的黏度随温度升高而减小，气体的黏度随温度升高而增大. 表 3-1 列出了几种常见流体的黏度.

牛顿黏性定律　　**黏度**

流体	温度/℃	黏度/$(10^{-3}\,Pa \cdot s)$	流体	温度/℃	黏度/$(10^{-3}\,Pa \cdot s)$
水	0	1.79	血液	37	2.0~4.0
水	37	0.69	血浆	37	1.0~1.4
水	100	0.30	血清	37	0.9~1.2
空气	0	0.017 1	酒精	0	1.84
空气	20	0.018 2	酒精	20	1.20
空气	100	0.021 7			

表 3-1　几种流体的黏度

凡是遵从牛顿黏性定律的流体，称为**牛顿流体**（Newtonian

牛顿流体

fluid），其黏度在一定温度下为常量. 一般来说，小分子所组成的均匀流体多为牛顿流体，如水、酒精和血浆等. 不遵从牛顿黏性定律的流体，其黏度在一定温度下不是一个常量，称为**非牛顿流体**（non-Newtonian fluid），如高分子溶液、胶体粒子离散系统和含有血细胞的血液等.

非牛顿流体

二、层流与湍流　雷诺数

1. 层流与湍流

黏性流体流速不大时，各流层不相混合，只做相对滑动，这样的分层流动称为**层流**（laminar flow）. 层流时，流体内部的黏性力是切向的，与速度垂直.

层流

当流体内部的压强差增大，流速超过一定数值时，层流将遭到破坏，流体质元中出现了与流动方向不同的速度分量，使液层彼此混合，形成紊乱而不稳定的运动，甚至出现漩涡，这种杂乱而不稳定的流动称为**湍流**（turbulent flow）.

湍流

层流有如下特点：各流体分层做定常流动，无质元的交换，流速较小，能量损耗少，无声.

湍流则有如下特点：流体的流动杂乱而不稳定，内部质元有垂直于流动方向的分速度，相邻流层之间有质元的交换，流速大，克服黏性的能量损耗大，且一部分能量转化为声能因而发出噪声.

2. 雷诺数

对于流管中的流体，是否由层流转变为湍流不仅与流速 v 有关，还与流体的密度 ρ、黏度 η 和流管的半径 r 有关. 雷诺通过大量观察，总结出流体在管道中流动时，由层流转变成湍流的条件，用下列关系式表示：

$$Re = \frac{\rho v r}{\eta} \tag{3-7}$$

雷诺数

Re 称为**雷诺数**（Reynolds number），它是一个量纲一的量. 实验表明，$Re < 1\,000$，流体在管内做层流；$Re > 1\,500$，流体做湍流；$1\,000 < Re < 1\,500$，流体流动不稳定，可能做层流，也可能做湍流，可称为过渡流.

值得注意的是，以上判据并非绝对，管道的形状、光滑程度、弯曲程度、流体入口条件等因素都会对层流和湍流的临界值产生影响. 例如，管道急转弯、分叉或经过障碍物时，均能在雷诺数较小时产生湍流.

例题 3-2

估算人体主动脉内血液的流动状态. 主动脉半径约为 0.01 m,其中血液流动速度 $v = 0.25$ m·s^{-1},在体温下,血液的黏度近似为 $\eta = 3.0 \times 10^{-3}$ Pa·s,密度为 $\rho = 1.05 \times 10^3$ kg·m^{-3}.

解:雷诺数

$$Re = \frac{\rho v r}{\eta} = \frac{1.05 \times 10^3 \times 0.25 \times 0.01}{3.0 \times 10^{-3}} = 875$$

由于 875 < 1 000,因此主动脉中的血液做层流.

三、 黏性流体的伯努利方程

在理想流体做定常流动的条件下,得出了关于功能关系的伯努利方程. 对于不可压缩的黏性流体,则必须考虑由于黏性力而引起的能量损耗. 由于流管内外两侧流体之间存在黏性力,在流体流动时,黏性力对流管内的流体做负功,因此在理想流体的伯努利方程中加入一个修正项得

$$p_1 + \frac{1}{2}\rho v_1^2 + \rho g h_1 = p_2 + \frac{1}{2}\rho v_2^2 + \rho g h_2 + w \qquad (3-8)$$

上式称为黏性流体的伯努利方程. 式中 w 表示单位体积的不可压缩黏性流体从截面 1 处流动到截面 2 处时,克服黏性力做功而损耗的能量.

流管为截面均匀的水平管时,$v_1 = v_2$,$h_1 = h_2$,上式可简化为

$$p_1 = p_2 + w \quad 或 \quad p_1 - p_2 = w$$

这表明黏性流体在均匀水平管中流动时,由于克服黏性力做功,压强将会下降.

如图 3-11 所示,实验表明,黏性流体在粗细均匀的水平管中做层流,在沿液体流动的方向上,各个竖直支管中液面高度依次降低,说明随着液体的流动,压强逐渐减小.

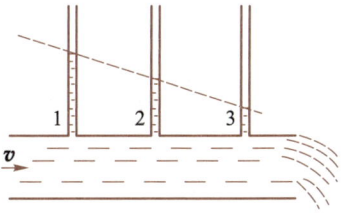

图 3-11　黏性流体沿水平管的压强分布

四、 泊肃叶定律

根据黏性流体的伯努利方程,为了维持流体速度不变,流管两端必须维持一定的压强差,使得外界对流体做功等于黏性力所引起的能量损耗,这样才能确保黏性流体的匀速流动.

法国医学家泊肃叶研究了血液在血管中的流动,得出了著名

泊肃叶定律

的泊肃叶定律(Poiseuille's law). 这一定律表明,黏性流体在粗细均匀的水平管中做层流时,其流量 Q 与管道两端的压强差 p_1-p_2 成正比,与管道半径 R 的四次方成正比,与管道长度 L、流体黏度 η 成反比,即

$$Q = \frac{\pi R^4 (p_1 - p_2)}{8\eta L} \tag{3-9}$$

对于这样的流动,定义物理量 $R_f = 8\eta L/\pi R^4$,则泊肃叶定律可以写成

$$Q = \frac{p_1 - p_2}{R_f} = \frac{\Delta p}{R_f} \tag{3-10}$$

流阻

其中 R_f 称为流阻(flow resistance),医学上又称为外周阻力,表示由于流体黏性和管子的几何形状,对液体流动所形成的阻碍作用,其单位是 $Pa \cdot s \cdot m^{-3}$. 根据定义,可以看出,半径的变化对流阻影响很大,如果半径增大一倍,流阻将缩小到原来的十六分之一. 因此,医学上经常通过扩张血管的方法来治疗高血压.

流阻的相关概念与电学中的电阻类似. 当流体流过几个流阻不同的流管时,计算方法可以与电路中的欧姆定律类比:若各流管"串联",则总流阻 $R_f = \sum_{i=1} R_{fi}$;若各流管"并联",则有 $\frac{1}{R_f} = \sum_{i=1} \frac{1}{R_{fi}}$.

在人体内,可以将血液循环系统视为由口径和长度不同的流管相互连接组成的闭合网络结构,各个流管的连接方式既有并联也有串联,所以可以用上述公式对血液的流阻进行估算.

五、斯托克斯定律

当物体在黏性流体中运动时,表面会有一层流体附着,这层流体随物体一起运动,因此与周围的流体之间存在黏性力,会阻碍物体的运动.

经过实验研究,斯托克斯提出:当物体是球形,并且在流体中运动速度很小,使得物体表面的流体相对于相邻流体做层流时,可以计算球形物体受到的阻力是

$$F = 6\pi\eta vr \tag{3-11}$$

斯托克斯定律

上式称为斯托克斯定律(Stokes law),其中 r 是球形物体的半径,v 是它相对于流体的运动速度,η 表示流体的黏度.

如果让小球在黏性流体中自由下沉,初始状态速度为零,由斯托克斯定律可知,此时没有阻力. 小球同时受到重力和浮力,重力大于浮力,所以加速下降. 随着速度的增加,黏性阻力增大,当

速度增大到某一数值时,小球受到的阻力与浮力之和刚好等于重力,球体受力平衡,开始匀速下落.这时小球的速度称为**终极速度**,或**沉降速度**(sedimentation velocity).

终极速度

沉降速度

如果已知小球和流体的密度分别为 ρ 和 σ,就可以分别表示出小球受到的重力、浮力和黏性阻力,当三力平衡、小球达到沉降速度时

$$\frac{4}{3}\pi r^3 \rho g = \frac{4}{3}\pi r^3 \sigma g + 6\pi\eta vr$$

整理后可得

$$v = \frac{2}{9\eta}r^2(\rho - \sigma)g \qquad (3-12)$$

由上式可知,当小球在黏性流体中下沉时,沉降速度与颗粒大小、小球与液体的密度差和重力加速度成正比,与流体的黏度成反比.在生物化学中,对于溶液中的小颗粒,可以根据上式设计离心机等仪器,增加有效 g 值,加快其沉降速度.

第四节　血液的流动

血液是由多种成分组成的非牛顿流体,而心脏和血管均具有弹性且受到神经系统的控制,因此血液在循环系统中的流动是十分复杂的.若要用上述的流体运动基本规律来分析说明血液的流动,需要对模型做简化处理.

如图 3-12 所示,将循环系统视为由心脏和血管组成的闭合管路系统,心脏的周期性收缩与舒张起到泵的作用.收缩时,血液由左心室射出,经过主动脉、大动脉、小动脉和毛细血管运送到全身,再会聚到小静脉,经上、下腔静脉回到右心房,这一过程称为体循环.同时,右心室射出的血液经过肺动脉、毛细血管、肺静脉回到左心房,这一过程称为肺循环.我们把血液视为牛顿黏性流体,血管系统近似成刚性管的串、并联,这样可以对血液在循环系统中的流动过程作一些粗略的估算.

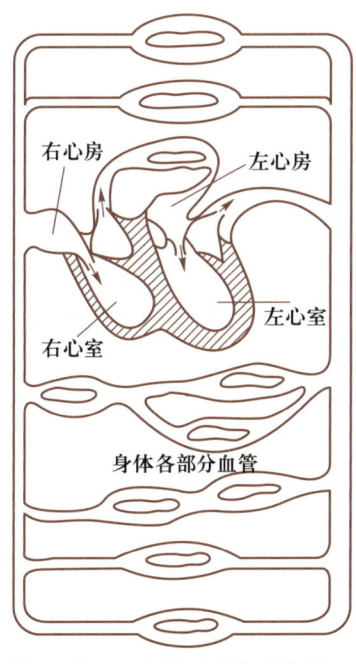

图 3-12　血液循环系统示意图

一、循环系统中的血流速度

血液被心脏泵出的过程是断断续续的,但是由于主动脉等血管的管壁具有弹性,血液具有惯性,并且流动时受到外周阻力,所

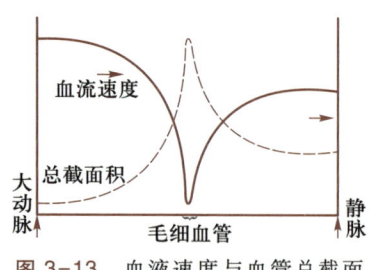

图 3-13   血液速度与血管总截面积的关系

以血液在血管中的流动基本是连续的.

在静息状态,可以认为血液在循环系统中做层流,心室输出与心房回流的流量相等. 根据连续性方程,由于各类血管的总截面积不等,血流速度的大小在不同血管中是不同的,如图 3-13 所示. 其中,主动脉中血液流速最大,为 $250 \sim 500 \ mm \cdot s^{-1}$,大动脉分支为若干小动脉,最终逐级分支为大量毛细血管. 毛细血管的口径虽然很小,但总截面积最大,导致血液在此段流速最小,平均为 $0.5 \sim 1 \ mm \cdot s^{-1}$;随后毛细血管逐级汇合成静脉,总截面积变小,血液流速变快.

值得注意的是,血液在血管中流动时,由于黏性的存在,近管轴处流速大,远管轴处流速小. 我们讨论的是平均速度. 实际的血液流动过程更为复杂,不在此讨论.

二、 血压

血压是指血管内的血液对单位面积血管壁的侧压强,医学上习惯用这个压强高于大气压强的数值来表示血压,单位是 mmHg(毫米汞柱).

在血液循环系统中,血压随着心脏的收缩和舒张而发生变化. 心脏收缩时,主动脉血压的最高值称为收缩压,其大小与主动脉的弹性和主动脉中血液容量相关;心脏舒张时,主动脉中血压的最低值称为舒张压,其大小主要受到外周阻力的影响. 收缩压与舒张压的差值称为脉搏压,这三种压强共同表征了血液循环系统的生理功能,对健康人而言,三者应该分别在一定范围内取值.

血液是黏性流体,在流动过程中应有能量损耗,所以从主动脉到静脉,血压逐渐降低,如图 3-14 所示.

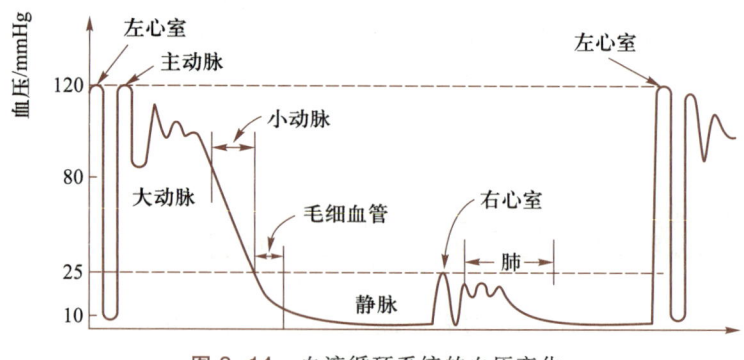

图 3-14   血液循环系统的血压变化

三、 心脏的功

　　为了补偿血液循环过程中的能量损耗,心脏有节律地收缩和舒张,对血液做功,维持血液在血管中的持续流动.

　　对血液循环系统而言,需要在伯努利方程中加入一个修正量 w,表示血液流动过程中,克服黏性力所做的功,即能量损耗.这部分能量是由心脏做功来补偿的,因此,根据黏性流体的伯努利方程,从左心室泵出单位体积的血液所做的功 w_1 可以表示为

$$w_1 = (p_1 - p_2) + (h_1 - h_2)\rho g + \frac{1}{2}\rho(v_1^2 - v_2^2)$$

公式中,p_1 是左心室输出血液时的平均压强,p_2 为血液回到左心房时的平均压强,数值上接近大气压强. 由于血压定义为血液对血管壁压强的数值再减去大气压强,所以此处 $p_2 = 0$. $h_1 - h_2$ 是左心房和左心室之间的高度差,可以忽略不计. v_1 和 v_2 分别是血液流入和流出心脏时的速度,其中 v_2 很小,近似等于零. 所以左心室做功近似为

$$w_1 = p_1 + \frac{1}{2}\rho v_1^2$$

　　同理可以计算出,右心室排出单位体积血液时所做的功 w_r. 因为右心室输出血液时,血液流速与左心室输出血液流速近似相等,而血液的压强仅为左心室的 1/6,由此得出

$$w_r = \frac{1}{6}p_1 + \frac{1}{2}\rho v_1^2$$

所以整个心脏输出单位体积血液所做的功

$$w = w_1 + w_r = \frac{7}{6}p_1 + \rho v_1^2$$

根据此式,测出主动脉的平均血压和流速,再测出心脏单位时间内的血液排出量,就可估算心脏的功率,从而进一步了解心脏的功能.

第三章习题

　　3-1　本章介绍了哪些与流体运动相关的规律?使用它们是否有条件限制?如果有,各自是什么?

　　3-2　当水从水龙头内缓慢流出时,水流自由下落,会随着高度下降逐渐变细,请用本章学过的知识解释这种现象.

　　3-3　航海中,两艘并排前行的船只之间必须保持一定的距离,否则就可能发生碰撞事故,请用学过的知识解释其原理.

　　3-4　在血液循环过程中,血压与血流速度如何变化?为什么?

3-5 有一内径为 2 cm 的软管,一端接到草坪的洒水器上,洒水器的喷头上有 20 个小孔,每个小孔直径为 0.5 cm. 设水在软管中的流速为 1 m·s^{-1},那么平均每个小孔喷出的水流速率是多少?

3-6 水平管的截面积不均匀,粗处面积为 40 cm^2,细处为 10 cm^2. 粗细二截面处接一个装有水银的 U 形管. 用这个水平管排水,流量为 3×10^{-3} m^3·s^{-1}. 求:
（1）水管粗细两处的流速;
（2）水管粗细两处的压强差;
（3）U 形管中水银柱的高度差.

3-7 水在截面积不同的水平管中做定常流动,出口处截面积为流管最细处的 3 倍,若出口处的流速为 2 m·s^{-1},那么最细处的压强为多少? 如果在最细处开一小孔,水是否会流出来?（水的黏性忽略不计,$p_0 = 1.01×10^5$ Pa.）

3-8 如图所示,水流过管子,流量为 0.12 m^3·s^{-1},管子内部 A 端的压强为 2×10^5 Pa,截面积为 100 cm^2,管中 B 端比 A 端高 2 m,截面积为 60 cm^2,水的黏性可略不计,求:
（1）A、B 两端水流的速度;
（2）B 端处的压强.

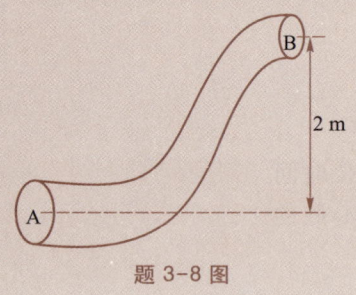

题 3-8 图

3-9 水从蓄水池中稳定流出,如图所示,位置 1 的高度为 10 m,2 和 3 两位置的高度均为 1.0 m,在位置 2 处,水管的截面积为 0.04 m^2,在位置 3 处截面积为 0.02 m^2,蓄水池的截面积比管子的截面积大得多,求:
（1）位置 2 处的压强;
（2）出口处的流量.

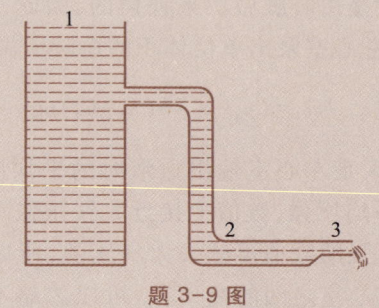

题 3-9 图

3-10 液体中有一直径为 1 mm 的空气泡,其中气体密度为 1.29 kg·m^{-3},液体的密度为 0.9×10^3 kg·m^{-3},黏度为 0.15 Pa·s. 求气泡在液体中上升的终极速度.

3-11 一个红细胞可以近似为一个半径为 2.8×10^{-6} m 的小球,它的密度为 1.09×10^3 kg·m^{-3}. 试计算,在 37 ℃的血液中,红细胞在重力作用下下沉 1 cm 所需的时间是多少[血浆的 $\eta = 1.2×10^{-3}$ Pa·s,$\rho = 1.026×10^3$ kg·m^{-3}]? 如果使用加速度为 $10^5 g$ 的超速离心机,那么运动同样距离所需的时间是多少?

3-12 排尿时,膀胱内的压强为 40 mmHg,通过长为 4 cm 的尿道排尿,流量为 21 cm^3·s^{-1},若尿液黏度为 6.9×10^{-4} Pa·s,试计算尿道的有效直径.

（周 澕）

本章习题答案

第四章 分子动理论

宏观物体是由大量永不停息做无规则运动的微观粒子(分子或原子)构成的,且粒子之间有相互作用. 这些微观粒子都具有一定的大小、质量、速度和能量等,用来表征单个微观粒子状态的物理量称为微观量. 单个粒子的运动具有偶然性,其微观量很难测量,一般在实验室中测量的是表征大量分子集体特性的量,如物质的体积、压强和温度等,它们称为宏观量. 由于宏观物质所发生的各种现象是它所包含的大量分子或原子运动的集体表现,因此宏观量总是一些微观量的统计平均值. 分子动理论研究从物质的微观结构出发,运用统计方法,得到大量粒子微观量的统计平均值,建立宏观量和微观量之间的联系,从而认识宏观规律的本质. 分子动理论及其研究方法,对于解释和分析生命现象的本质具有重要的意义. 本章重点介绍分子动理论的一些基本知识及液体表面现象.

第一节　物质的微观结构

一、分子力

在本节中,我们主要研究热力学系统的平衡态. 所谓平衡态,是指在不受外界影响的条件下,一个系统的宏观性质不随时间改变的状态. 平衡态在宏观上处于寂静状态,在微观上却并不是静止不动的. 宏观物质包含的大量分子或原子都处在永不停息、无规则的运动之中,大量分子的这种无规则运动称为热运动,且这种热运动与温度有关,物体的温度越高,运动就越剧烈.

宏观物质有固态、液态、气态三种存在状态,固态中的分子间距最小,液态中的分子间距次之,气态中的分子间距很大,因此气体分子容易被压缩.

分子能够结合成液态和固态两种状态,说明分子间有引力存在,但分子之间也并不能无限地接近,这又说明分子间还存在强大的斥力. 例如,固体和液体即使在巨大的压力作用下,其体积的改变也十分微小. 分子间的引力和斥力统称为分子力. 根据实验和近代理论分析,物体分子间作用力 F 与分子中心间距 r 的关系可表示为

$$F = \frac{C_1}{r^a} - \frac{C_2}{r^b} \tag{4-1}$$

式中,C_1、C_2、a、b 都是正数,且 $a > b$,根据实验数据具体确定. 式 (4-1) 的第一项是正值,表示斥力;第二项是负值,表示引力. 由式 (4-1) 可绘出分子力 F 与分子中心间距 r 的关系图,如图 4-1(a) 所示. 图中横坐标 r 为两分子中心间的距离,纵坐标正向为分子斥力,负向为分子引力. 当 $r = r_0$ 时,斥力和引力大小相等,方向相反,恰好达到平衡,此时 $F = 0$,这个位置称为平衡位置. r_0 的数量级为 10^{-10} m. 当 $r < r_0$ 时,分子靠得很近,分子间表现为斥力,即 $F_斥 > F_引$. 当 $r > r_0$ 时,分子间表现为引力,即 $F_斥 < F_引$. 另外,由于 a 和 b 都比较大,所以分子力随着分子间距离的增加都将急剧减小,因此分子力是短程力. 由于气体分子间的距离相当大,因而分子力可以忽略不计. 一般情况下,当分子中心间距大于 $10r_0$ 时,分子间的作用力就已趋于零,如图 4-1(a) 所示.

分子间的相互作用也可以用分子的势能曲线来描述. 分子间的势能 E_p 与分子中心间距 r 的关系如图 4-1(b) 所示. 当 $r = r_0$ 时,势能最低,分子处在稳定状态. 这一位置正好是图 4-1(a) 中 F 为零的位置. 当 $r \neq r_0$ 时,势能增加,分子将处在不稳定状态,这时分子会具有回到势能最低状态的趋势.

综上所述,一切物体都是由大量的分子组成的,所有分子都处在永不停息、无规则的热运动之中,分子间存在相互作用的引力和斥力,这就是物质微观结构的基本概念.

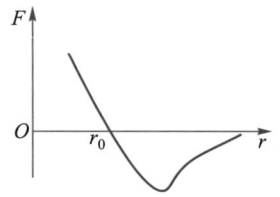

(a) 分子间作用力 F 与分子间距离 r 的关系图

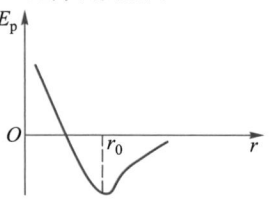

(b) 分子间势能 E_p 与分子间距离 r 的关系图

图 4-1 分子力作用曲线图

二、理想气体的微观模型

根据分子热运动的基本特征,对气体进行一些假设,从而建立了理想气体的微观模型:

(1) 分子本身的线度与分子间的平均距离相比,可以忽略不计;

(2) 除碰撞的瞬间外,分子之间及分子与器壁之间的相互作用均可忽略不计;

（3）分子之间及分子与器壁之间的碰撞遵循能量守恒和动量守恒定律,属于完全弹性碰撞.

此外,理想气体处于平衡态时,满足以下假设:

（1）每个分子运动速率各不相同,而且通过碰撞在不断发生变化;

（2）平衡态时,每个分子处在容器内空间任意一点的概率是一样的,即分子数密度处处相同;

（3）平衡态时,每个分子沿任一方向运动的概率是一样的,即速度按照方向的分布是相等的,即 $\overline{v_x^2}=\overline{v_y^2}=\overline{v_z^2}$,由此得到每个分子的速率和速度分量的关系为

$$v_i^2 = v_{ix}^2 + v_{iy}^2 + v_{iz}^2$$

等号两侧对所有分子求平均值,可得

$$\overline{v^2} = \overline{v_x^2} + \overline{v_y^2} + \overline{v_z^2}$$

因此有

$$\overline{v_x^2} = \overline{v_y^2} = \overline{v_z^2} = \frac{1}{3}\overline{v^2} \tag{4-2}$$

基于上述理想气体微观模型和统计性假设,可以阐明理想气体压强的本质,并得出理想气体分子动理论的基本方程.

第二节　理想气体分子动理论

一、理想气体的物态方程

对于任何一个系统,只要它与外界没有进行能量交换,内部也没有任何的能量交换,经过一定时间之后,系统内各处压强、温度就会达到一个稳定状态且不随时间发生变化,系统的这一状态称为平衡态.处于平衡态的系统,内部分子的热运动永不停息,每个分子通过热运动和相互碰撞,微观态在不断改变.而所谓的稳定状态是指这些分子运动的平均效果不随时间变化,从而宏观上表现为系统达到平衡态而已.一般可用体积 V、压强 p、温度 T 三个物理量来描述平衡态,把描述这一状态的三个量称为物态参量.只有对于处于平衡态的一定质量的某种气体,才能用这三个物态参量确定其状态.

实验研究表明,在平衡态下,V、p、T 三个物态参量之间存在一定的关系.当满足压强不太大、温度不太低的条件时,它们都近

似地遵循玻意耳定律、盖吕萨克定律和查理定律,而且压强越低,近似程度越好. 我们把在任何情况下都绝对遵从上述三条实验定律的气体称为理想气体. 理想气体是一个理想化的模型,是为了简化所研究的问题而引入的.

根据上述三条实验定律,得到理想气体三个物态参量之间的关系式为

$$pV = \frac{m'}{M}RT \tag{4-3}$$

理想气体物态方程

式(4-3)称为**理想气体物态方程**(state equation of ideal gas). 式中 R 称为摩尔气体常量,其值为 8.314 5 J·mol^{-1}·K^{-1},其单位由式中其他各量的单位决定,它与气体性质无关. M 为气体的摩尔质量,m' 为容器中气体的总质量,单位为 kg.

二、 理想气体的压强

从上述理想气体微观模型出发,可以阐明理想气体压强的本质,并得出理想气体的压强公式.

容器中的理想气体分子在做无规则运动时,将不断地与容器壁碰撞. 就其中一个分子而言,碰撞是断断续续的,它碰在器壁的什么部位,给予器壁冲量的大小,都是偶然的. 但对整个容器内的气体分子来说,每一时刻都有大量的分子与器壁碰撞,所以在宏观上就表现为一个恒定而持续的压强. 可以认为,容器内气体施于器壁的宏观压强是大量分子与器壁碰撞的结果. 理想气体的微观模型假设气体分子为一个个极小的弹性质点,服从经典的力学规律. 运用统计方法,对大量分子的微观量求平均值,建立压强与分子运动间的联系.

假设在边长为 L 的正立方形容器内有 N 个同种气体分子,N 的值很大,每个分子质量均为 m. 假设重力作用可以忽略,无其他外场的作用,且系统处于热平衡状态.

先分析一个分子与器壁的碰撞情况.以容器的一个顶点为坐标原点,作如图 4-2 所示的坐标系,与 x 轴垂直的器壁面分别记为 A_1、A_2. 假设其中一个分子 1 的速度沿坐标轴的分量分别为 v_{1x}、v_{1y} 和 v_{1z},因为分子与器壁间的碰撞是完全弹性的,该分子与 A_1 面碰撞前后,在 x 轴方向上的分速度由 v_{1x} 变为 $-v_{1x}$,大小没变,但方向正好相反. 与 A_2 面碰撞时,又由 $-v_{1x}$ 变为 v_{1x},在 y 轴和 z 轴方向上的分速度 v_{1y}、v_{1z} 则不受影响. 因此,这个分子与 A_1 面每碰撞一次,其动量的改变量大小为 $-2mv_{1x}$,动量改变的方向垂直于

动画:理想气体分子自由膨胀

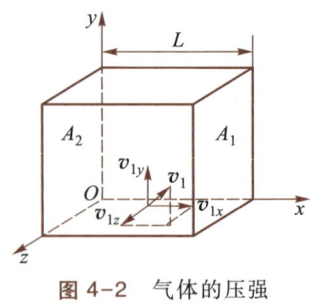
图 4-2 气体的压强

A_1面. 该分子与 A_1 面碰撞后将会匀速运动至 A_2 面, 所需时间为 L/v_{1x}, 从 A_2 面再回到 A_1 面的时间仍然是 L/v_{1x}. 所以该分子与 A_1 面连续两次碰撞在 x 方向上经过的距离为 $2L$, 所需时间为 $2L/v_{1x}$. 单位时间内, 分子 1 与 A_1 面碰撞的次数为 $v_{1x}/2L$. 根据动量定理, 分子动量的改变量等于器壁对分子作用力的冲量. 所以在单位时间内, 分子 1 作用于 A_1 面的冲量为

$$\frac{v_{1x}}{2L}(-2mv_{1x}) = -\frac{mv_{1x}^2}{L} \tag{4-4}$$

如果单位时间内有 N 个分子与器壁 A_1 面作用, 则器壁给分子的平均冲力 $\overline{F}$ 为

$$\overline{F} = -\frac{m}{L}(v_{1x}^2 + v_{2x}^2 + v_{3x}^2 + \cdots + v_{Nx}^2) \tag{4-5}$$

根据牛顿第三定律可知, 分子作用于器壁的平均力 $\overline{F'} = -\overline{F}$, 则分子作用于器壁 A_1 面的压强为

$$p = \frac{\overline{F'}}{L^2} = \frac{m}{L^3}(v_{1x}^2 + v_{2x}^2 + v_{3x}^2 + \cdots + v_{Nx}^2) \tag{4-6}$$

由于容器的容积 $V = L^3$, 则该容器内分子数密度 $n = \dfrac{N}{V} = \dfrac{N}{L^3}$, 故式 (4-6) 可以写为

$$p = mn\left(\frac{v_{1x}^2 + v_{2x}^2 + v_{3x}^2 + \cdots + v_{Nx}^2}{N}\right) \tag{4-7}$$

则 $(v_{1x}^2 + v_{2x}^2 + v_{3x}^2 + \cdots + v_{Nx}^2)/N$ 表示容器内所有沿 x 方向运动的分子速度平方的平均值, 用 $\overline{v^2}$ 表示. 对任一分子而言, $v^2 = v_x^2 + v_y^2 + v_z^2$, 且在平衡态时, 每个分子的速度沿任何方向的概率都是一样的, 且三个速度分量平方的平均值都相等, 即 $\overline{v_x^2} = \overline{v_y^2} = \overline{v_z^2} = \dfrac{1}{3}\overline{v^2}$, 于是上式可改写为

$$p = \frac{1}{3}mn\overline{v^2} = \frac{2}{3}n\left(\frac{1}{2}m\overline{v^2}\right) = \frac{2}{3}n \cdot \overline{\varepsilon}_k \tag{4-8}$$

式中, $\overline{\varepsilon}_k = \dfrac{1}{2}m\overline{v^2}$ 表示气体分子的 **平均平动动能** (average translational kinetic energy). 式 (4-8) 称为理想气体的压强公式. 此式表明, 气体的压强正比于分子数密度 n 和分子的平均平动动能 $\overline{\varepsilon}_k$, n 和 $\overline{\varepsilon}_k$ 越大, 压强 p 也越大. 该式把宏观量压强 p 与分子的平均平动动能 $\overline{\varepsilon}_k$ 联系起来, 说明气体的宏观压强是一个统计平均值, 它是大量分子在足够长的时间内碰撞某一面所产生的平均效果, 离开了"大量分子"与"统计平均", 压强就失去了意义.

平均平动动能

三、理想气体的能量

1. 理想气体的能量公式

由理想气体的物态方程及压强公式消去 p，可得

$$\frac{1}{2}m\overline{v^2} = \frac{3}{2}\frac{1}{n}\frac{m'}{M}\frac{RT}{V} \tag{4-9}$$

把 $n = \dfrac{N}{V}$ 和 $N = \dfrac{m'}{M}N_A$（N_A 是阿伏伽德罗常量）代入式（4-9）后，可得分子的平均平动动能 $\overline{\varepsilon}_k$ 为

$$\overline{\varepsilon}_k = \frac{3RT}{2N_A} = \frac{3}{2}kT \tag{4-10}$$

式中，$k = \dfrac{R}{N_A} = 1.38 \times 10^{-23} \text{ J} \cdot \text{K}^{-1}$，称为玻耳兹曼常量. 上式说明理想气体分子的平均平动动能仅与温度有关，并与温度成正比，而与气体的性质无关. 这说明理想气体的温度是气体分子无规则运动的剧烈程度的量度，温度越高表示物体内部分子热运动越剧烈，这也是温度的微观意义. 另外，由于温度与大量分子的热运动有关，从统计意义上来说，温度是大量分子热运动的集体表现，对于单个分子，温度是没有任何意义的.

将式（4-10）代入式（4-8）得

$$p = \frac{2}{3}n \cdot \frac{3}{2}kT = nkT \tag{4-11}$$

阿伏伽德罗定律　　　式（4-11）称为**阿伏伽德罗定律**（Avogadro's law）. 该定律表明在相同的温度和压强下，各种气体的分子数密度相等，即相同体积内所包含的分子数相同.

例题 4-1

一容器中贮有理想气体，压强为 1.33 Pa，温度为 27 ℃，则在 1 cm³ 体积中有多少分子？这些分子动能之和为多少？

解：$V = 1 \times 10^{-6} \text{ m}^3$，　$T = 27 \text{ ℃} = 300 \text{ K}$

由

$$p = nkT$$

得

$$n = \frac{p}{kT}$$

故 $N = nV = \dfrac{p}{kT}V = \dfrac{1.33}{1.38 \times 10^{-23} \times 300} \times 10^{-6}$

$\qquad = 3.21 \times 10^{14}$

分子的平均平动动能为

$$\overline{\varepsilon}_k = \frac{3}{2}kT$$

故 N 个分子总动能为

$$E_k = \overline{\varepsilon}_k N = \frac{3}{2}kTN = \frac{3}{2}kT\frac{p}{kT}V$$

$$= \frac{3}{2}pV = \frac{3}{2} \times 1.33 \times 10^{-6} \text{ J} = 2.00 \times 10^{-6} \text{ J}$$

2. 能量均分定理

由于气体分子的内部结构都比较复杂,分子的运动除了平动之外,还有转动. 因此,为了用统计的方法把分子各种运动形式的能量都考虑在内,还需要引入运动自由度的概念.**自由度**(degree of freedom)为确定物体在空间的位置所需要的独立坐标数目. 一个在空间的自由运动的质点需要 3 个坐标来确定其位置(如 x、y、z). 气体中的单原子分子可以视为质点,其自由度是 3,这 3 个自由度称为平动自由度. 若质点的运动被限制在一个平面内,这时只需要 2 个独立坐标来确定其位置,故自由度为 2. 若质点只能在一直线或曲线上运动,只需要 1 个坐标就可以确定它的位置,故自由度为 1.

自由度

对于双原子分子,若忽略分子内原子的振动,可近似认为分子是刚性的. 刚性双原子分子中的两个原子可以视为距离固定的两质点,描述其质心的位置需要 3 个独立坐标,确定两原子连线的方位还需要 2 个独立坐标,共有 5 个自由度. 刚性多原子(包括 3 原子)分子可视为自由刚体,需要 3 个平动自由度和 3 个转动自由度,共 6 个自由度.

由 $\overline{v_x^2} = \overline{v_y^2} = \overline{v_z^2} = \dfrac{1}{3}\overline{v^2}$,可得

$$\frac{1}{2}m\overline{v_x^2} = \frac{1}{2}m\overline{v_y^2} = \frac{1}{2}m\overline{v_z^2} = \frac{1}{3}\left(\frac{1}{2}m\overline{v^2}\right) = \frac{1}{3}\left(\frac{3}{2}kT\right) = \frac{1}{2}kT$$

$$(4-12)$$

式(4-12)表明,分子的平均平动动能平均分配在每一个自由度上,且每一个自由度的能量都是 $\dfrac{1}{2}kT$.

在温度为 T 的平衡态下,气体分子每一个可能的自由度的平均动能都相等,而且等于 $\dfrac{1}{2}kT$. 这一结论称为 **能量均分定理**(equipartition theorem).

能量均分定理

根据能量均分定理,具有 i 个自由度的气体分子,它的平均总动能为

$$\overline{\varepsilon}_k = \frac{i}{2}kT \qquad (4-13)$$

因此,1 mol 自由度为 i 的气体的总动能为

$$\overline{E}_k = N_A\frac{i}{2}kT = \frac{i}{2}RT \qquad (4-14)$$

由式(4-13)可以计算得到单原子分子的平均总动能为 $\dfrac{3}{2}kT$,刚

性双原子分子的平均总动能为$\frac{5}{2}kT$,刚性多原子分子为$3kT$.

第三节 气体分子速率分布和能量的统计规律

按经典力学的概念,气体分子的速率是连续变化的.在某一时刻,各个分子速率不同,运动方向也不同.对某一个分子来说,其速率完全是偶然的,但就大量分子组成的分子整体来看,其速率的分布却遵循一定的统计规律.

一、速率分布函数

动画:麦克斯韦速率分布曲线

速率的统计分布是指在分子数为 N 的气体中,速率在 v 到 $v+dv$ 区间内的分子数 dN 的数量,或 dN 所占的比例 dN/N 的大小.这一比例是速率的函数,且这一比例还应与区间的大小 dv 成正比,即

$$\frac{dN}{N}=f(v)\,dv \qquad (4-15)$$

1859 年,麦克斯韦从理论上推导出热力学温度为 T,单个分子质量为 m 处于平衡态的气体分子按速率分布函数的数学表达式为

$$f(v)=4\pi\left(\frac{m}{2\pi kT}\right)^{\frac{3}{2}}e^{-\frac{mv^2}{2kT}}v^2 \qquad (4-16)$$

式(4-16)称为**麦克斯韦速率分布函数**(Maxwell speed distribution function).对于一定的气体,速率分布函数仅和温度有关.若以速率 v 作为横坐标,麦克斯韦速率分布函数 $f(v)$ 作为纵坐标,绘出 $f(v)$ 与 v 的关系曲线,即得到麦克斯韦速率分布曲线,如图 4-3(a)所示.

麦克斯韦速率分布函数

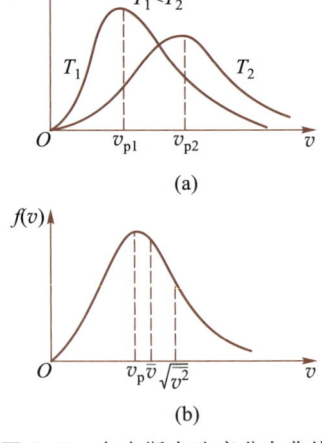

图 4-3 麦克斯韦速率分布曲线

麦克斯韦速率分布曲线可以形象地说明分子数按速率的分布规律:① 当 $T_1<T_2$ 时,$v_{p1}<v_{p2}$,说明温度升高时,速率的最大值 v_p 增加,但 $f(v_p)$ 减小,整个气体中速率快的分子数目增加,速率慢的分子数目减少.这正好和所说的温度越高,分子运动越剧烈的结论相符合.② 速率较大或速率较小的分子数占总分子数的比例较小,中等速率的分子数占总分子数的比例较大,曲线的峰

值表示分布在该值附近单位速率区间内分子数占总分子数的百分比最大,或分布在这一区间附近的概率最大,与之对应的速率称为**最概然速率**(most probable speed),用 v_p 表示.

最概然速率

二、分子速率

由极值条件 $\dfrac{\mathrm{d}f(v)}{\mathrm{d}v}\bigg|_{v=v_p}=0$,可以得到

$$v_p=\sqrt{\frac{2kT}{m}}=\sqrt{\frac{2RT}{M}} \qquad (4-17)$$

利用麦克斯韦速率分布函数,还可以求得所有气体分子速率的算术平均值,称为**平均速率**(mean speed),用 $\bar{v}$ 表示,其定义为

平均速率

$$\bar{v}=\frac{\int_0^\infty v\mathrm{d}N}{N} \qquad (4-18)$$

式(4-18)与式(4-15)联合,可将平均速率表示为

$$\bar{v}=\int_0^\infty vf(v)\,\mathrm{d}v \qquad (4-19)$$

将式(4-16)代入式(4-19),积分得气体分子平均速率为

$$\bar{v}=\sqrt{\frac{8kT}{\pi m}}=\sqrt{\frac{8RT}{\pi M}}\approx1.60\sqrt{\frac{RT}{M}} \qquad (4-20)$$

利用麦克斯韦速率分布函数还可以求 $\overline{v^2}$,得

$$\overline{v^2}=\frac{\int_0^\infty v^2\mathrm{d}N}{N}=\int_0^\infty v^2f(v)\,\mathrm{d}v=\frac{3kT}{m}$$

$\overline{v^2}$ 的方均根称为**方均根速率**(root-mean-square speed):

方均根速率

$$\sqrt{\overline{v^2}}=\sqrt{\frac{3kT}{m}}=\sqrt{\frac{3RT}{M}}\approx1.73\sqrt{\frac{RT}{M}} \qquad (4-21)$$

以上三种速率中,$\sqrt{\overline{v^2}}>\bar{v}>v_p$,如图 4-3(b)所示.这三种速率有着不同的应用,讨论速率分布时经常要用到最概然速率,计算分子的平均平动动能时要用方均根速率,讨论分子的碰撞次数及分子间平均距离时要用到平均速率.

例题 4-2

若某种理想气体分子的方均根速率 $\sqrt{\overline{v^2}} = 450 \ \mathrm{m \cdot s^{-1}}$,气体压强为 $p = 7 \times 10^4 \ \mathrm{Pa}$,则该气体的密度为多少?

解: $\sqrt{\overline{v^2}} = \sqrt{\dfrac{3RT}{M}}$, $p = \dfrac{M}{V} \cdot \dfrac{RT}{M} = \dfrac{\rho RT}{M}$ | $\rho = \dfrac{pM}{RT} = \dfrac{3p}{\overline{v^2}} = \dfrac{3 \times 7 \times 10^4}{(450)^2} \ \mathrm{kg \cdot m^{-3}}$

所以 | $= 1.04 \ \mathrm{kg \cdot m^{-3}}$

三、玻耳兹曼能量分布律

文档:玻耳兹曼

麦克斯韦速率分布律是在不考虑外力场(如重力场等)的情况下,理想气体分子按速率分布的规律. 气体不受外力场作用时,尽管各个分子的速率不同,但分子在单位空间里分布的数量是相等的. 如果气体处于外力场中,则分子除具有热运动的动能以外还具有势能,动能的产生会影响分子的空间分布,这时分子的分布就不再是均匀的了,分子的势能会影响单位体积中的分子数量.

玻耳兹曼研究了气体处在保守力场中时,分子在空间中分布的规律. 假设势能 $E_p = 0$ 处的分子数密度为 n_0,则势能为 E_p 处的分子数密度 n 为

$$n = n_0 \mathrm{e}^{-E_p/kT} \tag{4-22}$$

式(4-22)称为玻耳兹曼分布律,表示气体分子在平衡状态下按能量分布的情况. 该定律说明,单位体积中分布的分子数随势能按指数规律衰减,即势能大处分布的分子少,势能小处分布的分子多.

设重力场中分子的势能为 mgh,根据玻耳兹曼分布律,可以得到重力场中分子数密度按高度的分布满足

$$n = n_0 \mathrm{e}^{-mgh/kT} \tag{4-23}$$

从式(4-23)中可以看出,气体分子数密度在重力场中随高度的增加按指数规律减小. 分子质量 m 越大,重力场作用越显著,n 减小得越快;而气体温度 T 越高,分子热运动越剧烈,重力场对其影响也越小,n 减小得越慢.

由式(4-11)和式(4-23),得

$$p = nkT = n_0 kT \mathrm{e}^{-mgh/kT} \tag{4-24}$$

又可以写为

$$p = p_0 e^{-mgh/kT}$$

式中，$p_0 = n_0 kT$ 是海平面的大气压强，p 是海拔高度为 h 处的大气压强. 式(4-24)称为恒温气压公式，表示了大气压强与海拔高度的关系.

第四节　液体的表面现象

固态、液态和气态是物质的三种基本形态，且液体的性质是介于气体和固体之间的. 因此，它既不像固体那样有固定的形状，不易压缩，也不像气体那样无固定形状，可以自由流动. 液体内部分子的运动无方向性，其物理性质表现为各向同性. 但在液体与气体的分界面、液体与固体的接触面以及两种不易混合的液体之间的界面处，会表现出液体表面和液体内部的不同性质，因而会出现一些特殊的液体表面现象. 这些表面现象，对生物体来说，有着非常重要的作用. 本节主要讨论与生命过程密切相关的液体所特有的表面现象，并分析这些现象产生的原因及其基本规律.

一、表面张力和表面能

1. 表面张力

日常生活中的一些现象，如荷叶上的小水珠、散落在水平玻璃板上的小水银滴都近似成球形. 由此可见，液体表面就好像被拉紧的弹性薄膜一样，处在一个张紧的状态. 由几何原理可知，体积相同的各种形状中，球形的表面积最小. 这说明液体表面有自动收缩成表面积最小的趋势. 各种现象表明，液体表面存在着一种迫使液面收缩的作用力，称为**表面张力**(surface tension).

表面张力是液体表面特性的宏观表现，其产生的原因可以从微观角度用分子力加以解释. 液体分子间的平均距离 r_0 约为 10^{-10} m，分子引力的有效作用距离为 10^{-9} m，当分子间距离大于这个距离时，引力很快趋于零. 若以分子为球心、以引力有效作用距离为半径作一球面，则在该球面内，球心分子与所有分子之间都有作用力. 因而分子引力作用范围是一个半径不超过 10^{-9} m 的球，这个球称为**分子作用球**. 分子作用球的半径称为分子作用半径. 液体表面厚度等于分子作用半径的薄层液体称为表面层.

表面张力

分子作用球

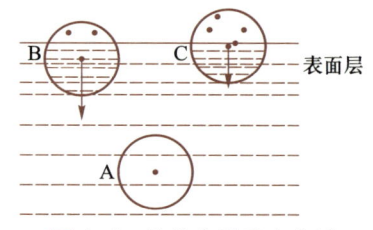

图 4-4 液体分子受力分析

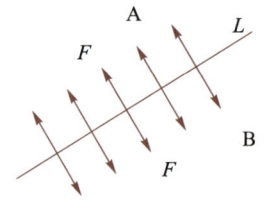

图 4-5 表面张力

表面张力系数

处于表面层中的分子 B、C 与液体内部的分子 A 受周围分子引力作用的情况如图 4-4 所示.

以分子 A 为中心的分子作用球处于液体内部,因为球内的液体分子是均匀分布的,分子 A 会受到各个方向上呈球对称的分子引力作用,合力为零. 处于表面层的分子 B、C,它们的作用球的一部分处于液面之外,由于液面上方的气体分子密度远小于液体分子的密度,气体分子对分子 B、C 的引力作用可以忽略不计,它们所受到的分子引力作用不再是球对称的,合力不等于零. 且分子 B、C 受球内下半部分分子的引力大于上半部分分子的引力,合力垂直于液体表面层且指向液体内部,而且越靠近液面的分子,所受的引力越大,如图 4-4 中分子 C 所受的引力最大. 这也就是说,所有处于液体表面层中的分子都要受到一个指向液体内部的分子引力作用. 这个力使得液体表面层的分子具有进入液体内部的趋势,从宏观角度看,液体表面层表现为收缩的状态.

表面张力的大小如何量度呢?如图 4-5 所示,液面被分界线 L 分割为 A、B 两部分,则 L 两侧的液面就会相互施与对方大小相等、方向相反的拉力,这种拉力就是表面张力. 表面张力的方向总是与液面相切,并且垂直于液面的分界线.

实验表明,表面张力的大小 F 与分界线的长度 L 成正比,即

$$F = \sigma L \tag{4-25}$$

式中比例系数 σ 称为液体的**表面张力系数**(surface tension coefficient),其数值与作用于单位长度液体分界线上的表面张力相等. 在国际单位制中,σ 的单位为 N·m^{-1}. σ 与液体的种类、温度、纯度及液面接触物质的性质有关. 同一种液体的 σ 值随温度升高而减小. 当液体所含杂质的成分及浓度发生变化时,σ 值会发生显著变化,会增大或减小. 表 4-1 列出了几种液体与空气交界面的 σ 值.

表 4-1 几种液体与空气交界面的表面张力系数 σ					
液体	温度/℃	$\sigma/(N·m^{-1})$	液体	温度/℃	$\sigma/(N·m^{-1})$
水	0	0.075 6	肥皂液	20	0.025
水	20	0.072 8	甘油	20	0.063 4
水	100	0.058 9	乙醚	20	0.017
水银	20	0.436	丙酮	20	0.023 7
乙醇	20	0.022 7	酒精	20	0.022 2

2. 表面能

从上面的讨论可以看出,位于表面层的所有液体分子,都要受到垂直液面并指向液体内部的分子的引力作用. 因此,如果想

把液体内部分子移到表面层上去,就必须克服这一引力做功,所做的功转化为分子的势能,所以表面层分子相比液体内部的分子具有更高的势能.任何一个系统,当它处于稳定状态时,系统能量是最低的.因此,对于液体系统来说,在稳定状态时应具有最低的表面能,所以表面层的分子就要尽可能地往液体内部移动,以减少表面层内的分子,使液体收缩到表面积最小的状态.反之,如果要增加液体的表面积,外力就得做功,把更多的分子提到表面层上来,以增加液面的势能.我们把增加单位液面面积所做的功称为该液体的**表面能**(surface energy).

下面从外力做功的角度分析液体表面能与表面张力系数的关系.如图 4-6 所示,一个矩形金属框 ABCD,上面有一层液膜,金属框的一边 BC 长为 L,可以自由滑动.由于存在表面张力,液膜有收缩的趋势.因此,BC 边将向 AD 边运动,要保持 BC 边不动或向右匀速运动,必须施加一个向右的外力,此外力与表面张力 F 大小相等,方向相反.

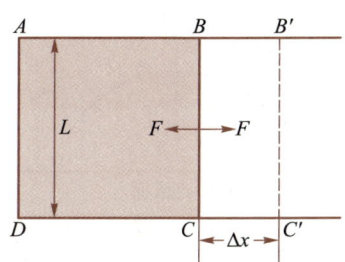

图 4-6　表面张力系数与表面能

假设在外力作用下 BC 边沿框向右匀速滑动一段距离 Δx,因液膜有上、下两个表面,由表面张力定义可知,$F = 2\sigma L$,则外力克服表面张力所做的功为

$$W = F \cdot \Delta x = 2\sigma L \cdot \Delta x = \sigma \cdot \Delta S \qquad (4\text{-}26)$$

式中,ΔS 是 BC 边经过距离 Δx 时,液体两表面所增加的总面积.外力做功的结果使得液体表面积增加,从而增加了表面能,也就是说外力做功就等于表面能的增加,用 ΔE 表示表面能的增量,即 $W = \Delta E$,

$$\frac{W}{\Delta S} = \frac{\Delta E}{\Delta S} = \frac{F \cdot \Delta x}{2L \cdot \Delta x} = \frac{2\sigma L}{2L} = \sigma \qquad (4\text{-}27)$$

由式(4-27)可知,液体表面张力系数 σ 在数值上等于增加液体单位表面积时外力所做的功,也等于增加液体单位表面积时所增加的表面能.因此,表面张力系数 σ 的单位还可以用 $\mathrm{J \cdot m^{-2}}$ 表示.

当一定质量液体的表面积增加时,表面能也随之增加.液体的表面积越大,具有较大势能的分子数也越多,因此表面能也越大.例如,把一个大的液滴分散成许多小液滴,这样表面积增加了,表面能也增加了,但是要消耗外界的能量.反之,将小液滴融合成大液滴时,将释放出能量,这就是许多乳化液不稳定的原因.

二、弯曲液面的附加压强

肥皂泡、水银滴、水里的气泡以及与容器壁接触的液面都为弯曲液面. 在表面张力的作用下, 曲面内液体的压强会发生改变, 弯曲液面内外会产生压强差, 这一压强差称为弯曲液面的**附加压强**(additional pressure), 用 Δp 表示. 与表面为平面的液体压强相比, 表面为曲面的液体都存在附加压强 Δp.

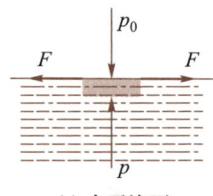

(a) 水平液面

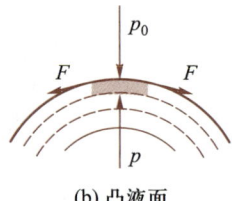

(b) 凸液面

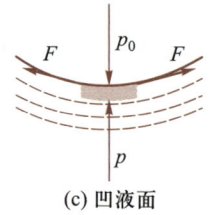

(c) 凹液面

图 4-7 弯曲液面的附加压强

以下具体分析几种液面内外的压强差: 在几种液体表面上分别取一面积元 ΔS, ΔS 同时受到三个力的作用: 液体表面张力 F、空气的压力 $p_0 \Delta S$、内部液体作用于液块向上的压力 $p \Delta S$(重力忽略). 如图 4-7(a) 所示, 液面是水平的, 面积元 ΔS 受到的表面张力都在此平面内且相互抵消, 不会产生垂直于液面的附加压强, 即液面内外的压强相等, $p = p_0$. 液面是凸面时, 如图 4-7(b) 所示, 其表面张力与凸球形液面相切, 不再是水平面, 表面张力的合力不为零, 而是指向液体内部, 使液体产生一个附加压强 Δp, 平衡时液面内的压强大于液面外的压强, 附加压强 Δp 是正的. 当液面为凹面时, 如图 4-7(c) 所示, 其表面张力与凹球形液面相切, 表面张力的合力方向指向液体外部, 从而使液体产生一个指向外部的附加压强 Δp, 平衡时液面内的压强小于液面外压强, 附加压强 Δp 是负的.

理论证明, 半径为 R、表面张力系数为 σ 的球形液面的附加压强为

$$\Delta p = \frac{2\sigma}{R} \qquad (4\text{-}28)$$

上式表明, 球形液面的附加压强与液体表面张力系数成正比, 与球面的曲率半径成反比, 方向指向弯曲液面的曲率中心.

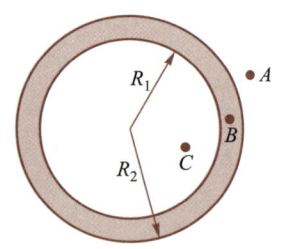

图 4-8 球形液膜的附加压强

图 4-8 是一个球形液膜(如肥皂泡), 液膜具有内外两个表面, R_1、R_2 分别为液膜内外表面的半径, 利用附加压强式(4-28)分析液膜的内外压强差, 有

$$p_C - p_B = \frac{2\sigma}{R_1}$$

$$p_B - p_A = \frac{2\sigma}{R_2}$$

因液膜很薄, 可以近似认为 $R_1 = R_2 = R$, 联立上述两式消去 p_B, 可得

$$p_C - p_A = \frac{4\sigma}{R} \qquad (4\text{-}29)$$

上式为气泡内外压强差, 且液膜半径越小, 液膜内外压强差越大.

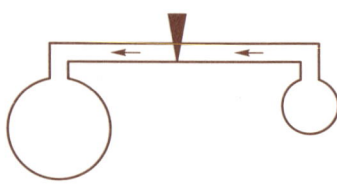

图 4-9 球形液膜附加压强实验

为验证上面的结论, 我们来观察一个实验. 如图 4-9 所示, 在一个连通管两端分别吹出大小不等的两个肥皂泡, 然后打开管子中部的活塞, 使两泡相通. 我们会观察到, 小泡逐渐变小, 大泡

逐渐变大,这是因为小泡中的空气压强比大泡中的大.直到小泡变成部分球面膜,其曲率半径与大泡的相同时才能达到平衡.球面附加压强的概念对了解肺泡的物理性质和呼吸机制是非常重要的.

三、 毛细现象

1. 润湿和不润湿

在液体和气体、固体交界处,液体表面的切面与固体表面的切面在液体内部所成的夹角 θ,称为**接触角**(contact angle),一般用接触角来表示润湿情况.如图 4-10(a)所示,当接触角 θ 为锐角时,液体润湿固体,θ 角越小,润湿程度越高,$\theta=0°$ 时,液体完全润湿固体.如图 4-10(b)所示,当 θ 为钝角时,液体不润湿固体,$\theta=180°$ 时,液体完全不润湿固体.接触角是描述液、固和气三相交界处性质的一个重要物理量,是由液体和固体本身的性质决定的.

接触角不同所引起的润湿和不润湿现象是由液体分子间相互作用力决定的,这种相互作用力有两种,分别是液体分子之间的吸引力(称为内聚力)和液体与固体分子之间的吸引力(称为附着力),液体能否润湿固体要看内聚力和附着力哪个大.如果内聚力大于附着力,液体与固体的接触面有尽量缩小的趋势,液滴在固体上不会展开,即液体不会润湿固体,如玻璃板上的水银滴.相反,如果内聚力小于附着力,液体与固体的接触面有尽量扩大的趋势,液体会润湿固体,如水在洁净的玻璃板上.

2. 毛细现象

直径很小的管子称为毛细管.当液体润湿管壁时,管内液面上升,高于管外液面;液体不润湿管壁时,管内液面下降,低于管外液面,我们把这一现象称为**毛细现象**(capillarity).

下面分析毛细管中液面上升和下降的情况,如图 4-11 所示.

将毛细管插入润湿管壁的液体中,接触角为锐角,管中液面呈凹形,且可以视为球面的一部分,从而产生了一个向上的附加压强 Δp.设毛细管半径为 r,凹液面的曲率半径为 R,接触角为 θ.如图 4-11 所示,毛细管内液面下 A 点压强低于液面外的大气压强 p_0,由附加压强公式(4-28)可知

$$p_0 - p_A = \frac{2\sigma}{R}$$

根据流体静力学原理,管内液面下 B 点压强应该与同一水平

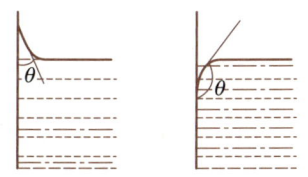

接触角

(a) 接触角为锐角　(b) 接触角为钝角

图 4-10　润湿和不润湿

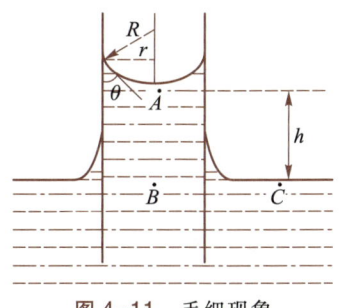

毛细现象

图 4-11　毛细现象

面 C 点的压强相等,且都等于大气压强 p_0,故有

$$p_B = p_A + \rho g h$$

式中 h 为 A 点与 B 点的高度差,ρ 是液体的密度.

由以上两式整理得

$$h = \frac{2\sigma}{\rho g R} \tag{4-30}$$

由图 4-11 中几何关系可知 $R = \dfrac{r}{\cos\theta}$,代入式(4-30)得

$$h = \frac{2\sigma\cos\theta}{\rho g r} \tag{4-31}$$

上式说明,在毛细管中液面上升的高度与表面张力系数成正比,与毛细管的内径成反比,管径越小,液面上升的高度越大.依据式(4-31),可以测定液体的表面张力系数.

若液体不润湿管壁,毛细管内的液面是凸的,则管内液面高度将比管外低,此时接触角 θ 大于 90°,h 为负值,且仍满足式(4-31).

日常生活中的一些常见现象,如植物在生长过程中要吸收水分及运输养料,生物体的大部分组织也要吸收营养物质和水分,这些都是由毛细现象引起的.但在临床治疗中有时却需要防止毛细现象的发生,如外科手术用的缝合线都要经过蜡处理,因为蜡液对缝合线而言是润湿液体,蜡处理可以堵塞缝合线上的毛细管,避免缝合线中的毛细管将体内外连通,造成细菌感染.

四、气体栓塞

气体栓塞

液体在细管中流动时,如果管中有气泡,液体的流动将会受到阻碍,气泡多时会发生堵塞,使液体无法流动.这种现象称为**气体栓塞**(air embolism).

气体栓塞现象可以用附加压强来解释.图 4-12(a)表示均匀细管中的一段润湿液柱,中间有一个气泡,因气泡两端面的曲率半径相等,对液柱产生的附加压强大小相等,方向相反,所以液柱不能移动.图 4-12(b)表示在气泡左边加一压强 Δp,左端面曲率半径就会增大,附加压强变小,右端面曲率半径则减小,附加压强变大,在液柱上就产生了一个向左的合力,若这个力正好抵消了给液柱施加的向右的压强 Δp,系统将再次处于平衡状态,液柱仍不能移动.只有当管中液柱左侧所加的压强 Δp 超过某一临界值 δ 时,气泡才会随着液体一起流动;临界值与管中液体的性质、管

壁的性质及管的半径有关. 如图 4-12(c)所示,若管中有 n 个气泡,只有满足 $\Delta p \geqslant n\delta$ 时,气泡才会随着液体一起流动;如果外加压强小于 $n\delta$,这段液柱将不能流动,从而形成气体栓塞现象.

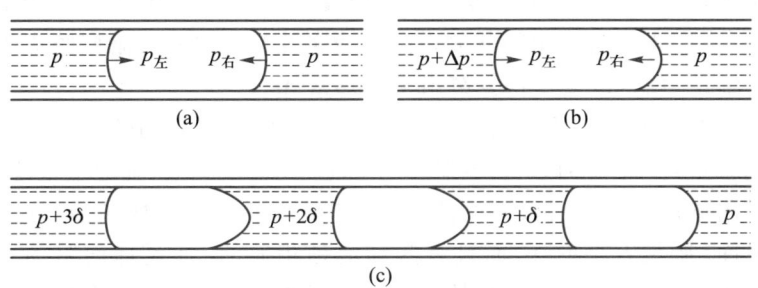

图 4-12　气体栓塞

　　在临床静脉注射或静脉滴注时,要特别注意防止注射器和输液器中出现气泡,以免引起气体栓塞. 此外,由于人体的血液中溶有一定量的气体,又因气体的溶解度与压强成正比,所以如果压强突然降低,气体就会从液体中释放出来,例如从深水处上来的潜水员,或从高压氧舱中走出来的病人或医生,都必须有一定的缓冲时间,否则高压时溶于血液中的气体,当压强突然降低时会迅速释放出来形成气泡,产生气体栓塞.

五、表面活性物质及其表面吸附

　　1. 表面活性物质

　　各种纯净液体都有一定的表面张力系数,当液体中掺入杂质时,液体的纯度就会发生变化,从而使液体的表面张力系数发生改变. 例如,在水中加入少量的肥皂,液体的表面张力系数会大大减小. 实验说明,有的溶质能够减小液体的表面张力系数,有的能够增大液体的表面张力系数. 凡是能使表面张力系数减小的物质称为**表面活性物质**,也称表面活性剂. 能使液体表面张力系数增大的物质称为**表面非活性物质**. 肥皂、胆盐以及有机酸、酚、醛、酮等是水的表面活性物质. 氯化钠、糖类、淀粉等都是水的表面非活性物质.

表面活性物质
表面非活性物质

　　还应该注意,表面活性物质和表面非活性物质是相对的,对某种液体是表面活性物质,对另一种液体则可能是表面非活性物质.

　　2. 表面吸附

　　表面活性物质在溶液的表面层聚集并伸展成薄膜的现象称

表面吸附

为**表面吸附**(surface adsorption). 如水面上的油膜就是常见的表面吸附现象. 固体则通过在其表面吸附一层表面活性物质来降低其表面能. 气体或液体附着在固体表面的现象称为固体吸附. 单位体积固体的吸附能力与其表面积成正比, 且随温度的增加而减弱. 在医学中常利用粉状的白陶土或多孔活性炭来吸附胃肠道中的细菌、色素以及食物分解出来的毒素等.

在人类生命活动的过程中, 表面活性物质在肺的呼吸过程中起着重要作用. 例如, 人的肺中有 3 亿~4 亿个肺泡, 肺泡壁很薄, 其内壁覆盖着一层很薄的液体, 它与泡内的气体形成了液、气交界面. 肺泡大小不一, 而且有些肺泡是相通的. 通过球面附加压强的学习可知, 当两液泡的表面张力系数相等时, 小泡内的空气压强大于大泡内的空气压强, 小泡内的气体将向大泡流动, 小泡趋于萎缩. 但是这种情况并没有出现在人体内, 这是因为表面活性物质的作用. 在呼吸过程中, 表面活性物质可以调节大小肺泡的表面张力系数, 改变肺泡内的压强, 以保证人体正常的呼吸. 如新生儿要以大声啼哭的强烈动作来克服肺泡的表面张力, 以获得生存.

第四章习题

4-1 两种不同种类的气体的平均平动动能相等, 但气体的密度不等, 它们的温度是否相等? 压强是否相等?

4-2 最概然速率的物理意义是什么? 方均根速率和平均速率各有什么用处?

4-3 A、B、C 三个容器中都装有理想气体, 它们的分子数密度之比为 $n_A : n_B : n_C = 4 : 2 : 1$, 而分子的平均平动动能之比为 $\overline{\varepsilon_A} : \overline{\varepsilon_B} : \overline{\varepsilon_C} = 1 : 2 : 4$, 则它们的压强之比 $p_A : p_B : p_C$ 为多少?

4-4 在湖面下 50 m 深处, 温度为 4 ℃, 有一体积为 10 cm³ 的气泡, 若湖面的温度为 17 ℃, 求此气泡升到湖面时的体积.

4-5 速率分布函数 $f(v)$ 的物理意义为(　　)
(A) 具有速率 v 的分子占总分子数的百分比;
(B) 速率分布在 v 附近的单位速率间隔中的分子数占总分子数的百分比;

(C) 具有速率 v 的分子数;
(D) 速率分布在 v 附近的单位速率间隔中的分子数.

4-6 在一个具有活塞的容器中储有一定量的气体, 如果压缩气体并对它加热, 使其温度从 27 ℃ 升高到 177 ℃, 体积将减小一半. 求:
(1) 气体压强为原来的几倍?
(2) 气体分子的平均平动动能的变化;
(3) 分子的方均根速率为原来的几倍?

4-7 若某容器内温度为 300 K 的二氧化碳气体(视为刚性分子理想气体)的内能为 3.74×10^3 J, 则该容器内气体分子总数为多少? (玻耳兹曼常量 $k = 1.38 \times 10^{-23}$ J·K⁻¹, 阿伏伽德罗常量 $N_A = 6.022 \times 10^{23}$ mol⁻¹.)

4-8 设容器内盛有质量分别为 m_1 和 m_2 的两种不同单原子分子理想气体并处于平衡态, 其内能均为 E. 则此两种气体分子的平均速率之比是多少?

4-9　一密封房间的体积为 $5\times3\times3$ m³,室温为 20 ℃,室内空气分子热运动的平均平动动能的总和是多少? 如果气体的温度升高 1.0 K 而体积不变,则气体的内能变化为多少? 气体分子的方均根速率增加多少? 已知空气的密度为 1.29 kg·m⁻³,摩尔质量 $M=29\times10^{-3}$ kg·mol⁻¹,且空气分子可视为刚性双原子分子.

4-10　已知某理想气体分子的方均根速率为 400 m·s⁻¹,当其压强为 1.01×10^{5} Pa 时,求气体的密度.

4-11　吹一个直径为 10 cm 的肥皂泡,求吹此肥皂泡所做的功及泡内外的压强差(设肥皂液的表面张力系数 $\sigma=4.0\times10^{-2}$ N·m⁻¹).

4-12　水面下 1 m 处有一个直径为 0.02 mm 的气泡,设水的表面张力系数为 7.3×10^{-2} N·m⁻¹,求气泡内的压强.

4-13　表面张力系数为 7.27×10^{-2} N·m⁻¹ 的水在一毛细管中上升了 2.5 cm,丙酮($\rho=792$ kg·m⁻³)在同样的毛细管中上升了 1.3 cm,设二者均完全润湿毛细管,求丙酮的表面张力系数.

4-14　一根 U 形毛细管竖直放置,两管直径分别为 $d_1=0.5$ mm,$d_2=2$ mm,里面装入水,假设水和玻璃完全润湿,试求平衡时两管水面的高度差(设水的表面张力系数 $\sigma=7.3\times10^{-2}$ N·m⁻¹).

(陆改玲)

本章习题答案

第五章　热力学基础

热力学

　　人类很早就对热有所认识,并加以应用了.但是热力学被当成一门科学且有定量的研究则是由17世纪末开始的,也就是在温度计制造的技术成熟以后,才真正开启了对热力学的研究.热力学发展史,基本上就是热力学与统计力学的发展史,约可分成四个阶段.第一个阶段:17世纪末到19世纪中叶,此时期人们累积了大量的实验与观察的结果,并制造出蒸汽机,对于"热"的本质展开研究与争论,为热力学的理论建立作好了"暖身".在19世纪前半叶,出现了卡诺理论,热机理论(热力学第二定律的前身)和功热互换的原理(热力学第一定律的基础).这一阶段的热力学还留在描述热力学的现象上,并未引进任何的数学算式.第二个阶段:19世纪中到19世纪70年代末,此时期热力学的第一定律和第二定律已完全理论化.由功热互换原理确立了热力学第一定律,第一定律和卡诺理论的结合,使热力学第二定律趋于成熟.另一方面,以牛顿力学为基础的气体动理论也开始发展,但在此期间人们并不了解热力学与气体动理论之间的关联.第三个阶段:19世纪70年代末到20世纪初,这个时间内,首先由玻耳兹曼将热力学与分子动力学的理论结合,而促使统计热力学的诞生,同时他也提出非平衡态的理论基础,至20世纪初,吉布斯(Gibbs)提出系统理论,建立统计力学的基础.第四个阶段:20世纪30年代至今,主要是因量子力学的引进而建立了量力统计力学,同时非平衡态理论更进一步的发展形成了近代理论与实验物理学中最重要的一环.

　　热力学(thermodynamics)和分子动理论不同,它是研究物质热现象和热运动规律的宏观理论,它不涉及物质运动的微观机制,而是以大量实验事实为依据,从能量的观点出发研究与热运动有关的各种自然现象的宏观规律.由热力学得到物质的宏观性质,可用分子动理论的观点阐明其微观实质.同时气体分子动理论的有关结论又可以在热力学中得到验证.本章主要介绍热力学的一些基本概念,在此基础上介绍热力学第一定律以及它在理想气体各平衡状态下等值变换过程中的应用,进而介绍热力学第二定律及热效应的医学应用等相关知识.

第一节　热力学的基本概念

一、热力学系统、准静态过程

1. 热力学系统

在热力学中,通常把要研究的对象(气体、液体和固体等宏观物体)称为**热力学系统**(thermodynamic system),简称系统;把系统之外能够影响系统的其他物体称为系统的**外界**或**环境**(surroundings). 系统与外界的联系包括物质和能量的交换. 根据交换方式的不同可将系统分为三类:与外界之间既没有能量交换又没有物质交换的系统称为**孤立系统**(isolated system),严格来说,自然界中并不存在这样的系统,因为任何一个系统都会或多或少地受到外界的影响,所以孤立系统是一个理想的系统;与外界只有能量交换但没有物质交换的系统称为**封闭系统**(closed system);与外界既有能量交换又有物质交换的系统称为**开放系统**(open system),生物体就属于开放系统,它不停地与外界交换着物质和能量. 在热力学的研究中往往不考虑系统的机械运动.

2. 平衡态和准静态过程

热力学系统的宏观状态可分为平衡态和非平衡态. 若系统处于外界条件不变的情况下,其内部不再发生任何宏观状态的变化,与外界也无任何的相互作用或处于恒定的外力场中,系统的这种状态称为**平衡态**,反之称为**非平衡态**. 对于一个确定的热力学系统,当其处于平衡态时,可以用一组物态参量来表示. 当系统处于某一平衡态时,系统不论是气体、液体还是固体,它们的压强、温度、体积等参量都有一个确定的数值,我们往往称该系统处于某种状态. 可见,系统的状态和参量之间存在着某种对应的关系,也就是存在着一定的函数关系,这种函数关系称为系统的态函数. 例如,理想气体的物态参量 p、V、T 服从方程 $pV = \nu RT$,它就是一个函数. 对一定量的气体而言,物态参量 p、V、T 中只有两个是独立的,所以给定任意两个参量的数值,就确定了一个平衡态. 处于某种确定状态(平衡态)的一定量的气体,当其与外界发生作用时,系统内的各部分均匀一致的状态就会遭到破坏,变为非平衡态. 在没有外界的影响时,经过一段时间,系统又达到新的平衡态,这段时间称为弛豫时间. 如果过程进行得足够缓慢(过程进行的每一步所用时间都大于弛豫时间),使得系统由一个平衡

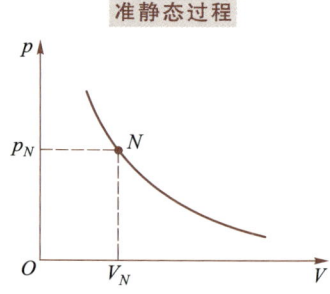

图 5-1 理想气体的 p-V 曲线

态变化到另一平衡态时,过程中的每一时刻都处于平衡态(或者无限接近于平衡态),这种理想的变化过程称为**准静态过程**.因为过程中每一状态都是确定的,如图5-1中的某一准静态过程中的 N 点,其参量 p_N、V_N、T_N 就是确定的.如果过程进行得比较快,系统在未到达平衡态前,又进入下一步的变化,这样在过程中系统必然要经历一系列的非平衡态,这种转变过程称为非准静态过程.由于过程中系统的宏观参量无法确定,故无法用图形表示变化过程.因此在热力学中具有重要意义的是所谓的准静态过程.本章所讨论的所有的变化过程,都认为是准静态过程.

二、内能 功 热量

1. 内能

根据分子动理论可知:系统的内能包括组成该系统物体的分子或原子的平动动能、转动动能和振动动能以及分子或原子间的势能、分子内诸原子间的势能,此外还有原子内电子的动能和势能、原子核内核子的动能和势能等,即内能是物体内微观粒子一切形式的动能和势能的总和.对于常温下的气体,通常所说的**内能**,**仅指气体内所有分子热运动的动能和分子间相互作用的势能之和**,**而不计其他能量**.对于理想气体来说,由于不考虑分子力,所以内能就等于分子的动能.系统的内能是仅由其物态参量决定的一个态函数,内能一般用 U 表示,单位为 J(焦耳).

2. 功

功这个概念在热力学中具有重要意义.它是能量变化的量度,只有在能量变化的过程中才能出现.也就是说,功只有在系统与外界发生能量交换并伴有位移或相当于位移的宏观变化的时候才产生.下面让我们假定系统在准静态膨胀对外做功的状态下,对功进行讨论.设如图5-2所示的圆柱形筒内盛有气体,筒内活塞的面积为 S,且可以无摩擦地左右移动.若筒内气体的压强为 p,它作用在活塞上的力 $F = pS$.当活塞移动一微小距离 $\mathrm{d}l$ 时,则气体膨胀推动活塞所做的功 $\mathrm{d}W$ 为

$$\mathrm{d}W = F\mathrm{d}l = pS\mathrm{d}l$$

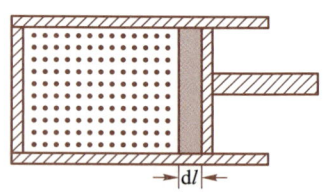

图 5-2 气体推动活塞做功

由于气体的体积增加了 $S\mathrm{d}l$,$\mathrm{d}V = S\mathrm{d}l$,所以上式可写为

$$\mathrm{d}W = p\mathrm{d}V \tag{5-1}$$

式(5-1)表示系统在无限小的准静态过程中所做的功.

在气体膨胀时,$\mathrm{d}V > 0$,$\mathrm{d}W > 0$,表示系统对外做正功;气体被压缩时,$\mathrm{d}V < 0$,$\mathrm{d}W < 0$,表示系统对外界做负功.

在一个有限的准静态过程中,系统的体积由 V_1 变到 V_2 时,系统对外所做的总功为

$$W = \int \mathrm{d}W = \int_{V_1}^{V_2} p\,\mathrm{d}V \qquad (5-2)$$

图 5-3 曲线下阴影部分的面积就是 $p\,\mathrm{d}V = \mathrm{d}W$,而实曲线 AB 下的总面积则等于 W. 也就是系统从状态 A 变到状态 B 的过程中对外界所做的功. 必须指出的是,只给定系统的初态和终态,并不能确定功的数值. 由图 5-3 可知,如果系统沿着图 5-3 中虚线所示的过程进行,那么气体所做的功就等于虚线下面的面积,可以看出两者的大小是不相等的. 这表明气体做功不仅与系统的初态和终态有关,还和系统所经历的过程有关,所以功不是态函数.

3. 热量

做功是热力学系统与外界交换能量的一种方式. 热力学系统与外界交换能量的另一种方式就是热传递. 当温度不同的两个物体相互接触时,只要有足够长的时间,两者最后就可以达到热平衡. 在这个过程中,低温物体从高温物体获得能量,两者的热运动状态也发生相应的改变(低温物体温度升高,体积膨胀等). 在这个过程中所传递的能量的多少就称为**热量**,通常用符号 Q 表示,单位为焦耳. 热传递和做功是系统状态变化时伴随发生的两种不同的能量传递形式. 热量和功都与状态变化的中间过程有关,因而不是系统的态函数.

人们很早就知道,两个物体相互摩擦时,它们的温度会升高. 焦耳仔细地做了一系列各种热功当量的实验,说明了要使一个系统的热运动状态发生改变(例如使系统的温度升高),不仅可以通过加热的方式,还可以通过做功的方式,这说明了机械运动和热运动之间可以相互转化. 实验还证明,要使封闭系统的温度在两种不同的方式中发生相同的变化,所做的功和所吸收的热量之间总是存在着确定的当量关系. 图 5-4 为焦耳热功当量实验的示意图.

过去习惯上功的单位用 J(焦耳),热量的单位用 cal(卡). 1 cal = 4.12 J. 现在两者的单位都为 J. 应该说明,"做功"和"热传递"虽有其等效的一面,但两者在本质上是不同的. "做功"(指机械功)是由物体做宏观位移完成的,它的作用之一是将物体的有规则的运动转化为系统内部的无规则运动,即将机械能转化为内能;"热传递"是在微观分子的相互作用间完成的,它的作用是将分子的无规则运动由一个物体转移到另一个物体. 功、热量、内能三个不同的物理量之间,既有严格的区分,又有紧密的联系.

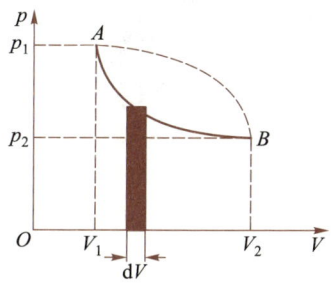

图 5-3　准静态过程的功

热量

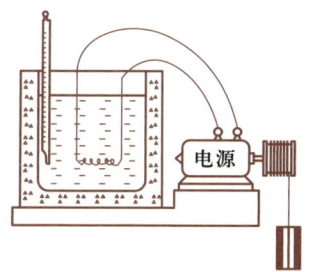

图 5-4　焦耳热功当量实验

第二节　热力学第一定律

视频:热力学第一定律

　　热力学第一定律就是包含热量交换在内的能量守恒定律,是在长期生产实践和科学实验的基础上总结出来的科学定律,是 19 世纪最伟大的发现之一. 它不仅适用于无机界,也适用于生命过程,是自然界中最为普遍的规律. 能量守恒定律是:自然界的一切物质都具有能量,能量有各种不同的形式,能够从一种形式转化为另一种形式,从一个物体传递给另一物体,或从物体的一部分转移到另一部分,在转化和传递过程中能量的总量不变.

　　如果一个系统,在初始状态 1 时,其内能为 E_1,由于外界作用,系统经过某一过程到达最终状态 2,其内能为 E_2,在这一过程中,设外界对系统做功为 W,并向系统传递热量 Q,则

$$E_2 - E_1 = Q + W \qquad\qquad (5-3)$$

　　式(5-3)为热力学第一定律的数学表达形式,可以表述为:热力学系统由初始状态 1 变为最终状态 2 时,内能增量为 $E_2 - E_1$,等于过程中外界对系统所做的功 W 与系统从外界吸收的热量 Q 之和. 换言之,在过程中通过做功和热传递两种方式所传递的能量,都转化成了系统的内能.

　　在应用热力学第一定律时,只需初始状态和最终状态是平衡态,至于在过程中所经历的各中间状态并不需要一定是平衡态. 式中 $E_2 - E_1$、Q 和 W 的正负规定为:系统内能增加则 $E_2 - E_1$ 为正,系统内能减少则 $E_2 - E_1$ 为负;系统从外界吸收热量则 Q 为正,系统向外界放热则 Q 为负;若外界对系统做功则 W 为正,系统对外界做功则 W 为负. 热力学第一定律应用于孤立系统时,系统和环境既没有热量交换($Q=0$),又不对外做功($W=0$),由式(5-3)可得 $\Delta E=0$. 这就是说,孤立系统内部各物体的能量可以相互传递,各种形式的能量也可以相互转化,但它们的总和不变.

　　热力学第一定律建立于资本主义发展时期,有人曾经幻想生产不需要任何动力和燃料却能不断对外做功的机器,这种机器称为**第一类永动机**. 根据能量守恒定律,做功必须由能量转化而来,不能无中生有地创造能量,所以这种永动机是不可能实现的. 因此,热力学第一定律还有另一种表述:**第一类永动机是不可能制成的**.

第一类永动机

第三节 热力学第一定律的应用

不论热力学系统是气体、液体还是固体,也不论所进行的是准静态过程还是非准静态过程,热力学第一定律都适用.下面以某一封闭系统内的理想气体为例,利用热力学第一定律,讨论几种典型的状态变化过程.

一、 等容过程

系统的体积始终保持不变的过程称为等容过程(isochoric process).例如,对某一汽缸内的气体加热,活塞固定不动,使气体温度升高,压强增大,这就是一个等容过程.在 p-V 图上等容过程是一条平行于 p 轴的直线,见图 5-5.

过程方程为

$$V_1 = V_2 \quad 或 \quad \frac{p_1}{p_2} = \frac{T_1}{T_2}$$

在这个过程中,由于体积不变,气体对外所做的功为零,即 $W = 0$,因此热力学第一定律可写成

$$E_2 - E_1 = Q \tag{5-4}$$

即系统从外界吸收的热量全部用来增加系统的内能.如果系统在等容过程中放出热量,则放出的热量等于系统内能的减少.

一定量的气体在等容过程中温度升高 1 K 时所吸收的热量,称为定容热容,1 mol 气体的定容热容称为摩尔定容热容,记作 $C_{V,\mathrm{m}}$.设温度的升高为 $\mathrm{d}T$,并设气体的物质的量为 ν,则有

$$\mathrm{d}Q = \mathrm{d}E = \nu C_{V,\mathrm{m}} \mathrm{d}T$$

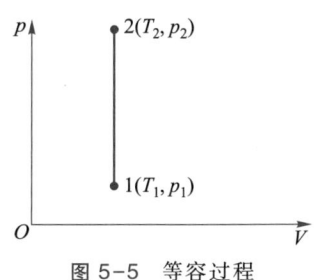

等容过程

图 5-5 等容过程

摩尔定容热容

二、 等压过程

系统在状态变化时其压强保持不变的过程,称为等压过程.在蒸汽机中,把锅炉中的水加热为高温水蒸气的过程就是等压过程.在 p-V 图上等压过程是一条平行于 V 轴的直线,如图 5-6 所示.

其过程方程为

$$p_1 = p_2 \quad 或 \quad \frac{V_1}{V_2} = \frac{T_1}{T_2}$$

在这个过程中,由于 $\mathrm{d}p = 0$,外界对系统传递的热量为 Q,外界对

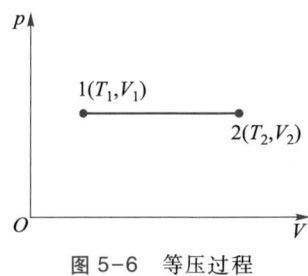

图 5-6 等压过程

系统所做的功为$-p(V_2-V_1)$，因此，热力学第一定律可写成

$$E_2-E_1=Q-p(V_2-V_1)$$

或者写成

$$Q=(E_2-E_1)+p(V_2-V_1) \qquad (5-5)$$

上式表明：系统吸收的热量一部分用于增加内能，另一部分用来对外做功.

一定量的气体在等压过程中温度升高 1 K 时所吸收的热量，称为定压热容，1 mol 气体的定压热容称为摩尔定压热容，记作$C_{p,\mathrm{m}}$. 设温度的升高为 dT，并设气体的物质的量为 ν，则有

$$\mathrm{d}Q=\nu C_{p,\mathrm{m}}\mathrm{d}T$$

依据能量守恒与转化定律及数学运算得

$$\mathrm{d}Q=\mathrm{d}E+p\mathrm{d}V=\nu C_{V,\mathrm{m}}\mathrm{d}T+\nu R\mathrm{d}T=\nu C_{p,\mathrm{m}}\mathrm{d}T$$

则有

$$C_{p,\mathrm{m}}=C_{V,\mathrm{m}}+R \qquad (5-6)$$

迈耶公式

上式称为**迈耶公式**. 也就是说，在等压过程中，温度升高 1 K 时，1 mol 的理想气体要多吸收 8.31 J 的热量，用来转化为膨胀时对外所做的功.

在实际应用中，常用到$C_{V,\mathrm{m}}$与$C_{p,\mathrm{m}}$的比值，这个比值通常用

摩尔热容比

$\gamma\left(\gamma=\dfrac{C_{p,\mathrm{m}}}{C_{V,\mathrm{m}}}\right)$表示，称为**摩尔热容比**.

气体的摩尔定容热容$C_{V,\mathrm{m}}$和摩尔定压热容$C_{p,\mathrm{m}}$与气体分子的自由度有关. 表 5-1 给出了几种气体的摩尔热容及 γ 值.

气体类型	自由度	$C_{V,\mathrm{m}}/$ $(\mathrm{J\cdot mol^{-1}\cdot K^{-1}})$	$C_{p,\mathrm{m}}/$ $(\mathrm{J\cdot mol^{-1}\cdot K^{-1}})$	$\gamma=C_{p,\mathrm{m}}/C_{V,\mathrm{m}}$
单原子分子	3	$\frac{3}{2}R\approx12.5$	$\frac{5}{2}R\approx20.8$	1.67
刚性双原子分子	5	$\frac{5}{2}R\approx20.8$	$\frac{7}{2}R\approx29.1$	1.4
刚性多原子分子	6	$\frac{6}{2}R\approx24.9$	$4R\approx33.3$	1.33

表 5-1 几种气体的摩尔热容及 γ 值

三、 等温过程

系统的温度始终保持不变的状态变化过程是等温过程(iso-thermal process).将系统与恒温热源接触,或置于恒温装置中,使系统的温度始终与外界恒定的温度相同,这样条件下进行的过程就是等温过程.如图5-7所示为等温过程.

其过程方程为

$$p_1 V_1 = p_2 V_2 = \nu RT = 常量$$

依据分子动理论,理想气体的内能只由温度决定,所以它的内能在等温过程中不会发生变化,即 $\mathrm{d}E = 0$,因此,热力学第一定律可写成

$$Q = W \qquad (5-7)$$

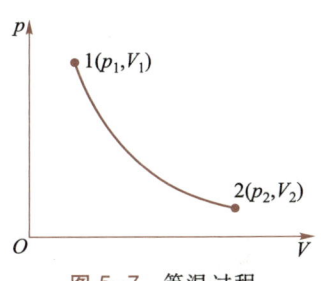

图 5-7 等温过程

上式表明,理想气体在等温膨胀时,从外界吸收的热量全部转化为对外所做的功;在等温压缩时,外界对系统所做的功,全部转化为向外传递的热量.

设理想气体在等温过程中,其体积由 V_1 变为 V_2,则系统对外界所做的功为

$$W = \int_{V_1}^{V_2} p\,\mathrm{d}V = \int_{V_1}^{V_2} \nu RT\,\frac{\mathrm{d}V}{V} = \nu RT\ln\frac{V_2}{V_1}$$

或者

$$W = \nu RT\ln\frac{V_2}{V_1} = \nu RT\ln\frac{p_1}{p_2} \qquad (5-8)$$

四、 绝热过程

系统在状态变化时与外界没有热量交换的过程称为绝热过程(adiabatic process).系统与外界绝热隔离很好,或者过程进行得很快,以致系统来不及与外界进行热量交换,这样的过程就是近似的绝热过程.例如内燃机中热气体的迅速膨胀过程就可近似视为绝热过程.在绝热过程中 $Q = 0$,因此热力学第一定律可以写成

$$E_2 - E_1 = W \qquad (5-9)$$

如果气体膨胀则外界对气体做负功,$W < 0$,气体内能减少,温度下降.所以在绝热过程中气体膨胀对外做功是靠减少系统的内能来实现的.如果外界对系统做正功,则气体内能增加,温度上升.

在物质的量为 ν 的理想气体从状态 (p_1, V_1) 绝热地变为状态

(p_2, V_2) 的过程中,内能的变化为

$$E_2 - E_1 = \nu C_{V,m}(T_2 - T_1) \tag{5-10}$$

结合式(5-9)可得

$$W = \nu C_{V,m}(T_2 - T_1) \tag{5-11}$$

在准静态绝热过程中,理想气体物态参量都在变化,对于某一微小的绝热过程来说,由式(5-9)可得

$$-p\mathrm{d}V = \nu C_{V,m}\mathrm{d}T \tag{5-12}$$

同时又因 p、V、T 三个参量满足理想气体物态方程 $pV = \nu RT$,将物态方程式微分可得

$$p\mathrm{d}V + V\mathrm{d}p = \nu R\mathrm{d}T \tag{5-13}$$

从式(5-12)和式(5-13)中消去 $\mathrm{d}T$ 可得

$$(C_{V,m} + R)p\mathrm{d}V = -C_{V,m}V\mathrm{d}p$$

又由迈耶公式 $C_{p,m} = C_{V,m} + R$ 及摩尔热容比 $\gamma = C_{p,m}/C_{V,m}$,则上式可变为

$$\frac{\mathrm{d}p}{p} = -\gamma\frac{\mathrm{d}V}{V}$$

解微分方程可得

$$pV^\gamma = 常量 \tag{5-14}$$

泊松公式

上式就是理想气体在绝热过程中压强和体积的变化关系,称为泊松公式. 利用式(5-14)和理想气体物态方程,可以求得绝热过程中 V 与 T 以及 p 与 T 之间的关系为

$$TV^{\gamma-1} = 常量 \tag{5-15}$$

$$p^{\gamma-1}T^{-\gamma} = 常量 \tag{5-16}$$

上面三个关系式都是绝热过程的方程式,注意:三式中的常量是不相等的.

根据泊松公式可以给出绝热过程在 p-V 图上所对应的曲线,称为绝热线,如图 5-8 中虚线所示. 和等温线(实线)相比,因为 $\gamma > 1$,所以绝热线比等温线要陡些. 这是因为等温膨胀时,压强的降低只是由于体积的增加,气体的内能不变;而绝热膨胀时则靠消耗内能做功,压强的降低不仅是由于体积的增加,而且还是由于内能减少以至温度下降.

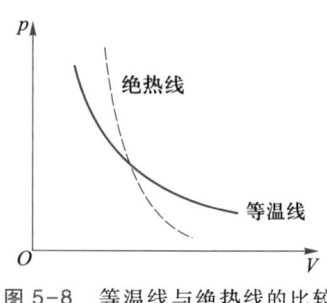

图 5-8　等温线与绝热线的比较

应用绝热过程方程及公式 $W = \int_{V_1}^{V_2} p\mathrm{d}V$,可直接推导出准静态绝热过程中系统对外界所做的功. 取系统初、终两态的压强和体积分别为 p_1、V_1 和 p_2、V_2,则有

$$p_1 V_1^\gamma = p_2 V_2^\gamma = pV^\gamma$$

$$W = \int_{V_1}^{V_2} p \, dV = \int_{V_1}^{V_2} p_1 V_1^\gamma \frac{1}{V^\gamma} dV$$

$$= p_1 V_1^\gamma \left(\frac{V_2^{1-\gamma}}{1-\gamma} - \frac{V_1^{1-\gamma}}{1-\gamma} \right)$$

$$= \frac{p_1 V_1}{\gamma - 1} \left[1 - \left(\frac{V_1}{V_2} \right)^{\gamma-1} \right]$$

$$= \frac{p_2 V_2}{\gamma - 1} \left[\left(\frac{V_2}{V_1} \right)^{\gamma-1} - 1 \right]$$

上式又可整理为

$$W = \frac{1}{\gamma - 1} (p_1 V_1 - p_2 V_2) \tag{5-17}$$

例题 5-1

将温度为 300 K、压强为 10^5 Pa 的氮气绝热压缩,使其体积变为原来的 1/5. 试求压缩后气体的压强和温度,并将这一压强与等温压缩时所得的压强作比较.

解:由题意可知

$$T_1 = 300 \text{ K}, \qquad V_2 = \frac{1}{5} V_1$$

(1)绝热压缩过程:常温下的氮气可视为刚性双原子分子,则 $\gamma = 1.4$.

由绝热方程得

$$p_2 = p_1 \left(\frac{V_1}{V_2} \right)^\gamma = 10^5 \times 5^{1.4} \text{ Pa} = 9.5 \times 10^5 \text{ Pa}$$

$$T_2 = T_1 \left(\frac{V_1}{V_2} \right)^{\gamma-1} = 300 \times 5^{0.4} \text{ K} = 571 \text{ K}$$

(2)等温压缩过程

$$p_2 = p_1 \cdot \frac{V_1}{V_2} = 5 \times 10^5 \text{ Pa}, \qquad T_2 = T_1 = 300 \text{ K}$$

经比较可知,绝热压缩后温度显著升高,压强几乎是等温压缩过程的一倍.

第四节 循环过程、卡诺循环

一、循环过程和热机效率

1. 循环过程

某个热力学系统经过任意的一个准静态过程后又回到初始状态,这样的一个过程称为**循环过程**(cyclic process). 通过循环过程将部分热量转化为功的机器称为**热机**(heat engine),例如蒸

循环过程

热机

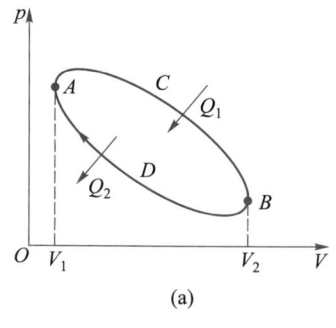

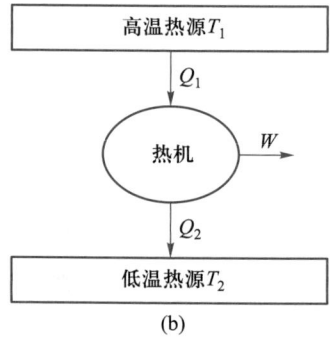

图 5-9 热机工作原理示意图

热机的效率

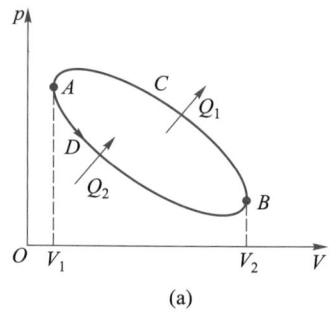

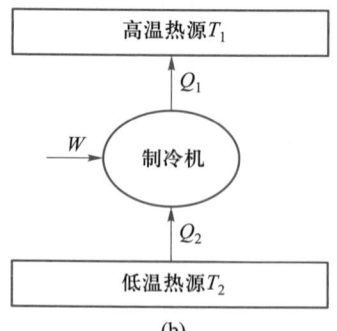

图 5-10 制冷机工作原理示意图

汽机、汽轮机、内燃机等都是热机.热机中被用来吸收热量并对外做功的物质称为工作物质.工作物质从中吸收热量的物体称为高温热源,如蒸汽机中的锅炉;工作物质对之放出热量的物体称为低温热源,如冷凝器.图 5-9 为热机工作原理图.

设工作物质是汽缸中的气体,且为一封闭系统.工作物质的状态用压强 p 和体积 V 来表示,图 5-9(a) 中的闭合曲线表示一个循环过程,曲线 ACB 表示吸收热量的过程,吸收的热量为 Q_1,曲线下的面积为工作物质在膨胀过程中对外界所做的正功;曲线 BDA 表示释放热量的过程,放出的热量为 Q_2,曲线下的面积为工作物质在压缩过程中对外所做的负功.闭合曲线所包围的面积等于工作物质在这一循环过程中所做的净功.图 5-9(b) 是热量流动和做功的示意图.一切热机的共同特点就是连续地进行循环过程,并不断地对外做功.对大量各种热机的观察表明,热能可以转化为功,热机就是实现这种转化的机器.热机在每一循环过程中都会实现三个方面的目的:① 从高温热源吸收热量 Q_1;② 向低温热源放出热量 Q_2;③ 对外做功 W.经过一个循环过程以后,工作物质回到了原来的状态,内能没有改变,热力学第一定律为

$$W = Q_1 - Q_2$$

可见热机在每一个循环过程中由高温热源吸收热量 Q_1,只有一部分转化为功 W,另一部分 Q_2 传递给了低温热源.

2. 热机的效率

热机性能的重要标志之一是它的效率,我们把热机对外所做的净功 W 与它所吸收热量 Q_1 的比值定义为热机的效率(efficiency of heat engine),用符号 η 表示,即

$$\eta = \frac{W}{Q_1} = \frac{Q_1 - Q_2}{Q_1} = 1 - \frac{Q_2}{Q_1} \qquad (5-18)$$

实际上 Q_2 不能为零,所以热机的效率永远小于 1,有时采用百分比表示.

如果循环按相反的方向进行,称为逆循环,如图 5-10 所示.

在膨胀过程 ADB 中,工作物质对外做功,同时从低温热源吸收热量 Q_2;在压缩过程 BCA 中,外界对工作物质做功,同时向高温热源放出热量 Q_1.经过一个循环过程,外界对工作物质所做的净功 W 等于循环过程闭合曲线的面积.热力学第一定律为

$$Q_2 + W = Q_1 \qquad (5-19)$$

上式说明工作物质向高温热源输送的热量 Q_1,包括来自低温热源吸入的热量 Q_2 和外界对工作物质所做的功 W(此功也转化为热量)两部分.所以,逆循环就是通过外界对工作物质做功,使热量从

低温热源转移到高温热源的过程. 低温热源的温度越来越低是制冷机的工作原理. 制冷机的效能以制冷系数 e 表示, 它定义为

$$e = \frac{Q_2}{W} = \frac{Q_2}{Q_1 - Q_2} \qquad (5-20)$$

二、 卡诺循环及其效率

瓦特(J. Watt, 1736—1819)是英国发明家. 经过瓦特的改进, 蒸汽机大大提高了实用价值, 被工业部门广泛采用. 但蒸汽机的效率很低, 只有 3%~5%. 为了提高热机的效率, 1824 年法国青年工程师卡诺(S. Carnot)提出了一种理想热机. 热机的工作物质为理想气体, 它只与一个高温热源和一个低温热源交换热量, 在每一个循环过程中只从高温热源吸热一次, 向低温热源放热一次, 高温热源和低温热源的温度在热机工作过程中不发生变化, 并且经历准静态的循环过程. 这种热机称为**卡诺热机**. 它的循环过程称为**卡诺循环**(Carnot cycle). 因此卡诺循环由两个等温过程和两个绝热过程组成, 可在 p-V 图上用两条等温线和两条绝热线所组成的一条闭合曲线来表示, 如图 5-11 所示.

文档: 卡诺

卡诺热机

卡诺循环

1. 卡诺循环

在图 5-11 所示的卡诺循环过程中, 在两个等温过程中系统吸入和放出热量的绝对值分别为 Q_1 和 Q_2, 根据热力学第一定律, 系统对外界所做的净功 W 等于系统从外界吸收的净热量

$$W = Q_1 - Q_2$$

设高温热源温度为 T_1, 低温热源温度为 T_2. 工作物质[假定物质的量为 ν(mol)], 在一个循环过程中的状态 1、2、3、4 四点的体积分别为 V_1、V_2、V_3 和 V_4. 状态 1→2 及状态 3→4 两个等温过程吸入和放出的热量分别为

文档: 蒸汽机的发明

$$Q_1 = \nu R T_1 \ln \frac{V_2}{V_1}$$

$$Q_2 = \nu R T_2 \ln \frac{V_3}{V_4}$$

可得

$$\frac{Q_2}{Q_1} = \frac{T_2}{T_1} \cdot \frac{\ln(V_3/V_4)}{\ln(V_2/V_1)} \qquad (5-21)$$

对于状态 2→3 及状态 4→1 两个绝热过程, 有

$$T_1 V_2^{\gamma-1} = T_2 V_3^{\gamma-1}, \qquad T_1 V_1^{\gamma-1} = T_2 V_4^{\gamma-1}$$

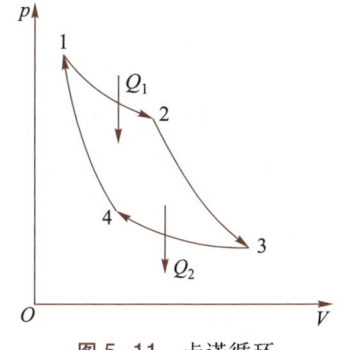

图 5-11 卡诺循环

整理可得

$$\frac{V_2}{V_1} = \frac{V_3}{V_4} \tag{5-22}$$

将式(5-22)代入式(5-21)并整理得

$$\frac{Q_2}{Q_1} = \frac{T_2}{T_1} \tag{5-23}$$

根据热机效率公式,可得卡诺热机的效率为

$$\eta = 1 - \frac{Q_2}{Q_1} = 1 - \frac{T_2}{T_1} \tag{5-24}$$

上式是用绝对温标表示的卡诺热机的效率. 由式(5-24)可以看出:卡诺循环的效率只由高温热源和低温热源的温度决定,且 T_1 和 T_2 的差别越大,效率就越高. 因为 T_2 不可能为零,故卡诺循环的效率总是小于 1 的.

2. 卡诺制冷循环

将卡诺热机的工作循环变为逆循环(状态 4→3→2→1→4),即通过外界对工作物质做功,从低温热源(温度为 T_2)吸收热量 Q_2,向高温热源(温度为 T_1)放出热量 Q_1,依据前面的讨论方法,可以得到卡诺制冷机的制冷系数为

$$e = \frac{Q_2}{W} = \frac{Q_2}{Q_1 - Q_2} = \frac{T_2}{T_1 - T_2} \tag{5-25}$$

从式(5-25)可以看出,当低温热源温度越低时,制冷系数就越小;制冷系数越小时,若要从低温热源吸取等量的热量,需要外界做功就越大.

例题 5-2

将一逆循环的卡诺热机作为电冰箱,当室温为 27.0 ℃时用冰箱把 1 kg 的 0 ℃的水结成冰. 问电源至少需要对冰箱做多少功? 冰箱周围是得到还是损失热量(冰的熔化热为 3.3×10^5 J·kg^{-1})?

解:由题意可知

$$T_1 = 300 \text{ K}, \quad T_2 = 273 \text{ K}$$

制冷系数

$$e = \frac{Q_2}{W} = \frac{T_2}{T_1 - T_2}$$

$$W = \frac{T_1 - T_2}{T_1} \cdot Q_2$$

$$= \frac{300 - 273}{273} \times 100 \times 333.6 \text{ J}$$

$$= 3.3 \times 10^3 \text{ J}$$

冰箱周围得到的热量为

$$Q_1 = Q_2 + W$$

$$= 1 \times 3.3 \times 10^5 \text{ J} + 3.3 \times 10^3 \text{ J}$$

$$= 3.33 \times 10^5 \text{ J}$$

第五节　热力学第二定律

一、概述

　　第一类永动机被热力学第一定律否定后,历史上曾经有不少人试图制造另一种热机,它能不断地完成循环动作,在每一个循环中吸入的热量被全部用来对外做功,即效率可以到达 100%,这种机器称为**第二类永动机**.它与第一类永动机不同,并不违反热力学第一定律.这种机器如能制成,它就可以从周围环境中吸取热量直接做功或转化为电能,能源是取之不尽的.有人曾经计算过,如果能制成第二类永动机,只要海水的温度降低 0.1 K,就可以供全世界使用 1 万年以上.但是人们所有的努力都失败了.于是人们得出结论:第二类永动机是不可能制成的,称为**热力学第二定律**.热力学第二定律可以有许多种不同的表述方式,其中开尔文(L. Kelvin, 1824—1907)和克劳修斯(R. Clausius, 1822—1888)的表述最具代表性.

　　开尔文表述:不可能从单一热源吸收热量,使其全部转化为有用功而不产生其他影响.

　　开尔文表述中的"单一热源"是指温度均匀而且恒定不变的热源.若热源不是单一热源,则工作物质就可以从温度较高的热源中吸取热量,向温度较低的热源释放热量,这实际上就等于有两个热源了."其他影响"是指工作物质除了从单一热源吸收热量并用它来做功以外,在外界不遗留任何其他变化.例如理想气体等温膨胀时,从单一热源吸收的热量全部用来对外做功,但气体的体积膨胀后并没有自动返回到原来的状态.

　　克劳修斯表述:热量不可能自动地由低温物体传到高温物体.

　　初看起来热力学第二定律的这两种表述并无关系.开尔文说的是热量转化为功的问题,而克劳修斯说的是热量传递的问题.但其实它们是等效的,而且它们在实质上都反映了自然界中有关热力学过程进行方向的同一规律.下面我们用反证法加以证明.

　　假设克劳修斯表述不成立,即热量 Q 能从低温热源 T_2 自动地传给高温热源 T_1 而且不产生其他影响,如图 5-12 所示.在两热源之间安装一热机,它从高温热源吸取热量 $Q_1 = Q$,一部分用来对外做功 W,另一部分热量 Q_2 传给低温热源,从而形成一个循

视频:热力学第二定律

第二类永动机

热力学第二定律

文档:克劳修斯

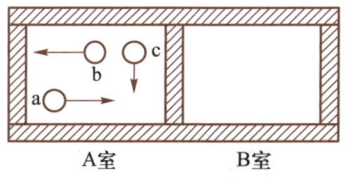

A室　　　　B室

图 5-12　气体自由膨胀

环. 而在这一循环过程中,总的效果是从单一低温热源吸收热量 $Q-Q_2$,全部用来对外做功 W,而高温热源不发生变化,这显然就违反了开尔文表述.

热力学第一定律指明能量守恒与转化的数量关系,热力学第二定律则说明并非所有能量守恒的过程都能进行,它反映的是关于过程进行方向和限度的理论,即**热现象的自然过程都具有一定的方向性**.

二、可逆过程和不可逆过程

一个系统经过一定的过程,从某一状态到达另一状态,又可以经过和原来完全一样的那些中间状态原路回到开始时的状态,而不引起外界任何变化,这种热力学过程称为**可逆过程**(reversible process);反之,若用任何方法都不能使系统和外界完全复原,则该过程称为**不可逆过程**(irreversible process). 热力学第二定律指出了热功转化和热传导的不可逆性. 实际上一切自发变化的过程都是不可逆的. 例如通过摩擦功可以转化为热量. 根据热力学第二定律,热量不可能再通过循环过程全部转化为功,因此功通过摩擦转化为热量的过程是不可逆过程;各部分浓度不同的溶液自动扩散,最后达到均匀,而浓度均匀的溶液不可能自动地变成不均匀;电流从高电势流向低电势而不会自动地从低电势流向高电势;铁会生锈,而铁锈不会自动地还原成铁等. 要想使过程逆向进行回到原来的状态,必须借助外来因素引起外界的变化从而对系统做功.

那么是否有可逆过程存在? 弹簧振子的振动,如果不考虑它所受的空气阻力和外在摩擦力的作用,则它的振动过程就可视为可逆的. 又如无摩擦或其他耗散效应的准静态过程,其中的每一步都达到了平衡,如果我们控制条件,使它按照与原过程相反的顺序进行,经过原来的所有中间状态,并消除所有的外界影响,则可使无摩擦的准静态过程成为可逆过程. 但实际上这样的条件是很难实现的,严格地说可逆过程只是一种理想的过程,我们只能实现与可逆过程非常接近的过程. 因此利用可逆过程的概念得到的结论是一种极限的情形. 虽然准静态过程和可逆过程在实际生活中是不存在的,但是这些概念有助于我们从理论上分析问题,从而得出解决实际问题的普遍原理,因此具有重要意义.

可逆过程

不可逆过程

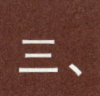

三、热力学第二定律的统计意义和适用范围

1. 热力学第二定律的统计意义

热力学第二定律指出:一切与热现象有关的宏观过程都是不可逆过程. 而热现象是与大量分子无规则热运动相联系的,因此,有必要从微观角度来研究热力学第二定律的统计意义.

首先分析气体自由膨胀的现象. 如图 5-12 所示,一个容器被分成容积相等的 A、B 两室. A 室充满气体,B 室保持真空. 考虑 A 室气体中的任意一个分子 a,在隔板抽掉前它只能在 A 室运动,把隔板抽掉后它就能在整个容器内运动. 由于碰撞,它就有可能一会儿在 A 室,一会儿又在 B 室,而它出现在 A、B 两室的机会是均等的. 即出现在 A 室的概率是 1/2. 为方便起见,假设只有 3 个分子(a、b、c),把隔板抽掉后这 3 个分子将在整个容器内运动. 以分子处在 A 室或 B 室来分类,这 3 个分子在容器内的分布就有 8 种组态. 每种组态代表了系统的一种微观态,每种微观态出现的概率是相等的(见表 5-2). 可以看出,从分子分布位置看,这 8 种微观态分属 4 种不同的宏观态. 3 个分子全部退回到 A 室或者是全部进入 B 室,这两种宏观态都只包含了 1 种微观态,它们出现的概率最低.

微观态	分子位置		宏观态	概率
	A 室	B 室		
1	a、b、c	0	A3B0	1/8
2	a、b	c		
3	a、c	b	A2B1	3/8
4	b、c	a		
5	a	b、c		
6	b	a、c	A1B2	3/8
7	c	a、b		
8	0	a、b、c	A0B0	1/8

表 5-2 气体分子在容器内的分布状况

统计力学可以证明,如果共有 N 个分子,按照前面的分类方法就有 2^N 个可能的微观态,而全部分子都退回到 A 室的概率是 2^{-N}. 实际上,任何一个宏观系统都包含了大量的分子,1 mol 的气体就含有约 $6.02×10^{23}$ 个气体分子. 因此当 1 mol 的气体自由膨胀后,所有 1 mol 的气体分子全部退回到 A 室的概率是 $2^{-6.02 \times 10^{23}}$,这样小的概率实际上是不可能出现的,而接近均匀分布的宏观态却包含了所有微观态中的绝大部分(99% 以上).

体自由膨胀过程的不可逆性,实质上反映了系统内部所发生的过程总是由概率小的宏观态向概率大的宏观态进行,而相反的过程在对外界不产生任何影响的条件下是不可能实现的. 因此,一个孤立的热力学系统,其内部发生的过程总是从高度有序的状态向比较无序的状态进行,由包含微观态数目少的宏观状态向包含微观态数目多的宏观态进行,这就是热力学第二定律的统计意义. 统计物理学认为,状态的无序可以用它的宏观态的热力学概率 P 来衡量. 所谓热力学概率的定义就是:与任意给定的宏观态相对应的微观态数称为该宏观态的 **热力学概率**. 因此热力学第二定律也可以从微观形式叙述为:一个孤立的热力学系统总是从高度有序、概率较小的状态向比较无序、概率较大的状态进行.

热力学概率

2. 热力学第二定律的适用范围

① 只适用于宏观过程,不适用于少量分子组成的微观体系. 例如在讨论过的气体自由膨胀过程中,假如只考虑一个分子的运动,就可能出现分子自动退回 A 室的情况,这与热力学第二定律不符.

② 只适用于有限范围内的孤立系统. 事实上热力学第二定律是建立在有限的空间和时间范围内所观察的现象的基础上,热力学所说的孤立系统是指外界对它影响较弱的有限系统,因此不能把热力学第二定律推广运用到无限的宇宙.

第六节 热效应的医学应用

一、致热效应的医学应用

1. 医疗诊断

我们知道人体的温度是恒定的,但是当人体的脏腑器官或者体内组织发生病变时,往往会有温度的变化. 通过导热在病人的体表或者穴位出现热区或冷区,然后通过红外热像仪进行接收,经过各种处理最终可形成热像图. 热像图的识别及病灶的分辨,需要临床经验的积累和检查手段的多样化. 很多疾病都会引起温

视频:热效应的医学应用

度的改变,这种改变对特定的器官或特殊的疾病有特殊的诊断效果,如头部、颈部、胃肠、乳腺、肺部、肝、胆、心血管、前列腺、脊椎、四肢血管等.红外热像仪对炎症、肿瘤、周围神经疾病、疼痛、腹腔不明出血等疑难症的诊断效果尤为突出,对判断是充血性炎症还是缺血性炎症(含妇科)有非常好的效果.实践证明,疾病在出现结构和形态变化之前,病灶区即呈现温度的变化,而且变化范围的大小、形状和温差的大小又反映了疾病的性质和程度.红外检测可以提早发现病人的病情,为患者赢得宝贵的确诊时间,实现早期治疗.

2. 治疗作用

红外线、可见光、紫外线等各种波长的光照射人体、被人体吸收后,都会产生致热效应.红外线是一种可见光谱红光外端以外、人眼看不见的光线.实际上,它是波长为 $0.76 \sim 1\,000\ \mu m$ 的电磁波,其中 $0.76 \sim 3\ \mu m$ 称为近红外线,$3 \sim 30\ \mu m$ 称为中红外线,$30 \sim 1\,000\ \mu m$ 称为远红外线(亦有将 $3\ \mu m$ 以上统称为远红外线).例如穴位红外线疗法,是指利用红外材料作为辐射源(即红外线辐射器)在人体的经络穴位上照射,使经络穴位产生致热效应和红外辐射效应.研究表明,波长在 $1 \sim 10\ \mu m$ 之间的红外谱线,对人体作用特别明显,其穿透人体的深度可达 2 cm,从而可温通经脉、宣导气血,具有类似针灸疗法的作用.红外线治疗的基础是其照射后直接产生的致热效应,进而影响组织细胞的代谢以及神经系统的调节功能.穴位红外线疗法虽是将红外线的热辐射直接作用于经络穴位或阿是穴(压痛点或病灶部位),但照射后除可以使局部血管扩张、血流加快外,血流还能把局部的热量带给全身,使全身的温度增高,从而作用于整个机体.主要作用有:消除扭、挫伤而引起的组织肿胀,加快血肿消除和吸收的速度;可抑制感觉神经的异常兴奋,故有镇痛作用;对于慢性感染性炎症,可增强细胞的吞噬功能和机体免疫能力;同时因加速血液流动有助于带走病理产物,起到消散炎症的作用;能增强组织的再生能力和细胞活力,消除肉芽水肿,促进肉芽和上皮生长,减少和制止皮肤表面渗出,加速创伤的愈合.远红外线能量能渗透至身体组织内超过 3 cm 的深处,其输出的能量会被转化,使之与身体本身的辐射能量相近.因此身体组织能吸收接近 93% 与皮肤接触的红外线.远红外线在脚底穴位所发挥的刺激作用能促进身体的血液循环,这是运用了反射疗法的理论,可舒缓血液循环所引起的肌肉疼痛.因激光的波长、强度、照射面等可以控制,现在临床上主要应用激光的致热效应.

二、致冷效应的医学应用

低温致冷效应在医学中的应用主要分为三个方面:低温保存、低温技术在临床医学中的应用及低温免疫.

1. 低温保存

在低温状态下保存生物的技术称为低温保存.医学上主要应用于人体细胞(如血细胞、生殖细胞等)、组织和器官的低温保存.角膜是眼睛中的重要组织.角膜移植就是用正常的眼角膜替换患者病变的角膜,使患眼复明或控制角膜病变,达到增进视力或治疗某些角膜疾患的目的.因此角膜移植手术在医学上是非常重要的手术.若供体角膜不采取低温保存处理,8小时后就会发生角膜内的蛋白沉淀、内皮细胞死亡的问题,而无法移植使用.超低温(-80 ℃以下)冰冻保存是一种长期保存角膜的方法,且保存的角膜和新鲜角膜无显著差异.

2. 低温技术在临床医学中的应用

在极低温度下破坏病变组织的手术称为冷冻手术.目前临床中使组织冷冻的方法有两种:一是用干冰或液氮直接作用于病变部位;二是用液态气体冷却置于待冻部位的金属探头.例如治疗由人乳头瘤病毒感染引起的常见皮肤病——扁平疣,常常使用棉球蘸一点液氮敷于扁平疣上冷冻.但这种技术控制难度高,受冻组织少,使用范围不广.相较而言在临床上冷冻探头使用较广泛.冷冻有即时麻醉作用,治疗几乎无痛.目前冷冻探头已经用于破坏皮肤血管异常,如微血管瘤、基底细胞癌、表皮瘤.由于冷冻到0 ℃以下的金属板与潮湿组织间牢固地黏着,这种技术在眼科已经应用于摘除白内障.在几秒钟内探头和潮湿晶体间会牢固黏着,可使眼内混浊的晶体脱离和旋转,并轻轻地把它从眼中取出.因为这种方法具有麻醉和愈合好的特点,在患病的耳膜、神经、血管、上皮组织及扁桃体摘除等手术中已经得到成功应用.

3. 低温免疫

低温免疫是组织细胞经冷冻后,使其中天然的或变化过的抗原物质,从组织扩散到产生免疫反应的部位而产生的某种抗体反应.在冷冻手术后发现,动物机体组织可激发一种抗体形成的特异反应.据报告,冷冻治疗前列腺癌能形成自家抗体,多次冷冻还能增加抗体的浓度,并发现其转移灶的范围逐渐缩小或消失.目前人们关于低温免疫方面的研究还有很多工作要做,还有很多生理机理不是很清楚.

第五章习题

5-1 解释下列术语:孤立系统、封闭系统、开放系统、外界、准静态过程.

5-2 说明热量、功和内能的概念以及它们之间的区别和联系.

5-3 一定质量的空气从热源吸收热量 $2.06×10^4$ J,内能增加 $3.18×10^4$ J,这一过程是空气对外界做功还是外界对空气做功? 做了多少功?

5-4 2 mol 的理想气体氮气在温度为 300 K、压强为 $1.0×10^5$ Pa 时,等温压缩到 $2.0×10^5$ Pa,求气体放出的热量.

5-5 如图所示,2 mol 单原子分子理想气体系统,初始状态 A 温度是 27 ℃,体积为 $2.0×10^{-2}$ m³. 此系统先做等压膨胀至状态 B(体积为原来的两倍),然后再做绝热膨胀至状态 C(温度等于起始温度),问系统自状态 A 经状态 B 到状态 C 的过程中:(1) 共吸收多少热量? (2) 内能变化了多少? (3) 系统对外做了多少功? (4) C 状态的体积是多少?

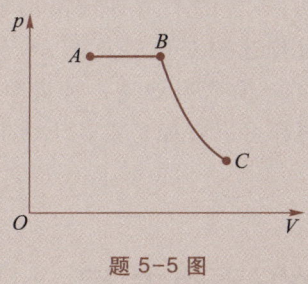

题 5-5 图

5-6 温度为 25 ℃、压强为 $1.01×10^5$ Pa 的 1 mol 刚性双原子分子理想气体,经等温过程体积膨胀至原来的 3 倍($\ln 3 = 1.098\ 6$).

(1) 计算这个过程中气体对外所做的功;

(2) 假若气体经绝热过程体积膨胀为原来的 3 倍,那么气体对外做的功是多少?

5-7 一定量的单原子分子理想气体,如图所示从初态 A 出发,沿图示直线过程变到另一状态 B,又经过等容、等压两过程回到状态 A.

(1) 求 $A→B,B→C,C→A$ 各过程中系统对外所做的功 W、内能的增量 ΔE 以及所吸收的热量 Q;

(2) 求整个循环过程中系统对外所做的总功以及从外界吸收的总热量(过程中吸热的代数和).

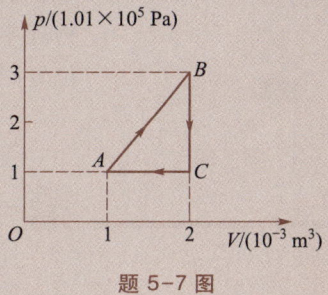

题 5-7 图

5-8 1 mol 氦气进行如图所示循环,其中 bc 为绝热线,ab 为等体线,ca 为等压线,求循环效率.

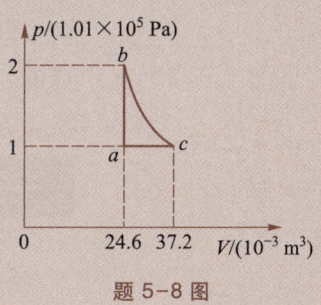

题 5-8 图

(韩永平 周 涛)

本章习题答案

第六章　机　械　振　动

振动

　　振动(vibration)是自然界中常见的运动形式之一,如交流电中的电流和电压的周期性变化、讲话时声带的振动、心脏的跳动、钟摆的摆动、晶体中原子的不停振动等.广义地说,任何一个物理量随时间的周期性变化都可以称为振动.在物理学、化学、生理学、气象学等许多学科中会涉及各种各样的振动.所有振动,尽管物理本质不同,但在很多方面都遵循着相同的规律.物体在一定位置附近所做的来回往复运动称为机械振动.

第一节　简谐振动

　　钟摆的摆动、心脏的跳动、声音的产生等现象都可以归类于机械振动,但其运动的形成及描述相对比较复杂,本节首先以最简单的弹簧振子作为研究对象.简谐振动是一种最简单、最基本的振动,其他任何复杂的振动都可以看成是由若干个简谐振动合成的.

一、简谐振动的运动方程

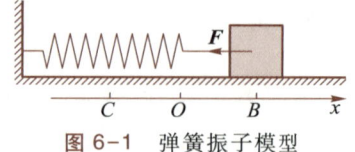

图 6-1　弹簧振子模型

　　一个质量可以忽略、弹性系数为 k 的轻弹簧,弹簧一端固定,另一端连接一个质量为 m 的物体(也称振子)放在光滑的水平面上,并假定物体与平面间无摩擦力,这样的系统就组成了一个弹簧振子,如图 6-1 所示,其中 O 点为弹簧自然伸长的位置.

　　由上述描述可以知道弹簧振子是一种理想模型,在这样一个模型中由于物体的大小对振动过程没有影响,可以把弹簧振子中的物体视为质点.

　　现在以弹簧振子为对象分析其受力及运动过程.以弹簧自由

伸长时物体所在位置为坐标原点建立坐标系,设 x 轴向右为正向,此时若用力将物体拉离平衡位置,由胡克定律可知物体受到弹簧的弹性力为 $F=-kx$,即弹簧的弹性力与物体的位移成正比,比例系数即弹簧的弹性系数 k,公式中的负号表示了弹性力的方向与位移方向相反. 当撤掉拉动物体的外力后,物体将在弹性力的作用下按牛顿第二定律 $F=ma$ 运动,有

$$-kx = ma$$

或

$$ma + kx = 0$$

将上式用微分形式表示,有

$$\frac{\mathrm{d}^2 x}{\mathrm{d}t^2} + \frac{k}{m}x = 0 \tag{6-1}$$

令

$$\omega^2 = \frac{k}{m} \tag{6-2}$$

则式(6-1)可写为

$$\frac{\mathrm{d}^2 x}{\mathrm{d}t^2} + \omega^2 x = 0 \tag{6-3}$$

式(6-3)是一个二阶常系数微分方程,根据数学方法该方程的解为

$$x = A\cos(\omega t + \varphi_0) \tag{6-4}$$

式(6-4)称为简谐振动的运动方程或振动方程. 将式(6-4)两边对时间求导数,得出简谐振动的速度 v 和加速度 a,分别为

$$v = \frac{\mathrm{d}x}{\mathrm{d}t} = -A\omega\sin(\omega t + \varphi_0) = A\omega\cos\left(\omega t + \varphi_0 + \frac{\pi}{2}\right) \tag{6-5}$$

$$a = \frac{\mathrm{d}v}{\mathrm{d}t} = -A\omega^2\cos(\omega t + \varphi_0) = A\omega^2\cos(\omega t + \varphi_0 + \pi) \tag{6-6}$$

弹簧振子是一种理想运动模型,简谐振动方程式(6-3)和方程解式(6-4)是描述理想运动的数学方程和数学解,式(6-4)描述了物理模型的运动过程,所以称为运动方程. 弹簧振子的振动并不是唯一的简谐振动,很多其他类型的运动都可以用简谐振动来描述,例如一个单摆的运动和刚体绕固定轴的往复运动(复摆)都可以用简谐振动方程来描述.

二、 简谐振动的特征量

振幅、角频率(或频率、周期)和相位是描述简谐振动的三个特征参量,根据这三个特征参量可以把一个简谐振动完全确定下来.

振幅

相位

　　式(6-4)中 A 称为**振幅**(amplitude)，$\omega t + \varphi_0$ 称为在时刻 t 的振动**相位**(phase)，其中 φ_0 称为初相位，简称初相，是由系统的初始条件所确定的，相位的单位是弧度(rad)．ω 称为角频率或圆频率．从其原始定义式(6-2)可以看出它与振动过程无关，是由弹簧振子的弹性系数和物体的质量所决定的，所以该物理量又称为固有圆频率，有时也称为本征圆频率，是振动系统本身固有的性质．式(6-4)描述了弹簧振子系统任一时刻物体所在位置与时间的关系，从余弦(或正弦)函数的基本性质可以知道：物体的位移有限、单值并周期性变化．物理学中将这种能应用于上述模型并

简谐振动

可用式(6-3)或式(6-4)描述的物理运动称为**简谐振动**(simple harmonic vibration)．为了描述物体振动的快慢，引入周期和频率的概念．振动物体完成一次完全振动所需要的时间，

周期

称为振动的**周期**(period)，记作 T，单位是秒(s)．周期的倒数，即该物体在单位时间内所完成的完全振动的次数，称为振动的

频率

频率(frequency)，记作 ν，单位是 Hz(赫兹)．ω、ν 和 T 三者的关系为

$$\nu = \frac{1}{T}$$

$$\omega = 2\pi\nu = \frac{2\pi}{T} \tag{6-7}$$

　　式(6-4)、式(6-5)、式(6-6)表明，做简谐振动的物体的速度和加速度，都按照与位移同样的规律在变化，不过它们在同一

相位差

时刻的相位彼此不同．相位的差值称为**相位差**(phase difference)．加速度和位移的相位差为 π，即它们的相位相反；速度与位移和加速度的相位差均为 $\frac{\pi}{2}$，但速度在相位上超前于位移，而落后于加速度．

　　振幅 A 和初相位 φ_0 由初始条件决定，即由 $t = 0$ 时的位移 x_0 和速度 v_0 的值所决定．在式(6-4)和式(6-5)中令 $t = 0$，有

$$x_0 = A\cos\varphi_0$$

$$v_0 = -A\omega\sin\varphi_0$$

由以上两式可得

$$A = \sqrt{x_0^2 + \frac{v_0^2}{\omega^2}} \tag{6-8}$$

$$\varphi_0 = \arctan\frac{-v_0}{\omega x_0} \tag{6-9}$$

例题 6-1

一水平放置的弹簧振子,已知弹簧的弹性系数 $k = 15.8$ N·m^{-1},振子的质量 $m = 0.1$ kg,在 $t = 0$ 时振子对平衡位置的位移 $x_0 = 0.05$ m,速度 $v_0 = -0.628$ m·s^{-1},求简谐振动的运动方程.

解:简谐振动的角频率

$$\omega = \sqrt{\frac{k}{m}} = \sqrt{\frac{15.8}{0.1}} \text{ s}^{-1} = 12.57 \text{ s}^{-1} = 4\pi \text{ s}^{-1}$$

A 和 φ_0 由初始条件决定:

$$A = \sqrt{x_0^2 + \frac{v_0^2}{\omega^2}} = \sqrt{0.05^2 + \frac{(-0.628)^2}{12.57^2}} \text{ m}$$

$$= 7.07 \times 10^{-2} \text{ m}$$

$$\varphi_0 = \arctan \frac{-v_0}{\omega x_0} = \arctan \left(-\frac{-0.628}{12.57 \times 0.05}\right)$$

$$= \arctan 1 = \frac{\pi}{4} \text{ 或} -\frac{3}{4}\pi$$

由于 $v_0 = -A\omega \sin \varphi_0 = -0.628$ m·s$^{-1} < 0$,

所以取 $\varphi_0 = \frac{\pi}{4}$.

简谐振动的运动方程为

$$x = 7.07 \times 10^{-2} \cos\left(4\pi t + \frac{\pi}{4}\right) \quad \text{(SI 单位)}$$

三、简谐振动的矢量图法

简谐振动中位移和时间的关系,可以用几何的方法形象地表示出来. 如图 6-2 所示,在 x 轴上取一点 O 作为原点,自 O 点起作一矢量 A,使其长度等于振幅 A,矢量 A 称为振幅矢量. $t = 0$ 时 A 与 x 轴所成的角度等于振动的初相位 φ_0,设 A 从此位置以大小与 ω 相同的角速度沿逆时针方向匀速转动,则在任一时刻 t,A 与 x 轴的夹角为 $\omega t + \varphi_0$. 可见在 x 轴上的投影 $A\cos(\omega t + \varphi_0)$ 就描述了简谐振动过程,这一几何表示方法又称为矢量图法. 矢量图法能够非常直观形象地描述简谐振动的运动规律,而且在研究同方向、同频率的振动合成时还可以避免用复杂的计算来得出所需要的结果. 由于 $\omega = 2\pi\nu$,即 ω 等于频率的 2π 倍,所以 ω 称为振动的角频率或圆频率.

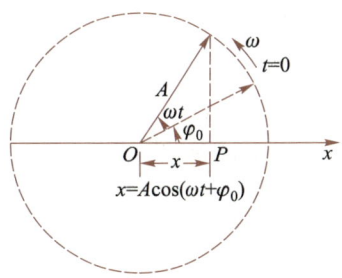

图 6-2 简谐振动的矢量图法

第二节 阻尼振动、受迫振动、共振

弹簧振子所代表的简谐振动是基于理想状态的运动,在物理现实中,绝大部分振动不是理想情况.非理想情况下的振动一般可以分为两种:阻尼振动和受迫振动.在自由状态下的非理想振动主要是阻尼振动.在外力的驱动下所做的振动称为受迫振动.

1. 阻尼振动

在弹簧振子模型中如果考虑到物体所受到的摩擦阻力或运动过程中的空气阻力,则在运动过程中振动系统的能量不断损耗,振幅不断减小,最后振动停止.这种往返过程非常类似简谐振动但振幅不断变小的运动就称为**阻尼振动**(damped vibration).

一般来讲,摩擦阻力或空气阻力与运动物体的运动速度成正比,如果用 F_f 表示阻力,则

$$F_f = -\gamma v = -\gamma \frac{dx}{dt}$$

其中负号表示力的方向与速度方向相反.式中比例系数 γ 称为阻力系数,它的大小与振动系统中物体的大小、形状及介质的性质有关.此时振动方程可写为

$$m\frac{d^2x}{dt^2} = -kx - \gamma \frac{dx}{dt}$$

令 $\dfrac{k}{m} = \omega_0^2, \dfrac{\gamma}{m} = 2\beta$,整理上式可得

$$\frac{d^2x}{dt^2} + 2\beta \frac{dx}{dt} + \omega_0^2 x = 0$$

ω_0 为无阻尼时振动系统的固有角频率;β 称为阻尼系数,与振动系统及介质性质有关.阻尼大小不同时,该微分方程的解不同,物体的运动状态也不同.阻尼振动的时域图如图 6-3 所示.

当阻尼较小或者说阻力与弹性力相比数值不是很大时,满足 $\beta \ll \omega_0$,微分方程的解为

$$x = Ae^{-\beta t}\cos(\omega t + \varphi_0)$$

同简谐振动类似,式中 A 和 φ_0 为积分常量,由初始条件决定,$\omega = \sqrt{\omega_0^2 - \beta^2}$,其振动曲线如图 6-3(a)所示.此时的振动类似一个振幅不断减弱的简谐振动,式中 $Ae^{-\beta t}$ 可以视为阻尼振动的振幅,它是随时间 t 按指数规律衰减的,β 越大,即阻尼越大,振幅衰减得越快,显然阻尼振动不是简谐振动,且不具备周期性和重复性.如果仍把相位变化 2π 所经历的时间称为周期(T),则阻尼振动的周期为

$$T = \frac{2\pi}{\omega} = \frac{2\pi}{\sqrt{\omega_0^2 - \beta^2}}$$

阻尼振动的周期比振动系统的固有周期长,即由于阻尼的作用,振动过程往复一个周期的时间变长了.上述这种阻尼作用较

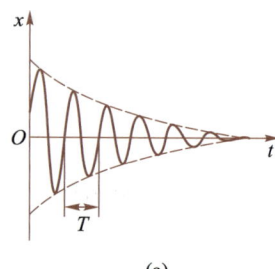

(a)

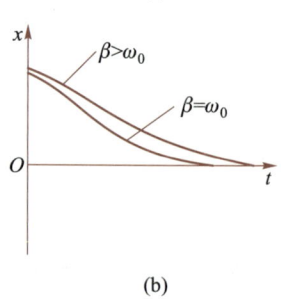

(b)

图 6-3　阻尼振动时域图

阻尼振动

小的情况称为欠阻尼.

当阻尼作用过大,即 $\beta > \omega_0$ 时,如图 6-3(b)中上方的曲线所示. 此时物体的运动既不是周期性的,也不在平衡位置附近做往复运动,而是随时间的延长缓慢地回到平衡位置,这种情况称为过阻尼.

当阻尼作用适当,即 $\beta \approx \omega_0$ 时,如图 6-3(b)中下方的曲线所示. 物体将以最快速度回到平衡位置,这种情况称为临界阻尼.

在物理现实中经常会遇到阻尼振动的情况,例如天平的摆动以及各种指针式仪表的指针接近指示值的过程均可视为阻尼振动. 在上述过程中仪器使用者往往希望指针尽快到达预定位置,即希望阻尼大一点;而在另一些问题中,比如振动培养器、转动的轮轴等,往往又希望阻尼越小越好. 所以在实际问题中有时需要减小阻尼,而有时需适当人为地加入阻尼. 例如精密天平、心电图机的指针内部都专门设计有电磁阻尼装置,以避免指针的大幅度摆动影响测量和观察.

2. 受迫振动

振动系统受到阻尼作用最终会停止振动. 要想获得一个持续稳定的等幅振动,必须对阻尼振动的系统施加周期性外力,外力不断做功给振动系统补充能量. 振动系统在连续周期性外力作用下的振动,称为**受迫振动**(forced vibration),周期性外力称为驱动力. 受迫振动的运动方程可写为

$$m\frac{d^2x}{dt^2} = -kx - \gamma\frac{dx}{dt} + F_0\cos\omega't$$

其中等号右边第三项为周期性驱动力,驱动力角频率为 ω'. 其他各项与阻尼振动相同.

令 $\frac{k}{m} = \omega_0^2$, $\frac{\gamma}{m} = 2\beta$, $h = \frac{F_0}{m}$,上式可写为

$$\frac{d^2x}{dt^2} + 2\beta\frac{dx}{dt} + \omega_0^2 x = h\cos\omega't$$

在小阻尼的情况下该方程的解为

$$x_0 = A_0 e^{-\beta t}\cos\left(\sqrt{\omega_0^2 - \beta^2}\, t + \varphi_0\right) + A\cos(\omega't + \varphi)$$

上式表示,受迫振动是由第一项表示的阻尼振动和第二项表示的简谐振动两项叠加而成. 第一项随时间逐渐减弱,经过一段时间将不再起作用. 第二项是振幅不变的振动,这就是受迫振动达到稳定状态时的等幅振动. 式中的振幅和初相位分别为

$$A = \frac{h}{\sqrt{(\omega_0^2 - \omega'^2)^2 + 4\beta^2\omega'^2}}$$

$$\varphi_0 = \arctan\frac{-2\beta\omega'}{\omega_0^2 - \omega'^2}$$

可见,受迫振动的振幅和初相位仅取决于振动系统自身的性质、驱动力的频率和振幅,与系统的初始条件无关.

3. 共振

共振

在受迫振动中,当驱动力频率与阻尼振动频率相近时,会发生受迫振动振幅最大的现象,称为**共振**(resonance).理论上共振振幅为

$$A_r = \frac{h}{2\beta\sqrt{\omega_0^2 - \beta^2}}$$

共振现象不仅发生在机械振动中,在声、光、无线电、原子和原子核物理及各种技术领域中都会遇到.共振有很重要的用途,如现代医学影像技术中利用原子核的共振现象来探测物质的结构、研究物质的性质及诊断疾病等.但不同频率的振动能激起人体不同部位的共振,对人体造成伤害.要防止共振,就要使驱动力的频率远远大于或远远小于系统的固有频率.

第三节　简谐振动的合成

一、同方向简谐振动的合成

1. 两个同方向、同频率的简谐振动的合成

设两个在同一直线上进行的同频率的简谐振动,在任一时刻 t 的运动方程分别为

$$x_1 = A_1\cos(\omega t + \varphi_1)$$
$$x_2 = A_2\cos(\omega t + \varphi_2)$$

它们的合振动可应用简谐振动的矢量图法很方便地得到,如图6-4所示.在 x 轴上取任一点 O,作两个长度分别为 A_1、A_2 的振幅矢量 $\boldsymbol{A}_1$、$\boldsymbol{A}_2$.在 $t=0$ 时,$\boldsymbol{A}_1$、$\boldsymbol{A}_2$ 与 x 轴的夹角分别为 φ_1、φ_2,由于 $\boldsymbol{A}_1$、$\boldsymbol{A}_2$ 以相同的角速度 ω 逆时针匀速旋转,所以它们之间的夹角不变,因而合矢量 $\boldsymbol{A}$ 的大小也不变.因为两个矢量在 x 轴上的投影之和必等于两个矢量之和的投影,所以合矢量 $\boldsymbol{A}$ 就是合振动的振幅矢量,合矢量 $\boldsymbol{A}$ 亦以同一角速度 ω 逆时针方向匀速旋转,合振动的运动方程为

$$x = A\cos(\omega t + \varphi)$$

可见合振动仍然是一个简谐振动,合振动的频率与分振动频率相

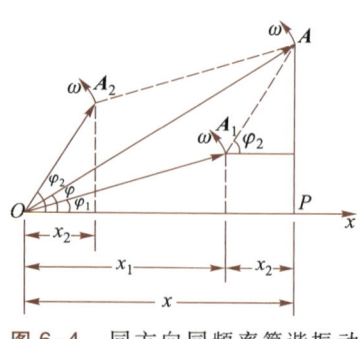

图6-4　同方向同频率简谐振动的矢量合成(矢量图法)

同. 合振动的振幅 A 和初相位 φ 都可用矢量合成的方法由几何关系求得,结果为

$$A = \sqrt{A_1^2 + A_2^2 + 2A_1 A_2 \cos(\varphi_2 - \varphi_1)} \qquad (6\text{-}10)$$

$$\tan \varphi = \frac{A_1 \sin \varphi_1 + A_2 \sin \varphi_2}{A_1 \cos \varphi_1 + A_2 \cos \varphi_2} \qquad (6\text{-}11)$$

由式(6-10)可知,合振动的振幅不仅与分振动的振幅有关,而且与两个分振动的相位差 $\Delta\varphi = \varphi_2 - \varphi_1$ 有关.

（1）相位差 $\Delta\varphi = 2k\pi$ $(k = 0, \pm 1, \pm 2, \cdots)$ 时,$\cos(\varphi_2 - \varphi_1) = 1$,由式(6-10)得

$$A = \sqrt{A_1^2 + A_2^2 + 2A_1 A_2} = A_1 + A_2$$

即当两个分振动的相位差为 π 的偶数倍时,合振动的振幅达到最大值,等于两个分振动的振幅之和.

（2）相位差 $\Delta\varphi = (2k+1)\pi$ $(k = 0, \pm 1, \pm 2, \cdots)$ 时,$\cos(\varphi_2 - \varphi_1) = -1$,由式(6-10)得

$$A = \sqrt{A_1^2 + A_2^2 - 2A_1 A_2} = |A_1 - A_2|$$

即当两个分振动的相位差为 π 的奇数倍时,合振动的振幅达到最小值,等于两个分振幅之差的绝对值,如 $A_1 = A_2$,则 $A = 0$,这时两振动抵消,而使物体处于静止状态.

上述为两种极端情况,一般情况下,相位差 $\Delta\varphi$ 可取任意值,而合振动的振幅取值在 $A_1 + A_2$ 和 $|A_1 - A_2|$ 之间,即 $A_1 + A_2 \geqslant A \geqslant |A_1 - A_2|$.

2. 两个同方向、不同频率的简谐振动的合成

两个同方向、不同频率的简谐振动,由于二者的相位差随时间变化,这时在矢量图中两振幅矢量间的夹角将不断改变,因而合矢量的长度和转动的角速度也将不断地改变,所以合矢量的投影不是简谐振动,而是比较复杂的振动. 以频率之比为 1:3 的两个简谐振动的合成为例,图 6-5 中的虚线和点线分别代表两个分振动(周期分别为 T_1、T_2),实线代表它们的合振动. 图 6-5 中(a)、(b)、(c)分别表示三种不同的初相位差所对应的合振动. 由图可知,在三种不同情况下,合振动曲线具有不同的形状,它们都不是简谐振动,但均是周期性振动,而且合振动的频率与分振动中的最低频率相等. 如果有两个以上分振动,它们的频率又都是最低频率的整数倍时,可以证明,上述结论仍然是正确的. 其中最低的频率称为基频,其他分振动的频率称为倍频.

将拍作为一个特例,考虑两个频率不同、但振幅和初相位相同且频率非常接近的振动合成的问题. 它们的振动方程为 $x_1 = A\cos(\omega_1 t + \varphi)$ 和 $x_2 = A\cos(\omega_2 t + \varphi)$. 利用三角恒等式,有

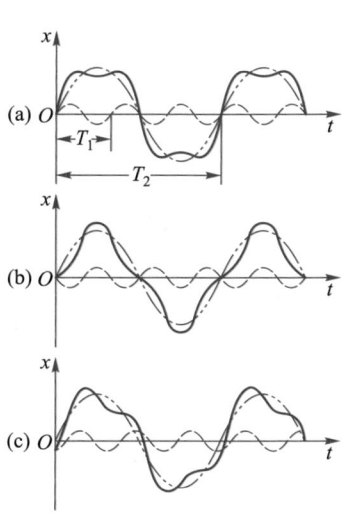

图 6-5　两个频率为 1:3 的简谐振动合成(三种情况对应三种不同的初相位差)

$$x = x_1 + x_2 = A\cos(\omega_1 t + \varphi) + A\cos(\omega_2 t + \varphi)$$

$$= 2A\cos\frac{\omega_2 - \omega_1}{2}t\cos\left(\frac{\omega_2 + \omega_1}{2}t + \varphi\right) \qquad (6-12)$$

由于 $|\omega_2 - \omega_1| \ll \omega_2 + \omega_1$,可将上式表示的运动视为振幅按照 $\left|2A\cos\dfrac{\omega_2 - \omega_1}{2}t\right|$ 进行缓慢的周期性变化而角频率等于 $\dfrac{\omega_2 + \omega_1}{2}$ 的振动,这种现象称为**拍**(beat).由于该因子的绝对值才代表振幅的变化,所以振幅变化的角频率是该因子角频率的两倍,即拍频为

$$\nu = 2 \times \frac{1}{2\pi}\left(\frac{|\omega_2 - \omega_1|}{2}\right) = |\nu_2 - \nu_1| \qquad (6-13)$$

拍频是两振动频率之差的绝对值,拍频在声学、光学、无线电技术等领域都有应用.

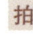

动画:拍

二、相互垂直的简谐振动的合成

设两个频率相同的简谐振动在相互垂直的 x、y 轴上进行,其运动方程分别为

$$x = A_1\cos(\omega t + \varphi_1)$$
$$y = A_2\cos(\omega t + \varphi_2)$$

将上式中的时间变量 t 消去,就得到了合成振动的轨迹方程:

$$\frac{x^2}{A_1^2} + \frac{y^2}{A_2^2} - \frac{2xy}{A_1 A_2}\cos(\varphi_2 - \varphi_1) = \sin^2(\varphi_2 - \varphi_1) \qquad (6-14)$$

一般说来,这是个椭圆方程.图 6-6 表示相位差为某些固定值时合成振动的轨迹.可见,两个频率相同的相互垂直的简谐振动的

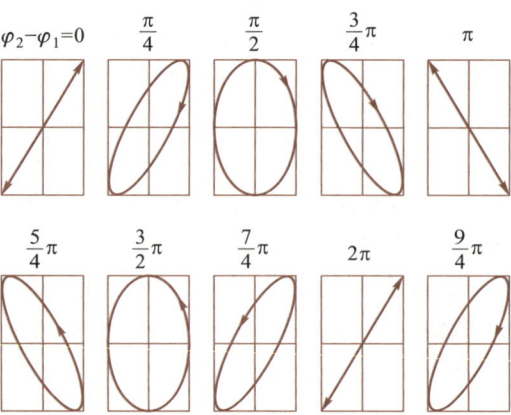

图 6-6 在不同相位情况下,两个同频率、相互垂直的简谐振动的合成

合成,合振动在一直线、椭圆或圆上进行.轨迹的形状和运动方向由两个分振动振幅的大小和相位差决定.

　　如果两个简谐振动的频率只有很小的差异,则可以近似视为两个频率相同的简谐振动的合成,不过相位差在缓慢地变化,因此,振动的轨迹将不断地按图 6-6 所示的次序变化,即在图中所示的矩形范围内自直线变成椭圆、再变成直线等.

　　如果两个简谐振动的频率相差很大,但有简单的整数比时,则合振动也具有稳定的封闭轨迹.图 6-7 表示的是频率比分别为 3:1 和 3:1 时合成振动的轨迹.这种频率成简单整数比时所得到的稳定的轨迹图形称为李萨如图形.如果已知一个振动的频率,就可根据图形求出另一个振动的频率.这曾经是比较方便和比较常用的一种测定频率的方法.

动画:李萨如图形

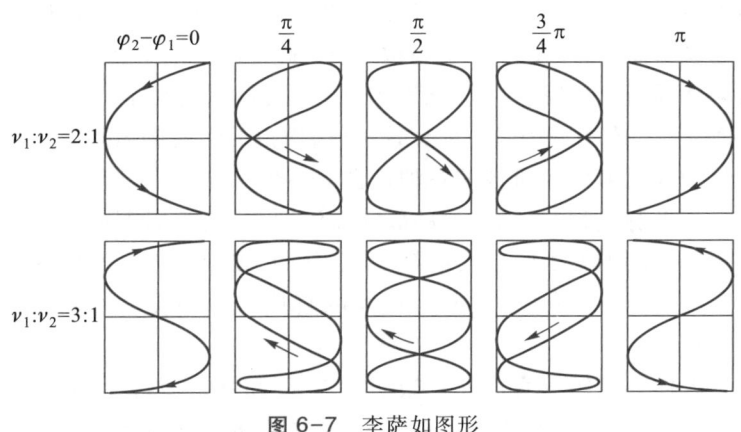

图 6-7　李萨如图形

第四节　振动的医学应用

一、机械振动对人体的生物效应

　　机械振动是一种十分普遍的物理现象.我国的传统医学很早就将其作为一种治疗手段加以应用,如中医推拿学基本手法中的"振动类手法"和"叩击类手法"等.现代科学化振动平台的应用,扩大了将机械振源作用于人体以期治疗疾病的范围.目前,机械振动的生物效应在各种慢性疾病的康复、运动员的力量训练以及减肥等方面正日益引起人们的重视.

振动手法是中医康复治疗技术中的重要手法. 振动通过能量传递使受振物体内部发生共振,其影响程度与振动频率、幅度、方向及时间有关. 振动可通过人工或机械振动的方式进行.

人体是复杂的共振系统,振动会使某些组织器官的结构发生相应的变化,改变一些组织的压力,影响淋巴液的流动;振动会使一些组织器官之间发生相对运动,摩擦生热使局部温度上升而影响其功能,甚至对细胞行为产生影响. 振动对人体的生物效应,通过局部的组织器官和细胞等结构而产生,再通过神经、体液的反射调节或经络调节而获得. 手法的良性刺激,可使局部皮肤温度升高,改善组织代谢,使皮肤润泽而有弹性;可使肌肉内毛细血管开放增多,加强局部的血液供给,改善营养,增强韧带、肌腱的弹性和活动性,促进关节滑液的分泌与流动,促进关节周围的血液、淋巴液循环;骨折内固定后接受细微运动可产生骨折段内应变,促进骨折愈合;振动可直接刺激胸壁,同时通过反射机制使呼吸活动加深,改善肺通气,增强胃肠蠕动,改善消化机能,改善心肌供血状况. 振动手法以一种交替挤压、松弛的形式刺激神经末梢,通过神经反射引起机体的各种良性应答性反应,还可调节大脑的兴奋与抑制过程;振动能帮助静脉血液回流,引起周围血管扩张,血压降低. 用振动手法直接挤压淋巴管,可使淋巴液回流加快;对腹腔施加压力,可通过对肌肉组织的直接作用和反射作用,增加排尿量.

人体各组织器官均处于振动状态,因而其生理特性都具有各自的周期性. 当各组织器官的状态通过振动调整到有序状态时,便形成整体性的波动,波动的传播路线即中医学所说的经络,即气血运行的通路. 现代医学证明,人在安静状态时只有 6% ~ 8% 的毛细血管处于开放状态,运用振动手法在相应的部位或穴位操作后,可对气血起到推动作用,使微循环泵血功能得到加强,使组织内更多的毛细血管开放,血流增多,流速加快. 振动手法能通过经络这一多层次、多功能、多形态的立体调控系统及远端的神经感受器,将作用传递到其他组织和病灶区,加强正常组织的细胞功能,激活病变组织细胞,使机体恢复正常状态.

在患者的头、耳、腰及背部给予适当的振动手法,能影响患者的自主神经系统功能,使交感神经的紧张程度明显减轻,患者身心得以放松,从而缓解紧张的心理状态,增加亲和力,减轻抑郁、焦虑、抵抗感. 可以用于疾病治疗,如肌肉酸痛、骨折、骨质疏松、关节肿胀、失眠、焦虑、自主神经功能紊乱、胃肠功能失调、小便不利、哮喘、心慌等;可以用于预防保健,适度的振动能增强骨骼强度,加强心肺功能,促进血液循环,增强细胞免疫功能,降低血黏度,从而能预防疾病,增进健康;可以用于减肥美容,振动手法能促使脂肪分解,增进皮肤血液供应,促进激素的分泌,改善组织弹性;可以加速清除局部代谢产物,消除肌痉挛,用于缓解紧张和疲劳.

　　机械振动因其显著的成骨效应及非侵入、无创、不良反应小等特点,在治疗骨质疏松症、骨折及预防老年性骨丢失中,将会有广阔的应用前景.机械应力能显著地改变骨中血流,并通过影响血流来影响其成骨能力;可以增加肌肉血流量,有利于骨血灌注,进而引起骨生长增加和抑制骨量丢失.机械应变(如应变幅度、应变率、振动频率、振动时间等)的变化驱动着骨骼的构建与重塑,并相应地调整骨骼的结构.当骨骼应变低于一个最小有效应变域值范围时,骨质和骨骼的力学特性等可以得到维持,如果骨骼内的局部应变超过了该范围,骨骼将进行构建以改变其结构使局部应变归于该范围内,从而增强骨密度及骨的机械性能.

　　运动是生命存在的重要形式,振动与生命活动有密切关系.分析探讨外力振动与人体内部自身振动之间的相互影响及作用机理,以确定外来振动对人体内部器官产生良好生理反应的最佳频率、振幅和振动波形,即最佳生理振动效应,更好地防治疾病,为人类的健康服务.

二、振动噪声测试技术在医学上的应用

　　振动噪声测试技术在口腔临床医学及实验室研究方面有着广阔的应用前景.振动噪声测试技术能准确、快速地测量器械实际应用时的力学状况,测量结果符合口腔实际情况,还能对整个过程实施监控,直观性强.它可对人体口腔、颌面部等各种生理、病理信息进行采集、放大并转换成容易测定的量,通过计算机的处理、分析与计算,正确地将以上信息记录和储存下来.生理、病理信息经过相互比较可用于口腔疾病的诊断,通过网络远距离传输可用于远程医疗.各种信息以容易为人理解的方式显示,也可为口腔解剖生理研究、应力应变研究等提供新的实验方法.在正畸治疗中,通过振动噪声测试技术,可实时监控正畸力的大小及牙齿的受力情况,以利于随时调整,从而提高医疗质量.

　　动态喉镜(laryngostroboscope)又名频闪喉镜,是一种用来观察声带振动、检查喉功能的不可缺少的仪器.其特点是采用频闪

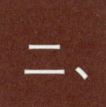

动态喉镜

光源,通过喉镜看到缓慢运动的或静止的声带视觉假象.它可以将其他喉镜无法观察到的声带振动和黏膜波动显示在荧光屏上,并可录制存盘,永久保存,为喉科疾病(包括早期喉癌)的诊断与鉴别、判定手术效果、会诊、随访、教学和科研工作提供依据.它在喉科学、病理嗓音学和艺术嗓音学等领域发挥了重要作用.

根据塔尔博特定律,每个形象在暴露后可以在视网膜上保留 0.2 s,也就是说,如果物体的振动频率大于 5 Hz,肉眼将无法区别每个相位的清晰形象,只能看到各相位形象叠加的弥散模糊影像.发音时声带做快速振动,每秒钟可达 80~1 000 次,甚至高达 2 000 次,人眼是无法分辨的.为了详细地观察声带的振动,就必须借助于某种方法,使快速的振动相对地减慢下来,这就是动态喉镜技术的原理.如果一个有规律振动的物体被一个相同频率的闪光所照射,过滤掉其他相位的干扰,这个物体将固定在振动周期中,产生一个静止的图像.如果闪光的频率与振动物体的频率略有差别,也就是每次闪光在振动体上的相位后移或前移时就产生了缓慢运动图像,这是利用了人眼的视觉暂留引起的光学错觉.发声的基频通过喉麦克风、声频放大器、差频产生器,最后传至氙灯,氙灯按同样或略有差别的频率发射间断光束,从而保证闪光频率始终与声带振动频率一致或保持一定差频(0~2 Hz),以观察声带的静相或动相.快速振动的声带好像静止或大大减慢了速度,使医生能看到复杂的声带振动的图像,从而发现某些普通喉镜下不能发现的微小病变.

动态喉镜是研究声带振动的仪器,因此动态喉镜检查的一些理论基础都是与声带振动的理论及其组织结构分不开的.在发音时,不仅声带有轻微的开闭(振动),而且覆盖声带的黏膜在声带表面及上方有水波样滚动,并认为这是由于振动体与表面覆盖声带的黏膜的质量不同引起的.声带振动是一个由被盖层、本体层组成的双重振动体,它是声带振动和黏膜波动的组织学基础.

动态喉镜检查结果一般包括声带的静止像和慢动像两方面,特别是在嗓音疾病的早期诊治和深入研究方面能提供更多的信息.声带振动模式是喉功能最好的显示器,它可以灵敏地反映喉部的微小病变.研究声带振动模式的变化,对喉病的诊断、治疗及预后具有重要意义.声带黏膜层的炎症、肿胀、角质化、瘢痕或纤维化等都会导致被盖层变硬、僵直、质量增加、松软度下降、被动伸张及变形的顺应能力降低,致使黏膜波动的频率、幅度下降,甚至消失.环甲肌功能过高时,如青春期假声,表现为音调高,声带振幅小,关闭不好;功能性失声时,声带黏膜波消失;声带息肉时其振动不对称,但连续振动多规则;上皮增生时声带振动多不对称,振幅和黏膜波动虽下降,但不如浸润性癌明显.黏膜表面的浅层病变对声带振动的影响较小,但在病变深、范围广的疾病(如结核、肿瘤)中,病变由黏膜层向深层浸润,波及本体层,使两层融为一体,整个声带变硬,质量增加,体积增大,弹性和变形能力丧失,在病变的发展过程中,就会相应地出现黏膜波动消失,进而声带振动消失.声带癌和喉乳头状瘤使声带振幅显著下降,黏膜波动消失,病变处多无振动,故动态喉镜可帮助确定肿瘤的浸润范围(图6-8).

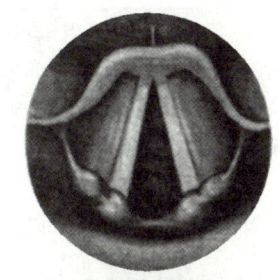

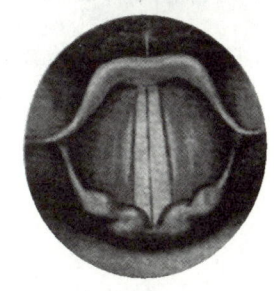

图 6-8　用动态喉镜观察后的外形

　　嗓音的产生与声带振动有直接关系,其振动形态、振动基频、周期变化、相位变化、黏膜波动和声带张力的变化都是重要参量.这些参量可通过动态喉镜检查获得.因此动态喉镜不仅是病理嗓音检查的重要工具,而且在艺术嗓音研究方面亦有其独特的优势.科技工作者通过动态喉镜等仪器调查分析歌唱家的元音高峰共振源,提出了嗓音方面的新见解.为使嗓音学研究更具客观准确性,利用动态喉镜进行定量分析,取得了良好的效果.动态喉镜检查能显示声带功能调节的情况和保持恒定音调的能力,在音域测定方面也有较多的应用.

　　广义地讲,任何一个物理量在某个定值附近的反复变化都可称为振动.心电图是现代医学心脏无创伤检查的重要方法之一.心脏机械收缩前,心肌先产生电激动,由于人体是个容积导体,心肌的这种电激动相对人体体表就等效为电矩大小和方向随心脏跳动周期性变化的电偶极子,医学上称为心电向量.心电向量是一个在大小和方向上都随时间做周期性变化的矢量,使人体各处电势也随之做周期性变化.测量和描绘人体体表某两点间的电势差随时间变化的波形,就可得到心电图.心电图反映了心肌传导机能是否正常,用于心脏疾病的诊断.

第六章习题

　　6-1　与轻弹簧的一端相接的小球沿着 x 轴做简谐振动,振幅为 A,位移与时间的关系可用余弦函数表示.若 $t=0$ 时,小球的运动状态分别为:(1) $x=-A$;(2) 过平衡位置,向 x 轴负方向运动;(3) 过 $x=A/2$ 处,向 x 轴正方向运动;(4) 过 $x=A/\sqrt{2}$ 处,向 x 轴负方向运动.试确定上述各种状态的初相位.

　　6-2　一振动的质点沿 x 轴做简谐振动,其振幅为 5.0×10^{-2} m,频率为 2.0 Hz.(1) 如该质点在时间 $t=$ 0 时,经平衡位置向 x 轴正方向运动,求振动表达式;(2) 如该质点在 $t=0$ 时,经平衡位置向 x 轴负方向运动,求振动表达式.

　　6-3　质量为 5.0×10^{-3} kg 的振子做简谐振动,其振动方程为 $x=6.0\times10^{-2}\cos\left(5t+\dfrac{2}{3}\pi\right)$,式中 x 的单位是 m,t 的单位是 s.求:(1) 角频率、频率、周期和振幅;(2) $t=0$ 时的位移、速度、加速度和所受的力.

6-4 经验表明,当车辆沿竖直方向振动时,如果振动的加速度不超过 $1.0\ \mathrm{m\cdot s^{-2}}$,乘客就不会有不舒服的感觉. 若车辆沿竖直方向的振动频率为 $1.5\ \mathrm{Hz}$,求车辆振动振幅的最大允许值.

6-5 两个同方向、同频率的简谐振动的运动方程为 $x_1 = 4\cos\left(3\pi t + \dfrac{\pi}{3}\right)$ 和 $x_2 = 3\cos\left(3\pi t - \dfrac{\pi}{6}\right)$（SI 单位）,求它们的合振动的运动方程.

6-6 设某质点的位移可用两个简谐振动的叠加来表示,其运动方程为 $x = A\sin\omega t + B\sin 2\omega t$.（1）写出该质点的速度和加速度表达式;（2）这一运动是否为简谐振动?

6-7 一质点同时参与两个相互垂直的简谐振动,其表达式分别为 $x = A\cos\omega t$,$y = -2A\sin\omega t$,试求合成振动的形式.

（高云飞）

本章习题答案

第七章 机械波和声波

扰动或物理信息在空间中传播的过程称为波或**波动**(wave).因在扰动或物理信息传播的同时存在着能量的传播,因此波也是能量传递的过程.

波动可以分为机械波和电磁波.机械振动在弹性介质中的传播形成**机械波**(mechanical wave),例如水波、声波、地震波等.而电磁波却是由同相位且相互垂直的电场和磁场在空间中衍生发射的振荡粒子波,具有波粒二象性,例如光波、紫外线、红外线、无线电波、X 射线、γ 射线等.

机械波本质上是质点振动在弹性介质中传播的过程.介质中的质点间总是相互联系并存在相互作用的弹性力,因此当任意一个质点振动时,就会使邻近质点跟随振动.这样一个质点牵连一个质点振动下去,就会将振动由近及远地传播出去,于是机械波就这样形成了.因此,波动是振动在物质中的传播过程,无传播介质振动就无法传播,波动也无法形成.电磁波与机械波本质上完全不同,两者绝对不能混淆.前者本质上是电场和磁场相互转化形成的,本章不再详细论述.但在很多情况下本章所讨论的机械波的特征与规律也适用于电磁波,这也进一步说明波动有许多共同的规律.在现代社会,机械波的应用非常广泛,包括声呐、超声波检测、医学成像等。这些技术的发展不仅提高了生产效率,也改善了人们的生活质量.

本章将研究机械波的基本概念、特征及运动规律,并讨论声波的基本原理、基本性质及**超声波**(ultrasonic wave)在医学中的应用.

波动

机械波

超声波

第一节 机械波的产生及描述

视频:机械波概述

一、机械波

弹性介质(elastic medium)是由弹性力联系着的微粒组成的

弹性介质

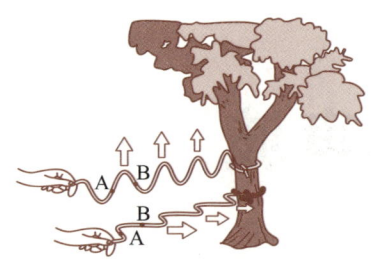

图 7-1　绳子上传播的波

波源

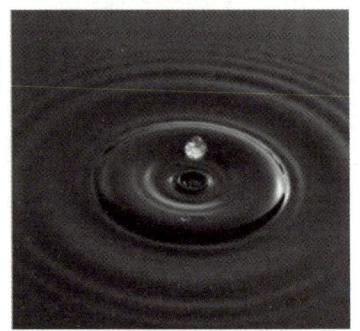

图 7-2　水面波

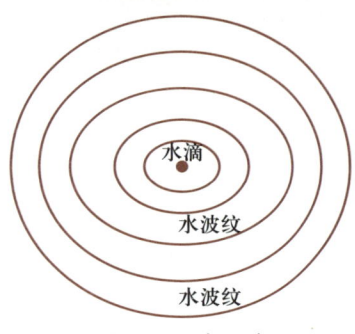

(a) 弹簧上的纵波

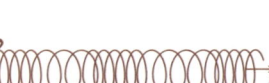

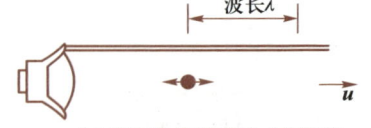

(b) 喇叭发出声音形成的纵波

图 7-3　弹簧上的纵波和喇叭发出声音形成的纵波

介质. 弹性介质中,各个相邻质点间都由相互作用的弹性力联系. 当某个质点受外界扰动偏离平衡位置时,它将对周围其他质点产生弹性力作用,使周围质点也离开平衡位置,在各自平衡位置附近振动起来. 该质点周围的其他质点也将对其有弹性回复力作用,使其在平衡位置附近振动. 因此,介质中一个质点振动就会牵连与其相邻的质点振动,而相邻质点的振动又会牵连另一些更远的质点振动,这样依次带动使振动以一定的速度由近及远地向各个方向传播出去. 这种机械振动在弹性介质中的传播过程称为机械波. 激发波振动的系统称为**波源**(wave source). 例如,拉紧一根具有一定弹性的绳子,使一端固定,另一端沿垂直于绳子的方向振动,如图 7-1 所示,这个振动就会沿绳子向另一端传播,在绳子上形成波. 又如,一滴水落在平静的水面上,激发水的振动,这个振动就会以水滴落水点为中心,向周围水面传播出去(见图 7-2). 另外,地震波、声带的振动等都是机械波.

由以上示例可知,产生机械波必须具备两个条件:一要有做机械振动的物体作为波源;二要有能够传播机械振动的弹性介质.

需要注意的是,波动传播的是振动状态,介质中各质点仅在各自平衡位置附近振动,并不随波前进. 根据介质质点振动方向与波的传播方向的关系,可将机械波分为横波和纵波. 如果介质质点振动方向与波的传播方向垂直,形成波峰、波谷,这种波称为横波. 如果介质质点振动方向与波传播方向平行,形成周期性的稀疏和密集区,这种波称为纵波,也叫疏密波. 例如绳子上传播的波是横波,弹簧上产生的沿轴振动的波及喇叭发出的声波都是纵波(见图 7-3).

横波使介质产生切变,只能在可承受切变的物体(固体)中才能传递;因固体具有切变弹性和张变弹性的性质,所以它既可传播横波又能传播纵波. 而气体没有切变弹性,所以只能传播纵波,不能传播横波. 如果纵波在介质中产生张变或体变,所有物体(固、液、气体)就都能承受张变或体变,也就是说,纵波可以在所有介质中传播. 然而,有些波动比较特殊,例如水波,又称为表面波,它既非纯粹的横波,也不是单一的纵波,它是在液面凹凸不平时,表面张力和重力对偏离平衡位置的质点提供的回复力而引起的,严格地说,它是横波与纵波的复合波. 因此,水面上的各个质点并非做上下运动,而是沿近似圆形的轨道振动.

二、波的几何描述

当波动在介质中产生时,振动将沿着各个方向传播,经过一定时间后到达介质中的某些点处,则这些质点以相同相位同时开始振动,为了形象地描述波在空间的传播,通常将某一时刻以相同相位振动的质点连成的面称为**波阵面**或**波面**(wave surface).显然波面是同相位面.某一时刻振动到达的各质点连成的面被称为**波前**(wave front).任意时刻,波前只有一个,波面却有任意多个.

波面可以表现为各种形状,波面的形状决定其类型,在各向同性的均匀介质中,若波源的大小、形状可忽略不计,将其视为点波源,则振动由波源向各个方向对称传播,因此形成的波面是一组以点波源为球心的同心球面,这种波称为**球面波**(spherical wave),若波源形状为平面,或者球面波的半径足够大,而我们研究的仅为球面上很小的区域时,这个小区域内的波面也可近似认为是平面,如在地球上研究太阳光波的情况,这种波称为**平面波**(plane wave),如图7-4所示.如果介质是各向同性且均匀的,波的传播方向总是垂直于波面.因此将与波面垂直,背向波源的一组线称为**波线**(wave line),又叫波射线,它的指向就是波的传播方向.波在各向异性介质中传播时,波线一般不与波面垂直.

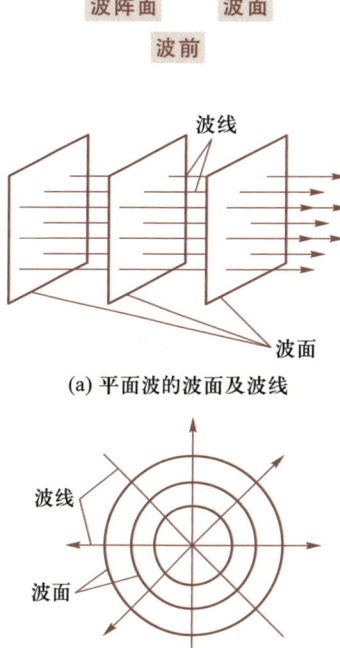

(a) 平面波的波面及波线

(b) 球面波的波面及波线

图7-4 平面波和球面波的波面及波线

三、波速、波长和频率

波速、波长和波的周期、频率是表征波动特性的物理量.根据前面讨论可知,波的传播实际上就是介质中质点振动状态的传播.为了准确描述在介质中振动传播的快慢程度,将单位时间内波面的传播距离称为**波速**(wave velocity),用 u 表示.在波传播的任一振动状态,同一波线上的两个相邻的、相位差为 2π 的质点间的距离称为**波长**(wave length),用 λ 表示,其表示一个完整波形的长度,如图7-5所示.波传播一个完整波长距离所需的时间称为**波的周期**,用 T 表示.波的频率就是周期的倒数,即 $\frac{1}{T}=\nu$.单位时间内通过波线上某点的完整波形的个数,即为波数.其实,波在传播时,每一个质点都在重复波源的振动,因此各质点的振动频率也与波源相同.

一个周期内波会前进一个波长的距离,因此波速 u、波长 λ、周期 T 和频率 ν 之间的关系为

$$u = \frac{\lambda}{T} = \lambda\nu \tag{7-1}$$

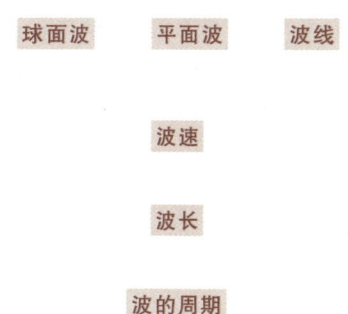

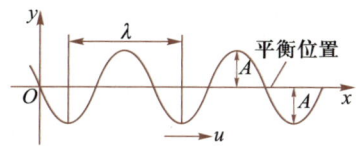

图7-5 用波长描述波的空间周期性

这是波动理论中最基本的关系式,对任何类型的波都适用.波速反映了振动传播的快慢,振动的传播又是通过介质中各质点间的弹性力实现的.因此,波速必然取决于介质的弹性和惯性,具体来说,就是取决于介质的弹性模量和密度.理论研究证明,横波和纵波在固体介质中的传播速度 u 分别可以表示为

$$u=\sqrt{\frac{E}{\rho}} \quad （纵波、固体） \tag{7-2}$$

$$u=\sqrt{\frac{G}{\rho}} \quad （横波、固体） \tag{7-3}$$

杨氏模量

切变模量

式中,E 为介质的**杨氏模量**(Young modulus),单位是 Pa;G 为**切变模量**(shear modulus),单位是 Pa;ρ 为密度,单位是 $kg \cdot m^{-3}$.

在液体或气体中,纵波的传播速度为

$$u=\sqrt{\frac{K}{\rho}} \quad （纵波、液体或气体） \tag{7-4}$$

体积模量

式中,K 为介质的**体积模量**(bulk modulus),单位是 Pa.在标准状态的空气中,声速为 331.45 $m \cdot s^{-1}$.

四、波动方程

我们知道,在传播波的介质中,各振动质点彼此间都有一定的联系,因此,为了深入研究波动的特性,人们推导出了各质点振动及其彼此联系的数学表达式,被称为**波动方程**(wave equation).

波动方程

在图 7-6 中,设波以速度 u 沿 Ox 方向传播,波源位于坐标原点 $O(x=0)$ 处,即在 O 点的质点振动初相位为 φ,则该质点的振动方程为

$$y=A\cos(\omega t+\varphi) \tag{7-5}$$

式中,A 为振幅,单位是 m;ω 为角频率,单位是 Hz;y 为波源质点在 t 时刻离开平衡位置的距离,单位是 m.

现在考虑距离原点为 x 的任一点 P 的振动情况.经时间 x/u 后,振动从 O 点到达 P 点,即与 O 处质点相比,P 处质点的振动推迟了 x/u,所以 P 处质点在 t 时刻的位移等于 O 处质点在 $t-x/u$ 时刻的位移.由此可写出 P 点处的质点振动方程为

$$y=A\cos\left[\omega\left(t-\frac{x}{u}\right)+\varphi\right] \tag{7-6}$$

由于 P 点是任意选取的,所以表示的就是波传播途径中任意一质点的运动规律,称为平面简谐波的波动方程.

由 ω、λ、ν、T 和 u 之间的关系,上式可写为如下形式:

$$y = A\cos\left[2\pi\left(\frac{t}{T}-\frac{x}{\lambda}\right)+\varphi\right] = A\cos\left[2\pi\left(\nu t-\frac{x}{\lambda}\right)+\varphi\right]$$

$$= A\cos\left[(\omega t-kx)+\varphi\right]$$

$$(7-7)$$

式中,$k = 2\pi/\lambda$,称为波数(表示在 2π m 内所包含完整波的数目).

将式(7-7)分别对 x 和 t 求导数,得

$$\frac{\partial^2 y}{\partial^2 t} = -A\omega^2\cos\left[\omega\left(t-\frac{x}{u}\right)+\varphi\right]$$

$$\frac{\partial^2 y}{\partial^2 x} = -A\frac{\omega^2}{u^2}\cos\left[\omega\left(t-\frac{x}{u}\right)+\varphi\right]$$

两式相比,得

$$\frac{\partial^2 y}{\partial^2 t} = u^2\frac{\partial^2 y}{\partial^2 x} \qquad (7-8)$$

式(7-8)称为波动方程的微分形式,式(7-6)是该式的一个解.

在波动方程中 x、t 是两个自变量,有两种情况:第一,对于给定的距离 x 来说,位移 y 仅是 t 的函数,表明该点在各时刻的振动情况;第二,对于给定的时刻 t 来说,位移 y 仅是 x 的函数,则表示某一时刻在 x 轴上各点位移的分布情况,即该时刻的波形;第三,如果 x 和 t 都在变化时,则波动方程表示在波的传播方向上每一个不同的质点在不同时刻的位移,反映了波形的传播.

如果该平面简谐波传播方向为 x 轴负方向,则在图 7-6 中,与 O 处质点相比,P 处质点的振动提前了 x/u 的时间,即 P 质点在 t 时刻的位移等于 O 处质点在 $(t+x/u)$ 时刻的位移.所以 P 点在任意时刻 t 的位移为

$$y = A\cos\left[\omega\left(t+\frac{x}{u}\right)+\varphi\right] \qquad (7-9)$$

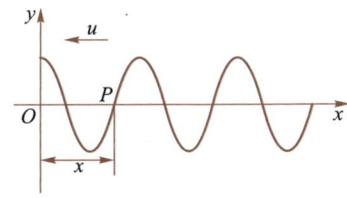

图 7-6　波动方程的推导

例题 7-1

一波源做简谐振动,振动方程为 $y = 0.04\cos(2.5\pi t)$ (SI 单位),该波在介质中传播的速度为 $100\ \mathrm{m\cdot s^{-1}}$,试求:

(1) 该质点的波动方程;

(2) 在波源起振 2.0 s 后,距离波源 20 m 处质点的位移和速度.

解:(1) 根据题意,该质点的波动方程为

$$y = 0.04\cos\left[2.5\pi\left(t-\frac{x}{100}\right)\right] \quad \text{(SI 单位)}$$

(2) 在距离波源 20 m 处质点的振动方程为

$$y = 0.04\cos\left[2.5\pi(t-0.2)\right] \quad \text{(SI 单位)}$$

在波源起振 2.0 s 后,该处质点的位移为
$$y = 0.04\cos(4.5\pi) = 0 \ \text{m}$$
该处质点的速度为
$$v = \mathrm{d}y/\mathrm{d}t = -\omega A\sin[2.5\pi(t-0.2)]$$

$$= -2.5\pi \times 0.04\sin(4.5\pi) \ \text{m} \cdot \text{s}^{-1}$$
$$= -0.314 \ \text{m} \cdot \text{s}^{-1}$$
由此可见,质点的振动速度与波的传播速度是两个完全不同的概念.

第二节　波的能量与强度

一、波的能量

波动不仅是振动状态的传播,也是一种能量传递的方式. 波动时介质中各质点在各自的平衡位置附近振动,因此具有动能,同时,介质因形变而具有弹性势能. 设一列平面简谐波在密度为 ρ 的均匀介质中传播时,其波动方程为

$$y = A\cos\omega\left(t - \frac{x}{u}\right) \quad (\text{假设 } \varphi = 0) \qquad (7\text{-}10)$$

式中 y 表示各介质元偏离平衡位置的位移,则每一介质元的振动速率表示为

$$v = \frac{\partial y}{\partial t} = -A\omega\sin\omega\left(t - \frac{x}{u}\right) \qquad (7\text{-}11)$$

在介质中取体积为 ΔV、质量为 Δm 的介质元,$\Delta m = \rho\Delta V$,当波传播到此介质元时,此介质元将开始振动,因而具有动能 ΔE_{k},其动能为

$$\Delta E_{\mathrm{k}} = \frac{1}{2}\Delta m v^2 = \frac{1}{2}\rho\Delta V v^2 \qquad (7\text{-}12)$$

式中,v 为介质元的振动速度,单位是 $\text{m} \cdot \text{s}^{-1}$.

将式(7-11)代入动能计算式中,得

$$\Delta E_{\mathrm{k}} = \frac{1}{2}\rho\Delta V v^2 = \frac{1}{2}\rho\Delta V A^2\omega^2\sin^2\omega\left(t - \frac{x}{u}\right) \qquad (7\text{-}13)$$

同时,此介质元也要发生形变,因而具有形变势能 ΔE_{p}. 现假设一列平面纵波沿着密度为 ρ 的弹性细长棒状介质传播,若将棒分成很多小段,每一小段将不断受到拉伸和压缩,可观察一个体积为 ΔV 的介质元 ab,a、b 两点的坐标分别为 x 和 $x+\Delta x$,若某一时刻此介质元 ab 正在被拉长,a 处质点的位移为 y,b 处质点的位

移为 $y+\Delta y$，由图 7-7 可知，ab 间介质的绝对伸长量为 Δy，其原长度为 Δx，则此介质元的张应变为 $\varepsilon=\dfrac{\Delta y}{\Delta x}=\dfrac{\partial y}{\partial x}$，将波动方程中的 t 视为常量而求 y 对 x 的导数，记作 $\dfrac{\partial y}{\partial x}$：

$$\frac{\partial y}{\partial x}=\frac{A\omega}{u}\sin\,\omega\left(t-\frac{x}{u}\right)$$

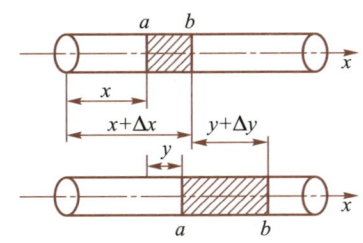

图 7-7　介质元的形态势能

而此介质元所具有的形变势能应表示成其体积与形变势能密度的乘积，即

$$\Delta E_{\mathrm{p}}=\Delta V\cdot E\cdot\frac{1}{2}\cdot\left(\frac{\partial y}{\partial x}\right)^{2}=\frac{1}{2}\rho\Delta VA^{2}\omega^{2}\sin^{2}\,\omega\left(t-\frac{x}{u}\right)$$

$$(7\text{-}14)$$

令 $E=\rho u^{2}$，E 为介质的杨氏模量.

　　介质元的动能和势能变化大小始终相等，且是同相位的，这点与单个谐振子的情形完全不同.

　　介质元在时刻 t 时的总能量（机械能）为

$$E_{\mathrm{total}}=\Delta E_{\mathrm{p}}+\Delta E_{\mathrm{k}}=\rho\Delta VA^{2}\omega^{2}\sin^{2}\,\omega\left(t-\frac{x}{u}\right)\qquad(7\text{-}15)$$

上式表明，介质元的总能量是在最小值（0）与最大值（$\rho\Delta VA^{2}\omega^{2}$）之间周期性地变化的，且总能量是时间和位置的函数. 当时间一定时，各介质元的总能量是位置的函数，并做周期性变化. 就介质元而言，当其位置一定时，不同时刻具有不同能量，且随时间进行周期性变化. 这恰好说明波动过程中任意介质元均是不断地从前边介质元吸收（由零到最大值过程）和放出能量（由最大值到零的过程），因此，对某一介质元，由于要与外界发生能量交换，总机械能是不守恒的. 这与孤立谐振动系统中，动能和势能相互转化，总机械能守恒的情况是完全不相同的.

　　介质中单位体积的波动能量就是**波的能量密度**（energy density of wave），用 w 表示：

波的能量密度

$$w=\frac{E_{\mathrm{total}}}{\Delta V}=\rho A^{2}\omega^{2}\sin^{2}\,\omega\left(t-\frac{x}{u}\right)\qquad(7\text{-}16)$$

　　由于波的能量密度随时间变化，通常取一个周期内的平均值——平均能量密度 $\bar{w}$，因为在一个周期内，正弦平方的平均值为 $\dfrac{1}{2}$，所以平均能量密度为

$$\bar{w}=\frac{1}{2}\rho A^{2}\omega^{2}\qquad(7\text{-}17)$$

即波的平均能量密度与振幅的平方、频率的平方和介质的密度成

正比. 这个关系对于横波和纵波都适用.

二、 波的强度

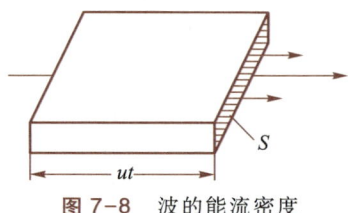

图 7-8　波的能流密度

波的强度

由前面的讨论可知,在波动过程中,能量随波动在介质中传递,或者说沿波前进的方向流动,因此可以引入能流密度或者波强度来描述能量流的大小.

在介质中垂直于波速 u 截取面积 S,如图 7-8 所示,则在时间 t 内通过面积 S 的平均能量等于体积 utS 中的平均能量,即

$$\overline{E} = \overline{w}utS \qquad (7-18)$$

式中 $\overline{w}$ 是平均能量密度. 将单位时间内通过垂直于波传播方向的单位面积上的平均能量称为能流密度,又称为**波的强度**(intensity of wave),用 I 表示,即

$$I = \frac{\overline{E}}{tS} = \overline{w}u = \frac{1}{2}\rho u A^2 \omega^2 \qquad (7-19)$$

由上式可知,波的强度与介质密度、波速、振幅的平方、频率的平方的乘积成正比. 它是表征波动中能量传播的重要物理量之一. 波的强度的单位为 $W \cdot m^{-2}$ 或 $W \cdot cm^{-2}$.

例题 7-2

已知在液体中传播的超声波声强为 $120\ kW \cdot cm^{-2}$,频率为 $500\ kHz$,液体密度为 $1.0\ g \cdot cm^3$,声速为 $1\ 500\ m \cdot s^{-1}$,求此时液体质点振动的振幅.

解: 由 $I = \frac{1}{2}\rho u A^2 \omega^2$,得

$$A = \frac{1}{\omega}\sqrt{\frac{2I}{\rho u}} = \frac{1}{2\pi \times 5 \times 10^5}\sqrt{\frac{2 \times 120 \times 10^7}{1 \times 10^3 \times 1.5 \times 10^3}}\ m$$

$= 1.27 \times 10^{-5}\ m$

可见,能量虽大,但液体质点振动的振幅却很小.

实际上,机械波在介质中传播时强度随传播距离的增加而减弱,振幅也随之减小,这就是波的衰减. 导致波衰减的原因主要有两点:第一,由于介质黏性(内摩擦)或其他原因,波的能量随传播距离的增加而逐渐转化为其他形式的能量,此现象为介质的吸收;第二,由于波的扩散、散射等,波的总能量虽未减少,但能量分布面积增加,因而造成强度降低.

设平面波在均匀介质中沿 x 轴正向传播,在 $x = 0$ 处入射波的强度为 I_0,在 x 处强度为 I,通过一层厚度为 dx 的介质时,由于

介质的吸收,波的强度减弱了$-\mathrm{d}I$.实验证明,波的强度与其在介质中传播距离的关系可表示为

$$-\mathrm{d}I = \mu I \mathrm{d}x \tag{7-20}$$

式中的比例系数 μ 是与介质的性质和波的频率有关的常量,被称为介质的**吸收系数**(absorption coefficient).上述微分方程可写成

吸收系数

$$\frac{\mathrm{d}I}{I} = -\mu \mathrm{d}x \tag{7-21}$$

$$\ln I = -\mu x + C \tag{7-22}$$

已知 $x = 0$ 时,$I = I_0$,故积分常量 $C = \ln I_0$,于是有

$$\ln I = -\mu x + \ln I_0 \tag{7-23}$$

$$I = I_0 \mathrm{e}^{-\mu x} \tag{7-24}$$

此公式称为指数吸收定律,说明该平面波在均匀介质中传播时,波的强度随传播距离的增加按指数规律衰减.

对于球面波,它的能量除被介质吸收以外,还由于它的波面面积随传播距离增加,通过单位面积的能量减少,进一步引起强度减弱.下面的例子可说明在均匀介质中传播的球面波在不同波面上波的强度之间的关系.

设球面波在 t_1、t_2 时刻的波前分别是半径为 r_1、r_2 的球面,面积分别为 $S_1 = 4\pi r_1^2$ 和 $S_2 = 4\pi r_2^2$.单位时间内通过这两个波面的平均能量分别为

$$E_1 = 4\pi r_1^2 I_1 \tag{7-25}$$

$$E_2 = 4\pi r_2^2 I_2 \tag{7-26}$$

如果介质内波的能量没有被吸收或以其他方式损失掉,则由能量守恒定律可知,单位时间内通过两个波面的能量应该相等,即

$$4\pi r_1^2 I_1 = 4\pi r_2^2 I_2 \tag{7-27}$$

由此可得 $\dfrac{I_1}{I_2} = \dfrac{r_2^2}{r_1^2}$,又 $\dfrac{I_1}{I_2} = \dfrac{A_1^2}{A_2^2}$,于是有

$$\frac{A_1}{A_2} = \frac{r_2}{r_1} \tag{7-28}$$

上述公式说明,在球面波传播过程中,波的强度与波阵面到波源的距离的平方成反比,与振幅的平方成正比;且平面波的振幅与传播的距离成反比.

第三节　波的叠加与干涉

一、惠更斯原理

惠更斯原理

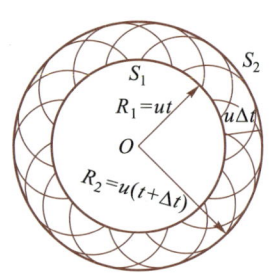

(a) 球面波的波前

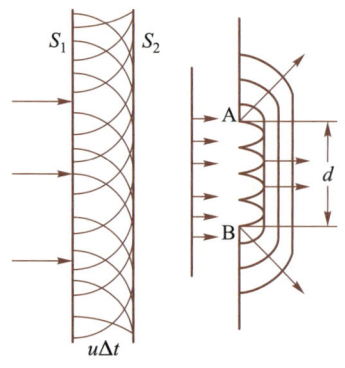

(b) 平面波的波前　　**(c) 波的衍射**

图 7-9　用惠更斯原理求波面

波的衍射

　　惠更斯原理（Huygens principle）被广泛地用于解决波的传播问题. 它不仅适用于机械波, 也同样适用于电磁波; 既可用于各向同性的介质, 也可用于各向异性的介质.

　　根据介绍过的波的产生过程, 我们可以认为在介质中任何做周期性运动的质点都可视为能够引起波动的波源. 惠更斯原理就以这种看法为基础. 这一原理可表述如下:

　　介质中波动到达的各个质点皆可视为新的波源, 向各个方向发出子波. 任意时刻这些子波的包迹, 就是新的波阵面.

　　应用惠更斯原理, 可从已知的波前用几何作图法求下一时刻的新波前, 因而解决了波前传播的方向问题. 在图 7-9(a) 中, 波动从波源 O 出发, 以速度 u 向四周传播, 已知 t 时刻的波前是半径为 R_1 的球面 S_1, 要找出 $t+\Delta t$ 时刻的波前 S_2, 先以 S_1 上各点为球心（子波源）, 以 $u\Delta t$ 为半径, 画一系列半球形子波, 再作这些子波的包迹, 就是新波前 S_2. 平面波的情况如图 7-9(b) 所示.

　　在图 7-9(c) 中, 当平面波垂直入射到有狭缝 AB（缝宽为 d）的障碍物上时, 用惠更斯原理作出下一时刻的波前, 这个新波前除中央部分仍为平面外, 靠近狭缝边缘部分发生了弯曲. 因在各向同性的介质中, 波线垂直于波面, 边缘的波线改变了原来的方向. 这表明波动能绕过障碍物传播, 这种现象称为**波的衍射**（diffraction of wave）.

　　理论和实践都证明, 不是任何条件下都会发生明显衍射现象. 只有在波面上被阻挡部分的线度（即障碍物的线度）或者波面上未被阻挡部分的线度（即孔或缝的线度）比入射波长更短或差不多时, 才能发生明显衍射现象. 衍射现象是波独具的特征之一.

　　惠更斯原理还可以用来解释波的反射和透射.

二、波的叠加

　　实践证明: 不同波源产生的几列波在同一介质中可同时互不

影响地通过某一区域;在相遇区域外,每一列波都能独立地保持自己原有的特性(波长、频率、振幅及振动方向等)不变,按照原来波传播的方向继续前进,就像在各自的路程中,没有遇到过其他波一样,这就是波传播的独立性原理.在波相遇的区域内,任一质点的振动是每一列波单独存在时所引起的振动的合振动,也就是说,任一时刻质点的位移是每一列波单独存在时在该点引起振动位移的矢量和.这种波动在相遇处的振动合成的独立性原理称为**波的叠加原理**(superposition principle of wave).例如,各种音乐的声波传入人耳时,各种声音保持原有音色,人们仍能分辨,而未混淆.两颗石子掉入水里激发的圆形水面波互相交叠后,仍然以各自小石子的落水点为中心成圆形波面独立传播.

波的叠加原理

三、 波的干涉

一般来说,振幅、频率与相位都不同的几列波在某点叠加时,引起的合振动是复杂的.当频率、振动方向、初相位相同或相位差恒定的两列波相遇时,在叠加区域的某些位置,振动始终加强,而在另一些位置上振动始终减弱或完全抵消,因而其强度在空间形成稳定的振动状态分布,这种现象称为**波的干涉**(interference of wave).满足以上三个条件,能产生干涉现象的波,称为**相干波**(coherent wave),相应的波源称为**相干波源**(coherent source).

波的干涉

相干波

相干波源

设有两个相干波源 O_1 和 O_2,其振动表达式分别为

$$y_{01} = A_{01}\cos(\omega t + \varphi_1) \tag{7-29}$$
$$y_{02} = A_{02}\cos(\omega t + \varphi_2) \tag{7-30}$$

若介质是均匀、各向同性的,叠加区中任意一点 P 到两波源的距离分别为 r_1 和 r_2,两列波在 P 点的振幅分别为 A_1 和 A_2,则 P 点的两个分振动的表达式分别为

$$y_1 = A_1\cos\left(\omega t + \varphi_1 - \frac{2\pi r_1}{\lambda}\right) \tag{7-31}$$

$$y_2 = A_2\cos\left(\omega t + \varphi_2 - \frac{2\pi r_2}{\lambda}\right) \tag{7-32}$$

P 点的合振动为

$$y = y_1 + y_2 = A\cos(\omega t + \varphi) \tag{7-33}$$

式中 A 是合振动的振幅,可写为

$$A = \sqrt{A_1^2 + A_2^2 + 2A_1A_2\cos\left(\varphi_2 - \varphi_1 - 2\pi\frac{r_2 - r_1}{\lambda}\right)} \tag{7-34}$$

合振动的初相位 φ 由下面的公式求出：

$$\varphi = \arctan \frac{A_1 \sin\left(\varphi_1 - \dfrac{2\pi r_1}{\lambda}\right) + A_2 \sin\left(\varphi_2 - \dfrac{2\pi r_2}{\lambda}\right)}{A_1 \cos\left(\varphi_1 - \dfrac{2\pi r_1}{\lambda}\right) + A_2 \cos\left(\varphi_2 - \dfrac{2\pi r_2}{\lambda}\right)} \qquad (7-35)$$

两个相干波在 P 点产生的两个分振动的相位差 $\Delta\varphi\left(\Delta\varphi = \varphi_2 - \varphi_1 - 2\pi\dfrac{r_2 - r_1}{\lambda}\right)$ 是一个常量，合振幅 A 也是一个常量. 由合振幅 A 的表达式可知，符合条件

$$\Delta\varphi = \varphi_2 - \varphi_1 - 2\pi\frac{r_2 - r_1}{\lambda} = \pm 2k\pi \quad (k = 0, 1, 2, \cdots) \quad (7-36)$$

的空间各点，合振幅最大，$A = A_1 + A_2$，称为干涉加强. 而符合条件

$$\Delta\varphi = \varphi_2 - \varphi_1 - 2\pi\frac{r_2 - r_1}{\lambda} = \pm(2k+1)\pi \quad (k = 0, 1, 2, \cdots)$$

$$(7-37)$$

的空间各点，合振幅最小，$A = |A_1 - A_2|$，称为干涉减弱. 若 $A_1 = A_2$，则 $A = 0$，称为干涉相消.

如果两相干波源的初相位相同，即 $\varphi_1 = \varphi_2$，$\Delta\varphi$ 只取决于两个波源到 P 点的波程差 $(\delta = r_2 - r_1)$，当

$$\delta = r_2 - r_1 = \pm 2k\frac{\lambda}{2} \quad (k = 0, 1, 2, \cdots) \quad (7-38)$$

时，则两个初相位相同的相干波源，在其叠加区域内，波程差为半波长偶数倍的各点，合振动振幅最大，干涉加强；当

$$\delta = r_2 - r_1 = \pm(2k+1)\frac{\lambda}{2} \quad (k = 0, 1, 2, \cdots) \quad (7-39)$$

时，则两个初相位相同的相干波源，在两列波的叠加区域内，距离两波源的波程差等于半波长的奇数倍的各点，合振动振幅最小，干涉减弱.

对于波程差介于 $\pm 2k\dfrac{\lambda}{2}$ 和 $(2k+1)\dfrac{\lambda}{2}$ 之间的点，合振动的振幅介于上述两种情况之间.

干涉现象是波独有的又一个特征. 干涉不仅存在于机械波中，而且也存在于其他的波中，只不过机械波更易产生干涉. 干涉现象不仅对波动光学非常重要，而且对近代物理学的发展也有重要意义. 另外，在激光技术中也会应用到干涉原理.

四、 调幅波

设两列振幅相等、初相位均为零的波以接近的频率和波长在同一个空间区域、沿同一个方向传播,由平面简谐波方程可知,波动方程可以分别表示为

$$y_1 = A\cos\left[(k+\Delta k)x+(\omega+\Delta\omega)t\right] \qquad (7-40)$$

$$y_2 = A\cos\left[(k-\Delta k)x+(\omega-\Delta\omega)t\right] \qquad (7-41)$$

合成波为

$$y = y_1+y_2 = 2A\cos(\Delta kx+\Delta\omega t)\cos(kx-\omega t) \qquad (7-42)$$

上式可理解为一个高频率 ω 的波,其振幅被一个频率 $\Delta\omega$ 很低的包络所调制,如图 7-10 所示,调制因子为 $2A\cos(\Delta kx-\Delta\omega t)$. 合成波振幅本身(合成波的包络)形成一个波,这个波相对合成波而言是缓慢变化的,称为**调幅波**(amplitude modulated wave).

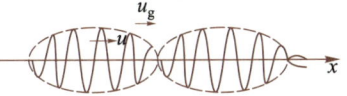

图 7-10 调幅波的相速度和群速度

实际上,合振动是一个受低频 $\Delta\omega$ 调制且平均频率为 ω_0 的复色平面波,由上式引出两个特征速度,即相速度和群速度. 一个是具有一定相位的点的传播速度 $u=\omega/k$,这种振动状态的传播过程也就是相位的传播过程,因此也称为**相速度**(phase velocity). 另一个是调制包络的运动速度,即图 7-10 中虚线表示的波的传播速度. 由于包络包裹着一群短波,称为**群速度**(group velocity). 当频率差 $\Delta\omega$ 很小时,群速度实际上就是时间角频率对空间角频率(波数)的导数. 若定义 $u_g = \Delta\omega/\Delta k = d\omega/dk$. 因为 $\omega = uk$,将式子两端对 k 微分得

$$u_g = \frac{d\omega}{dk} = u+k\frac{du}{dk} \qquad (7-43)$$

若相速度 u 与频率无关,则 du/dk 为零,此时 $u_g=u$. 因此,在非色散介质或真空中相速度和群速度之间没有差别,但在色散介质中,群速度不等于相速度. 在正常色散区域中,群速度小于相速度;在反常色散区域中,群速度则大于相速度.

五、 驻波

1. 驻波的概念

驻波是简谐波干涉的特例. 同一直线上沿相反方向传播的两列简谐波,如果振动频率和振幅都相同,相位差恒定,就会叠加形成**驻波**(standing save).

设有沿 x 轴正、反两个方向传播的两列简谐波,取其振动相

位始终相同的点作为坐标轴的原点,并且在 $x=0$ 处质点向上振动到达最大位移时开始计时,即令该处质点振动的初相位为零. 那么,沿 x 轴正、反两个方向传播的两列波的波动方程为

$$y_1 = A\cos 2\pi \left(\frac{t}{T} - \frac{x}{\lambda} \right) \tag{7-44}$$

$$y_2 = A\cos 2\pi \left(\frac{t}{T} + \frac{x}{\lambda} \right) \tag{7-45}$$

其合成波为

$$y = y_1 + y_2 = 2A\cos 2\pi \frac{x}{\lambda} \cos 2\pi \frac{t}{T} \tag{7-46}$$

称为驻波. 上式表示驻波上各点都在做简谐振动,各点振动频率相同,是原来波的频率. 但各点振幅随其位置 x 的不同而不同,其大小按余弦函数规律变化.

根据驻波振幅在空间中的分布可推断出驻波不是振动状态的传播,也就是说没有能量的传播. 形成驻波的各质点都在做稳定振动. 振幅最大的点称为**波腹**(wave loop),对应于 $\left| \cos 2\pi \frac{x}{\lambda} \right| = 1$,即

波腹

满足 $2\pi \frac{x}{\lambda} = \pm k\pi$ ($k=0,1,2,\cdots$)的点,由此可得波腹的位置为

$$x = \pm k \frac{\lambda}{2} (k=0,1,2,\cdots) \tag{7-47}$$

波节

振幅为零的点称为**波节**(wave node),对应于 $\left| \cos 2\pi \frac{x}{\lambda} \right| = 0$,即

满足 $2\pi \frac{x}{\lambda} = \pm(2k+1)\frac{\pi}{2}$ ($k=0,1,2,\cdots$)的点,由此可得波节的位置为

$$x = \pm(2k+1)\frac{\lambda}{4} (k=0,1,2,\cdots) \tag{7-48}$$

相邻波腹间距离为 $\Delta x = x_k - x_{k-1} = \frac{\lambda}{2}$,同样可得到相邻两波节间距离为 $\Delta x = \frac{\lambda}{2}$. 波腹与波节间的距离为 $\lambda/4$. 这可作为一种测量波长的方法,只要测定相邻波腹或相邻波节间的距离,就可确定波长 λ.

2. 驻波的特点

由于系数 $2A\cos 2\pi \frac{x}{\lambda}$ 随 x 值的不同,或大于零或小于零,这使振动因子 $\cos 2\pi \frac{t}{T}$ 每经过一个波节便反向一次. 所以,在相邻

两波节之间的点称为一段,同一段中各个质点的振动相位相同,振动速度方向相同;而在波节两侧不属于同一段的质点的振动相位相反,振动速度方向也相反. 在波腹位置,质点的振幅最大;在波节位置,质点始终静止.

驻波中,由于节点始终静止,没有能量通过节点,故两波节间机械能守恒. 当各质点位移同时达到最大时(如 $t=0$ 时),其振动速度为零,驻波的动能为零,势能最大. 因波节两侧质点振动的相位相反、位移方向相反,所以波节处的相对形变最大,势能最大;波腹处的相对形变最小,势能最小,即势能集中在波节附近. 当各质点同时回到平衡位置时(如 $t=T/4$ 时),各处形变都随之消失,势能全部为零,动能最大. 因波节处速度最小,所以动能最小;波腹处速度最大,动能最大,即动能集中在波腹附近. 这样,能量从波腹传到波节,又从波节传到波腹,循环往复,没有能量的定向传播,平均能流密度为零. 驻波使介质处于一种特殊的运动状态,实际就是稳定的分段振动状态.

3. 半波损失

入射波在反射时发生相位突变的现象称为**半波损失**(half-wave loss). 如果用介质的密度与波速的乘积 $Z=\rho u$ 表示介质的特性阻抗,那么,两种介质比较,Z 值较大的称为波密介质,Z 值较小的称为波疏介质. 当波从波疏介质入射到波密介质并在界面处反射时,相位改变 π,这就是半波损失,形成的驻波的波节就在界面处. 反之,当波从波密介质入射到波疏介质并在界面处反射时,反射波的相位与入射波相同,没有半波损失,界面处出现波腹. 在绳上产生的波动,沿绳子方向向右传播,在墙面产生反射,反射波向左传播. 这样,入射波和反射波在同一绳子上沿相反方向传播,它们相互叠加形成驻波.

半波损失

第四节 声波

能够引起听觉器官产生声音感觉的波动称为**声波**(sound wave). 声波是纵波,声波传播的介质通常是空气,但也可以是固体或液体. 人类能够感觉到的声波频率范围为 $20\sim20\,000$ Hz,此频率范围称为**声频**或**音频**(audio frequency). 频率高于 $20\,000$ Hz 的机械波称为**超声波**(ultrasonic wave),频率低于 20 Hz 的机械波称为**次声波**(infrasonic wave),如地震波和海啸等. 声源是产生声波的波源,通常是由振动体和共鸣(共振)结构两部分组成,如人

声波

声频　音频

超声波

次声波

的声带是振动体,而鼻腔和口腔则是共鸣结构.

声源的振动如果是正弦式或余弦式的,其所发出的声音称为纯音(pure tone).一般乐器所发出的声波都是由一个基频与若干个谐频的纯音合成的合成声波,称为乐音(musical tone).不同乐器演奏同一首乐曲,听起来韵味不同,这是因为它们发出的声波虽然基频一样,但是谐频的成分不同.共鸣结构在决定谐频成分方面起着很重要的作用.杂乱无章的振动产生的声音属于噪声,如闹市的喧嚣声等.

人耳对声音的接收、传输、辨别和感觉是一个复杂的过程.进化过程中人类听觉器官对声音能量的感受具有高度敏感性,对声音强度的感受范围竟高达 12 个数量级.听觉功能高度敏感一方面取决于内耳感受器对振动能量的特有敏感性,另一方面还取决于中耳精巧的机械结构,它可将空气振动能量非常有效地传递给内耳感受器.

听觉器官不仅是非常灵敏的传声器,同时也是分辨率较好的声波分析器.一个熟练的技术工人能分辨出机器出现故障时发出的特殊声响.听觉系统还具有判别响度、音调及音色的能力,这些能力在一定程度上与听觉中枢的作用有关.

由于超声波自身的特性,超声诊断已成为临床医学中一种常用的诊断方法.

一、声波的基本概念和规律

1. 声压、声强和声阻抗

(1) 声压

当声波在介质中传播时,介质密度将产生周期性变化,稠密时压强大,稀疏时压强小.在某时刻,介质中某点压强与无声波通过时的压强之差,称为该点的瞬时声压(instantaneous sound pressure).显然,声压是空间和时间的函数.

设声波为平面简谐波,则由质点振动方程可以证明,介质中某点的声压 p 的变化规律为

$$p = \rho u \omega A \cos\left[\omega\left(t - \frac{x}{u}\right) + \varphi + \frac{\pi}{2}\right] \qquad (7-49)$$

可见,声波既可表示为位移波,又可表示为声强波,两者之间存在 $\pi/2$ 的相位差.令 $p_m = \rho u \omega A$ 为声压幅值,简称声幅.

(2) 声阻抗

声阻抗是用来衡量介质传播声波能力特性的一个重要物理

量. 介质质点振动速度的幅值 $v_{\mathrm{m}} = \omega A$,有

$$\frac{p_{\mathrm{m}}}{v_{\mathrm{m}}} = \frac{\rho u \omega A}{\omega A} = \rho u = Z \qquad (7-50)$$

Z 称为介质的 **声阻抗**(acoustic impedance),单位是 $\mathrm{kg \cdot m^{-2} \cdot s^{-1}}$.
声阻抗是表征介质声学特性的一个重要物理量. 表 7-1 中列出
了几种介质的声速、密度和声阻抗.

声阻抗

表 7-1　几种介质的声速、密度和声阻抗

介质	声速 $u/(\mathrm{m \cdot s^{-1}})$	密度 $\rho/(\mathrm{kg \cdot m^{-3}})$	声阻抗 $Z/(\mathrm{kg \cdot m^{-2} \cdot s^{-1}})$
空气	3.32×10^2(0 ℃)	1.29	4.28×10^2
	3.44×10^2(20 ℃)	1.21	4.16×10^2
水	14.8×10^2(20 ℃)	988.2	1.46×10^6
脂肪	14.0×10^2	970	1.36×10^6
脑组织	15.3×10^2	1 020	1.56×10^6
肌肉	15.7×10^2	1 040	1.63×10^6
密质骨	36.0×10^2	1 700	6.12×10^6
钢	—	7 800	39.4×10^6

（3）声强

单位时间内垂直于声波传播方向的单位面积上的声波平均
能量,称为 **声强**(intensity of sound). 根据波的强度和声阻抗公式
知,声强可写为

声强

$$I = \frac{1}{2}\rho u \omega^2 A^2 = \frac{1}{2}Zv^2 = \frac{p_{\mathrm{m}}^2}{2Z} \qquad (7-51)$$

例题 7-3

人耳所能忍受的最大声强约为 $1.0 \ \mathrm{W \cdot m^{-2}}$,所能听到的最弱声强约为 $1.0 \times 10^{-12} \ \mathrm{W \cdot m^{-2}}$,求这两种情况下相应的声压幅值(已知 $Z = 4.16 \times 10^2 \ \mathrm{kg \cdot m^{-2} \cdot s^{-1}}$).

解:根据公式 $I = \dfrac{p_{\mathrm{m}}^2}{2Z}$ 得 $p_{\mathrm{m}} = \sqrt{2ZI}$,于是对应
最大声强的声压幅值为

$$p_{\max} = \sqrt{2ZI_{\max}} = \sqrt{2 \times 4.16 \times 10^2 \times 1.0} \ \mathrm{Pa}$$
$$= 28.8 \ \mathrm{Pa}$$

相应能听到的最弱声强的声压幅值为

$$p_{\min} = \sqrt{2ZI_{\min}} = \sqrt{2 \times 4.16 \times 10^2 \times 1.0 \times 10^{-12}} \ \mathrm{Pa}$$
$$= 28.8 \times 10^{-6} \ \mathrm{Pa}$$

通常情况下大气压为 $1.0 \times 10^5 \ \mathrm{Pa}$,可见
声波对大气压的波动幅值很小.

2. 声波的反射和折射

声波在传播过程中,遇到两种声阻抗不同的介质界面时,会发生反射和折射. 反射波与入射波的强度比值,称为**强度反射系数**(intensity reflection coefficient),用 a_{ir} 表示. 透射波与入射波的强度比值,称为**强度透射系数**(intensity transmission coefficient),用 a_{it} 表示. 理论证明,在垂直入射的条件下,有

$$a_{ir} = \frac{I_r}{I_i} = \frac{(Z_2 - Z_1)^2}{(Z_2 + Z_1)^2} \qquad (7-52)$$

$$a_{it} = \frac{I_t}{I_i} = \frac{4Z_2 Z_1}{(Z_2 + Z_1)^2} \qquad (7-53)$$

由此可知,两种介质声阻抗相差较大时,反射强、透射弱;声阻抗相近时,透射强、反射弱.

例题 7-4

如果超声波经由空气(20 ℃)传入人体,试问进入人体 $Z_人 = 1.63 \times 10^6 \ \text{kg} \cdot \text{m}^{-2} \cdot \text{s}^{-1}$ 的声波强度是入射前强度的百分之几? 如果经由蓖麻油($Z_蓖 = 1.36 \times 10^6 \ \text{kg} \cdot \text{m}^{-2} \cdot \text{s}^{-1}$)传入人体,则进入人体的声波强度又是入射前强度的百分之几?

解:(1)经由空气进入时

$$\frac{I_t}{I_i} = \frac{4 \times 4.16 \times 10^2 \times 1.63 \times 10^6}{(4.16 \times 10^2 + 1.63 \times 10^6)^2} = 0.001$$

进入人体的声波强度为入射强度的 0.001,即 0.1%.

(2)经由蓖麻油进入时

$$\frac{I_t}{I_i} = \frac{4 \times 1.36 \times 10^6 \times 1.63 \times 10^6}{(1.36 \times 10^6 + 1.63 \times 10^6)^2} = 0.992$$

进入人体的强度占原来强度的 0.992,即 99.2%.

这个例子说明:当两种介质的声阻抗差别较大时,声波几乎全部反射,而两种介质的声阻抗差别很小时,声波几乎全部透入第二种介质. 选择声阻抗相同的介质称为阻抗匹配,又称阻抗耦合. 在利用超声波进入人体扫描或治疗时,在探头表面与体表之间要涂抹油类物质等阻抗耦合剂,以增大透入体内的超声波的强度.

3. 声波的衰减和吸收

前面已讲到机械波在介质中传播时,会发生波的衰减现象. 同样,声波在介质中传播时其能量也会发生衰减,导致衰减的主要原因同样也是以下几种:扩散衰减、散射衰减和介质对声波的吸收. 在理想介质中,声波能量的衰减仅与声波束的扩散有关. 声波在非均匀介质中传播时满足散射条件,即散射质点直径远小于声波波长时,将发生声波的散射,导致散射衰减.

介质对声波的吸收引起的声波能量衰减也遵循式(7-24)所表达的指数衰减规律. 促使介质对声波吸收的有以下因素：

（1）黏性

声波在介质中传播时，振动引起介质间的弹性摩擦，从而吸收声波的一部分能量，即为黏性吸收. 根据理论上的计算，黏性吸收系数 μ_v 为

$$\mu_v = \frac{8\pi^2 \eta \nu^2}{3\rho u^3} \qquad (7-54)$$

式中，η 是介质的黏度，ν 为声波频率，ρ 为介质密度，u 是声速.

（2）导热性

声波在弹性介质中传播时，介质中的质元将迅速做压缩和拉伸运动，因而它所吸收的一部分能量将转化为热量，向四周传递，且这种热量传递是一种不可逆过程，这就是导热性吸收. 其导热性吸收系数为 μ_k，即

$$\mu_k = \frac{2\pi^2 \nu^2 k}{\rho u^3} = \frac{\gamma - 1}{C_p} \qquad (7-55)$$

式中，k 为介质的**热导率**(thermal conductivity)，单位是 $\mathrm{W \cdot m^{-1} \cdot K^{-1}}$；$\gamma$ 为定压热容与定容热容的比值（$\gamma = C_p / C_V$）.

（3）弛豫性

声波在介质中传播时，介质质元做周期性运动，引发介质周期性的压缩和拉伸. 介质质元在这种周期性压缩和拉伸的作用下，引起内部分子运动（分子平动、振动和转动）状态的转换，且这种状态转换是不可逆的. 当分子从一个状态转换到另一状态时需要消耗能量，且这种状态的转换不是瞬间完成的，而是需要一个过程，即需要一定的时间. 这种介质内部分子运动对声波能量的吸收，即称为**弛豫吸收**(relaxation absorption).

弛豫吸收

弛豫吸收很复杂，对于某一弛豫过程来说，它和声波的相互影响主要取决于弛豫时间 τ_r 与声波周期 T 关系的变化. 当声波频率很低时（$T \gg \tau_r$），在一个周期内，弛豫过程早已完成，因而产生弛豫吸收. 其弛豫吸收系数 μ_r 随着声波频率的提高而迅速增大，即有

$$\mu_r = \frac{2\pi^2 \nu^2}{u^3} + \left(\frac{4}{3} \frac{\eta}{\rho} + \frac{k}{\rho} \frac{\gamma - 1}{C_p} \right) \qquad (7-56)$$

上式即为斯托克斯-克希霍夫公式，是经典理论的声波吸收系数公式. 从式(7-56)中可以看到，声波在介质中的弛豫吸收系数与其频率的平方成正比，频率越高声波传播的距离就越短；反之，则声波传播距离就越长. 这种现象很常见，例如鼓低沉的声音可以传得很远. 对于频率在 20 kHz 以上的超声波，由于弛豫吸收系数

大,因此在介质中衰减也较快.

　　此外,可以看到,弛豫吸收系数 μ_τ 与声速 u^3 成反比. 已知声波在水中的传播速度比在空气中大得多,因此空气对声波能量的吸收比水对声波能量的吸收大得多,即 $\mu_{空气} \gg \mu_水$. 声波或超声波在水或者生物软组织中传播的距离要比在空气中传播的距离大得多. 超声波在空气中将被强烈吸收,高频超声波更甚,尤其频率在 100 kHz 以上的超声波,甚至不能穿透空气层.

二、听觉阈

声波抵达人耳时,人耳将声波引起的压强变化转化成神经刺激,再经大脑处理转化为人的听觉. 引起人耳听觉的声波,不但有频率范围,而且有声强范围. 对于任一给定的可闻频率,声强都有上、下两个限制. 下限值是能引起听觉的最低声强,称为**最低可闻声强**或**听阈**(auditory threshold),低于下限值的声强,不能引起听觉. 如图 7-11 所示,频率不同,听阈可能相差很大,最下面的一条曲线表示正常人的听阈随声波频率变化的情况,这条曲线称为听阈曲线. 两个初相位相同的相干波源最敏感的听觉频率为 1 000~5 000 Hz,这与人耳的结构有关. 上限是人耳所能忍受的最高声强,高于上限值的声强,只能引起耳的疼痛,不能产生听觉,这个上限值称为**痛阈**(pain threshold). 图 7-11 中,最上面的一条曲线表示正常人的痛阈随声波频率变化的情况,称为痛阈曲线. 由听阈曲线、痛阈曲线、20 Hz 和 20 000 Hz 线所围成的区域,称为**听觉区域**(auditory region).

最低可闻声强
听阈

痛阈

听觉区域

视频:声波(20~20 000 Hz)

图 7-11　人耳等响曲线

三、 声强级和响度级

以 1 000 Hz 的声波为例,声强从听阈 10^{-12} W·m^{-2} 到痛阈 1 W·m^{-2},上下限相差 10^{12} 倍. 由于人的听觉声强范围很大,且人耳感觉到的声音响度近似与声强的对数成正比,即声强每增加 10 倍,主观感受的响度增加约 1 倍. 因此,在声学中通常采用对数标度来量度声强,称为**声强级**(sound intensity level),单位是 B (贝尔),1 B 的 1/10 称为 1 dB(分贝). 通常以频率为 1 000 Hz 的声音的听阈值 $I_0 = 10^{-12}$ W·m^{-2} 作为标准参考声强,任一声波的声强 I 与标准参考声强 I_0 的比值的对数即为该声波的声强级,用 L 表示,可写为

声强级

$$L = \lg \frac{I}{I_0}(\text{B}) = 10\lg \frac{I}{I_0}(\text{dB}) \tag{7-57}$$

几种常见声波的声强、声强级和响度见表 7-2.

声音类型	声强/(W·m^{-2})	声强级/dB	响度
听阈	10^{-12}	0	极轻
耳语	$10^{-11} \sim 10^{-10}$	10~20	轻
谈话	$10^{-6} \sim 10^{-5}$	60~70	正常
繁忙街道的车辆声	$10^{-5} \sim 10^{-4}$	70~80	甚响
雷声	10^{-1}	110	震耳
痛阈	1	120	极响

表 7-2 几种常见声波的声强、声强级和响度

人耳对声音强弱的主观感觉称为**响度**(loudness). 无论是声强还是声强级,都是对声音的客观描述,它并不反映人耳所能听到的响度等级. 声强或声强级相同,但频率不同的声音,其响度可能相差很大. 为了区分各种不同声音响度的大小,将 1 000 Hz 声音的响度作为标准,将其他频率声音的响度与此标准相比较,只要它们响度相同,它们就有相同的**响度级**(loudness level). 响度级的单位为**方**(phon). 显然,对于 1 000 Hz 的声音来说,它的声强级的分贝数在数值上等于其所对应响度级的值.

响度

响度级
方

将频率不同、响度级相同的各对应点连成一条线,就构成了等响曲线. 图 7-11 中画出了不同响度级的等响曲线. 听阈曲线是响度级为 0 方的等响曲线,痛阈曲线是响度级为 120 方的等响曲线.

应该指出,图 7-11 中的曲线是以大量听觉正常的人为样本统计出来的结果,不同人的等响曲线不完全相同. 临床上常用听

力计测定患者对应各种频率声音的听阈值,通过与正常听阈值的对比,来判断患者的听力是否正常.

第五节　多普勒效应

截至目前,我们只研究了波源和观察者相对静止,即观察者接收到的频率就是波源的频率的情形.如果波源或观察者相对运动,观察者接收到的频率 f' 与波源的频率 f 不同,这种现象就是**多普勒效应**(Doppler effect).例如,一列鸣笛的火车从我们身边开过时,我们听到的笛声音调是变化的,火车接近时,笛声音调变高,火车离开时,笛声音调又变低.人耳感觉到音调的变化,即接收到的声波频率发生了变化.或者说,单位时间内人耳接收到的波的个数,与声源发出的波的个数不相同.

多普勒效应

视频:多普勒效应

一、波源和观察者在其连线方向上运动

为了弄清多普勒效应的原理,首先讨论波源和观察者在其连线方向上的运动. u 表示波在介质中的传播速度; c 表示波源相对于介质的运动速度,规定波源向着观察者运动时, c 为正,反之为负; v 表示观察者相对于介质的速度,观察者向着波源运动时, v 为正,反之为负.有以下几种情况:

1. 波源和观察者都静止($c=0,v=0$)

观察者接收到的频率 f' 等于单位时间内通过观察者所在处的波数.这时,单位时间内波所传播的距离为 u ,波长为 λ .因此,单位时间内通过观察者的波数(即接收到的频率) f' 为

$$f' = \frac{u}{\lambda} = \frac{u}{uT} = \frac{1}{T} = f \qquad (7-58)$$

观察者接收到的频率 f' 与波源的频率 f 相同.

2. 波源静止,观察者运动($c=0,v\neq0$)

波源不动,发出波的波长 λ 不变.当观察者向着波源运动($v>0$)时,相当于波以速度 $u+v$ 通过观察者.所以单位时间内通过观察者的波数 f' 为

$$f' = \frac{u+v}{\lambda} = \frac{u+v}{uT} = \left(\frac{u+v}{u}\right)\frac{1}{T} = \left(\frac{u+v}{u}\right)f \qquad (7-59)$$

观察者向着波源运动时,接收到的频率 f' 比波源的频率 f 增大了 $\frac{v}{u}$ 倍,即 $f'>f$.

当观察者在背离波源的方向上运动时($v<0$),由上式可知,接收到的频率减小至波源频率的 $\frac{u+v}{u}$,则 $f'<f$. 如果 $v=-u$,即观察者以波速 u 背离波源时($v<0$),观察者与波源相对静止,则观察者接收到的频率为零. 可见,在观察者运动的情况下,频率的改变是由观察者观察到的波数增加或减少造成的.

3. 波源运动,观察者静止($c\neq0,v=0$)

当波源向着观察者运动时($c>0$). 因波速 u 与波源运动无关,所以在时间 t 内,波源发出的波数为 ft,波源移动的距离为 ct,$t=0$ 时发出的波传播的距离为 ut. 显然,ft 个波均匀地分布在距离 $ut-ct$ 之内,它们的波长为

$$\lambda' = \frac{ut-ct}{ft} = \frac{u-c}{f}$$

因此,观察者接收到的频率 f' 为

$$f' = \frac{c}{\lambda'} = \frac{u}{u-c}f \qquad (7-60)$$

观察者接收到的频率 f' 是波源频率 f 的 $\frac{u}{u-c}$ 倍,则 $f'>f$. 如果波源朝反方向运动($c<0$),观察者接收到的频率 f' 是波源频率 f 的 $\frac{u}{u+|c|}$,则 $f'<f$.

4. 波源和观察者都运动($c\neq0,v\neq0$)

综合上述情况,得到观察者接收到的频率 f' 为

$$f' = \frac{u+v}{u-c}f \qquad (7-61)$$

值得注意的是:上述公式中 c、v 均含符号,即当两者相对运动时,c、v 取正值;相反运动时,c、v 取负值.

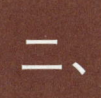 二、 波源和观察者的运动不在连线上

当波源和观察者的相对运动不在其连线上时,应将 c、v 在连

线上的分量代入以上各式计算. 例如, 若波源速度 c 的方向与连线成 β 角, 观察者速度 v 的方向与连线成 α 角, 则观察者接收到的频率 f' 为

$$f' = \frac{u+v\cos\alpha}{u-c\cos\beta}f \qquad (7-62)$$

式中, c、v 的正负号的使用情况同上式.

例题 7-5

　　火车鸣笛匀速行驶, 观察者站在铁路旁, 测得火车驶来时汽笛声频率为 440 Hz, 火车驶去时汽笛声频率为 392 Hz, 试着计算火车速度. (此时空气中声速为 $c=331$ m·s^{-1}.)

解: 因为观察者静止, 有 $v=0$, 设火车速度为 c, 汽笛声频率为 f, 而测得的频率即接收频率分别为 f_1' 和 f_2', 根据上面讨论的结果知, 火车驶来时所测的频率为

$$f_1' = \frac{u}{u-c}f$$

火车驶去时所测频率为

$$f_2' = \frac{u}{u+c}f$$

两式相除得到

$$\frac{f_1'}{f_2'} = \frac{u+c}{u-c}f$$

根据题意, 将 $f_1'=440$ Hz, $f_2'=392$ Hz, $u=331$ m·s^{-1}, 代入上式, 计算得

$$c=19 \text{ m·s}^{-1}$$

第六节　超声波

　　频率大于 20 kHz 的机械波称为超声波. 它和波的本质相同, 都遵循波的运动规律, 只是不能引起人的听觉. 频率高于 5.0×10^9 Hz 的超声波称为特超声. 在超声波治疗中应用的超声波的频率的数量级一般在 $10^5 \sim 10^7$ Hz 之间; 而在超声诊断上所应用的频率稍高于治疗中所用的频率.

一、超声波的产生和吸收

　　我们知道, 超声波的频率范围为 $2.0\times10^4 \sim 5.0\times10^9$ Hz, 因其频率很高, 所以产生超声波的方法与产生音频振动的截然不同.

超声波发生器主要由两部分组成,如图 7-12 所示,一部分是高频电(超声频)发生装置,通常由电子电路组成,其主要功能是产生超声频电振荡.另一部分是换能器,主要功能是使产生的超声频电振荡转化为超声频机械振动,即达到产生超声振动的目的.经常用到的换能器是利用某些结构上不对称的晶体(如石英、酒石酸钾钠、钛酸钡、锆钛酸铅等)的压电效应制成的.这类晶体的片状材料相对表面受到外加压力或拉力时,两表面上分别出现正负电荷,因而产生电势差,将机械振动转化为电振动,这种现象称为正压电效应.反之,当晶片的两表面加载电压时,晶片的厚度就会根据电场的方向不同而变厚或变薄,把周期性的交变电振动转化为机械振动,这一现象称为逆压电效应.当将高频电发生装置产生的超声频电压加载到晶片两表面时,晶片将产生超声频机械振动,在介质中产生超声波.

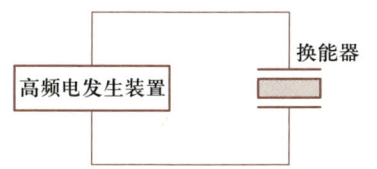

图 7-12　超声波产生方法示意图

利用晶体的正压电效应可以接收超声波.将压电晶体放在超声场中,在声压的作用下,晶体的两表面上将产生异号电荷.对应声压的变化,晶体两表面间将出现交变电场,再利用电子技术将电压适当放大,利用显示器或其他记录仪器就可以进行定量的测量.

二、　超声波的性质

超声波具有波的通性,能在固体、液体和气体中传播,且传播速度与声波相同.超声波的强度会随传播距离的增加而衰减,在空气中衰减极快,并能在两种声阻不同的界面上产生反射和折射.除此以外,由于超声波的频率较高,波长短,又容易获得较大的声强,所以它具有许多更突出的特性.

1. 方向性好

通过理论计算可证明,从任一声源发出的声波能量的方向分布由声波波长与声源大小的比决定.例如,从一半径为 a 的圆盘形声源发射出来的声束,有两个明显的区域——近场和远场,如图 7-13 所示.近场中,声波的能量集中在一个与声源直径相同的圆柱形范围内,此圆柱长度 $L = a^2 / \lambda$;在远场中,声波的能量将按一定角度发散,图中的角度 $\theta/2$ 称为半扩散角.它由下面公式确定:

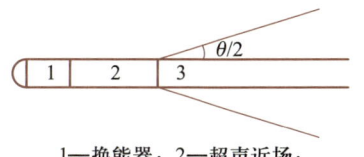

1—换能器;2—超声近场;
3—超声远场.
图 7-13　超声场示意图

$$\frac{\theta}{2} = \arcsin \left(0.61 \frac{\lambda}{a} \right) \tag{7-63}$$

从上式可知, $\frac{\lambda}{a}$ 的值越小, 声束的半扩散角就越小, 或者说, 它的方向性就越好. 由于超声波的频率高, 由式(7-1)可知, 它的波长较短, 因而由式(7-63)可以推出其方向性好. 事实上, 超声波的传播近似直线, 很容易得到定向而集中的超声波束, 它还可以像光线一样用适当的方法会聚和发散. 例如, 医疗诊断中用的频率为 5 MHz 的超声波, 在水中的波长仅为 2.96×10^{-4} m. 频率更高, 则波长更短. 从一个直径为 30 cm 的扬声器中发射出频率为 1 300 Hz 的超声波, 当它在空气中传播时, 根据上式可计算出其半扩散角约为 90°, 这表明超声波的能量均匀地向各个方向传播. 当直径为 2 cm 的换能器向水中发出频率为 2 MHz 的超声波时, 其半扩散角约为 2.7°, 这说明超声波的能量集中在一根很窄的超声波束内. 医用超声波的频率在 1~15 MHz 的范围内. 在人体软组织中, 相应的波长为 0.1~1.5 mm. 而换能器直径一般为 1 cm 左右, 因此所发射的超声波具有良好的方向性.

2. 穿透性强

超声波在介质中传播时, 由于介质的黏性、导热性等因素, 它的能量将有一部分转化为热能, 因而声强逐渐减弱, 其衰减规律按 $I = I_0 e^{-\mu x}$ 以指数形式减弱. 因而介质的吸收系数 μ 越小, 强度衰减就越慢, 超声波对该介质的穿透本领就越强. 而吸收系数的数值与超声波的频率和介质性质(如介质的密度、介质中的声速、介质的黏度等)有关, 如 μ 随着频率的增大而增大, 因此超声波在介质中衰减比一般声波快得多. 又如 μ 随着声速的减小而增大, 与声速的立方成反比, 由于在固体和液体中的声速比在气体中的声速大得多, 所以超声波在固体和液体中的 μ 值比在气体中小得多, 因而超声波对固体和液体的穿透本领极大, 可以像 X 射线一样贯穿固体和液体, 却很难通过气体, 在空气中很快被吸收. 例如水对 1 MHz 超声波的半吸收厚度为 1.4×10^2 cm, 肌肉为 2.7 cm, 人的颅骨对 0.8 MHz 的超声波半吸收厚度为 0.34 cm.

3. 在两种介质界面的反射和折射特性

超声波在均匀介质中沿着传播方向直线前进. 当超声波在非均匀介质中传播, 或从一种介质传播到另一种介质时, 因介质的声阻不同而形成一个声学界面. 在这个界面上将会产生反射和折射现象. 实验指出, 声波的反射和折射也遵从光的反射和折射定律, 即:

(1) 反射线与折射线都在由入射线和界面法线所组成的同一平面内.

(2) 反射角(反射线与界面法线的夹角)等于入射角(入射

线与界面法线的夹角).

（3）入射角的正弦与折射角（折射线与界面法线的夹角）的正弦之比等于两种介质中的声速之比.

利用声波的反射和折射定律,我们可以求出给定入射角时反射声波和折射声波的方向. 至于反射和折射声波的强度,则与两种介质的性质有关,通常引入声强的反射系数和折射系数这两个概念来表示反射和折射声波的强度.

反射波的声强 I_f 与入射波的声强 I_i 的比值称为声强的反射系数,用 β 表示. 折射波的声强 I_r 与入射波的声强 I_i 的比值称为声强的折射系数,用 α 表示.

对于垂直入射的情况,声强的反射系数和折射系数可写为

$$\beta = \frac{I_f}{I_i} = \left(\frac{\rho_2 C_2 - \rho_1 C_1}{\rho_2 C_2 + \rho_1 C_1}\right)^2 \tag{7-64}$$

$$\alpha = \frac{I_r}{I_i} = \frac{4\rho_2 C_2 \rho_1 C_1}{(\rho_2 C_2 + \rho_1 C_1)^2} \tag{7-65}$$

上两式表明,当两种介质的声阻相差不多时($\rho_2 C_2 \approx \rho_1 C_1$),声强反射系数趋于零,而声强折射系数接近于 1,这意味着声波在界面上几乎没有反射,而全部透射入第二种介质. 若 $\rho_2 C_2 \gg \rho_1 C_1$,此时声波在界面上几乎发生全反射,透射极少. 相反,当 $\rho_2 C_2 \ll \rho_1 C_1$ 时,声波在界面上也几乎被全反射. 两种介质的声阻相差越大,反射越强烈,因此介质的声阻是决定声波在界面上反射、透射强度的重要物理量. 例如,空气的声阻约为 400 kg · m^{-2} · s^{-1},水的声阻约为 1.5×10^6 kg · m^{-2} · s^{-1}. 两者相差悬殊,反射系数接近于 1,因此超声波入射到水和空气的分界面上时,几乎全被反射. 实际上,超声波也很难从空气进入其他固体、液体介质. 因此,在做超声检查时需要在探头上涂抹耦合剂液体以防在探头和体表间产生空气层. 人体各部分组织的声阻不同,因此超声波入射到各组织界面时也会产生反射. 实验证明,两种组织的声阻只要相差 0.1%,就能产生可检测的反射信号. 超声脉冲反射诊断法就是利用了超声波这样的一种性质.

4. 强度较大

由于声波的强度为 $I = \frac{1}{2}\rho u A^2 \omega^2$,即强度与角频率的平方成正比,超声波的角频率很高,所以它的强度和功率比在相同介质中传播的相同振幅的声波要大得多. 现代超声技术可产生 10^2 ~ 10^3 W 的功率.

三、超声波对物质的作用

超声波对物质有机械作用、热作用、空化作用、化学作用和生物作用等,在此对前三种作简单介绍.

1. 机械作用

超声波在介质中传播时,使介质中的质点做受迫高频振动,例如,超声波在液体中传播时,虽振幅很小,但可产生很大的振动加速度. 例如,频率为 500 kHz、声强为 1.0×10^5 W·m^{-2} 的超声波在水($\rho = 1.0 \times 10^3$ kg·m^{-3})中传播(波速 $u = 1.48 \times 10^3$ m·s^{-1})到达某点的声压幅值为

$$p_m = \sqrt{2\rho u I} = \sqrt{2 \times 1.0 \times 10^3 \times 1.48 \times 10^3 \times 1.0 \times 10^5} \text{ N·m}^{-2}$$
$$= 5.4 \times 10^5 \text{ N·m}^{-2} = 5.4 \text{ atm}$$

质点振动的振幅为

$$A = \frac{p_m}{2\pi f \rho u} = \frac{5.4 \times 10^5}{2\pi \times 5 \times 10^5 \times 1.0 \times 10^3 \times 1.48 \times 10^3} \text{ m} = 1.2 \times 10^{-7} \text{ m}$$

质点振动的加速度幅值为

$$a_m = A\omega^2 = A(2\pi f)^2 = 1.2 \times 10^{-7} \times (2\pi \times 5 \times 10^5)^2 \text{ m·s}^{-2}$$
$$= 1.2 \times 10^6 \text{ m·s}^{-2}$$

可见声压变化达 ±5.4 个大气压,虽然介质质点的振幅只有 1.2×10^{-7} m,但其加速度为重力加速度的十万倍,这样激烈的机械作用可将液体中的异类粒子(如胶粒、微生物、高分子化合物)的力学结构破坏. 超声波的机械作用常被使用在凝集、切割、搅拌、钻孔等方面.

2. 热作用

超声波作用于介质时,因其能量被介质吸收,会使介质中的分子产生剧烈振动,通过分子间的相互作用,转化为热能,使整个介质的温度升高,这就是热作用. 超声波所产生的热作用的大小既取决于介质的吸收系数,同时又与超声波的强度和照射时间有关. 超声频率越高,产生的热效应就越显著.

超声波在生物组织中传播时,因上述各种作用,还可导致生物组织特性的改变,产生生物效应. 利用超声波的生物效应,对种子进行处理,可使某些农作物增产,也可利用超声波来治疗某些疾病. 由于超声能量可以进入人体内较深部位的肌肉和组织,有人认为,超声波是最有效的骨骼和关节深部的加热器. 超声透热疗法对治疗关节疾病如关节僵化等有较好疗效.

3. 空化作用

这是超声波在液体中的一种重要作用. 由于超声波频率高、

功率大,所以在液体中传播时会引起液体非常快而激烈的声压变化.如前所述,较强的超声波在液体中产生的声压可达正、负几个大气压,这时液体中稠密和稀疏的区域将分别受到几个大气压的压力和拉力,液体能够承受巨大压力,但承受拉力的能力很差,特别是含有杂质或气泡时,液体将会因承受不了这种拉力而发生断裂,产生一些近乎真空的小空穴,而到压缩阶段时这些空穴将发生崩溃,空穴内部最大可达几万个大气压,同时还会产生极高的局部高温(可达数千摄氏度),并伴随放电、发光等现象.在超声波的作用下,介质中形成充有气体或水蒸气的空腔并产生振荡的现象称为**声空化**(sound cavitation).因此,将超声波用于临床治疗时,要适当控制温度,避免空化作用造成组织损伤.空化作用也被用在清洗、雾化、乳化以及促进化学反应等方面.

声空化

四、超声波在医学上的应用

超声技术发展很快,已成为一门独立的学科.超声在医学中的应用,一般包括超声诊断、超声治疗和超声外科等方面.

其中,超声诊断发展最快,现已有多种超声诊断设备应用于临床.按工作原理大致可分为七类:多普勒超声诊断仪,A 型超声诊断仪,B 型超声诊断仪,M 型超声诊断仪,透射型超声成像诊断仪,超声全息成像诊断仪,超声显微镜.目前应用较广泛的是前四种.超声诊断的物理基础主要是利用超声波在介质分界面上的反射,因体内不同组织和脏器的声阻抗不同,超声波在分界面上会形成不同的反射波,称为回波.脏器发生形变或有异物产生时,由于形状、位置和声阻抗的变化,回波的位置和强弱也发生改变,临床上就可以根据超声图像进行诊断.

1. 多普勒超声诊断仪

应用超声波的多普勒效应制成的诊断仪称为多普勒超声诊断仪.目前这类仪器种类繁多,下面先介绍多普勒超声血流仪的原理,然后简述彩超原理.

利用多普勒效应测血液流速的原理如图 7-14 所示,换能器中装有两个晶体,分别用于发射和接收超声波.从发射晶体发出频率为 f_0 的连续超声束射向血管,若正好被血管中一运动的红细胞所接收,此红细胞将接收到的信号反射回来,换能器中的另一晶体接收此回波并送入电子线路中进行放大.放大后的信号与原来的信号混合便产生了拍频 f_b,所接收到的拍频与红细胞运动的速度——血液流速 v_x 的关系如下:

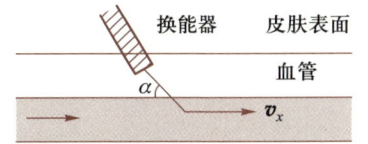

图 7-14 用多普勒效应测血流速度

（1）红细胞作为一个运动的接收器，接收到的频率为 f_1，则

$$f_1 = \frac{c - v_x \cos \alpha}{c} f_0 \qquad (7\text{-}66)$$

式中，α 为超声波发射方向（即换能器方向）与血液流动方向的夹角.

（2）红细胞反射超声波，此时它是声源，换能器中的接收晶体接收到的频率为 f_2，则

$$f_2 = \frac{c}{c + v_x \cos \alpha} f_1 = \frac{c - v_x \cos \alpha}{c + v_x \cos \alpha} f_0 \qquad (7\text{-}67)$$

（3）多普勒频移（拍频）f_b 与 v_x 的关系为

$$f_b = |f_2 - f_0| = \frac{2 v_x \cos \alpha}{c + v_x \cos \alpha} f_0 \qquad (7\text{-}68)$$

当 $v_x \ll c$ 时，简化并整理上式，得

$$v_x = \frac{c f_b}{2 f_0 \cos \alpha} \qquad (7\text{-}69)$$

由上式可知，测出 f_b 即可计算出 v_x. 但实际情况并非如此简单，首先超声波在线度很小的血细胞上并不能形成明显反射，而是散射，在血细胞上的散射回波中含有频移信号；其次血管中运动的血细胞很多，且速度不尽相同，所以探头上获得是各种频率的散射回波信号的叠加信号，若想真正测得血流速度、血流量还需利用其他技术（如频谱分析、运动目标跟踪技术等）才能实现.

彩色多普勒血流显像仪——彩超，能用色彩反映血流的运动状态：红色表示朝向探头的血流，蓝色表示离开探头的血流，而湍流的程度用绿色成分的多少表示，色彩的亮度表示速率的大小. 这种色彩图像叠加在 B 超的黑白图像上，所以整个画面还可以反映解剖图像. 彩超都可附有血流的频谱图，它可以定量显示某区域血流速率的大小、血流速度的离散度等指标. 彩超原理如图 7-15 所示，当探头发出的超声脉冲波通过探头进入人体后，产生一系列回波信号，这些信号由探头的接收器接收，然后分为振幅（强度）和频率两种信号. 振幅信号经过检波器输入数字扫描转换器，以黑白灰阶来显示二维图像. 频率信号输出正交电路检波器，与来自发射器的两个具有 90° 的相位差的脉冲信号相乘，其输出信号分为两路，一路进入距离选通电路，经过快速的傅里叶变换进行实时的频谱分析，然后输入数字扫描转换器，以黑白灰阶来显示脉冲波和连续波的多普勒频谱；另一路通过低通滤波器进入可将不同时刻的信号取值进行相关关联的自相关器，在自相关器中计算出速度方向、平均速度和速度方差，然后输入数字扫描转换器和彩色编码器，以色彩显示血流的图像. 综上所述，超声反射

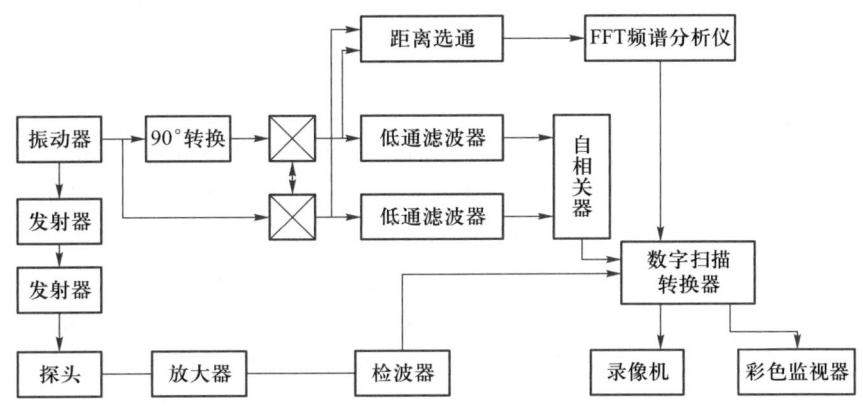

图 7-15　彩色多普勒血流显像仪工作原理方框图

信号经过处理后,就形成了叠加在二维灰阶图像上的彩色血流图像.

彩超检查可对心脏及大血管作形态学的定性和血流动力学的定量分析,从而为心血管疾病的诊断提供了一种可靠的先进手段,现已被越来越多的心脏科医师重视.

2. A 型超声诊断仪

A 型超声诊断仪是超声诊断仪中最基本的一种.荧光屏上的横坐标代表超声波的传播时间,由时基电压产生,相当于深度;纵坐标代表回波信号的幅度.体内两层介质的声阻抗相差越大,反射越强.根据回波信号出现的位置可以确定病灶在人体组织中的深度、大小等. A 型超声诊断仪能够提供的仅仅是体内器官的一维信息,而不能显示整个器官的形状.图 7-16 所示为 A 型超声诊断仪在检查脑中线偏移时所显示的波形图,这是 A 型超声诊断仪的一个典型应用.在现代的超声诊断仪中,A 型超声诊断仪回波信号与其他图像信号仪器均显示在标准的电视监视器上.

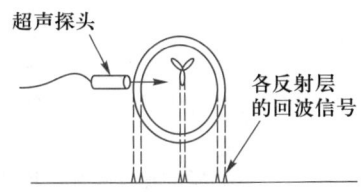

图 7-16　用于脑部测量的 A 型超声诊断仪

3. B 型超声诊断仪

B 型超声诊断仪的工作原理与 A 型超声诊断仪基本相同.设想用某种方法使换能器匀速地在一个表面上沿某一直线运动,如图 7-17 所示,在移动的过程中,换能器在不同的位置上发射超声脉冲,并接收相应的回波信号,用回波信号的幅度调制显示器的灰度,并按扫描线逐行显示随深度变化的回波信号,就可以绘出一幅人体断面的二维图像.在 B 型超声诊断仪刚问世时,曾用手持探头做平移运动来实现断层扫描.在现代的 B 型超声诊断仪中探头固定不动,通过机械装置与电子技术移动超声波束,如采用探头阵列,通过电子开关切换使阵列中的探头依次发射、接收回波;或同时激励所有的阵元,从而适当地控制加到各阵元上的激励信号的相位(控制延时),从而改变超声波的发射方向,形成

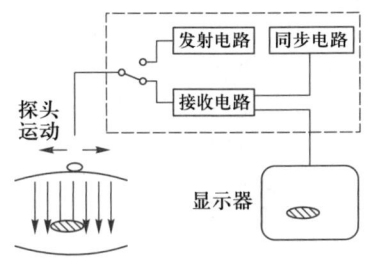

图 7-17　B 型超声诊断仪成像原理

扇形扫描,得到人体内部脏器和病变组织的二维断层图像. B 型超声诊断仪成像是现代超声诊断仪最基本的工作方式.

4. M 型超声诊断仪

M 型超声诊断仪通常被称为心动图仪. M 型超声诊断仪的基本工作原理和 A 型超声诊断仪相同,只是显示方式有所不同. 在 M 型超声诊断仪的显示中,纵坐标就是 A 型超声诊断仪的回波信号,图中的高度表示反射面的深度,灰度表示回波信号的大小. 横坐标是时间轴,通过反射信号沿横坐标的变化就可以看到脏器的运动情况. 图 7-18 所示为 M 型超声诊断仪形成的心动图像.

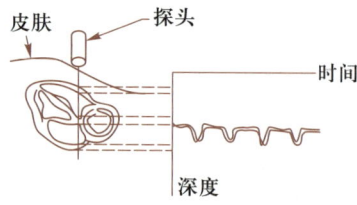

图 7-18　M 型超声诊断仪形成的心动图像

第七章习题

7-1　波动方程中的坐标原点是否一定要设在波源的位置? 设介质中有一振源做简谐振动并产生平面余弦波,问:

(1) 振动的频率与波的频率是否相同? 振动的速度与波动的速度数值是否相同?

(2) 它们的方向是否相同?

7-2　波在通过不同介质时,波长、波速和频率有哪些会发生变化? 哪些不会改变?

7-3　波动与振动有什么区别和联系?

7-4　一沿着很长弦线行进的横波的波动方程为 $y = 6.0 \sin(0.02\pi x + 4.0\pi t)$,其中 y 与 x 的单位均为 cm, t 的单位为 s. 试求振幅、波长、频率、速率、波的传播方向及弦线质点振动的最大横向速率.

7-5　有一振动频率为 250 Hz 的平面余弦简谐波,若波长为 0.1 m,振幅为 0.02 m.

(1) 试求距波源 1.0 m 处的质点振动位移方程及振动速度表达式;

(2) 写出在 $t = 0.01$ s 时的波动方程并作图,同时计算波的传播速度.

7-6　已知两列波的波动方程为 $y_1 = 0.06 \cos 2\pi$ $(5t - 0.1x)$（SI 单位）, $y_2 = 0.06 \cos 2\pi(5t - 0.01x)$（SI 单位）,求两列波的波长 λ_1 和 λ_2.

7-7　设 P 和 Q 是两个同方向、同频率、同相位、同振幅的波源所在处,设它们在介质中产生的波列波长为 λ, PQ 之间的距离为 1.5λ, R 是 PQ 连线上 Q 点外侧的任意一点,试求: PQ 两点发出的波到达 R 时的相位差及 R 点的振幅.

7-8　人耳对 1 000 Hz 的声波产生听觉的最小声强为 1×10^{-12} W·m^{-2},试求空气分子的相应的振幅.

7-9　两种声音的声强级相差 10 dB 或 20 dB 时,试着计算它们的强度之比和声压幅值之比;如果一声音的声强比另一声音的声强大一倍,求两种声音的声强级的差值.

7-10　病房中有 10 个人在低声唱歌,如果每个人发出 30 dB 的声音,则病房中总声强和总声强级分别是多少?

7-11　两种不同频率的声波,在同一介质中传播,人耳闻得两声波的响度相同,则两声波的声压、声强、声强级和响度级,哪些量相同? 哪些量不同? 为什么?

7-12　用多普勒效应来测量心脏壁运动时,以 5 MHz 的超声波直射入心脏壁(入射角为零),测出接收和发出的波源频率差为 500 Hz. 已知声波在软组织中的速度为 1 500 m·s^{-1},求此时心壁的运动速度.

7-13 有人说 50 dB 的声音一定比 20 dB 的声音听起来要更响,你的观点是什么呢?

7-14 设直径为 1.2×10^{-2} m 的圆形超声波探头,在水中辐射频率为 5×10^{6} Hz 的超声波,若在水中某点测得声强为 1.0×10^{7} W·m^{-2}. 已知水中的声速为 1 500 m·s^{-1},水的密度为 10^{3} kg·m^{-3}. 试问:

(1)在该点的声压幅值为多少个大气压?

(2)质点振动的振幅为多少及质点振动的加速度幅值相当于多少个重力加速度?

(3)远场区半扩散角是多大?

7-15 在某双铁轨道的每一条道线上各有一列火车,它们以 20 m·s^{-1} 的速度相向行驶,且均以 1 kHz 的频率鸣笛,然后各自从对方旁边驶过,已知此时空气中的声速为 340 m·s^{-1},试问:

(1)车上的乘客听到另一列火车笛声的频率是多少?

(2)两火车汽笛前方空气中声波的波长是多少?

(赵石磊)

本章习题答案

第八章　静　电　场

　　电现象普遍存在于人类生活及自然界的各个方面.电学中的静电场是物理学的重要组成部分.本章研究真空中相对观察者静止的电荷和它周围的电场;讨论电场强度、电势的基本概念及它们之间的关系;介绍电场和电势的叠加原理;静电场的基本规律——高斯定理和环路定理;学习电介质的基本性质及其对电场的影响;了解电偶极子的电场;并简要介绍与人体相关的电现象.

第一节　电场、电场强度

一、电荷和库仑定律

正电荷

负电荷

　　1. 电荷

　　自然界中只存在两种电荷:用丝绸摩擦过的玻璃棒带**正电荷**(positive charge),用毛皮摩擦过的硬橡胶棒带**负电荷**(negative charge),同种电荷相互排斥、异种电荷相互吸引.带有电荷的多少称为电荷量,单位为库仑,简称库,用符号 C 表示.在一个与外界无电荷交换的系统内,在任何物理过程中,正负电荷的代数和始终保持不变,这称为**电荷守恒定律**(law of conservation of charge).电子和质子带有等量异种电荷,电荷量 $e = 1.6 \times 10^{-19}$ C,称为元电荷.实验指出,所有带电体的电荷量都是元电荷的整数倍,这是电荷的另一重要特性——量子性.

电荷守恒定律

文档:库仑

库仑定律

　　2. 库仑定律

　　法国物理学家库仑(C. Coulomb, 1736—1806)用扭秤实验测量了两个带电小球间的相互作用力,于 1785 年发现了**库仑定律**(Coulomb's law):真空中两个点电荷(形状和大小对相互作用力的影响可以忽略不计的带电体)之间相互作用的静电力,大小与

各自所带的电荷量 q_1 和 q_2 的乘积成正比,与距离 r 的平方成反比,方向在它们的连线上. 在国际单位制中,比例系数取为 k , $k = \dfrac{1}{4\pi\varepsilon_0} = 9.0\times10^9\ \mathrm{N\cdot m^2\cdot C^{-2}}$,其中 $\varepsilon_0 = 8.85\times10^{-12}\ \mathrm{C^2\cdot N^{-1}\cdot m^{-2}}$,称为真空介电常量或真空电容率. 若 $\boldsymbol{e}_r$ 表示从 q_1 指向 q_2 的单位矢量,则 q_1 对 q_2 的库仑力 $\boldsymbol{F}$ 为

$$\boldsymbol{F} = k\frac{q_1q_2}{r^2}\boldsymbol{e}_r = \frac{1}{4\pi\varepsilon_0}\frac{q_1q_2}{r^2}\boldsymbol{e}_r \qquad (8\text{-}1)$$

二、电场和电场强度

1. 电场

经过长期的科学研究,人们认识到:电荷间的相互作用力是通过电场来实现的. **电场**(electric field)看不见、摸不到,是一种客观存在的特殊物质. 相对于观察者静止的电荷所激发的电场称为静电场. 只要有电荷存在,电荷的周围就存在着电场. 电场具有两个重要的性质:① 力的性质(放入电场中的电荷受到电场力的作用);② 能量的性质(在电场中移动电荷,电场力对电荷做功).

电场

2. 电场强度

研究电场,必须在电场中放入试探电荷 q_0 ,试探电荷的电荷量应当足够小,放入之后不影响原来要研究的电场;几何线度也应当足够小,便于研究电场中各点的情况.

实验表明:把试探电荷 q_0 放在电场中,在电场中的不同点 q_0 受到的电场力 $\boldsymbol{F}$ 一般是不同的. 但 $\boldsymbol{F}$ 与 q_0 的比值却只与场源电荷和场点的位置有关,与试探电荷的电荷量无关,这一比值反映了电场在该点的性质. 在物理学中,把比值 $\boldsymbol{F}/q_0$ 定义为该点的**电场强度**(electric field intensity),用 $\boldsymbol{E}$ 来表示,则有

$$\boldsymbol{E} = \frac{\boldsymbol{F}}{q_0} \qquad (8\text{-}2)$$

电场强度

电场强度是矢量,数值上等于单位电荷在该点所受的电场力,电场中某点电场强度的方向规定为:与正电荷在该点所受的电场力的方向相同. 电场强度是用来描述电场中给定点电场强弱的物理量,在电场中任意给定一点,就有一个大小和方向确定的电场强度. 在国际单位制中,电场强度的单位是 $\mathrm{N\cdot C^{-1}}$ 或 $\mathrm{V\cdot m^{-1}}$. 匀强电场在空间各点的电场强度都相等.

三、电场强度的计算

1. 点电荷的电场强度

设真空中有一电荷量为 q 的孤立点电荷,现将试探电荷 q_0 放在其电场中任一点 P 处,根据库仑定律式(8-1),试探电荷 q_0 受到的电场力为

$$\boldsymbol{F} = k\frac{qq_0}{r^2}\boldsymbol{e}_r = \frac{1}{4\pi\varepsilon_0}\frac{qq_0}{r^2}\boldsymbol{e}_r$$

又根据电场强度的定义式(8-2)得到 P 点处的电场强度为

$$\boldsymbol{E} = \frac{\boldsymbol{F}}{q_0} = \frac{1}{4\pi\varepsilon_0}\frac{q}{r^2}\boldsymbol{e}_r \tag{8-3}$$

式(8-3)是真空中点电荷的电场强度公式.点电荷的电场在空间上具有球对称性, $\boldsymbol{E}$ 的大小与距离 r 的平方成反比.式(8-3)中 $\boldsymbol{e}_r$ 表示 q 指向 q_0 的单位矢量,若 q 为正电荷,则 $\boldsymbol{E}$ 与 $\boldsymbol{e}_r$ 同向,从 q 指向 P 点;若 q 为负电荷,则 $\boldsymbol{E}$ 与 $\boldsymbol{e}_r$ 反向,从 P 点指向 q.

2. 点电荷系的电场强度

若有点电荷系 $q_1, q_2, \cdots, q_n$,它们在 P 点产生的电场为 $\boldsymbol{E}$,于 P 点放置试探电荷 q_0,则根据电场力的叠加原理,可知 q_0 在 P 点所受的电场力为

$$\boldsymbol{F} = \boldsymbol{F}_1 + \boldsymbol{F}_2 + \cdots + \boldsymbol{F}_n = \sum_{i=1}^{n}\boldsymbol{F}_i$$

由场强定义式可得 P 点的合电场强度为

$$\boldsymbol{E} = \frac{\boldsymbol{F}}{q_0} = \frac{\boldsymbol{F}_1}{q_0} + \frac{\boldsymbol{F}_2}{q_0} + \cdots + \frac{\boldsymbol{F}_n}{q_0} = \sum_{i=1}^{n}\boldsymbol{E}_i \tag{8-4}$$

式(8-4)表明:一组点电荷在某点产生的总的电场强度等于各点电荷单独存在时在该点所产生的电场强度的矢量和.

3. 电荷连续分布带电体的电场强度

对于电荷连续分布的带电体,可以将其分割成许多连续分布的电荷元 $\mathrm{d}q$(都可以视为点电荷),根据点电荷电场强度公式(8-3),可先计算出每个点电荷 $\mathrm{d}q$ 在 P 点的电场强度 $\mathrm{d}\boldsymbol{E} = \frac{1}{4\pi\varepsilon_0}\frac{\mathrm{d}q}{r^2}\boldsymbol{e}_r$,然后对 $\mathrm{d}\boldsymbol{E}$ 进行积分,即可得到整个带电体在空间某一点产生的电场强度为

$$\boldsymbol{E} = \frac{1}{4\pi\varepsilon_0}\int\frac{\mathrm{d}q}{r^2}\boldsymbol{e}_r \tag{8-5}$$

用式(8-5)具体计算三种电荷连续分布的带电体在空间中某一点的电场强度时,电荷元 $\mathrm{d}q$ 的计算方法不同:体电荷(电荷

连续分布在有限的体积中)的 $dq = \rho dV$,面电荷(电荷连续分布在无限薄且有限大的表面上)的 $dq = \sigma dS$,线电荷(电荷连续分布在无限细的线性物体上)的 $dq = \lambda dl$. 其中 ρ、σ、λ 分别表示电荷体密度、电荷面密度和电荷线密度. 式(8-5)属于矢量积分,在具体计算中,通常先用正交分解的方法计算出各电场强度的分量,把各分量的矢量积分转化为标量积分,最后由分量来讨论电场强度的大小及方向. 如带电体的电荷分布具有对称性,有些分量就会彼此抵消,这样计算过程就会大大简化.

例题 8-1

一半径为 R 的均匀带正电的细圆环所带电荷量为 q,假设 P 点是环轴线上的一点,与环心距离为 x. 试求 P 点的电场强度.

解:由图 8-1 可知,$r = \sqrt{R^2 + x^2}$,$\cos\theta = \dfrac{x}{\sqrt{R^2 + x^2}}$,将圆环分成许多极小的线元 dl,其上所带的电荷量 $dq = \lambda dl = \dfrac{q}{2\pi R}dl$,则 dq 在 P 点所产生的电场强度的大小为

$$dE = \frac{1}{4\pi\varepsilon_0}\frac{dq}{r^2}$$

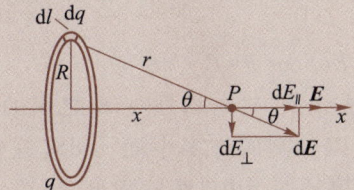

图 8-1　均匀带正电的细圆环轴线上的电场强度

由于电荷的分布具有轴对称性,把各电荷元产生的电场强度 dE 进行正交分解,垂直于 x 轴的分量 $dE_\perp$ 相互抵消,只对沿着 x 轴的分量 $dE_{/\!/} = dE\cos\theta$ 进行求和即可.

所以,整个圆环在 P 点产生的合电场强度的大小为

$$E = \int dE_{/\!/} = \int dE\cos\theta = \frac{1}{4\pi\varepsilon_0}\int\frac{1}{r^2}\cos\theta dq$$

$$= \frac{1}{4\pi\varepsilon_0}\frac{qx}{2\pi R(R^2 + x^2)^{\frac{3}{2}}}\int_0^{2\pi R}dl$$

$$= \frac{qx}{4\pi\varepsilon_0(R^2 + x^2)^{\frac{3}{2}}}$$

E 的方向沿着 x 轴正方向.

讨论:(1) 在 $x = 0$ 处,$E = 0$,即圆环中心的电场强度等于零;

(2) 当 $x \gg R$ 时,$E = \dfrac{1}{4\pi\varepsilon_0}\dfrac{q}{x^2}$,说明当距离 x 远大于圆环的线度时,可把带电圆环视为电荷全部集中在环心的点电荷.

视频:例题 8-1 讲解

第二节　静电场的高斯定理

一、电场线和电场强度通量

电场线

1. 电场线

为了形象地描述电场,在电场中画出一系列假想的曲线——**电场线**(electric field line).电场线起于正电荷或无穷远处;止于负电荷或无穷远处;电场线不闭合、不中断;任何两条电场线在无电荷处不会相交.电场线上每一点的切线方向都与该点的电场强度方向一致,电场线的疏密程度可反映电场强度的大小.电场线数密度是在电场中任一点处,通过垂直于电场的单位面积的电场线数目,等于该点电场强度 E 的大小.

2. 电场强度通量

电场强度通量

通过电场中任一给定曲面的电场线的数目,称为通过该曲面的**电场强度通量**(electric flux)或 E 通量,用符号 Φ_e 表示.

在匀强电场中,如图 8-2(a)所示,当电场与平面垂直时,电场强度通量 $\Phi_e = ES = E \cdot S$.若平面 S 的法线 e_n 与电场强度 E 之间的夹角为 θ,如图 8-2(b)所示,则电场强度通量为

$$\Phi_e = ES\cos\theta = E \cdot S \tag{8-6}$$

在非匀强电场中,如图 8-2(c)所示,任意小面元 dS 的电场强度通量 $d\Phi_e$ 为

$$d\Phi_e = EdS\cos\theta = E \cdot dS \tag{8-7}$$

式(8-7)中 θ 为该点法线 e_n 与电场强度 E 之间的夹角.对于有限大的任何曲面 S,可以分割成许多小面元 dS,首先计算出通过每个小面元的电场强度通量 $d\Phi_e$,然后积分,便可求出总的电场强度通量为

$$\Phi_e = \int d\Phi_e = \int_S EdS\cos\theta = \int_S E \cdot dS \tag{8-8}$$

对于闭合曲面,其电场强度通量定义为

$$\Phi_e = \int d\Phi_e = \oint_S EdS\cos\theta = \oint_S E \cdot dS \tag{8-9}$$

其中,任意曲面 S 的法向有两种取法:对于不闭合的曲面,其法向 e_n 取何方向无关紧要;对于闭合曲面,一般规定自内向外的方向为法线矢量 e_n 的正方向,则电场线穿出 S 处,$\theta < 90°$,Φ_e 为正(穿出为正);电场线穿入 S 处,$\theta > 90°$,Φ_e 为负(穿入为负).所以通过整个闭合曲面的电场强度通量 Φ_e 是穿出和穿入此闭合曲面电场

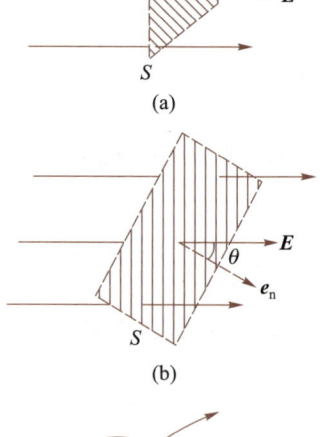

图 8-2　电场强度通量的计算

线数目的代数和.

二、高斯定理

高斯定理（Gauss's theorem）是真空静电场的基本规律之一,揭示了场和场源的内在关系,表明了静电场是有源场(因静电场的电场线是有头有尾的). 以下先从真空中的点电荷这一特例出发推导高斯定理,再推广到普遍情况.

1. 闭合曲面内包含电荷 q

在真空中的点电荷 $+q$ 产生的电场中,作一个以 $+q$ 为球心、以 R 为半径的球面 S,如图 8-3 所示. 由真空中点电荷的电场强度公式(8-3),可知球面上各点电场强度的大小相同,$E = \dfrac{1}{4\pi\varepsilon_0}\dfrac{q}{r^2}$,方向与球面垂直且沿半径向外. 由式(8-9),可以求出通过闭合球面的电场强度通量为

$$\Phi_e = \oint_S \boldsymbol{E} \cdot \mathrm{d}\boldsymbol{S} = \oint_S \frac{1}{4\pi\varepsilon_0}\frac{q}{r^2}\cos 0°\mathrm{d}S$$

$$= \frac{q}{4\pi\varepsilon_0 r^2}\oint_S \mathrm{d}S = \frac{q}{4\pi\varepsilon_0 r^2} \cdot 4\pi r^2 = \frac{q}{\varepsilon_0} \qquad (8\text{-}10)$$

式(8-10)表明,通过闭合球面的电场强度通量(电场线数目的代数和)与半径无关,只与闭合面内所包含的电荷量有关.

如果围绕电荷 $+q$ 的是一个任意形状的闭合面 S',如图 8-3 所示,根据电场线的特性,通过面 S 和面 S' 的电场线总数目是一样的,所以通过面 S' 的电场强度通量也等于 q/ε_0. 由以上推导过程可见,通过闭合曲面的电场强度通量与闭合曲面的形状无关.

如果闭合面所包围的电荷所带的电荷量是 $-q$,由式(8-10)可知 $\Phi_e < 0$,通过闭合面的电场强度通量等于 $-q/\varepsilon_0$.

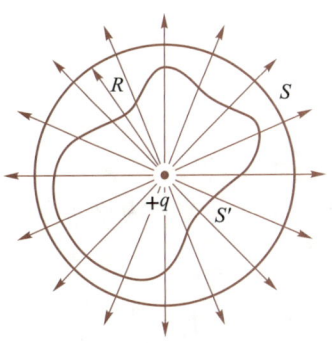

图 8-3　高斯定理的推导

2. 闭合曲面内不包含电荷 q

如图 8-4 所示,点电荷 $+q$ 在一个任意形状的闭合曲面 S' 外面时,可见穿入和穿出该闭合曲面的电场线数目相等,故通过该闭合曲面的电场强度通量为零.

由此推导过程可见,通过闭合曲面的电场强度通量只与闭合曲面内所包含的电荷有关,与闭合曲面外的电荷无关.

3. 闭合曲面内包含多个点电荷

当闭合曲面内包含一组点电荷 $q_1, q_2, \cdots, q_i, \cdots$ 时,结合电场强度叠加原理,通过任意闭合曲面 S 的总的电场强度通量为

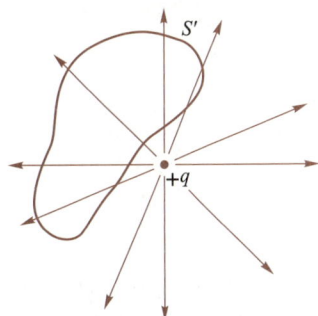

图 8-4　闭合曲面内不包含电荷

$$\Phi_e = \oint_S \boldsymbol{E} \cdot \mathrm{d}\boldsymbol{S} = \oint_S (\boldsymbol{E}_1 + \boldsymbol{E}_2 + \cdots + \boldsymbol{E}_i + \cdots) \cdot \mathrm{d}\boldsymbol{S}$$

$$= \frac{1}{\varepsilon_0}(q_1 + q_2 + \cdots + q_i + \cdots) = \frac{1}{\varepsilon_0} \sum_{(S\text{内})} q_i \qquad (8\text{-}11)$$

式(8-11)就是高斯定理的表达式,它表明:在真空静电场中,通过任意一闭合曲面 S 的电场强度通量 Φ_e 等于该闭合曲面内所包围的电荷的代数和除以真空介电常量 ε_0,这里所取的闭合曲面 S 称为高斯面.

三、高斯定理的应用

当电荷分布已知时,可由电场强度叠加原理计算各点的电场强度,但往往比较复杂. 当电荷分布具有某种对称性时,通过高斯定理可以大大简化电场强度的计算过程,这时最关键的技巧是设计合适的高斯面(面上各点的电场强度与面垂直或平行),以便把大小相同的 $\boldsymbol{E}$ 从 $\oint_S \boldsymbol{E} \cdot \mathrm{d}\boldsymbol{S}$ 的积分号内提出来,这是一种快捷求解电场强度的方法.

1. 均匀带电球面的场强

因为球面上的电荷均匀分布,所以电场强度的分布具有对称性,即与球心距离为 r 的任何同心球面上电场强度的大小相等.

例题 8-2

求一半径为 R、所带电荷量为 Q 的均匀带电空心球壳的电场强度分布.

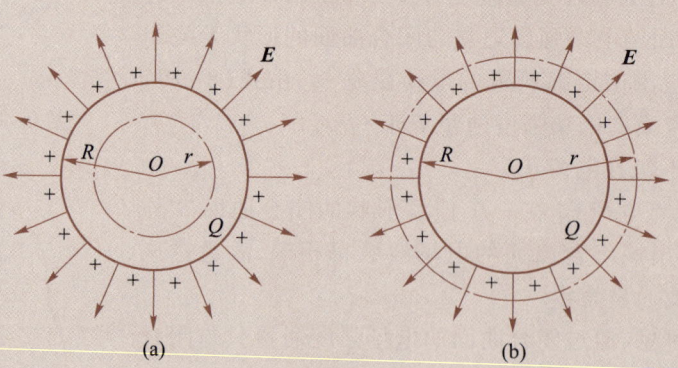

图 8-5 均匀带电球壳的电场强度分布

解:以 O 点为球心、r 为半径作一个高斯面,由高斯定理的表达式(8-11)得

$$\Phi_e = \oint_S \boldsymbol{E} \cdot \mathrm{d}\boldsymbol{S} = E \cdot 4\pi r^2 = \frac{1}{\varepsilon_0} \sum_{(S\text{内})} q_i$$

（1）球壳内的情况如图 8-5（a）所示（以正电荷为例），由于 $E \cdot 4\pi r^2 = \dfrac{1}{\varepsilon_0} \sum\limits_{(S内)} q_i = 0$，所以

$$E = 0 \quad (r < R)$$

表明均匀带电球面内各点的电场强度处处为零.

（2）球壳外的情况如图 8-5（b）所示（以正电荷为例），由于 $E \cdot 4\pi r^2 = \dfrac{1}{\varepsilon_0} \sum\limits_{(S内)} q_i = \dfrac{Q}{\varepsilon_0}$，所以

$$E = \frac{Q}{4\pi\varepsilon_0 r^2} \quad (r > R)$$

表明均匀带电球壳外的电场强度分布与等量电荷全部集中在球心时产生的电场强度分布相同. 当球壳带正电时,电场强度的方向是沿着半径向外;当球壳带负电时,电场强度的方向沿着半径向内.

2. 无限大均匀带电平面的电场强度分布

因为电荷均匀分布在无限大的平面上,所以电场强度的分布具有对称性,即与平面等距离的各点的电场强度的大小相等.

视频:例题 8-2 讲解

例题 8-3

求电荷面密度为 σ 的无限大均匀带正电平面的电场强度分布.

解:选取侧面与带电平面垂直、两个底面面积均为 S（关于带电平面对称）且与带电平面平行的柱形高斯面,如图 8-6 所示. 由高斯定理得

$$\varPhi_e = \oint_S \boldsymbol{E} \cdot \mathrm{d}\boldsymbol{S} = \frac{1}{\varepsilon_0} \sum_{(S内)} q_i$$

$$
\begin{aligned}
\varPhi_e &= \oint_S \boldsymbol{E} \cdot \mathrm{d}\boldsymbol{S} \\
&= \int_{S侧} \boldsymbol{E} \cdot \mathrm{d}\boldsymbol{S} + \int_{S左} \boldsymbol{E} \cdot \mathrm{d}\boldsymbol{S} + \int_{S右} \boldsymbol{E} \cdot \mathrm{d}\boldsymbol{S} \\
&= 0 + ES + ES = 2ES = \frac{\sigma S}{\varepsilon_0}
\end{aligned}
$$

所以

$$E = \frac{\sigma}{2\varepsilon_0}$$

由此可见,无限大均匀带电平面的电场是匀强电场,电场强度只与电荷面密度 σ 有关,与场点到平面的距离无关. 当平面带正电时,电场强度的方向指向平面两侧;当

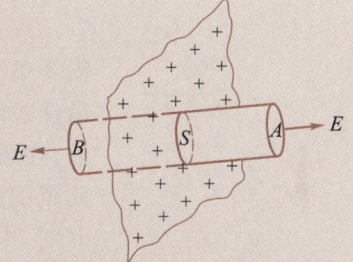

图 8-6 无限大均匀带正电平面的电场强度分布

平面带负电时,电场强度的方向由两侧指向平面.

每一块带电平面所产生的电场强度的大小为 $\sigma/2\varepsilon_0$,由此很容易计算出两块均匀带等量同种电荷、互相平行的无限大平面的空间电场强度的分布情况. 如图 8-7（a）所示,在两板之间的电场强度为 0,两板之外的电场强度为 σ/ε_0. 两块均匀带等量异号电荷、互相平行的无限大平面的空间电场强度分布情况如图 8-7（b）所示,在两板之间

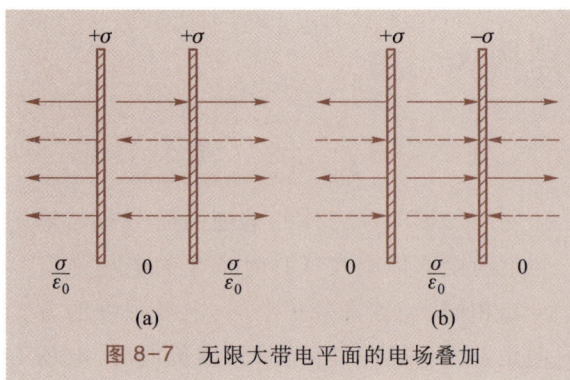

(a)　　(b)

图 8-7　无限大带电平面的电场叠加

视频:例题 8-3 讲解

的电场强度为 σ/ε_0,两板之外的电场强度为 0.

第三节　电势

一、静电场力做功及环路定理

1. 静电场力做功

现在我们从静电场力做功的角度研究静电场能量的性质. 如图 8-8(a)所示,在点电荷 q 形成的电场中,把试探电荷 q_0 从 a 点沿任意路径移动到 b 点. 在此过程中,q_0 所受到的电场力是变化的,在路径上任一点附近选取微小的位移元 $\mathrm{d}l$(可视为直线),在此范围内可认为电场强度的大小和方向都相同. 则 q_0 发生位移 $\mathrm{d}l$ 时,电场力做功 $\mathrm{d}W = \boldsymbol{F}\cdot\mathrm{d}\boldsymbol{l} = q_0\boldsymbol{E}\cdot\mathrm{d}\boldsymbol{l} = q_0 E\cos\theta\mathrm{d}l = q_0 E\mathrm{d}r$,由图 8-8(a)可得径矢大小的增量 $\mathrm{d}r = \mathrm{d}l\cos\theta$. q_0 从 a 点移动到 b 点时,静电场力所做的功为

$$W_{ab} = \int_{r_a}^{r_b}\mathrm{d}W = q_0\int_{r_a}^{r_b}\boldsymbol{E}\cdot\mathrm{d}\boldsymbol{l} = q_0\int_{r_a}^{r_b}E\mathrm{d}r = \frac{qq_0}{4\pi\varepsilon_0}\int_{r_a}^{r_b}\frac{\mathrm{d}r}{r^2}$$

$$= \frac{qq_0}{4\pi\varepsilon_0}\left(\frac{1}{r_a} - \frac{1}{r_b}\right) \tag{8-12}$$

式(8-12)表明:在点电荷的电场中,电场力做功与路径无关,只与路径的始末位置有关,r_a、r_b 表示场源电荷 q 距离起点 a 和终点 b 的距离.

对于任何电荷连续分布的带电体的电场,可以视为无数个电荷元形成的点电荷电场的叠加,这时电场力所做的功等于各个点电荷单独存在时电场力所做功的代数和. 设电荷系由 $q_1,q_2,\cdots,$

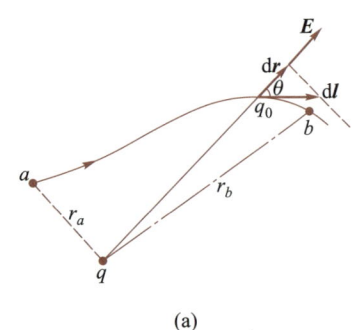

(a)

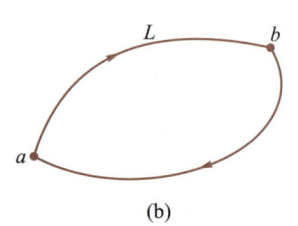

(b)

图 8-8　点电荷电场力做功

$q_i, \cdots, q_n$ 组成，移动试探电荷 q_0 时合电场力所做的功为

$$W = \sum_{i=1}^{n} W_i = \sum_{i=1}^{n} \int_{a}^{b} q_0 \boldsymbol{E} \cdot \mathrm{d}\boldsymbol{l} = \sum_{i=1}^{n} \frac{q_i q_0}{4\pi\varepsilon_0}\left(\frac{1}{r_{ai}} - \frac{1}{r_{bi}}\right)$$

$$(8\text{-}13)$$

可见在任意静电场中，移动电荷时，电场力做功只与始末位置有关，而与实际路径无关. 所以静电力是保守力（做功与路径无关），静电场是保守场.

2. 静电场的环路定理

在图 8-8(b)中，如果试探电荷 q_0 从某点 a 出发，沿着任意闭合路径 L 又回到了原点 a，根据式（8-12）可得

$$W_{aa} = q_0 \int_{r_a}^{r_a} \boldsymbol{E} \cdot \mathrm{d}\boldsymbol{l} = \frac{q q_0}{4\pi\varepsilon_0}\int_{r_a}^{r_a} \frac{\mathrm{d}r}{r^2} = \frac{q q_0}{4\pi\varepsilon_0}\left(\frac{1}{r_a} - \frac{1}{r_a}\right) = 0$$

即 $$q_0 \oint_{L} \boldsymbol{E} \cdot \mathrm{d}\boldsymbol{l} = 0$$

因为 $$q_0 \neq 0$$

所以 $$\oint_{L} \boldsymbol{E} \cdot \mathrm{d}\boldsymbol{l} = 0 \qquad (8\text{-}14)$$

式（8-14）是**静电场的环路定理**（circuital theorem of electrostatic field），表明在静电场中电场强度 $\boldsymbol{E}$ 沿着任意闭合路径的线积分恒等于零，等价于电场力做功与路径无关.

静电场的环路定理

二、电势差和电势

1. 电势能

由于静电场是保守场，在静电场中引入了电势能（像重力场中的重力势能那样）. 电荷在静电场中某一位置具有**电势能**（energy of position），用 E_{pa} 和 E_{pb} 分别表示试探电荷 q_0 在静电场中 a 点和 b 点的电势能，电荷在电场中移动时电场力所做的功等于电荷电势能的改变量. 若 q_0 从 a 点移动到 b 点，电场力对它所做的功为 W_{ab}：

电势能

$$W_{ab} = E_{pa} - E_{pb} = q_0 \int_{a}^{b} \boldsymbol{E} \cdot \mathrm{d}\boldsymbol{l} \qquad (8\text{-}15)$$

电势能是一个相对量，某点电势能的大小与所选择的势能零点有关，势能零点这个参考点是任意选择的. 在实际工作中通常会选取大地或电器的外壳为势能零点，在理论计算中如果是有限大的带电体系，通常会选择无限远处为势能零点，即 $E_{p\infty} = 0$，所以

$$E_{pa} = W_{a\infty} = q_0 \int_{a}^{\infty} \boldsymbol{E} \cdot \mathrm{d}\boldsymbol{l} \qquad (8\text{-}16)$$

式(8-16)表明,某电荷在静电场中某一点所具有的电势能,等于把该电荷从该点移动到无限远处电场力所做的功. 电场力做功可正可负,所以电势能也有正有负. 电势能是标量,在国际单位制中,电势能的单位是 J(焦耳).

2. 电势

电势能与电场和电荷量有关系,不能反映电场本身的性质. 但是 E_{pa}/q_0 却与试探电荷无关,是表征静电场中给定点固有性质的物理量,称为**电势**(electric potential),一般 a 点的电势用 V_a 来表示.

$$V_a = \frac{E_{pa}}{q_0} = \int_a^\infty \boldsymbol{E} \cdot \mathrm{d}\boldsymbol{l} \qquad (8-17)$$

式(8-17)表明电场中某点的电势在数值上等于单位正电荷在该点具有的电势能,也就是把单位正电荷从该点移动到无限远处电场力所做的功. 电势也是一个相对量,电势零点的选择也是任意的,一般选无限远处或大地.

3. 电势差

电势差
电压

在静电场中,任意两点 a、b 之间电势的差值称为**电势差**(electric potential difference),也称为**电压**(voltage),用 U_{ab} 来表示,等于单位正电荷从 a 点移动到 b 点时电场力所做的功:

$$U_{ab} = V_a - V_b = \int_a^b \boldsymbol{E} \cdot \mathrm{d}\boldsymbol{l} \qquad (8-18)$$

在电场中任一电荷 q 沿任意路径从 a 点移动到 b 点时,电场力所做的功可以用电势差很方便地按下式计算:

$$W_{ab} = E_{pa} - E_{pb} = qV_a - qV_b = qU_{ab} \qquad (8-19)$$

电势和电势差都是标量,在国际单位制中,单位都是 V(伏特),$1\ \mathrm{V} = 1\ \mathrm{J} \cdot \mathrm{C}^{-1}$.

4. 电势的计算

静电场中任意两点的电势差是确定的,但静电场中任意一点的电势是相对的,一般在理论计算中选择无限远处为电势零点,根据式(8-17)来计算,由于电势是标量,所以电势的叠加比电场强度的叠加要简单,遵循电势的叠加原理,即静电场中某点的电势等于各个带电体单独存在时在该点的电势的代数和.

例题 8-4

试求点电荷 q 在电场中的电势 V 的分布.

解:选择无限远处为电势零点,设 P 点到点 ｜ 电荷 q 点的距离为 r,根据式(8-17),P 点

的电势为

$$V_P = \int_P^\infty \boldsymbol{E} \cdot \mathrm{d}\boldsymbol{l} = \int_r^\infty \boldsymbol{E} \cdot \mathrm{d}\boldsymbol{r} = \frac{q}{4\pi\varepsilon_0} \int_r^\infty \frac{\mathrm{d}r}{r^2}$$

$$= \frac{q}{4\pi\varepsilon_0 r} \qquad (8\text{-}20)$$

式(8-20)是点电荷的电势公式,可见选择无限远处为电势零点时,q 带正电则周围的电势为正,q 带负电则周围的电势为负,可见沿着电场线方向电势逐点降低.

例题 8-5

在图 8-5 中,求一半径为 R、电荷量为 Q 的均匀带电空心球壳的电势分布.

解:根据例题 8-2 的计算结果知:球内 $r<R$ 时,$E=0$;球外 $r>R$ 时,$E=\dfrac{Q}{4\pi\varepsilon_0 r^2}$. 选无限远处为电势零点,任选一点 P,设 P 与球心的距离为 r,根据式(8-17)计算 P 点的电势.

P 点在球壳内($r \leqslant R$):

$$V_P = \int_P^\infty \boldsymbol{E} \cdot \mathrm{d}\boldsymbol{l} = \int_r^R 0 \cdot \mathrm{d}r + \int_R^\infty \frac{Q}{4\pi\varepsilon_0 r^2} \cdot \mathrm{d}r$$

$$= \frac{Q}{4\pi\varepsilon_0 R}$$

P 点在球壳外($r>R$):

$$V_P = \int_P^\infty \boldsymbol{E} \cdot \mathrm{d}\boldsymbol{l} = \int_r^\infty \frac{Q}{4\pi\varepsilon_0 r^2} \cdot \mathrm{d}r = \frac{Q}{4\pi\varepsilon_0 r}$$

可见,空心球壳电势分布与点电荷的电势分布形式一样,球壳内各点的电势相等,空心带电球壳及其内部是个等势体.

三、电场强度与电势梯度的关系

当选定电势零点后,静电场中各点的电势都有确定的值,所有电势相等的点构成的曲面(或体)称为**等势面**(equipotential surface)或**等势体**(equipotential body).用等势面可形象地描绘静电场中电势的分布情况,等势面具有以下特点:① 等势面的疏密程度反映电场的强弱,等势面密的地方电场强度大、疏的地方电场强度小,规定相邻两等势面之间的电势差相等;② 等势面处处与电场线垂直;③ 沿着电场线方向电势越来越低,电场线是从高等势面指向低等势面的;④ 沿着等势面移动电荷,电场力不做功.

1. 电场强度和电势的积分关系

电场强度是描述电场的力的性质的物理量,电势是描述电场的能的性质的物理量,它们之间存在着一定的联系,二者的关系可写作

$$V_a = \int_a^\infty \boldsymbol{E} \cdot \mathrm{d}\boldsymbol{l}$$

等势面

等势体

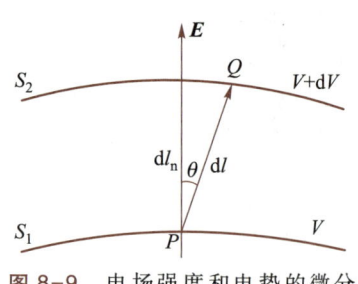

图 8-9　电场强度和电势的微分
关系

电势梯度

2. 电场强度和电势的微分关系

如图 8-9 所示,在静电场中设有两个相邻的等势面 S_1 和 S_2 (因相距很近可认为电场强度 E 相同),其电势分别为 V 和 $V+ dV$,e_n 是等势面的法线方向. 在 P 点沿法线方向有最大的电势增加率 dV/dl_n,通常将该最大值称为该点的**电势梯度**. 下面通过图 8-9,找出电场强度和电势的微分关系.

根据式(8-12)和式(8-19),从两个角度可以计算出试探电荷 q_0 从等势面 S_1 沿着任意路径移动到等势面 S_2 时电场力所做的功为

$$dW = q_0 E \cdot dl = q_0 E dl \cos\theta = q_0 E \cdot de_n = q_0 E dl_n$$

又因为
$$dW = q_0 [V-(V+dV)] = -q_0 dV$$

所以有
$$q_0 E dl_n = -q_0 dV$$

可得
$$E = -\frac{dV}{dl_n} \qquad (8\text{-}21)$$

式(8-21)就是电场强度和电势的微分关系,即电场中任意一点的电场强度等于该点电势梯度的负值. 由此可见,等势面密的地方电场强度大,疏的地方电场强度小.

第四节　电偶极子和电偶层

一、电偶极子

电偶极子

电偶极矩

两个相距很近的等量异号点电荷 $+q$ 和 $-q$ 所组成的带电系统称为**电偶极子**(electric dipole),相距很近表示场点到这两个点电荷的距离比 l 大得多. 从 $-q$ 指向 $+q$ 的径矢 l 称为电偶极子的轴. 一个电荷所带的电荷量的绝对值 q 和径矢 l 的乘积为电偶极子的**电偶极矩**(electric dipole moment),简称电矩,是矢量,写作

$$p = ql \qquad (8\text{-}22)$$

1. 电偶极子的电场强度

（1）电偶极子轴线延长线上一点的电场强度

如图 8-10 所示,电偶极子轴线的中点为 O,到 A 点的距离为 r,电荷 $+q$ 和 $-q$ 到 A 点的距离分别为 $r_+ = r - \dfrac{l}{2}$ 和 $r_- = r + \dfrac{l}{2}$,则正、负电荷在 A 点产生的总电场强度为

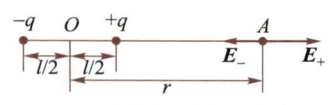

图 8-10　电偶极子在延长线上的电场强度

$$E = E_+ + E_- = \frac{1}{4\pi\varepsilon_0}\left(\frac{q}{r_+^2} + \frac{-q}{r_-^2}\right) = \frac{q}{4\pi\varepsilon_0}\left[\frac{2rl}{(r^2 - l^2/4)^2}\right]$$

当 $r \gg l$ 时，$r^2 - l^2/4 \approx r^2$，所以此时

$$\boldsymbol{E} = \frac{1}{4\pi\varepsilon_0}\frac{2lq}{r^3} = \frac{1}{4\pi\varepsilon_0}\frac{2\boldsymbol{p}}{r^3} = k\frac{2\boldsymbol{p}}{r^3} \tag{8-23}$$

即在电偶极子轴线延长线上任意一点的电场强度的大小，与电偶极子的电偶极矩大小成正比，与电偶极子中心到该点的距离的三次方成反比；电场强度的方向与电偶极矩的方向相同.

（2）电偶极子轴线的中垂线上一点的电场强度

如图 8-11 所示，取电偶极子轴线中点为坐标原点 O，中垂线上与坐标原点的距离为 r 的任意一点的电场强度为

$$E = E_+\cos\alpha + E_-\cos\alpha = \left(\frac{q}{4\pi\varepsilon_0 r_+^2} + \frac{q}{4\pi\varepsilon_0 r_-^2}\right)\frac{l/2}{r_+}$$

其中 $\cos\alpha = \dfrac{l/2}{r_+} = \dfrac{l/2}{r_-}$，可以认为 $r_+ = r_- = r$，可化简得矢量形式为

$$\boldsymbol{E} = -\frac{1}{4\pi\varepsilon_0}\frac{q\boldsymbol{l}}{r^3} = -\frac{1}{4\pi\varepsilon_0}\frac{\boldsymbol{p}}{r^3} = -k\frac{\boldsymbol{p}}{r^3} \tag{8-24}$$

即在电偶极子轴线中垂线上任意一点的电场强度的大小，与电偶极子的电偶极矩大小成正比，与电偶极子中心到该点的距离的三次方成反比；电场强度的方向与电偶极矩的方向相反.

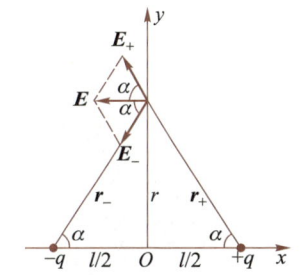

图 8-11 电偶极子轴线中垂线上一点的电场强度

2. 电偶极子的电势

下面讨论电偶极子的电场中任意一点 A 的电势. 电偶极子轴线的中点 O 到 A 点的距离为 r，r 和 l 正方向的夹角为 θ，如图 8-12 所示，根据电势叠加原理可得，A 点的电势为

$$V = V_+ + V_- = \frac{q}{4\pi\varepsilon_0 r_+} + \frac{-q}{4\pi\varepsilon_0 r_-} = \frac{q}{4\pi\varepsilon_0}\frac{r_- - r_+}{r_+ r_-}$$

由图可见，当 $r \gg l$ 时，$r_+ r_- \approx r^2$，$r_- - r_+ \approx l\cos\theta$，故

$$V \approx \frac{ql\cos\theta}{4\pi\varepsilon_0 r^2} = k\frac{p\cos\theta}{r^2} \tag{8-25}$$

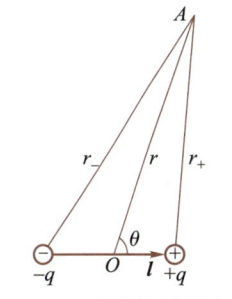

图 8-12 电偶极子的电势

由式（8-25）可得，电偶极子的电场中任意一点 A 的电势大小与电偶极子的电偶极矩的大小成正比，与电偶极子中心到该点的距离的平方成反比，并与 θ 有关. 当 $\theta = \dfrac{\pi}{2}$ 时，$V = 0$，即电偶极子轴线的中垂面上的电势为零；当 $0 \leqslant \theta < \dfrac{\pi}{2}$ 时，$V > 0$；当 $\dfrac{\pi}{2} < \theta \leqslant \pi$ 时，$V < 0$；可见电偶极子轴线的中垂面把电场分成两个正负对称的区域，正电荷一侧的电势为正，负电荷一侧的电势为负.

二、 电偶层

在生物体内,经常会遇到相距很近、互相平行且具有等值异号电荷面密度的两个带电平面——**电偶层**(electric double layer),可以视为许多电偶极子的集合. 可以用电势叠加原理来计算电偶层在空间所产生的电势. 在电偶层(厚度为 δ)上取一面积元 dS,设电偶层上侧面电荷面密度为 $+\sigma$,下侧面为 $-\sigma$,面积元上所带的电荷量为 σdS. 由于 dS 很小,所以可以把两侧的正负电荷视为电矩为 $\delta\sigma dS$ 的电偶极子. 电矩的方向垂直于面积元 dS,与其法线方向一致,与 r 的夹角为 θ. 因而某一电偶极子单独产生的电场在 M 点的电势为 $dV = k\dfrac{\delta\sigma dS\cos\theta}{r^2}$,式中 $\dfrac{dS\cos\theta}{r^2}$ 是面积元 dS 对 M 点所张的立体角 $d\Omega$,则 $dV = k\sigma\delta d\Omega$. 令 $\tau = \sigma\delta$,表示单位面积上的电偶极矩,称为层矩,因为电偶层均匀带电,所以 τ 值处处相同. Ω 是整个电偶层表面积对 M 点所张的立体角,如图 8-13 所示.

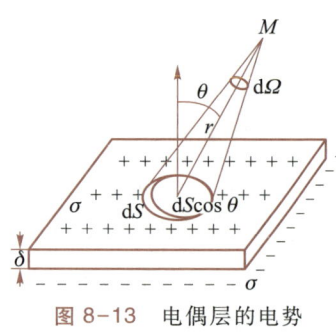

图 8-13 电偶层的电势

对整个平面进行积分,面积为 S 的电偶层在 M 点的电势为

$$V = \int_S dV = \int_S k\sigma\delta d\Omega = \int_S k\tau d\Omega = k\tau\int_S d\Omega$$
$$= k\tau\Omega \tag{8-26}$$

式(8-26)表明,均匀电偶层在某点产生的电势只取决于层矩 τ 与电偶层对该点所张立体角 Ω,而与电偶层的形状无关.

如果电偶层上侧面电荷面密度为 $-\sigma$,下侧面电荷面密度为 $+\sigma$,那么 M 点的电势为 $V = -k\tau\Omega$.

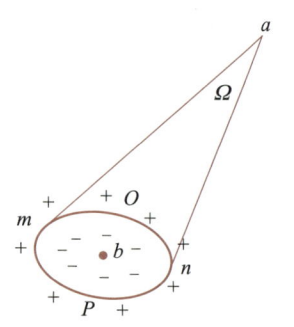

图 8-14 闭合曲面电偶层

如果是电偶层构成的闭合曲面,如图 8-14 所示,由式(8-26)可知,在膜外空间各点的电势为零,见图 8-14 中的 a 点;而在闭合曲面内部空间各点的电势为 $\dfrac{-\tau}{\varepsilon_0}$,见图 8-14 中的 b 点. 如果闭合曲面电偶层不均匀,则其闭合电偶层外部空间各点的电势一般不为零. 心肌细胞的除极和复极的过程就属于这种情况,膜内外电势差与静息状态时不同.

第五节　静电场中的电介质

一、电介质

1. 电介质

电介质（dielectric）就是通常提到的绝缘体,这类物质中,由于带电粒子被分子内在力束缚,不能发生宏观位移从而不能导电.但在外电场的作用下,带电粒子可发生微观位移,微观位移将激发附加电场,会改变总电场,在电学中起着重要的作用.

电介质中的某个中性分子内部的带电粒子很多,且所有正、负电荷都不会集中于一点,但当场点到分子的距离远大于分子的线度时,该中性分子中所有的正电荷和所有的负电荷,可以分别用一个等效的正电荷和一个等效的负电荷来代替.这种等效的正、负电荷的位置,称为正、负电荷的"重心".

电介质可以分为有极分子和无极分子两类.有极分子如 NH_3、H_2O、HCl 等,是指分子中正电荷的"重心"和负电荷的"重心"不重合,相当于两个相距很近的等量异号电荷所组成的电偶极子,等效分子电偶极矩（又称为分子电矩）不为零.虽然单个分子的分子电偶极矩不为零,但因为分子的热运动是杂乱无章的,所以宏观上表现为所有分子的分子电偶极矩的矢量和为零.无极分子如 He、H_2、CH_4 等,是指分子中正电荷的"重心"和负电荷的"重心"重合,分子电偶极矩为零.

2. 电介质的极化

电介质极化的微观机制不同,但宏观效果是一样的.在外电场作用下,在电介质的表面会出现只有正电荷或负电荷的电荷层,这种电荷不能在电介质内部自由移动,也不能离开电介质到其他带电体内,称为**束缚电荷**（bound charge）也称为极化电荷.这种在外电场的作用下,电介质的表面出现极化电荷的现象称为**电介质的极化**（polarization of dielectrics）. **无极分子**（nonpolar molecule）以位移极化为主;**有极分子**（polar molecule）以取向极化为主,一般还会伴有位移极化,但是有极分子取向极化的效应比位移极化的效应强得多.

如图 8-15 所示,将无极分子电介质放入电场中,每个分子的等效正电荷和等效负电荷受到的电场力方向相反,从而发生相对位移,使得正负电荷的"重心"不再重合,使电偶极矩不再

电介质

(a) 无电场作用的无极分子

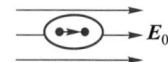
(b) 一个无极分子的位移极化

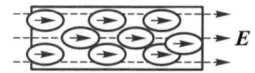
(c) 无极分子的位移极化
图 8-15　无极分子的位移极化

束缚电荷

电介质的极化

无极分子

有极分子

位移极化

取向极化

极化强度

(a) 无电场作用的有极分子

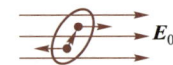

(b) 一个有极分子的取向极化

(c) 有极分子的取向极化

图 8-16　有极分子的取向极化

为零,这种极化称为**位移极化**(displacement polarization).如图 8-16 所示,将有极分子电介质放入电场中,在做杂乱无章的热运动的每个分子的电偶极矩,因受到电场力的作用都要在一定程度上转向电场的方向,这种极化称为**取向极化**(orientation polarization).

3. 极化强度

极化强度(polarization intensity)矢量是描述电介质极化的程度和状态的物理量,在电介质中取一无限小的体积元 ΔV,当没有外电场时,这个体积内所有分子电偶极矩的矢量和为零,在外电场的作用下,该矢量和不再为零.把单位体积内分子电偶极矩的矢量和称为电介质的电极化强度,用符号 $\boldsymbol{P}$ 表示,国际单位制中的单位是 $C \cdot m^{-2}$.

$$P = \frac{\sum_i \boldsymbol{p}_i}{\Delta V} \tag{8-27}$$

在外电场的作用下,电介质极化会出现极化电荷从而激发附加电场,会改变外电场.当达到稳定时,电介质中的合场强 E 应该是外电场的场强 $\boldsymbol{E}_0$ 和极化电荷所产生的场强 $\boldsymbol{E}'$ 的矢量和,即 $\boldsymbol{E} = \boldsymbol{E}_0 + \boldsymbol{E}'$. 因外电场 $\boldsymbol{E}_0$ 和极化电场 $\boldsymbol{E}'$ 的方向总是相反的,电场强度 E 会被削弱.实验表明:在均匀各向同性的介质中,任一点的极化强度矢量 $\boldsymbol{P}$ 与该点的合电场强度 $\boldsymbol{E}$ 成正比,并且方向相同,可写为

$$\boldsymbol{P} = \chi_e \varepsilon_0 \boldsymbol{E} \tag{8-28}$$

电极化率

均匀电介质

式(8-28)中,比例系数 χ_e 称为介质的**电极化率**(electric susceptibility),与电介质的性质有关,若电介质中各点的 χ_e 相同,就称其为**均匀电介质**(uniform dielectric).

二、 电介质中的静电场方程

1. 介电常量

实验表明,当外电场不强时,对于电极化率为 χ_e 的均匀各向同性电介质发生极化后,电场强度 E 和外电场强度 E_0 满足 $E_0 = E\varepsilon_r$,其中 $\varepsilon_r = 1 + \chi_e$,$\varepsilon_r \geqslant 1$,是由电介质性质决定的量纲一的量,称

相对介电常量　相对电容率

介电常量

电容率

为电介质的**相对介电常量**或**相对电容率**,真空中的 $\varepsilon_r = 1$,ε_0 称为真空介电常量或真空电容率. $\varepsilon = \varepsilon_0 \varepsilon_r$ 称为电介质的(绝对)**介电常量**(dielectric constant)或电介质的**电容率**,是由电介质的性质决定的,和 ε_0 的单位一样.

2. 电介质中的静电场方程

当静电场中有电介质时,高斯定理仍然成立.在带等量异号电荷的两平行金属板间充以介电常量为 ε 的电介质(如图8-17所示,电荷量为 Q,表面积为 S),用虚线作底面与板平行的柱形高斯面,底面积为 ΔS.根据高斯定理,高斯面内所包围的电荷应该是自由电荷 q 和极化电荷 q' 的总和,即

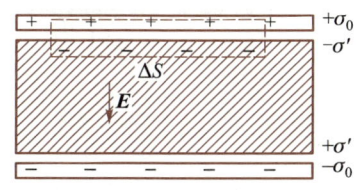

图 8-17 有介质高斯定理的推导

$$\oint_S \boldsymbol{E} \cdot \mathrm{d}\boldsymbol{S} = \frac{q_0 + q'}{\varepsilon_0} \tag{8-29}$$

但在解决具体问题时,极化电荷很难确定.在真空情况下由高斯定理可得两极板间的电场强度 $E_0 = \dfrac{Q}{\varepsilon_0 S}$,又因为 $\boldsymbol{E}_0 = \boldsymbol{E}\varepsilon_r$,可得充满电介质时,因极化电荷的影响,合电场强度为

$$E = \frac{Q}{\varepsilon_0 \varepsilon_r S} = \frac{Q}{\varepsilon S} \tag{8-30}$$

为了消除此影响,引入了一个辅助性物理量——**电位移 D**（electric displacement vector）,在各向同性的均匀的电介质中,D 与介质中的合电场强度 E 满足

电位移

$$\boldsymbol{D} = \varepsilon_0 \varepsilon_r \boldsymbol{E} = \varepsilon \boldsymbol{E} \tag{8-31}$$

由式(8-30)和式(8-31)可知 $D = Q/S$,只与自由电荷有关,与电介质无关.

在图8-15中,作底面与板平行的柱形高斯面,一底面在极板中,另一底面在两极板间,底面积为 ΔS,则该柱体内包围的自由电荷为 $q_0 = Q\Delta S/S$.与电场线和电场强度通量对应的有电位移线和电位移通量 $\Psi = \oint_S \boldsymbol{D} \cdot \mathrm{d}\boldsymbol{S} = D\Delta S = Q\Delta S/S = q_0$,即通过该柱面的电位移通量等于其所包围的自由电荷.这个结论可进一步推广为

$$\oint_S \boldsymbol{D} \cdot \mathrm{d}\boldsymbol{S} = \sum_{(S\text{内})} q_0 \tag{8-32}$$

式(8-32)就是**电介质的高斯定理**（Gauss's theorem of dielectrics）的表达式,表明通过任意一闭合曲面 S 的电位移通量 Ψ,等于该闭合曲面内所包围的自由电荷的代数和,与极化电荷无关.可见有电介质的静电场依然是有源场和保守场,除满足高斯定理以外还满足环路定理 $\oint_L \boldsymbol{E} \cdot \mathrm{d}\boldsymbol{l} = 0$.

电介质的高斯定理

第六节　静电场的能量

一、电容器

电容器

电容

任何两个彼此绝缘而又相互靠近的导体组成的能够储存电荷的装置称为**电容器**（condenser）. 电容器经过充电后两个极板带等量异号电荷（$+Q$ 与 $-Q$）, 设正极板和负极板的电势分别为 V_+ 和 V_-, 它们之间的电势差为 $U = V_+ - V_-$. 电容器的**电容**（capacity）用 C 表示, 它是反映电容器储存电能本领的物理量.

$$C = \frac{Q}{U} \tag{8-33}$$

在国际单位制中, 电容的单位是 F（法拉）, $1\ \text{F} = 1\ \text{C} \cdot \text{V}^{-1}$; 常用的单位有微法（μF）和皮法（pF）, $1\ \mu\text{F} = 10^{-6}\ \text{F}$, $1\ \text{pF} = 10^{-12}\ \text{F}$. 对于平行板电容器有

$$C = \frac{\varepsilon S}{d} \tag{8-34}$$

式（8-34）说明平行板电容器的电容与电容器两极板间的电介质有关, 还与两极板间的正对面积 S 成正比, 与两极板间的距离 d 成反比.

二、静电场的能量

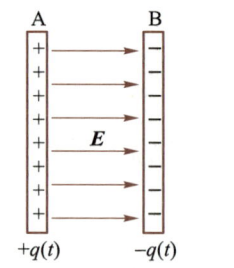

图 8-18　带电电容器储能计算

静电场的能量等于建立电场时外力克服静电力所做的总功. 电容器充电的过程是外力克服静电力做功, 使电容器储存了能量. 如图 8-18 所示, 设在充电过程的时刻 t, 两极板 A、B 上电荷分别为 $+q$ 和 $-q$, 两极板间的电势差 $U = q/C$. 把电荷 $\mathrm{d}q$ 从负极板移到正极板, 则外力所做的功为

$$\mathrm{d}W = U\mathrm{d}q = q\mathrm{d}q/C$$

所以, 从两极板不带电到带电荷量为 Q 的充电过程中, 外力所做的功, 即电容器储存的能量为

$$W = \int_0^Q \mathrm{d}W = \int_0^Q \frac{q\mathrm{d}q}{C} = \frac{1}{2}\frac{Q^2}{C} = \frac{1}{2}CU^2 \tag{8-35}$$

由式（8-35）可知, 在电压一定的情况下, 电容反映电容器的储能本领. 另外, 对于同一电容器, 电压越高储能越多, 但电压不能超过电容器的耐压值. 否则电容器中的电介质将被击穿.

对于平行板电容器,两极板间的正对面积为 S,两极板间的距离为 d,如果不计边缘效应,则其储存的能量还可以表示为

$$W_e = \frac{1}{2}CU^2 = \frac{1}{2}\frac{\varepsilon S}{d}(Ed)^2 = \frac{1}{2}\varepsilon E^2 Sd = \frac{1}{2}\varepsilon E^2 V \quad (8-36)$$

式(8-36)中 $Sd = V$(电场空间体积),E 为电场强度的大小. 可见,平行板电容器储存的能量就分布于板间的电场区域内,静电场单位体积的能量即能量密度 w_e 为

$$w_e = \frac{W_e}{V} = \frac{1}{2}\varepsilon E^2 \quad (8-37)$$

实验证明式(8-37)对于任何电场都成立. 所以在任意分布的静电场中,其能量可以表示为

$$W_e = \int_V w_e \mathrm{d}V = \frac{1}{2}\int_V \varepsilon E^2 \mathrm{d}V \quad (8-38)$$

此积分遍及存在电场的整个空间,适用于任意分布的电场,称为静电场的能量.

第七节　人体内的电现象

一切生物体都具有生物电现象. 人体组织器官的活动如大脑活动、心脏跳动、神经传导、肌肉兴奋、腺体分泌等都伴有电现象. 心电图、脑电图、视网膜电图、肌电图、胃电图、肠电图、皮肤电图等已在医学中获得了广泛应用.

生物电的基本特性包括:① 绝大多数生物电信号幅值特别小;② 绝大多数主要信号频率在低频和超低频范围内;③ 信号噪声比低,因为生物体内存在很多无规律的电活动,会在生物电信号中形成噪声,其他更强的电活动会把一些弱的生物电信号淹没. 表 8-1 列出了人体几种组织的生物电参量.

组织	动作电势幅值	电阻	频率
心脏	10~30 mV(直接导出) 0.1~2 mV(体表导出)	5~50 kΩ	0~200 Hz
大脑皮质	1 mV(α 波,直接导出) 20~100 μV(α 波,头皮导出)	10 kΩ 10~100 kΩ	0.3~100 Hz
肌肉	0.1~1 mV	10~50 kΩ	10~2 000 Hz
细胞	>1 mV	20 MΩ	0~3 000 Hz

表 8-1　人体几种组织的生物电参量

有关研究结果表明,在人和其他动植物体内除了存在低频电流,还可产生高频电磁波,人们一直在探索生物电产生的机制.鉴于生物体的复杂性,膜电势理论占有重要地位.

一、膜电势

众所周知,细胞是组成生物体的基本单元,细胞膜把它和周围隔开.实验证明,包括人类的大多数动物的肌肉和神经细胞的膜内外存在着电势差,通常称为跨膜电势或**膜电势**(membrane potential).细胞在不受外界刺激时,细胞膜内电势比膜外低,若把细胞膜外电势视为零,则细胞膜内电势约为-90 mV,在生理学上把这个电势差称为**静息电势**(resting potential).当受到外来刺激后,细胞膜内外的电势差会突然发生变化,细胞膜内低电势变成了高电势,这一电活动过程称为**动作电势**(action potential).

膜电势

静息电势

动作电势

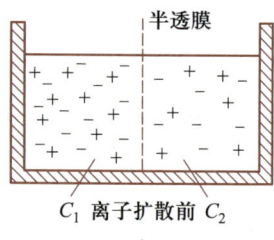

半透膜

C_1　离子扩散前　C_2

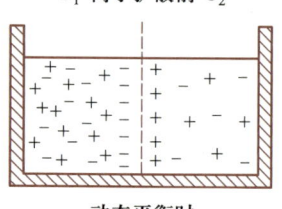

动态平衡时

图 8-19　能斯特电势的产生

能斯特电势

1. 能斯特方程

为了说明膜电势的形成,先考察一层半透膜把两种不同浓度的 KCl 溶液分隔开的情形.如图 8-19 所示,左边表示浓度为 C_1 的膜内溶液,右边表示浓度为 C_2 的膜外溶液,并假设 $C_1>C_2$.在离子未发生迁移前,两边溶液任意一个小区域内正、负离子的数目相等(因离子的热运动),所以内外溶液均呈现电中性.假定半透膜只让 K^+ 通过而不让 Cl^- 通过.因为膜内 K^+ 的浓度比膜外 K^+ 的浓度高,所以由膜内迁移到膜外的 K^+ 的数量要比由膜外迁移到膜内的 K^+ 的数量多.结果,使膜内出现了过剩的负电荷,同时膜外出现了过剩的正电荷.这些靠近膜两侧过剩的正、负电荷形成了电场 E,方向从膜外指向膜内,从而阻碍 K^+ 继续扩散.E 的大小随着膜外积聚的 K^+ 增多而增大,当达到平衡时,膜两侧产生了一定的电势差 U,称为**能斯特电势**(Nernst potential)或平衡电势.

若在稀薄电解质溶液里,可把离子作为理想气体分子模型来处理,理论计算得出

$$U = V_2 - V_1 = \frac{KT}{Ze}\ln\frac{C_1}{C_2} \tag{8-39}$$

由于 $K = \dfrac{R}{N_A}$(R 为摩尔气体常量,N_A 为阿伏伽德罗常量),元电荷 $e = \dfrac{F}{N_A}$,其中 F 为法拉第常量,将这些关系式代入式(8-39),得

$$U = V_2 - V_1 = \frac{RT}{ZF}\ln\frac{C_1}{C_2} \tag{8-40}$$

式(8-39)和式(8-40)称为**能斯特方程**(Nernst equation),给出了扩散达到平衡时膜两侧的电势差 U 与两侧离子浓度 C_1 和 C_2 之间的关系. 上式推导时是以正离子为研究对象,如果扩散的是负离子,则膜外的电势 V_2 将比膜内的电势 V_1 低,$V_2 - V_1 < 0$,因此能斯特方程可以写为

$$U = V_2 - V_1 = \pm \frac{RT}{ZF} \ln \frac{C_1}{C_2} \qquad (8-41)$$

式(8-41)右方的正号适用于正离子,负号适用于负离子. 当改为常用对数时,为

$$U = V_2 - V_1 = \pm 2.3 \frac{RT}{ZF} \lg \frac{C_1}{C_2} \qquad (8-42)$$

2. 静息电势

实验表明,动植物的活组织细胞膜两侧都有电势差. 哺乳动物的神经细胞的内外溶液中各种离子浓度的分布如图 8-20 所示. 图的左侧代表细胞内溶液,右侧代表细胞外溶液. 从图 8-20 中可以看出,细胞内部 K^+ 的浓度比细胞外部高,能够穿出细胞膜外的 K^+ 数量多. Cl^- 的浓度是细胞内部比细胞外部低,能够穿入细胞膜内的 Cl^- 数量多. 细胞膜与半透膜类似,对 Na^+ 的通透性很小.

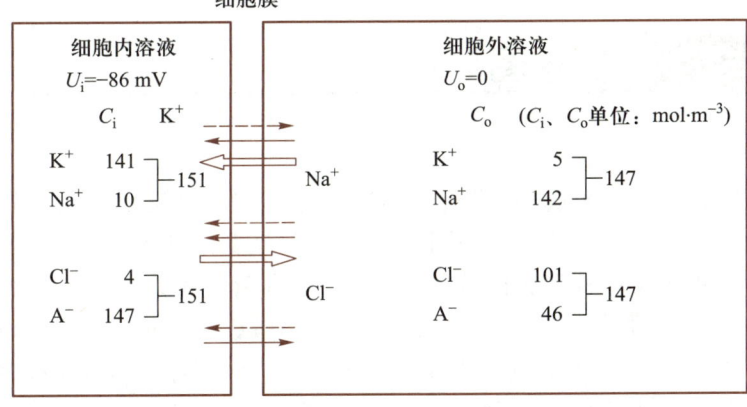

图 8-20 神经细胞在静息状态下膜内外的离子浓度

细胞内外同种离子存在浓度差,可用能斯特方程计算平衡时透过细胞膜离子扩散形成的电势差. 若以 C_i 和 C_o 分别表示细胞膜内和膜外的离子浓度,规定细胞外的电势为零,则

$$U = V_i - V_o = \pm 2.3 \frac{RT}{ZF} \lg \frac{C_o}{C_i} = \pm 61.51 \lg \frac{C_o}{C_i} \text{ mV} \qquad (8-43)$$

将细胞内外 K^+、Na^+、Cl^- 的浓度值分别代入,得

$$U_{K^+} = -89 \text{ mV}, \quad U_{Na^+} = +71 \text{ mV}, \quad U_{Cl^-} = -86 \text{ mV}$$

与实际测量的静息电势-86 mV 相比,可见 Cl^- 的平衡电势与静息电势相同,K^+ 的平衡电势与静息电势-86 mV 相差不大,Na^+ 的平衡电势与实测静息电势相差甚远. 这说明 Cl^- 因浓度差而产生的进入细胞内的扩散趋势与排斥 Cl^- 进入细胞内的电场力恰好平衡,通过细胞膜出入的 Cl^- 数量相等,所以细胞内外 Cl^- 的浓度处于平衡状态. 对于 K^+,当细胞处在静息状态时,因电势差造成的向膜内的流动比浓度差造成的向膜外的流动少,说明还有少量的 K^+ 从膜内迁移到膜外. 对于 Na^+,膜电势差和浓度差都有使其扩散而进入细胞内的强大趋势. 在静息状态下尽管细胞膜对 Na^+ 的通透性很小,仍有少量的 Na^+ 不断渗入细胞内,但在细胞内 Na^+ 仍然能维持低浓度. 由此说明细胞内必然存在着一定的机制(从低浓度区把 Na^+ 转运到高浓度区,从低电势区把 Na^+ 转运到高电势区),使浓度维持不平衡,这一过程必然伴随着做功,该作用称为**钠泵**. 同理,从膜外低浓度区把 K^+ 转运到膜内高浓度区,这个转运作用称为**钾泵**. Na^+ 的排出常常伴有 K^+ 的摄入,这一过程称为**钠-钾泵**(Na^+-K^+泵). 泵是需要能源的,常认为 Na^+-K^+ 泵的转运所需的能量来自细胞代谢.

钠泵

钾泵

钠-钾泵

二、心电图

1. 心电向量

心脏是由大量心肌细胞组成的,心肌细胞膜可以视为半透膜. 静息状态时,细胞膜外排列着一定数量的阳离子(带正电荷),细胞膜内排列相同数量的阴离子(带负电荷),膜外电势比膜内高,细胞的这种状态称为**极化**(polarization),如图 8-21(a)所示. 若细胞一端的细胞膜受到刺激,其通透性将改变,会使细胞内外正离子和负离子分布发生逆转,此处膜外的正电荷(钠离子)会迅速进入膜内,则该处此时膜外呈负电性,膜内呈正电性,于是细胞整体的电荷分布不再均匀,整个心肌细胞像一个电偶极子,具有电偶极矩,如图 8-21(b)所示.

极化

反过来若心肌细胞膜内带正电,膜外带负电,如图 8-21(c)所示,这一过程称为**除极**(depolarization). 除极由受刺激处开始,沿细胞向周围传播. 在除极的过程中(是一个极其短暂的过程),整个心肌细胞与一个电偶极子等效,其电偶极矩的方向和除极传播的方向相同,因为细胞的代谢作用,细胞膜又逐渐恢复了原来

除极

的极化状态,即细胞膜内带负电,细胞膜外带正电,这一过程称为**复极**(repolarization),如图 8-21(d)所示. 复极和除极先后程序一致,即先除极的部位先复极,只是复极的电偶极矩方向与除极时的电偶极矩方向相反. 当复极结束时,整个细胞恢复到极化状态,如图 8-21(e)所示,又可接受另一次刺激.

可见在心肌细胞除极和复极的过程中形成了一个变化的电偶极矩,在其周围空间引起了电势变化. 心肌细胞电势的交替变化是心电活动产生的起源.

大量心肌细胞的除极、复极可引起整个心脏的除极、复极. 研究心脏的电性质时,可将心脏等效为一个电偶极子,称为**心电偶**. 心电偶在空间产生的电场称为心电场,在周期性心电活动中,各部分心肌的除极和复极有一定的顺序,而且每一瞬间都有不同部位心肌的心电活动. 因此,众多心肌细胞产生方向不尽相同的电偶极矩矢量,把这些电偶极矩矢量按平行四边形定则依次合成,这个最后合成的合向量称为瞬间综合**心电向量**(electrocardial vector),是一个大小、方向均随时间周期性变化的矢量. 按发生时间的先后依次串联这些瞬间的综合心电向量,形成了空间向量环,称为立体心电向量环. 在 3 个互相垂直的平面上对立体心电向量环进行投影,得到平面心电向量环.

2. 心电图

人体可视为一个导体,通过周围的导电组织可以把心肌细胞产生的生物电活动传导到体表的任何部位. 在体内或体表的某个部位安置电极都可记录到相应的心电变化. 在体表,由心电向量引起的电势变化可根据电偶极子的电势公式(8-25)求得

$$U = k\frac{p\cos\theta}{r^2} \tag{8-44}$$

其中 p 是瞬间综合心电向量的电偶极矩,r 是电偶极子中心到探测点的距离,θ 是瞬间综合心电向量到探测点和电偶极子轴心线的夹角. 可见,体表所采集到的心脏电势大小和下列因素有关:与 p 成正比,与 r^2 成反比,与角 θ 有关,θ 越大,电势越弱.

通过电极和传导线,将心脏组织的电性活动情况画在记录纸上(以电压为纵轴,时间为横轴),所呈现出的波形图就是**心电图**(electrocardiogram). 如图 8-22 所示为标准心电图波形,含有 P 波、QRS 波和 T 波. P 波出现时,心房开始收缩,把血液送至心室;QRS 波出现时,心室开始收缩,把血液送至全身;T 波出现时,心室、心房舒张,准备下一次的收缩. 医生可根据心电图来判断心脏的功能与状态.

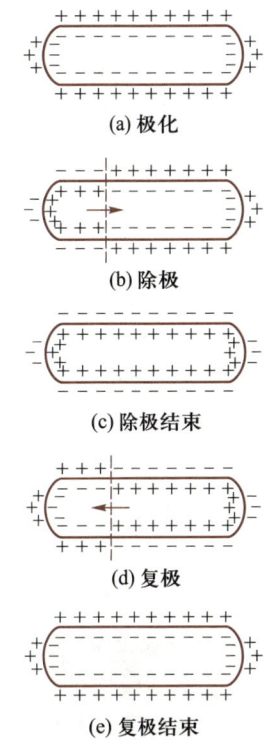

图 8-21　心肌细胞的电学模型

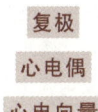

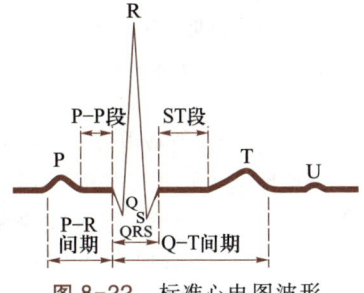

图 8-22　标准心电图波形

3. 心电图导联

心电图导联

心电图导联(electrocardiographic lead)是指记录心电图的电路的连接方法,即通过导联线把放置在人体不同部位的电极与心电图机的电流计的正、负极连接在一起. 所以当连接方法和电极位置不同时,可组成不同的心电图导联. 在临床心电图实践中,常用的有单极心电图导联和双极心电图导联. 将两个测量电极放在体表的任何两个非等电势的部位,可记录心电变化图像,这种测量方法称为双极导联. 如果设法使两个电极之一(通常是和心电图机负极端相连的电极)的电势始终为零,就成了所谓的无关电极,而另一个电极(探查电极)放在体表某一测量点,这种测量方法称为单级导联. 双极导联分析波形较为复杂,是因为所测得的电势变化是体表被测两点电势变化的代数和. 而单极导联对波形的解释较为单纯,是因为无关电极保持零电势不变,所以测得的电势变化就只表示探查电极所在部位的电势变化.

第八章习题

8-1　请根据电场强度与电势梯度的关系,回答问题:(1) 在电势不变的空间内,电场强度是否为零? (2) 在电势为零处,电场强度是否一定为零? (3) 在电场强度为零处,电势是否一定为零?

8-2　在匀强电场中,各点的电势梯度是否相等? 各点的电势是否相等?

8-3　如果在闭合曲面上的电场强度 E 处处为零,能否肯定此闭合曲面内一定没有净电荷?

8-4　将平行板电容器两极板接上电源,以维持其两端电压不变,用相对介电常量为 ε_r 的均匀电介质填满极板空间,问极板上的电荷量会变为原来的几倍? 电场强度变为原来的几倍? 如果充电后切断电源,然后再填满该电介质时,情况又如何?

8-5　现有两个带电小球相距 20 m,所带电荷量分别为 +10 C 和 +20 C,求电场强度为零的点的位置.

8-6　点电荷 q 和 $4q$ 相距 l,试问在什么地方放置什么样的电荷,可使这三个电荷受力平衡?

8-7　两个带有电荷量为 $1.0×10^{-8}$ C 的异号电荷,相距 0.4 m. 求:(1) 它们连线中点的电场强度; (2) 将一个电子放在该点,它所受到的电场力.

8-8　若电荷 Q 均匀地分布在无限长的细棒 L 上,问:(1) 在棒的延长线上,且与棒中心距离为 r 处的电场强度是多少? (2) 在棒的垂直平分线上,离棒为 r 处的电场强度是多少?

8-9　一半径为 R 的半圆细环上均匀分布着电荷 Q,求环心处的电场强度.

8-10　均匀带电圆环,其半径为 5.0 cm,总电荷量为 $5.0×10^{-9}$ C,计算轴线上与环心的距离为 5.0 cm 处的点的电场强度.

8-11　一无限长、半径为 R 的圆柱体上电荷均匀分布,圆柱体单位长度的电荷量为 λ,用高斯定理求圆柱体内与轴线距离为 r 处的电场强度.

8-12　一带电细棒弯曲成半径为 R 的半圆形,均匀带电,电荷线密度为 λ_0,求圆心处的电场强度 E.

8-13 设匀强电场的电场强度 E 与半径为 R 的半球面的对称轴平行,试计算通过此半球面的电场强度通量.

8-14 边长为 a 的立方体,其表面分别平行于 xy、yz 和 zx 平面,立方体的一个顶点为坐标原点.现将立方体置于电场强度 $E = (E_1 + kx)i + E_2j$ 的非均匀电场中,求电场对整个立方体表面的电场强度通量.

8-15 无限长直的薄壁金属圆管半径为 R,表面上均匀带电,且沿轴线方向的电荷线密度为 λ,求距管轴 r 处的电场强度.

8-16 电荷 Q 均匀分布在半径为 R 的球体上,求各处电场强度分布.

8-17 所带电荷量为 q 的电荷均匀分布在长为 $2l$ 的细杆上,求在杆外延长线上与杆端距离为 a 的 P 点的电势,设无限远处为电势零点.

8-18 如图所示,一厚度为 d 的"无限大"均匀带电导体板,电荷面密度为 σ,则板的两侧与板面距离均为 h 的两点 a、b 之间的电势差为多少?

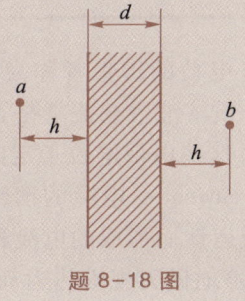

题 8-18 图

8-19 在真空中,有一半径为 r 的均匀带正电的细圆环,电荷线密度为 λ,求:(1) 圆心 O 处的电场强度和电势;(2) 把一带电荷量为 $-q$ 的点电荷从无限远处移动到 O 点时,电场力所做的功.

8-20 两个同心球面的半径分别为 R_1 和 R_2,各自带有电荷量为 Q_1 和 Q_2 的电荷.问:两球面间的电势差为多少?

8-21 根据经典理论,设氢原子中电子绕核做圆周运动的轨道半径为 5.29×10^{-11} m,其原子核(质子)所带电荷量 $e = 1.60 \times 10^{-19}$ C.求原子核在此轨道上产生的:(1) 电场强度;(2) 电势;(3) 电子的电势能.

8-22 点电荷的电荷量 $q = +10^{-8}$ C,在电场中从 a 点移动到 b 点,电场力做功为 3×10^{-6} J.(1) 求 a、b 两点的电势差;(2) 两点中哪一点电势高?

8-23 电荷 Q 均匀分布在半径为 R 的球体上,求各处的电势分布.

8-24 给两个相同的空气电容器分别充电,使两端电压均为 $U = 900$ V,然后将其与电源断开.若空气电容器的电容 $C = 8.0$ μF,将其中一个电容浸入相对介电常量为 2.0 的油中,然后将它与另一个电容器并联起来,求在该过程中的电场减少的能量.

(陈 霞)

本章习题答案

第九章　直流电路

　　直流电是指电流方向始终保持不变的电流,它与交流电相比,在医学领域中具有独特的治疗作用.直流电刺激不但可以改变神经细胞的活动状态,调节肌肉纤维的收缩,也可以通过刺激神经纤维的传导,抑制疼痛信号的传递和感知,因此直流电在多种疾病的治疗中都具有重要的应用价值.本章将讨论直流电在医学中的基础应用,并对电流的产生条件、电流密度的概念以及处理直流电的基本方法予以介绍.

第一节　恒定电流

一、电流

电流

　　电荷的定向运动形成电流.电荷的携带者称为载流子.金属导体中载流子是自由电子,电介质溶液中载流子是正、负离子,在半导体中载流子是电子或空穴.这些由带电粒子定向运动形成的电流称为**传导电流**(conduction current).电荷的携带者也可以是宏观的带电体,由带电体做机械运动而形成的电流称为**运流电流**(convection current).载流子不停地做无规则热运动,它们沿任意方向运动的概率是相等的,所以整体上不表现出定向移动,不能形成电流.因此要想形成电流必须具备两个条件:第一,物体内含有可以自由移动的载流子;第二,物体内存在电场,载流子在电场力作用下,可以做定向移动.

传导电流

运流电流

　　电流是标量,通常将正电荷定向移动的方向规定为电流的方向.它的大小以单位时间内通过导体某一截面的电荷量来量度.

　　如果在 Δt 时间内通过某一导体截面的电荷量为 Δq,则在 Δt 时间内的平均电流 $\bar{I}$ 为

$$\bar{I} = \frac{\Delta q}{\Delta t}$$

当 $\Delta t \to 0$ 时,此时的电流表示的是某一时刻的瞬时电流,写作

$$I = \lim_{\Delta t \to 0} \frac{\Delta q}{\Delta t} = \frac{dq}{dt} \qquad (9-1)$$

在国际单位制中,规定电流为基本量,单位是 A(安培). 常用的单位还有 mA(毫安)和 μA(微安),$1\ A = 10^3\ mA = 10^6\ \mu A$.

二、电流密度

电流只能描述电荷通过某一截面的总体特征,而一般情况下,导体内的不同部分或同一截面内各处的电流大小和方向可能都不一样. 对于三维尺寸不能忽略的导体,如大块金属、电容器内的电解质、人体的躯干等有电流通过时,通常电流在某一截面内是不均匀的,电荷的运动方向也是不一致的. 因此电流 I 这个物理量不能细致地反映出电流在导体中的分布,要想准确地描述导体内电流的分布情况,还需要引入一个新的物理量——**电流密度**(current density). 电流密度是矢量,用符号 j 来表示. **电流密度的大小等于通过垂直于该点电流方向的单位截面积的电流,其方向为该点上正电荷的运动方向.** 如图 9-1 所示,在通有电流的导体内任一点处,取一微小面积 $\Delta S_\perp$,使 $\Delta S_\perp$ 与该处电流方向垂直,如果通过的电流为 ΔI,则 $\dfrac{\Delta I}{\Delta S_\perp}$ 的极限就是该点的电流密度的大小,可写为

电流密度

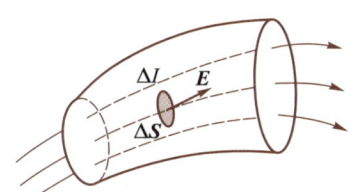

图 9-1 电流密度的导出

$$j = \lim_{\Delta S \to 0} \frac{\Delta I}{\Delta S} = \frac{dI}{dS} \qquad (9-2)$$

电流密度的单位是 $A \cdot m^{-2}$. 如果面积元 dS 的法线方向与电流方向之间的夹角为 θ,如图 9-2 所示,由于通过 dS 的电流 dI 与通过面积元 $dS_\perp = dS\cos\theta$ 的电流相等,所以有

$$dI = jdS\cos\theta = j \cdot dS$$

因此通过导体任意截面 S 的电流 I 与电流密度 j 的关系为

$$I = \int_S j \cdot dS = \int_S jdS\cos\theta \qquad (9-3)$$

在容积导体中各点的电流密度有不同的数值和方向,因此 j 一般是空间点的矢量函数,也就是说 j 构成一个矢量场,即电流场. 类似于静电场中的电场线,在电流场中可以用**电流线**(line of current)来描述. 电流线是这样一系列曲线,曲线上的切线方向与该处的电流密度方向一致,该点处电流线的疏密程度表示该点电流密度的大小. 图 9-3 利用电流线给出了几种导体内电流分布的情况.

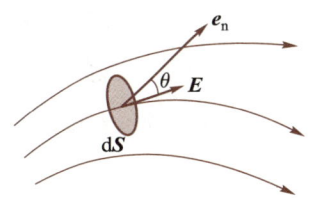

图 9-2 电流与电流密度的关系

电流线

三、 欧姆定律的微分形式

利用电流密度的概念,可以给出一种新形式的欧姆定律. 欧姆定律告诉我们,通过一段导体的电流 I 与导体两端的电势差 $V_a - V_b$ 成正比,即

$$I = \frac{V_a - V_b}{R} \qquad (9\text{-}4)$$

根据电阻定律有

$$R = \rho \frac{l}{S}$$

式中 l 为导体的长度,S 为导体的横截面积,比例系数 ρ 由导体材料的性质决定,称为材料的电阻率,单位为欧姆米,符号 $\Omega \cdot m$,电阻率的倒数称为 **电导率**(conductivity),用 γ 表示,它是表征导体导电性质的物理量,单位为西门子每米,符号 $S \cdot m^{-1}$.

由于电阻具有可加性,导体的电阻率 ρ 或横截面积 S 不均匀时,其电阻可写成:

$$R = \rho \frac{\mathrm{d}l}{\mathrm{d}S}$$

注意到电势差是电场强度的积分 $V_a - V_b = \int_a^b \boldsymbol{E} \cdot \mathrm{d}\boldsymbol{l}$,电流 I 是电流密度 $\boldsymbol{j}$ 的面积分 $I = \int_S \boldsymbol{j} \cdot \mathrm{d}\boldsymbol{S}$. 所以式(9-4)称为欧姆定律的积分形式. 它是对一段导体的整体导电规律的描述. 要对内部各点的导电情况进行细致的描述,就要用到欧姆定律的微分形式.

如图 9-4 所示,在导体中取一个轴线平行于该处电流线的小圆柱,小圆柱的长度 $\mathrm{d}l$ 和横截面积 $\mathrm{d}S$ 均极微小,在该小圆柱处的电场强度 $\boldsymbol{E}$ 和电流密度 $\boldsymbol{j}$ 可视为均匀分布. 根据欧姆定律,有

$$\mathrm{d}I = \frac{V_1 - V_2}{R} \qquad (9\text{-}5)$$

因为小圆柱两端的电势差 $V_1 - V_2 = E\mathrm{d}l$,通过 $\mathrm{d}S$ 的电流 $\mathrm{d}I = \boldsymbol{j} \cdot \mathrm{d}\boldsymbol{S}$,此小圆柱的电阻 $R = \rho \dfrac{\mathrm{d}l}{\mathrm{d}S}$,代入式(9-5)得

$$\boldsymbol{j} = \frac{1}{\rho} \boldsymbol{E} = \gamma \boldsymbol{E}$$

电流密度的方向为正电荷的运动方向,与电场强度 $\boldsymbol{E}$ 的方向相同,所以可以把上式写成矢量式

$$\boldsymbol{j} = \gamma \boldsymbol{E} \qquad (9\text{-}6)$$

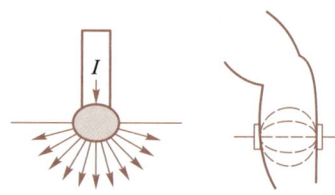

(a) 半球形接地电极附近的电流分布　(b) 电疗时电流通过下肢的情况

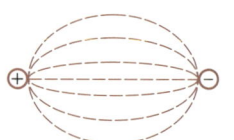

(c) 电解质内两个点电极之间的电流分布

图 9-3　容积导体中的电流分布

电导率

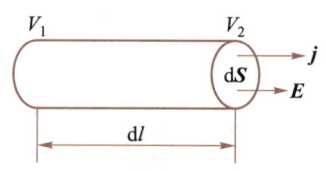

图 9-4　推导欧姆定律微分形式

由于上式是将欧姆定律用于微元导体所得到的结论,所以上式称为**欧姆定律的微分形式**. 在均匀的导电材料中,导体中各点的电导率 γ 完全相同,因此电场强度 E 的量值与 j 的量值成正比,且两者具有相同的方向. 欧姆定律的微分形式是用场的观点逐点描述了导体中电场(描述场的矢量就是电场强度 E)和电流场分布(描述电流场分布的矢量就是电流密度 j)间的细节关系,这一关系即使在可变电场中也成立. 相较欧姆定律的积分形式来说,具有更深刻的意义.

欧姆定律的微分形式

四、金属的导电性

金属导体中无外电场时,导体中的自由电子做无规则的热运动. 若导体中有了电场,自由电子将受电场力作用,沿着与电场强度 E 相反的方向做定向运动,这种运动称为漂移运动,此时这些自由电子运动的平均速度称为平均漂移速度,用 $\overline{v_d}$ 表示. 由于金属导体中的电流是由大量自由电子定向漂移形成的,所以导体中各点的电流密度 j 与自由电子的平均漂移速度密切相关,因此我们需要设法找到它们之间的关系.

如图 9-5 所示,在金属导体中,取一微小的横截面积 ΔS,且 ΔS 的法线与电场方向平行. 设导体中电子的数密度为 n,平均漂移速度为 $\overline{v_d}$,每个电子所带的电荷量为 $-e$,则在时间间隔 Δt 内,自由电子走过的距离为

$$\Delta l = \overline{v_d} \Delta t$$

每个电子所带的电荷量为 $-e$,则在 Δt 时间间隔内通过截面 ΔS 的电荷量为

$$\Delta q = -ne\Delta S\Delta l = -ne\,\overline{v_d}\Delta t\Delta S$$

通过 ΔS 的电流

$$\Delta I = \frac{\Delta q}{\Delta t} = -ne\,\overline{v_d}\Delta S$$

根据电流密度的定义可知

$$j = \frac{\Delta I}{\Delta S} = -ne\,\overline{v_d} \qquad (9\text{-}7)$$

可写成如下的矢量形式:

$$\boldsymbol{j} = -ne\,\overline{\boldsymbol{v_d}} \qquad (9\text{-}8)$$

式(9-8)中的负号表示电流密度的方向与电子漂移运动的方向相反. 此式表明,金属导体中的电流密度与该金属中的自由电子的数密度和漂移速度成正比.

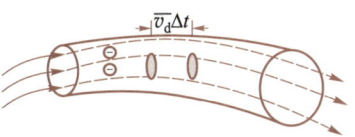

图 9-5 金属的导电性

一般来说,如果导体中存在着各种载流子(电荷携带者),具有不同的数密度 n、电荷量 q 及漂移速度 $\overline{\boldsymbol{v}}_d$,则导体中某处的电流密度为

$$\boldsymbol{j} = \sum nq \overline{\boldsymbol{v}}_d$$

式中 q 为正值,则 $\overline{v}_d$ 为正值;q 为负值,则 $\overline{v}_d$ 为负值,因此所有 $nq\overline{v}_d$ 的乘积符号相同.

例题 9-1

一根铜导线的直径为 0.15 cm,通过的电流为 200 mA,每立方米铜导线中有 8.5×10^{28} 个自由电子,求自由电子的平均漂移速度.

解:

$$j = \frac{\Delta I}{\Delta S} = -ne\,\overline{v}_d, \quad \Delta S = \pi r^2$$

$$\overline{v}_d = -\frac{j}{ne} = -\frac{\Delta I}{ne\Delta S} = -\frac{\Delta I}{ne\pi r^2}$$

$$\overline{v}_d = -\frac{200 \times 10^{-3}}{8.5 \times 10^{28} \times 1.6 \times 10^{-19} \times 3.14 \times \left(\dfrac{0.15 \times 10^{-2}}{2}\right)^2} \text{ m} \cdot \text{s}^{-1}$$

$$= -8.3 \times 10^{-6} \text{ m} \cdot \text{s}^{-1}$$

由此可见,电子的漂移速度是十分缓慢的.电子的定向漂移速度远小于电流在导体中的传导速度.在导体两端加上电势差的一瞬间,电场就会建立,几乎同时在电场力的作用下导体中的自由电子就开始定向运动,形成了电流,因此后者形成的速度是很快的,它实际上就是电场在导体中的传播速度,约为 3×10^8 m·s^{-1}.

五、 电解质导电

如果某种物质的溶液能够导电,则这种物质的溶液称为电解质.酸、碱、盐的溶液都能导电,所以它们都是电解质.如果导体为电解质,在无外电场的作用下,电解质中的正、负离子做无规则的热运动,不能形成宏观电流,如果存在外电场,正、负离子会沿着电场强度方向或与电场强度相反的方向运动,形成电流,这个过程称为离子导电.

有外电场存在时,正、负离子分别沿电场方向或逆电场方向得到一附加的定向迁移速度 $\boldsymbol{v}_{d+}$ 和 $\boldsymbol{v}_{d-}$,即产生了电流.正、负离子在运动中会受到两个力的作用,一个是电场力 $Z_+e\boldsymbol{E}$,其中 Z_+ 为正离子价数,e 为电子电荷量的绝对值,$\boldsymbol{E}$ 为外电场的电场强度,另一个是离子在运动过程中受到介质的阻力,如果离子定向运动的速度不太大,介质的阻力和离子定向运动的速度成正比,作用于正离子上的阻力为 $k_+\boldsymbol{v}_+$,k_+ 为阻力系数,$\boldsymbol{v}_+$ 为瞬时定向迁移速度.根据牛顿第二定律,正离子的运动方程为

$$m_+\boldsymbol{a}_+ = Z_+e\boldsymbol{E} - k_+\boldsymbol{v}_+ \tag{9-9}$$

式中 m_+、$\boldsymbol{a}_+$ 分别为正离子的质量和瞬时加速度. 对于负离子也有相应的运动方程.

离子刚开始运动时,迁移速度较小,在外电场力的作用下,离子加速,随着迁移速度的增加,介质阻力也在一直增大,直到阻力和电场力相等时,离子所受合力等于零为止. 此时离子将以恒定的速度漂移,离子漂移速度的大小可由下式求得:

$$Z_+ e\boldsymbol{E} - k_+ \boldsymbol{v}_+ = 0$$

$$\boldsymbol{v}_+ = \frac{Z_+ e\boldsymbol{E}}{k_+} \tag{9-10}$$

同样,对于负离子,漂移速度为

$$\boldsymbol{v}_- = -\frac{Z_- e\boldsymbol{E}}{k_-} \tag{9-11}$$

通常定义单位电场强度下的漂移速度为离子的迁移率,正、负离子的迁移率分别用 μ_+、μ_- 表示,可写为

$$\mu_+ = \frac{Z_+ e}{k_+}$$

$$\mu_- = -\frac{Z_- e}{k_-}$$

则正、负离子的漂移速度可表示为

$$\boldsymbol{v}_+ = \mu_+ \boldsymbol{E} \tag{9-12}$$

$$\boldsymbol{v}_- = -\mu_- \boldsymbol{E} \tag{9-13}$$

视频:半导体导电

在电解质中离子的加速过程是极其迅速的,我们可认为离子基本以漂移速度运动. 对于电解质溶液中的电流,它是由正、负两种离子迁移产生的,总电流密度等于沿电场方向迁移的正离子和逆电场方向迁移的负离子所产生的电流密度之和. 若 $Z_+ = Z_- = Z$,电解质中正、负离子的数密度(即单位体积中正离子或负离子的数目)均为 n,则由式(9-8)可知电解质中的电流密度为

$$\boldsymbol{j} = \boldsymbol{j}_+ + \boldsymbol{j}_- = nZe\boldsymbol{v}_+ - nZe\boldsymbol{v}_-$$

亦即

$$\boldsymbol{j} = nZe(\boldsymbol{v}_+ - \boldsymbol{v}_-)$$

将式(9-12)、式(9-13)代入上式,得

$$\boldsymbol{j} = nZe(\mu_+ + \mu_-)\boldsymbol{E} = \gamma \boldsymbol{E} \tag{9-14}$$

对于一定温度下、一定浓度的电解质,n、Z、e、μ_+、μ_- 均为常量. 可见电解质中的电流密度正比于电场强度,即电流密度也遵从欧姆定律的微分形式. 将式(9-14)和欧姆定律的微分形式对比可知,前面的比例系数其实就是电解质溶液的电导率

$$\gamma = nZe(\mu_+ + \mu_-)$$

第二节　电源的电动势、一段含源电路的欧姆定律

一、电源的电动势

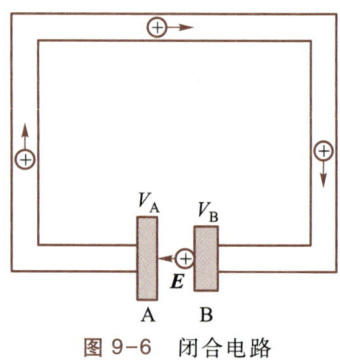

图 9-6　闭合电路

前面曾指出,在导体两端维持恒定的电势差,导体中就会有恒定的电流流过,那么怎样才能维持恒定的电势差呢? 如图 9-6 所示,假设两绝缘导体板 A、B 分别带有正、负电荷,用导线将其连接,由于 A、B 两个极板之间有电势差,$V_A > V_B$,在电场力的作用下,正电荷从极板 A 移向极板 B,此时导线中有电流. 但随着两极板上电荷的中和,两极板之间的电势差越来越小,直至两极板间电势差消失,此时电流也随之消失. 所以,仅仅依靠短暂的静电场,不可能在电路中形成宏观持续的电流. 为了维持恒定的电流,必须把到达极板 B 的正电荷不断送回到极板 A,保持极板 A 和极板 B 间的电势差不变,这样电路中也就有了恒定的电流. 显然这种力不是静电力,因为在静电力作用下,正电荷只能由高电势处运动到低电势处. 我们把这种可以把正电荷从电势低的极板 B 移向电势高的极板 A 的力称为非静电力. 能够提供非静电力的装置称为电源. 各种电源产生非静电力的原因各不相同,不同的电源产生非静电力所消耗的能量形式也不同,例如,电池消耗化学能,光电池消耗光能,但其实质都是将其他形式的能量转化成电能,电源就是一种换能器.

电源内部的非静电力把正电荷从低电势处移向高电势处,仿照静电场,可等效把它视为一种非静电性外场的作用,可以将其定义为非静电电场强度 E_k,静电场的电场强度则定义为 E. 那么当正电荷通过电源绕闭合电路一周时,静电力和非静电力对正电荷所做的功为

$$W = \oint q(E_k + E) \cdot \mathrm{d}l$$

由于静电场是保守场,故

$$\oint E \cdot \mathrm{d}l = 0$$

则

$$W = \oint q E_k \cdot \mathrm{d}l$$

$$\frac{W}{q} = \oint E_k \cdot \mathrm{d}l$$

由于 $\boldsymbol{E}_k$ 只存在于电源内部,在外电路没有非静电力的作用,所以上式可改写为

$$\mathcal{E} = \frac{W}{q} = \oint \boldsymbol{E}_k \cdot \mathrm{d}\boldsymbol{l} = \int_{\mathrm{B}}^{\mathrm{A}} \boldsymbol{E}_k \cdot \mathrm{d}\boldsymbol{l}$$

我们把式中的 $\mathcal{E}$ 定义为电源的 **电动势**(electromotive force),它等于**把单位正电荷从负极经电源内部移到正极时非静电力所做的功**.电动势是标量,通常规定电动势的正向为自负极经电源内部到正极.电源的电动势是由电源性质决定的,反映了电源内非静电力做功的本领.电源内电动势的单位是 V(伏特).

电动势

二、一段含源电路的欧姆定律

在一段电路中如果不仅含有电阻,还含有电源,甚至有分路,整段电路中各处的电流也不一定相同,这样的电路称为一段含源电路.在实际的工作中往往需要计算含源电路中任意两点间的电势差,通常是利用电势升降的方法来分析电路.

acf 是一段含源电路,现计算 a、f 两点间的电势差,选取从 a 到 f 的走向,然后沿此方向分别求出 af 中各段的电势降落,最后求出它们的代数和,即为 a、f 间的电势差,并规定:

(1)以电势降落为准,即沿着选定的走向,当越过某一组件时发生电势降落,则其值记为正数;若为电势升高,则其值记为负数.

(2)若电路中电流未知,电流 I 的方向可以任意假设,如果所得结果为正,表示假设电流方向与实际电流方向一致;若为负,则假设电流方向与实际电流方向相反.

假设电流流向如图 9-7 所示,要计算 a、f 两点间的电势差,它应等于从 a 点出发到 f 点途经的各组件两端电压的代数和,可写为

$$U_{af} = V_a - V_f = U_{ab} + U_{bc} + U_{cd} + U_{df}$$

在 ab 段中,由于电流从 a 点流向 b 点,a 点电势高于 b 点的电势,因此

$$U_{ab} = V_a - V_b = +I_1 R_1$$

对于 b 点和 c 点的电势差,由于电源 $\mathcal{E}_1$ 的正极与 c 点相连,而负极与 b 点相连,故 b 点的电势低于 c 点的电势,考虑电源内阻后得

$$U_{bc} = V_b - V_c = -\mathcal{E}_1 + I_1 R_{i1}$$

通过 R_2 的电流从 d 点流向 c 点,c 点电势低于 d 点电势,

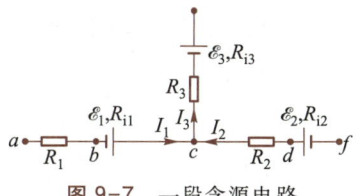

图 9-7　一段含源电路

因此

$$U_{cd} = V_c - V_d = -I_2 R_2$$

同理,电源 $\mathscr{E}_2$ 两端的电势差

$$U_{df} = +\mathscr{E}_2 - I_2 R_{i2}$$

将组件两端的电势差相加得

$$U_{af} = +I_1 R_1 + (-\mathscr{E}_1 + I_1 R_{i1}) + (-I_2 R_2) + (\mathscr{E}_2 - I_2 R_{i2})$$
$$= I_1 R_1 + I_1 R_{i1} + (-I_2 R_2) + (-I_2 R_{i2}) - (\mathscr{E}_1 - \mathscr{E}_2)$$

如果以 $\sum IR$ 表示电阻上电势降落的代数和,用 $\sum \mathscr{E}$ 表示电源电动势降落的代数和,按此规定,a、f 两点间的电势差可以写为

$$U_{af} = \sum IR - \sum \mathscr{E} \tag{9-15}$$

式(9-15)称为一段含源电路的欧姆定律. 我们在这里要特别指出,绕行方向可以任意选定. 为了计算方便,我们将式中正、负号规定为:

(1) 若电阻中的电流方向与所选定走向相同,电阻上的电势降落 IR 为正,相反时为负.

(2) 当选定的绕行方向是由电源的负极到正极,电源提供的电势降落为正,$\mathscr{E}$ 取正值,反之,$\mathscr{E}$ 取负值.

如果 a、f 两端相连,则形成一个闭合回路,此时电势 $V_a = V_f$,则

$$\sum IR = \sum \mathscr{E}$$

上式表明:当绕闭合回路一周时,回路中各个电阻上电势降落的代数和等于回路中各个电源电动势的代数和.

例题 9-2

如图 9-8 所示的电路中,已知 $\mathscr{E}_1 = 12$ V,$R_{i1} = 0.2$ Ω,$\mathscr{E}_2 = 6$ V,$R_{i2} = 0.1$ Ω,$R_1 = 1.4$ Ω,$R_2 = 2.3$ Ω. 求:(1) 电路中的电流;(2) A、B 两点间的电势差.

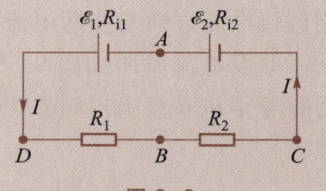

图 9-8

解:(1) 对于单一回路电路,通过各串联组件的电流相同,设为 I.

$$\sum IR = \sum \mathscr{E}$$

$$I = \frac{\sum \mathscr{E}}{\sum R} = \frac{12+6}{1.4+2.3+0.2+0.1} \text{ A} = 4.5 \text{ A}$$

(2) 由循环路径 $A\mathscr{E}_2 CR_2 B$ 计算 A、B 间的电势差为

$$V_A - V_B = -IR_2 - IR_{i2} - (-\mathscr{E}_2)$$
$$= -4.5 \times (2.3+0.1) \text{ V} - (-6) \text{ V}$$
$$= -4.8 \text{ V}$$

即 B 点电势高于 A 点电势. 若由循环路径 $A\mathscr{E}_1 DR_1 B$ 计算,结果也相同.

第三节 基尔霍夫定律及其应用

　　对于恒定电路而言,只要电路中的各个电阻均以串联或并联的方式相互连接,这种电路称为简单电路,利用欧姆定律就可以解决问题.但在实际中,常会遇到由多个电源和电阻相连接而成的多回路电路,称为分支电路,如图 9-9 所示,对于这类电路只靠欧姆定律是无法解决的,需要应用基尔霍夫定律进行处理.

　　在多回路电路中,由电源和电阻串联成的一段无分支电路,称为**支路**(branch),如图 9-9 中 abcd、ad、aed 等.在同一条支路上电流处处相等.三条或三条以上支路的连接点称为**节点**(node).电路中任意一个闭合通路称为**回路**(circuit).如图 9-9 所示的电路中有 3 个支路、2 个节点、3 个回路.

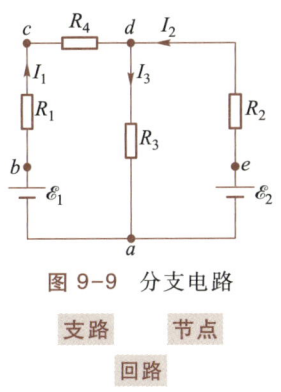

图 9-9 分支电路

支路　节点

回路

一、 基尔霍夫定律

　　1. 基尔霍夫第一定律

　　基尔霍夫第一定律又称为节点电流定律,它确定了任意一个节点处电流之间的相互关系.根据电流连续性原理,电路中任何一点均不能有电荷的积累.因此,在恒定电路中,流入节点的所有电流之和应等于从节点流出的所有电流之和.也就是说,如果规定流入节点的电流为正,流出节点的电流为负,则流入节点的电流与流出节点的电流的代数和为零,这就是基尔霍夫第一定律,其数学表达式为

视频:基尔霍夫第一定律的推论

$$\sum_{i=1}^{n} (\pm I_i) = 0 \qquad (9\text{-}16)$$

n 表示汇于节点的电流数.对图 9-9 的电路中的节点 a 可列出方程:

$$I_3 - I_1 - I_2 = 0$$

对于节点 d 可以写出方程:

$$I_1 + I_2 - I_3 = 0$$

显然,这两个方程相同.因此本例中只有一个独立的节点电流方程.

　　由此可以看出,如果电路中有 n 个节点,就可以列出 n 个节点电流方程.但必须指出的是,其中只有 $n-1$ 个方程是独立的.在列节点方程时,电路中的实际电流方向往往是未知的,我们可以先假定各支路电流 I_i 的电流方向,如果计算结果为 $I_i>0$,表明该支路实际电流方向与假设方向一致；如果结果为 $I_i < 0$，则说明该支路实际电流的方向与假设方向相反.

2. 基尔霍夫第二定律

基尔霍夫第二定律又称为回路电压定律，它确定的是回路中各部分电势差之间的关系. 将含源电路的欧姆定律应用到闭合回路上，则有

$$\sum IR = \sum \mathcal{E} \qquad (9-17)$$

上式表明，在任意闭合回路中电动势的代数和等于回路中电阻（包括电源内阻）上电势降落的代数和. 这就是基尔霍夫第二定律，也称为回路电压方程. 使用上式时，应先选定回路绕行方向和电流方向，若电阻上电流与绕行方向相同，电势降落为 $+IR$，反之，电势降落为 $-IR$；若电源电动势指向与绕行方向一致，电动势的值取为 $+\mathcal{E}$，反之，取为 $-\mathcal{E}$. 计算结果 I 如果为负值，则该电流的实际方向与设定方向相反.

图 9-9 中有三个回路 $abcda$、$adea$、$abcdea$，假设绕行方向均为顺时针，根据基尔霍夫第二定律可列出三个方程：

对于 $abcda$ 回路，列方程为

$$I_1R_1 + I_1R_{i1} + I_1R_4 + I_3R_3 = \mathcal{E}_1$$

对于 $adea$ 回路，列方程为

$$-I_3R_3 - I_2R_2 - I_2R_{i2} = -\mathcal{E}_2$$

对于 $abcdea$ 回路，列方程为

$$I_1R_1 + I_1R_{i1} + I_1R_4 - I_2R_2 - I_2R_{i2} = \mathcal{E}_1 - \mathcal{E}_2$$

上面三个电压方程中任意两个相加或相减，可得到第三个方程，也就是说只有两个方程是独立的. 所以在选取回路列电压方程时，要注意回路的独立性. 如果在新选取的回路中，至少有一段电路是在已选用的回路中未曾出现过的，这样选定的回路称为独立回路. 而且，所选的全部回路应包括电路的所有支路. 可以证明，一个具有 n 个节点、m 条支路的复杂电路，总共有 $l = m-n+1$ 个独立回路，可列出 $l = m-n+1$ 个独立的回路电压方程. 如图 9-9 所示，$n=2$，$m=3$，因此总共有两个独立回路. 我们也可以通过数单孔回路数（又称网孔）来列方程，因为单孔回路数目恰好也等于 $l = m-n+1$.

二、 基尔霍夫定律的应用

对于由 n 个节点、m 条支路组成的复杂电路，共有 m 条未知的电流，可以列出 $n-1$ 个独立的节点电流方程和 $m-n+1$ 个回路电压方程，总共可列出 m 个独立的方程. 独立方程的数目与未知电

流的数目相同,因此原则上可以利用基尔霍夫定律解决任何直流复杂电路的计算问题. 应用基尔霍夫定律解题的基本步骤如下:

（1）规定各回路中电流的方向.

（2）对电路中的 n 个节点,按第一定律列出 $n-1$ 个独立的节点电流方程.

（3）数出支路的条数 m,选定 $l=m-n+1$ 个独立回路,选定回路的绕行方向,列出 $m-n+1$ 个回路电压方程.

（4）对列出的 m 个方程联立求解.

（5）解出的电流若是负值,说明实际电流方向与原先标定的方向相反;解出的结果为正值,说明实际电流方向与标定的电流方向相同.

例题 9-3

如图 9-10 中的电路所示,已知 $\mathscr{E}_1=6$ V,$R_{i1}=5$ Ω,$\mathscr{E}_2=1.5$ V,$R_{i2}=1$ Ω,$R_1=4.5$ Ω,$R_2=9$Ω,$R_3=10$ Ω,$R_4=5$ Ω,求各支路中的电流.

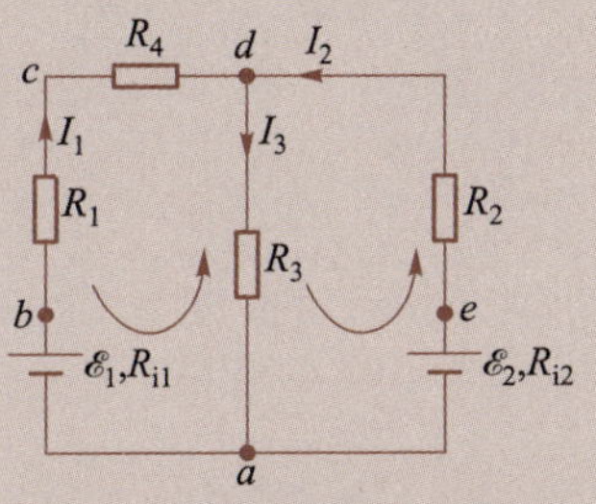

图 9-10

解:（1）标定各支路 $abcd$、aed、da 的电流分别为 I_1、I_2、I_3,其方向如图 9-10 所示.

（2）按照基尔霍夫第一定律,对于节点 d 有 $I_1+I_2-I_3=0$.

（3）选定逆时针方向为绕行方向,对于回路 $abcda$ 有

$$-I_3R_3-I_1R_4-I_1R_1-I_1R_{i1}=-\mathscr{E}_1$$

对于回路 $adea$ 有

$$I_2R_2+I_2R_{i2}+I_3R_3=\mathscr{E}_2$$

将具体数值代入,经整理得

$$I_1+I_2-I_3=0 \text{ A}$$
$$I_1+I_3=0.6 \text{ A}$$
$$I_2+I_3=0.15 \text{ A}$$

解方程得

$$I_1=0.35 \text{ A}, \quad I_2=-0.1 \text{ A}, \quad I_3=0.25 \text{ A}$$

I_2 为负值,说明 I_2 的实际方向与原先标定的方向相反.

第四节　温差电现象及其应用

一、电子的逸出功

在常温下,金属中的自由电子做无规则热运动,但是并不会

大量地逸出晶体表面,这表明在金属表面内存在着一种阻碍电子逸出的阻力.少数电子由于具有足够大的动能,能够克服阻力逸出到金属表面,这些电子一旦逸出金属表面后,金属表面就会出现正电荷,这些正电荷又将吸引电子,迫使逸出的电子回到金属表面中去,这样就不断地有电子出入于金属的表面,金属表面附近就包围了一个薄电子层,这一薄层的厚度约为 10^{-8} m.这个电子层与金属表面的正电荷构成一个从金属表面指向外部空间的电场,它会阻碍金属中电子的进一步逸出.电子若要逸出金属表面,必须克服这个电场力以及金属内正离子的吸引力,也就是要做功才能逸出金属表面,这个功称为电子的**逸出功**(work function),以 W 表示.由于电子层带负电,金属表面带正电,因此金属表面层内的电势一定高于表面层外的电势.假设金属外部电势为零,金属内部电势为 V,V 即为金属表面层内外的电势差.则电子的逸出功为 $W=eV-0=eV$(e 取电子所带电荷量的绝对值).

逸出功

逸出电势不但与金属材料性质有关,还与金属表面的情况有关(表 9-1 列出了某些金属的电子逸出电势).如果在金属表面涂上其他物质,根据所涂材料的不同,可以使逸出电势增大或减小.逸出电势越大的金属,电子越难逸出金属表面.对大多数纯金属而言,V 的值在 3~4.5 V 之间,个别情况如铂,它的逸出电势超过 5 V.

表 9-1 某些金属的电子逸出电势

金属	电子逸出电势/V	金属	电子逸出电势/V	金属	电子逸出电势/V
铝 Al	4.1	铋 Bi	4.2	银 Ag	4.6
锌 Zn	3.7	钨 W	4.5	金 Au	4.7
锡 Sn	4.4	钍 Th	3.4	铂 Pt	5.3
镉 Cd	4.1	汞 Hg	4.5	钯 Pd	5.0
铅 Pb	4.0	铁 Fe	4.4	钠 Na	2.3
锑 Sb	4.1	铜 Cu	4.5	钼 Mo	4.2

二、接触电势差

当温度相同的两种不同金属相接触时,在两种金属的接触表面上会出现等量异号电荷,因而在接触表面处产生电势差,这种由于金属接触而形成的电势差,称为**接触电势差**(contact potential difference).产生接触电势差的原因主要有两个:一个是由于两种金属的逸出电势不同;另一个是由于两种金属中的电子数密度不同.

接触电势差

1. 金属逸出电势不同

设金属 A 和 B 处于相同的温度,并具有相同的电子数密度,它们的逸出电势分别为 V_A 和 V_B,且 $V_A<V_B$,则电子从金属 A 逸出比从金属 B 逸出要容易些.如图 9-11 所示,当 A、B 两种金属接触时,使得从金属 A 迁移到金属 B 的电子数要多于从金属 B 迁移到金属 A 的电子数,迁移的结果使金属 B 由于过多的外来电子而带负电,金属 A 由于失去电子而带正电.于是在两种金属的接触面处出现了电势差,产生了一个电场,这个电场的方向由金属 A 指向金属 B,该电场反过来对从金属 A 到金属 B 的电子起到了阻碍作用,使得从金属 A 运动到金属 B 的电子数减少;对从金属 B 移向金属 A 的电子起到促进作用,使得从金属 B 运动到金属 A 的电子数增加.直到从金属 A 迁移到金属 B 的电子数与从金属 B 迁移到金属 A 的电子数相等,即达到动态平衡,此时在金属的接触面处建立了一个稳定的电势差 U'_{AB},它满足下述关系:

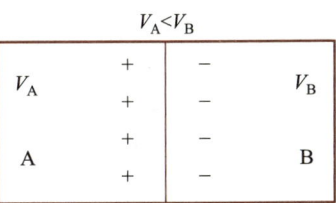

图 9-11　由于逸出电势不同形成的接触电势差

$$U'_{AB}=V_B-V_A$$

即两种金属的接触电势差等于两种金属的逸出电势之差.

2. 金属内电子数密度不同

设两种温度相同,性质不同的金属 A 和 B,电子数密度分别为 n_A 和 n_B,且 $n_A>n_B$,由于电子的扩散,从金属 A 中穿过接触面而进入到金属 B 中的电子数比从金属 B 扩散到 A 的电子数要多,从而 A 带正电,B 带负电,在接触处也产生一个电场,此电场阻碍电子从金属 A 扩散到金属 B.最后电子交换过程达到动态平衡,接触面处产生了一个稳定的电势差 U''_{AB}.

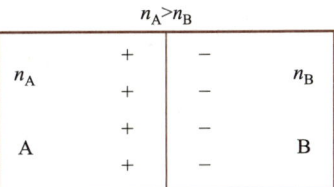

图 9-12　由于电子数密度不同形成的接触电势差

实际上,具有相同温度的两种金属 A 和 B 相接触时,电子的逸出电势和电子数密度不同而引起的接触电势差是同时存在的(如图 9-12 所示),在金属 A 和金属 B 的接触处总的电势差为 U'_{AB} 与 U''_{AB} 的代数和,即

$$U_{AB}=U'_{AB}+U''_{AB}$$

根据经典的电子理论,可以计算出 U''_{AB} 的值为

$$U''_{AB}=\frac{kT}{e}\ln\frac{n_A}{n_B}$$

式中 k 为玻耳兹曼常量,T 为热力学温度,e 为电子电荷量的绝对值.

因此,温度相同的两种金属相接触时总的电势差为

$$U_{AB} = U'_{AB} + U''_{AB} = V_B - V_A + \frac{kT}{e}\ln\frac{n_A}{n_B} \qquad (9-18)$$

三、温差电现象及其应用

1. 泽贝克效应

1826 年,泽贝克发现,当两种不同的金属 A 和 B 相接触,串联成闭合回路,当接触面温度不同时,则在电路中有电流通过,如图 9-13 所示. 也就是说,由于两种不同金属接头处有温度差,在电路中产生了电动势,这种电动势称为 **温差电动势**(thermo-electromotive force). 这一现象称为温差电现象,也称为泽贝克效应. 产生温差电动势的装置称为 **温差电偶**(thermocouple)或热电偶.

温差电动势产生的原因可以用接触电势差的理论来解释. 在图 9-13 中金属 A 和 B 组成的闭合回路可以等效为反向串联着两个电动势不等的电源,两接头处的接触电势差分别为

$$U_{AB}(T) = V_B - V_A + \frac{kT}{e}\ln\frac{n_A}{n_B}$$

$$U'_{AB}(T') = V_B - V_A + \frac{kT'}{e}\ln\frac{n_A}{n_B}$$

则回路中的电动势为 $\mathscr{E}_{AB}(T, T') = U_{AB}(T) - U'_{AB}(T')$.

(1) 若 $T = T'$,$U_{AB}(T)$ 与 $U'_{AB}(T')$ 大小相等,方向相同,其代数和为零.

(2) 若 $T > T'$,$U_{AB}(T) > U'_{AB}(T')$,回路中的电动势应为

$$\mathscr{E}_{AB}(T, T') = U_{AB}(T) - U'_{AB}(T') = \frac{k(T-T')}{e}\ln\frac{n_A}{n_B}$$

实验证明,当温差不大时,温差电偶的温差电动势与温度的关系为

$$\mathscr{E}_{AB} = a(T-T') + \frac{1}{2}b(T-T')^2 \qquad (9-19)$$

式中 a 和 b 为与金属 A、B 有关的特征常量,称为 **温差电系数**(thermoelectric coefficient). 应用表 9-2 中 a、b 的量值,所得温差电动势的指向有如下规则:若计算出的电动势为正值,说明接头处电流由后一种金属流向前一种金属,若所得电动势为负值,则相反.

温差电动势

温差电偶

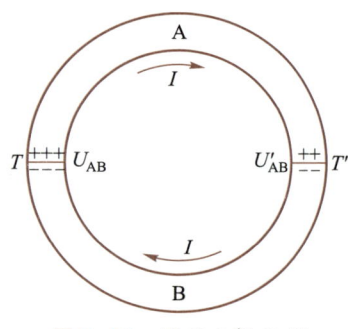

图 9-13　温差电偶 $T > T'$

温差电系数

表 9-2 几种温差电偶的 a、b 值

温差电偶	$a/(\text{V} \cdot \text{K}^{-1})$	$b/(\text{V} \cdot \text{K}^{-1})$
Cu-Fe	-13.403×10^{-6}	$+0.027\,5 \times 10^{-6}$
Cu-Ni	$+20.390 \times 10^{-6}$	$-0.045\,3 \times 10^{-6}$
Pt-Fe	-19.272×10^{-6}	$-0.028\,9 \times 10^{-6}$
Pt-Au	-5.991×10^{-6}	$-0.036\,0 \times 10^{-6}$

在通常的温度变化范围内(300~3 000 K),温差电动势的值一般都很小,为几毫伏到几十毫伏.温差电动势具有随温度变化的特点,可以通过测量温差电动势的值算出热端的温度,因此温差电偶被广泛应用于测温技术.

2. 温差电现象的应用

根据温差电动势和温度的关系,可制成温差电偶温度计,如图 9-14 所示.用金属导线 C 把电流计 G 与温差电偶的金属 B 的两端相连.金属 B 和金属 C 的两个接头都处在相同的环境中,这两个接头的接触电势差代数和为零,因此金属 C 的接入不影响温差电偶产生的电动势.温差电动势与金属 A、B 的热端、冷端两接头的温度 T_1、T_2 有关,如果使温差电偶的冷端接头 T_2 温度保持不变,例如放入冰水中,$T_2 = 273$ K,那么电流计 G 中的电流将只与热端接头处的温度 T_1 有关,因此通过电流计 G 的偏转即可测定接头的温度 T_1.实际使用时已将电流与温度的关系事先校准好,测量时就可直接得到温度值.

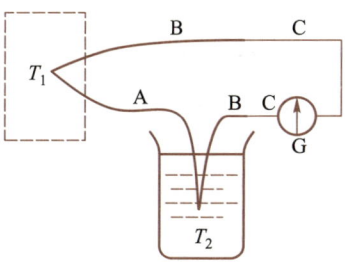

图 9-14 用温差电偶测量温度

用温差电偶测温度具有以下优点.

(1)测量范围广:可以在 -200 ℃ 到 2 000 ℃ 的范围内使用.

(2)测量精度高:因热电偶直接与被测对象接触,不受中间介质的影响,灵敏度和准确度高达 10^{-3} K.

(3)温差电偶温度计的形状和大小可根据需要任意设计,利用这一特点可制造出测量小孔和小缝的温度计.将细金属丝制成的温差电偶温度计插入人体的血管或肌肉中,即可测量血液温度和肌肉温度.在医学上还常用温差电偶温度计测量皮肤及人体其他部位的温度.

3. 佩尔捷效应

1834 年佩尔捷发现了泽贝克效应的逆效应,即当电流通过两种不同金属的连接处时,在连接处会出现与电流流向有关的放出或吸收热量的现象,这种现象称为佩尔捷效应.

佩尔捷效应可用接触电势差来定性说明.如图 9-15 所示,金属 A 和金属 B 接成回路时,在连接处因有接触电势差存在,使每个连接处相当于一个电动势由 B 指向 A 的电源,当电流通过

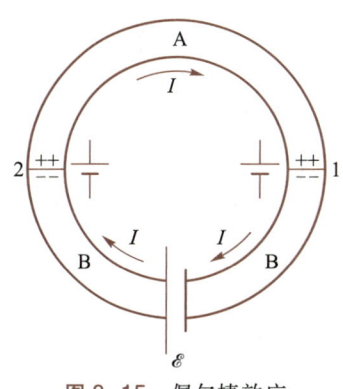

图 9-15 佩尔捷效应

回路时,连接处 1 的电源处于充电状态,非静电力做负功,它将消耗电能并将其转化为热能,以热量的形式放出;连接处 2 的电源处于放电状态,非静电力做正功,它将吸收热量并将其转化为电能.

人们利用它可制造出致冷器,与机械压缩致冷相比较,温差电偶致冷无机械运动部件,直接利用电能实现热量的转移,具有结构简单、寿命长、工作可靠、反应快、易控制、可小型化、无噪声振动、无空气污染等一系列优点. 在医学上眼科白内障手术、显微切片冷冻台都要用到它. 在半导体中,该效应比较显著,半导体冰箱也是利用这一原理设计的,它可获得-70 ℃的低温.

第五节　电容器的充电和放电

电容器具有储存电荷的能力,直流电不能通过电容器. 电容器的充电,就是电容器两极板积累电荷、产生电势差的过程;而放电则是两极板释放电荷、电势差减小的过程. 在电容器的充、放电过程中,电流不是恒定的,但是在充、放电过程中的任一时刻,回路中的电流和电势降落仍然遵从基尔霍夫定律. 电容器上的电压变化不是瞬时完成的,而是经历了一个渐变的过程. 通常电路的电流或电压从零值或某一定值(对应电路的一个稳定状态)过渡到另一定值或零值(对应电路的另一个稳定状态)时,常常需要一个变化的过程(尽管这个过程可能很短),这个介于两个稳定状态之间的变化过程称为**暂态过程**(transient process). 由电容 C 和 R 串联起来组成的电路称为 RC 电路. 将电容器的充、放电过程称为 RC 电路的暂态过程. RC 电路稳态过程与暂态过程的相互转换,就是通过电容器的充、放电来实现的.

【暂态过程】

一、　电容器的充电

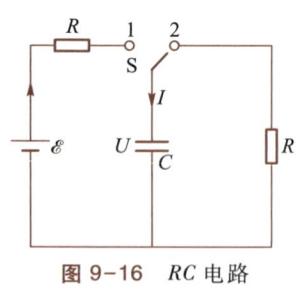

图 9-16　RC 电路

【充电】

如图 9-16 所示,把开关 S 拨向 1,使电容 C、电阻 R 和电源连接成一个回路,接通的瞬间,电路中有电流通过,电容器将被**充电**(charging),随着电容器极板上积累的电荷逐渐增多,两极板之间的电势差不断增大,充电电流逐渐减小. 当极板间的电势差等于电源电动势 $\mathcal{E}$ 时,充电结束,回路中的电流为零. 可见在充电过程中,充电电流 I、电容器上的电压 U 都是随时间变化的. 假设在充电过程中的任一时刻 t,电容器上的电荷量为 q,电势差为 U,电路中的电流为 I,电阻上的电势降落为 IR,如果忽略电源的内阻,由基尔霍夫第二定律可得

$$IR+U-\mathscr{E}=0 \tag{9-20}$$

因为 $U=\dfrac{q}{C}$,$I=\dfrac{\mathrm{d}q}{\mathrm{d}t}$,代入上式得

$$R\frac{\mathrm{d}q}{\mathrm{d}t}+\frac{q}{C}-\mathscr{E}=0$$

上式中 q 是随时间 t 变化的,对上式分离变量得

$$\frac{\mathrm{d}q}{\mathscr{E}C-q}=\frac{\mathrm{d}t}{RC}$$

积分得

$$\ln(\mathscr{E}C-q)=-\frac{t}{RC}+\ln A$$

$$q=\mathscr{E}C-A\mathrm{e}^{-\frac{t}{RC}} \tag{9-21}$$

式中 A 是一常量,将初始条件 $t=0$、$q=0$ 代入可求得 $A=\mathscr{E}C=Q$,Q 为电容器两极板间电势差等于电源两端的电压时所带的电荷量.所以

$$q=Q\left(1-\mathrm{e}^{-\frac{t}{RC}}\right)$$

充电电流为

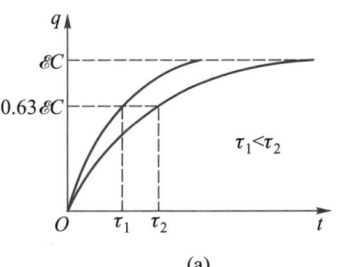

$$I=\frac{\mathrm{d}q}{\mathrm{d}t}=\frac{Q}{RC}\mathrm{e}^{-\frac{t}{RC}}=\frac{\mathscr{E}}{R}\mathrm{e}^{-\frac{t}{RC}} \tag{9-22}$$

$$U=\frac{q}{C}=\frac{Q}{C}\left(1-\mathrm{e}^{-\frac{t}{RC}}\right)=\mathscr{E}\left(1-\mathrm{e}^{-\frac{t}{RC}}\right) \tag{9-23}$$

由式(9-21)、式(9-22)、式(9-23)可知,充电时电容器所带的电荷量、两极板间的电势差是随时间按指数规律增加的,而充电电流是随时间按指数规律下降的.它们随时间的变化曲线分别由图 9-17(a)、(b)、(c)表示.

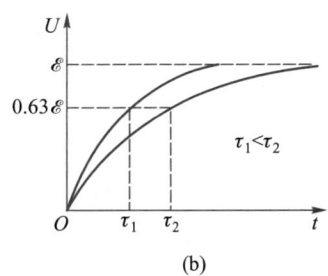

由上述三式可以看出,当 $t=0$ 时,$U=0$,I 最大,其值为 $\dfrac{\mathscr{E}}{R}$,即充电开始时,由于电容器两极板间无电势差,电源电动势全部加在电阻上,所以这时电路中的电流最大.当 $t\to\infty$ 时,$U=\mathscr{E}$,$I=0$.这表明当充电时间足够长时,电容器两端的电势差等于电源电动势,充电电流趋于零.

现在讨论一种特殊情况,令 $t=RC$,此时

$$U=\mathscr{E}(1-\mathrm{e}^{-1})=0.63\mathscr{E}$$

$$I=\frac{\mathscr{E}}{R}\mathrm{e}^{-1}=0.37\frac{\mathscr{E}}{R}$$

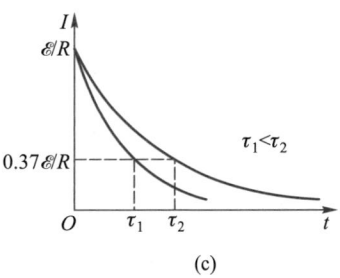

图 9-17 充电过程中,电容器上的电荷量、两极板间的电势差和电路中的电流随时间变化的曲线

上述结果表明,当 $t = RC$ 时,电容器上的电压达到最大值的 63%,而电流降为最大值的 37%. $t = RC$ 称为 RC 电路的**时间常量**(time constant),用 τ 来表示,单位是秒.

当 $t = 2.3\tau$ 时,$U = 0.9\mathscr{E}$;当 $t = 3\tau$ 时,$U = 0.95\mathscr{E}$;当 $t = 4.6\tau$ 时,$U = 0.99\mathscr{E}$;当 $t > 5\tau$ 时,则可认为充电基本结束. 因而 τ 实际上是表示充电快慢的物理量,由图 9-17 可以看出这一点,τ 越大,I、U 和 q 的变化越缓慢,充电时间越长;反之,τ 越小,I 和 U 的变化越迅速,充电时间越短.

二、电容器的放电

如图 9-16 所示,若把开关拨向 2,已充电的电容器将通过电阻**放电**(discharging). 放电过程中,回路中电流 I 和电容器上的电压 U 都是随时间而逐渐减小的. 在放电过程中的任一时刻,仍用充电过程所用的方法可得

$$IR + U = 0$$

将 $I = \dfrac{\mathrm{d}q}{\mathrm{d}t}$ 和 $U = \dfrac{q}{C}$ 代入上式,得

$$R\frac{\mathrm{d}q}{\mathrm{d}t} + \frac{q}{C} = 0$$

整理并分离变量得

$$\frac{\mathrm{d}q}{q} = -\frac{\mathrm{d}t}{RC}$$

积分得

$$q = B\mathrm{e}^{-\frac{t}{RC}}$$

当 $t = 0$ 时,$q = Q$,所以 $B = Q$,即

$$q = Q\mathrm{e}^{-\frac{t}{RC}} \tag{9-24}$$

对式(9-23)微分得

$$I = \frac{\mathrm{d}q}{\mathrm{d}t} = -\frac{Q}{RC}\mathrm{e}^{-\frac{t}{RC}} = -\frac{\mathscr{E}}{R}\mathrm{e}^{-\frac{t}{RC}} \tag{9-25}$$

式中电流为负,说明电流方向与充电电流方向相反.

$$U = \frac{q}{C} = \frac{Q}{C}\mathrm{e}^{-\frac{t}{RC}} = \mathscr{E}\mathrm{e}^{-\frac{t}{RC}} \tag{9-26}$$

从式(9-24)、式(9-25)、式(9-26)可以看出,在放电过程中 q、U 和 I 随时间 t 各自从它们的最大值 $\mathscr{E}C$、$\mathscr{E}$、$\dfrac{\mathscr{E}}{R}$ 按指数规律衰减到零. q、U 和 I 衰减的快慢,同样取决于时间常量 τ,τ 越小,衰减越快,当 $t = \tau$ 时,$q = Q\mathrm{e}^{-1} = 0.37Q$. 图 9-18(a)、(b)、(c)表示放

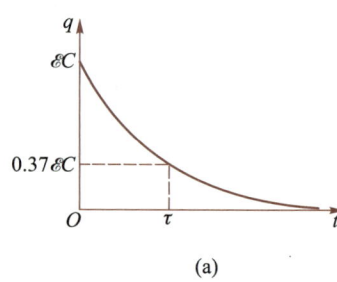

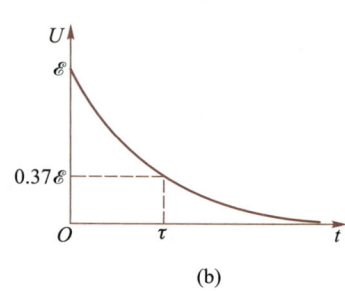

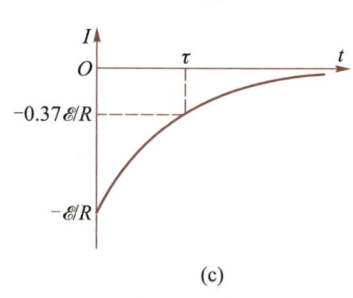

图 9-18 放电过程中,电容器上的电荷量、两极板间的电势差和电路中的电流随时间变化的曲线

电过程的 $q-t$、$U-t$、$I-t$ 曲线.

从上面的分析可知,不论是在充电还是在放电过程中,电容器上的电势差不能突变,只能按指数规律随时间发生变化. 电容器的这一特性,在电子技术的振荡、放大以及脉冲电路、运算电路中都有应用.

第六节 直流电在医学中的应用

一、人体的导电性

人体是一个复杂的导电体. 它含有碳、氢、氧、钾等 50 余种元素,构成了水、蛋白质、糖、脂肪、无机盐等物质,其中水占人体体重的 $60\% \sim 70\%$,上述元素以离子状态存在于水中,构成了人体的体液. 因此体液是一种电解质,这是人体可以导电的基础. 不同组织器官的导电性能也有很大区别,人体组织的导电性能主要取决于含水量和相对密度. 含水量多和相对密度小的组织为良导体,否则为不良导体. 比如,肌肉的含水量达 $72\% \sim 75\%$,脑的含水量达 68%,是良导体,而含水量少、密度大的腱鞘、脂肪和骨骼等是不良导体. 表 9-3 列出了一些组织的电阻率.

表 9-3 一些组织的电阻率			
组织	电阻率	组织	电阻率
脑脊液	0.555	肌肉	90.0
血清	0.714	脑	107
血	1.85	脂肪	1.08×10^3
神经	25.0	湿的皮肤	3.80×10^3
萎缩肺	54.0	干的皮肤	4.00×10^4
肝	80.0	无骨膜的骨骼	2.00×10^6

二、直流电对人体的作用

从物理学角度来看,直流电对人体的作用是使各种离子和带电微粒在电场的作用下产生定向迁移运动,使其浓度分布发生改变,从而引起一系列化学变化和生理作用.

人体内存在着大量离子,离子在直流电作用下产生定向运动,称为离子迁移. 在直流电源作用下,经过一段时间,某些区域的离子分布和浓度将发生改变. 例如在直流电作用下,Na^+、K^+、Ca^{2+}、Mg^{2+}都向阴极移动,而 Na^+、K^+的迁移率比 Ca^{2+}、Mg^{2+}的迁移率大,由于迁移速度的差异,使得阴极附近 Na^+、K^+的浓度较高,阳极附近 Ca^{2+}、Mg^{2+}的浓度较高. 实验表明,当 Na^+、K^+的浓度增加时,细胞膜变疏松,通透性变大,使原来不能通过细胞膜的物质进入细胞内,影响了细胞的功能,在生理上表现为兴奋性提高;当 Ca^{2+}、Mg^{2+}的浓度增加时,细胞膜变密,通透性减小,新陈代谢减慢,使兴奋度减弱,有镇痛、消炎和止痛的作用.

直流电作用于人体还会产生电解现象,例如人体中的 NaCl 在直流电源的作用下会产生电解现象,在电极附近发生如下的反应,即

在阴极 $Na^+ + e \rightarrow Na$

$$2Na + 2H_2O \rightarrow 2NaOH + H_2$$

在阳极 $2Cl^- - 2e \rightarrow Cl_2$

$$2Cl_2 + 2H_2O \rightarrow 4HCl + O_2$$

从化学方程式中可以看出,电解的结果是在阴极产生了碱(NaOH),在阳极出现了酸(HCl). 利用电解作用,我们可以除去皮肤的赘生物和倒睫等. 由于酸和碱对皮肤有刺激和损伤,所以在电疗时不要使电极与皮肤直接接触,而是在电极与皮肤之间加一层湿润的衬垫,以避免直流电的电解作用对皮肤的损伤.

人体内的组织除了有正、负离子外,还有带电或不带电的有机分子或胶体粒子,如蛋白质、病毒等. 在直流电源作用下,电解质溶液中的这些带电微粒产生定向迁移的现象称为**电泳**(electrophoresis). 不同粒子由于分子量、体积、所带电荷量的不同,在电场中迁移的速度也不相同. 定量研究它们在电场中的迁移速度,利用迁移速度的不同来把样本中的不同成分分开,已经成为生物化学研究、制药以及临床检验的常用手段. 例如在临床上常用此法分离血清蛋白质中的血清蛋白、球蛋白和纤维蛋白等成分.

电泳

直流电作用于人体,组织内的正、负离子向其极性相反的方向移动,细胞膜对离子移动的阻力很大,因此在细胞膜上产生了离子堆积,使细胞膜一侧堆积的是阳离子,另一侧堆积的是阴离子,这种现象称为**电极化**(electric polarization). 由于电极化,产生了和外加直流电相反的电势差,这将使直流电的通过受到极大的

电极化

阻力. 在实际电疗时, 通电 1 ms, 电流便会下降到最初值的 $\frac{1}{100}$ ~ $\frac{1}{10}$, 所以在直流电疗中, 除特殊需要外, 很少超过 30 min. 电极化需要一定的时间, 若在电极化尚未完成的时间间隔内改变电流的方向, 则不出现电极化, 所以细胞膜对高频交流电的阻力很小.

当电流增加得很快时, 细胞膜对离子的阻力变大, 使得细胞膜处离子浓度变得很大, 虽然高浓度处离子要进行扩散, 但离子扩散进行得很缓慢, 因而没有足够的时间来抵消细胞膜处离子浓度的增加, 这就使得神经刺激容易发生. 所以在做直流电疗时, 一定要逐渐增加电流, 否则会有电击感.

视频:直流电疗法的作用

三、离子透入疗法

利用直流电的作用将药物由皮肤导入人体的方法称为离子透入疗法. 具体的方法是:用欲导入人体的药物润湿纱布衬垫, 把它放到人体需要治疗的位置, 按照药物离子的极性, 将带正离子的药物衬垫放在阳极, 带负离子的药物衬垫放在阴极. 当直流电通过时, 药物离子在同名电极的电力排斥下进入人体, 然后被血液或淋巴液带往全身.

离子透入疗法的优点为:① 使药物直接进入人体体表浅层部位, 并在局部保持较高的浓度, 增加疗效;② 药物在皮肤内形成离子堆积, 逐渐消散进入深部, 因而在体内作用时间长. 表 9-4 列出了几种临床上离子透入疗法所采用的药物.

表 9-4　几种离子透入疗法所用的药物		
导入离子	采用药物	离子极性
镁	卤碱	+
溴	溴化钠	−
钙	氧化钙	+
碘	碘化钾	
	碘化钠	
链霉素	链霉素	+
青霉素	青霉素	−
小檗碱	小檗碱	+
普鲁卡因	普鲁卡因	+
	水溶液	

第九章习题

9-1 灵敏电流计能够测出的最小电流约为 10^{-10} A,如果导线的横截面积为 1 mm^2,导线中每立方厘米的自由电子数为 8.4×10^{22} 个,那么电子在导线内的漂移速度是多少?电子在导线中漂移 1 cm 需要多少时间?

9-2 把横截面积相同的铜丝和钢丝串联起来,铜的电导率为 5.8×10^7 S·m^{-1},钢的电导率为 2×10^6 S·m^{-1},横截面积为 2 mm^2,若通以强度为 1 μA 的恒定电流,求铜丝和钢丝中的电场强度.

9-3 一铜棒的横截面积为 20×80 mm^2,长为 2.0 m,两端的电势差为 50 mV.已知铜的电导率为 5.7×10^7 S·m^{-1}.求:(1) 它的电阻;(2) 它的电流;(3) 通过它的电流密度;(4) 棒内的电场强度.

9-4 如图所示,其中 B 点接地,$R_1 = 10$ Ω,$R_2 = 2.5$ Ω,$R_3 = 3$ Ω,$R_4 = 1$ Ω,$\mathscr{E}_1 = 16$ V,$R_{i1} = 0.4$ Ω,$\mathscr{E}_2 = 2$ V,$R_{i2} = 0.6$ Ω.求:(1) A、B 两端的电压;(2) B、C 两端的电压;(3) A、B、C、D 各点的电势.

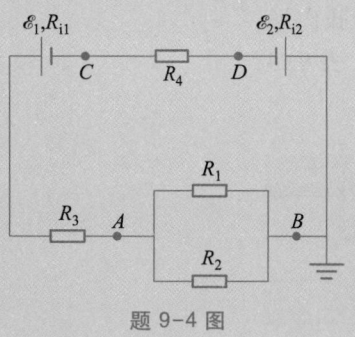

题 9-4 图

9-5 如图所示,已知 $\mathscr{E}_1 = 6$ V,$\mathscr{E}_2 = \mathscr{E}_3 = 3$ V,$R_1 = R_2 = R_3 = 2$ Ω.求 U_{AB}、U_{AC} 和 U_{BC}.

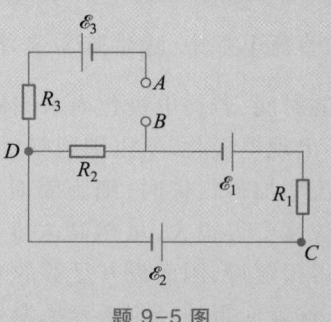

题 9-5 图

9-6 如图所示,$\mathscr{E}_1 = 6$ V,$\mathscr{E}_2 = 2$ V,$R_1 = 6$ Ω,$R_2 = 2$ Ω,$R_3 = R_4 = 4$ Ω.求:(1) 通过各个电阻的电流;(2) a、b 两点间的电势差 U_{ab}.

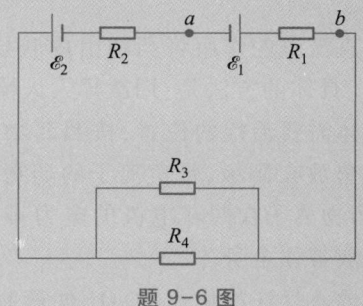

题 9-6 图

9-7 在如图所示的电路中,$\mathscr{E}_1 = 12$ V,$\mathscr{E}_2 = 9$ V,$\mathscr{E}_3 = 8$ V,$R_{i1} = R_{i2} = R_{i3} = 1$ Ω,$R_1 = R_2 = R_3 = R_4 = 2$ Ω,$R_5 = 3$ Ω,求:(1) A、B 两点的电势差;(2) C、D 两点的电势差;(3) 若 C、D 短路,这时通过 R_5 的电流.

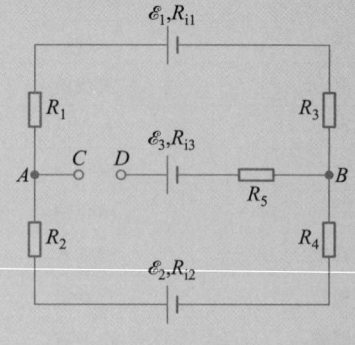

题 9-7 图

9-8 如图所示,$\mathscr{E}_2 = 4.5\ \text{V}$,$\mathscr{E}_3 = 2.5\ \text{V}$,$R_{i1} = 0.2\ \Omega$,$R_{i2} = 0.1\ \Omega$,$R_{i3} = 0.1\ \Omega$,$R_1 = 0.5\ \Omega$,$R_2 = 0.5\ \Omega$,$R_3 = 2.5\ \Omega$,求通过电阻 R_1、R_2、R_3 的电流.

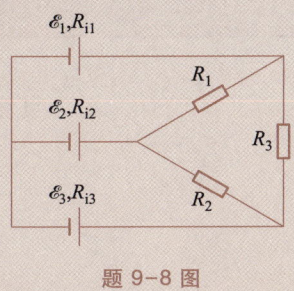

题 9-8 图

9-9 如图所示 A、B 两电池的电动势及内阻分别为 $\mathscr{E}_A = 12.0\ \text{V}$,$R_{iA} = 2.0\ \Omega$,$\mathscr{E}_B = 6.0\ \text{V}$,$R_{iB} = 1.0\ \Omega$,电阻 $R = 10\ \Omega$.求:(1)当 S 断开时,a、b 两点间的电势差;(2)当 S 接通时,a、b 两点间的电势差.

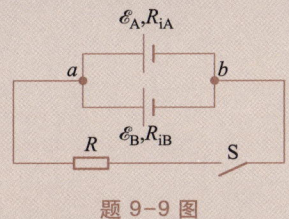

题 9-9 图

9-10 如图所示,$\mathscr{E}_1 = 2\ \text{V}$,$\mathscr{E}_2 = \mathscr{E}_3 = 4\ \text{V}$,$R_2 = 2\ \Omega$,$R_1 = R_3 = 1\ \Omega$,$R_4 = R_5 = 3\ \Omega$.求:(1)各个电阻上通过的电流;(2)$a$、$b$ 两点间的电势差.

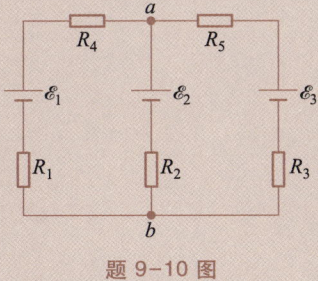

题 9-10 图

9-11 如图所示的电路中含三个电阻 $R_1 = 3\ \Omega$,$R_2 = 5\ \Omega$,$R_3 = 10\ \Omega$,一个电容 $C = 8\ \mu\text{F}$ 和三个电动势 $\mathscr{E}_1 = 4\ \text{V}$,$\mathscr{E}_2 = 16\ \text{V}$,$\mathscr{E}_3 = 12\ \text{V}$.求:(1)所标示的未知电流;(2)电容器两端的电势差和电容器所带的电荷量.

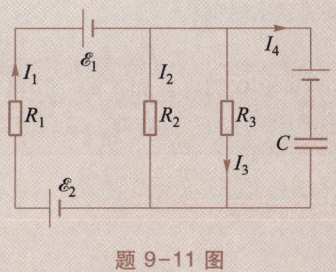

题 9-11 图

9-12 当冷端接头的温度分别为 0 ℃ 及 t 时,康铜与铜所构成的温差电偶的温差电动势可以用下式表示:

$$\mathscr{E} = 35.3t + 0.039t^2$$

现将温差电偶的一接头插入炉中,另一接头的温度保持 0 ℃,此时获得温差电动势为 28.75 mV,求电炉的温度.

9-13 温差电偶与一固定电阻和电流计串联,用来测定一种合金的熔点,电偶的冷端接头放在正在熔化的冰内,当电偶的热端接头相继放入 100 ℃ 的沸水和 327 ℃ 的正在熔化的铅中时,电流计的偏转分别为 76 分度和 219 分度,如果将热端接头放在正在熔化的该合金中,则电流计偏转为 175 分度.设该温差电动势和温度的关系遵守关系式 $\mathscr{E} = a(T_1 - T_2) + \dfrac{1}{2}b(T_1 - T_2)^2$,求该合金的熔点.

9-14 如图所示,(1)当 S 闭合时,电源 $\mathscr{E}$ 输出的电流是多少?(2)当 S 闭合很长时间以后,电流又是多少?(3)求出 S 闭合后通过电源的电流与时间的关系式.

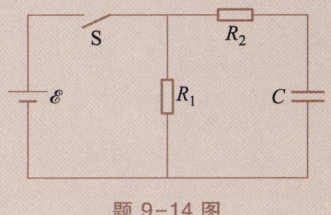

题 9-14 图

9-15 使 RC 电路中的电容器充电,试问:要使这个电容器上的电荷量达到比其平衡时的电荷量(即 $t \to \infty$ 时电容器上的电荷量)小 1.0% 的数值,必须经过多少个时间常量的时间?

9-16 1 000 Ω 的电阻和 1 μF 的电容器串联到 100 V 的电源上,问:(1) 电容器上最后所带的电荷量是多少? (2) 电路接通 2.3 ms 后电容器上所带的电荷量又是多少?

(张 磊)

本章习题答案

第十章　磁场和电磁感应

某些物体具有能够吸引铁、钴、镍及其合金的特性，这种特性被称为磁性，具有磁性的物体被称为磁体. 我国最早关于磁体的记载出现于《管子》（大约成书于春秋战国至秦汉时期）中的《地数》篇："上有慈石者，其下有铜金."其中"慈石"就是所谓的磁石，即我们常说的"吸铁石". 我国的先民不但很早就发现了磁现象而且将其运用于生产和生活实践中，如作为我国四大发明之一的指南针，为人类文明的进步作出了巨大贡献. 1820 年，丹麦物理学家奥斯特（H. Oersted, 1777—1851）发现通电导线具有磁效应；1821 年，法国科学家安培（A. Ampère, 1775—1836）提出了分子电流假说，他认为物质磁性的本质源于电荷的运动；1831 年英国科学家法拉第（M. Faraday, 1791—1867）发现了电磁感应现象，为揭示电场和磁场的内在联系作出了重要贡献；1873 年，英国物理学家麦克斯韦（J. Maxwell, 1831—1879）出版了著名的 *A Treatise on Electricity and Magnetism*（中译名为《电磁学通论》），这一著作对电磁场理论作出了系统、全面的阐述，将电磁场统一为一个整体并预言了电磁波的存在，成为准确描述电磁现象并解释电磁场相互作用的理论基础. 本章主要介绍磁场及电磁感应的基本概念和规律.

视频：从静电现象到电磁波

第一节　磁场、磁感应强度

一、磁场

理论研究和实验事实表明，磁体与磁体、电流（运动电荷）与电流（运动电荷）、磁体与电流（运动电荷）会通过一种特殊形式的物质传递相互作用. 这种物质存在于磁体和电流周围的空间中，使得磁体与磁体、电流与电流或磁体与电流之间即使不发生

磁场

接触也会产生力的作用,这种物质称为**磁场**(magnetic field). 磁场会对处于其中的其他磁体或电流有力的作用;这里的"其他磁体或电流"不包括产生该磁场的场源磁体或电流.

二、磁感应强度

磁感应强度

与在电场中用电场强度 E 来描述电场的性质相似,在磁场中引入一个矢量来定量描述磁场的性质,即**磁感应强度 B**(magnetic induction). 磁感应强度通常采用相对于磁场运动的试探电荷在磁场中所受磁场力的情况来定义.

在磁场中引入一个带正电的运动试探电荷 q,该电荷处于磁场中某定点 P 时速度为 v,同时该试探电荷产生的磁场应足够弱,使它不影响所研究的磁场. 实验发现:① 保持试探电荷 q 的速率 v 不变,使其沿不同方向通过 P 点,该电荷所受磁场力的大小不等;在 P 点处存在一个特定方向,当电荷速度 v 的方向与该特定方向相同或相反时,所受磁场力为零;当电荷速度 v 的方向垂直于该特定方向时,所受磁场力达到最大值 F_m. ② 电荷所受磁场力的方向始终垂直于速度 v 所在直线和上述特定方向所在直线相交所构成的平面. 实验发现:使得电荷 q 在 P 点处所受磁场力为零的这一特定方向,与试探电荷的电荷量 q 和其速率 v 无关,反映了磁场本身的性质,这一特定方向就是 P 点处的磁场方向,即磁感应强度 B 的方向. ③ 磁场力的最大值 $F_m \propto q$,$F_m \propto v$,但 F_m/qv 的值在 P 点是确定的,只由磁场在 P 点的性质决定,与运动电荷的电荷量和其速率的乘积 qv 无关. 由此可以规定,磁感应强度 B 的大小为

$$B = \frac{F_m}{qv} \tag{10-1}$$

右手螺旋定则

磁感应强度的方向可用**右手螺旋定则**确定:右手四指指向 F_m 的方向并沿小于 π 的角度向速度 v 的方向弯曲,拇指伸直,其所指方向即为磁感应强度 B 的方向(如图 10-1 所示). 在国际单位制中,磁感应强度 B 的单位是 T(特斯拉,简称特),1 T = 1 N·A^{-1}·m^{-1};磁感应强度还有一个常用的单位是 Gs(高斯),1 Gs = 1×10^{-4} T.

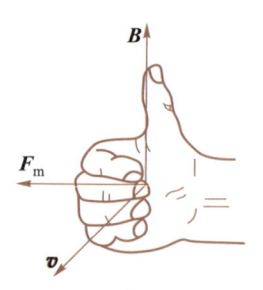

图 10-1 磁感应强度的方向

需要指出的是,与静电场相似,当空间中存在多个磁场源时,空间中某点的磁感应强度等于各磁场源单独存在时在该点所激发的磁场的磁感应强度矢量之和,即满足叠加原理.

三、 磁感应线与磁通量

　　我们可以通过电场线来描绘静电场的空间分布情况,同样可以通过**磁感应线**(magnetic induction line)来描绘磁场的空间分布情况,如图 10-2 所示.磁感应线也是磁场中的一系列假想曲线,曲线上任意一点的切线方向与该点处磁感应强度方向一致.磁场中任何两条磁感应线不可相交且均为无始无终的闭合曲线(或两头向无穷远延伸);通过垂直于磁场的单位面积的磁感应线数目数值上等于磁感应强度 **B** 的大小,因此,磁感应线的疏密程度反映了磁场的强弱,磁感应线密处磁场强、疏处磁场弱.

磁感应线

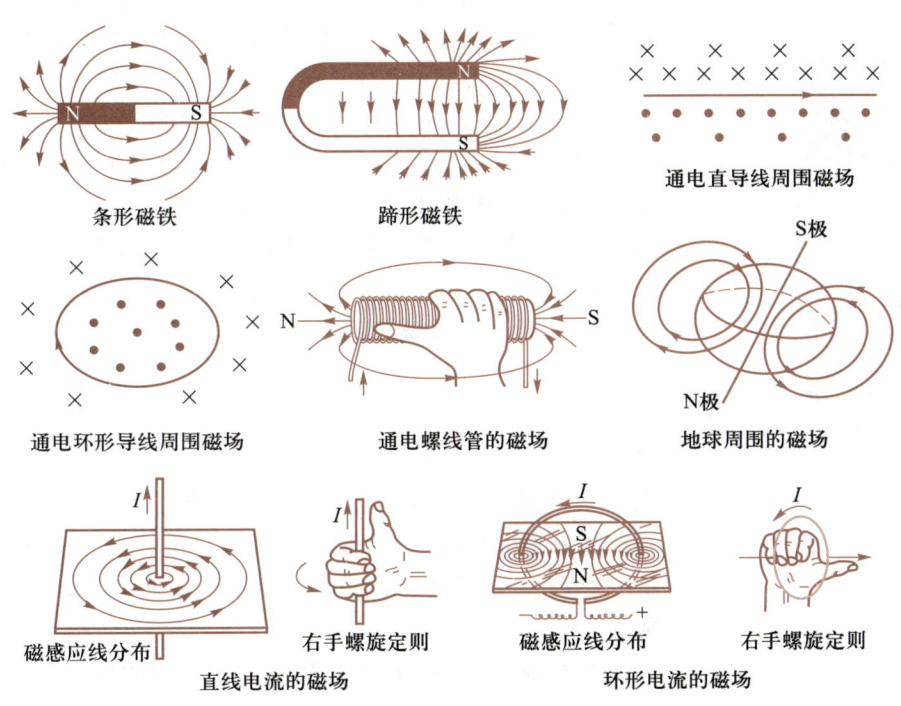

条形磁铁　　　　　蹄形磁铁　　　　　通电直导线周围磁场

通电环形导线周围磁场　　　通电螺线管的磁场　　　地球周围的磁场

磁感应线分布　　右手螺旋定则　　磁感应线分布　　右手螺旋定则
直线电流的磁场　　　　　　环形电流的磁场

图 10-2　常见的磁感应线

　　与静电场中定义电场强度通量的方法相同,在磁场中任意给定一曲面 S,则通过这一曲面**磁通量**(magnetic flux)可被定义为

磁通量

$$\Phi_\mathrm{m} = \int_S \boldsymbol{B} \cdot \mathrm{d}\boldsymbol{S} \tag{10-2}$$

Φ_m 数值上等于通过该曲面的磁感应线总数,单位是 $\mathrm{T \cdot m^{-2}}$,被称为 Wb(韦伯).不同于电场线,磁感应线是闭合曲线,因此它穿过任意闭合曲面时,磁通量必然等于零,即

$$\Phi_\mathrm{m} = \oint_S \boldsymbol{B} \cdot \mathrm{d}\boldsymbol{S} = 0 \tag{10-3}$$

磁场的高斯定理

这个规律被称为**磁场的高斯定理**,它表明磁场是无源场,是描述磁场性质的基本规律之一.

第二节　恒定电流的磁场

一、毕奥-萨伐尔定律

毕奥-萨伐尔定律

文档:毕奥

电流元

文档:萨伐尔

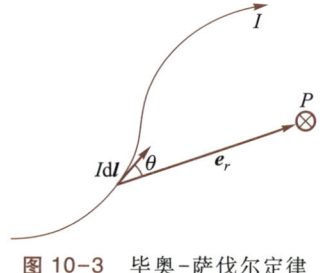

图 10-3　毕奥-萨伐尔定律

　　毕奥-萨伐尔定律(Biot-Savart law)是研究恒定电流产生磁场的重要规律.利用毕奥-萨伐尔定律和场的叠加原理,原则上可以求出任意形状的恒定电流在空间产生的磁感应强度 $\boldsymbol{B}$.

　　如图 10-3 所示,为求解真空中一段任意的线状恒定电流在空间中产生的磁场,可将该电流分成无穷多个小段,每一小段对应一个矢量 $I\mathrm{d}\boldsymbol{l}$,称为**电流元**.$I$ 为电流,$\mathrm{d}\boldsymbol{l}$ 的大小就是每个电流元的长度,$\mathrm{d}\boldsymbol{l}$ 的方向规定为每一小段电流所在位置处与电流方向一致的切线方向.电流元的方向与 $\mathrm{d}\boldsymbol{l}$ 的方向一致.任意电流元在任意点 P 所激发的磁场的磁感应强度可由毕奥-萨伐尔定律给出,其数学表达式如下:

$$\mathrm{d}\boldsymbol{B} = \frac{\mu_0}{4\pi}\frac{I\mathrm{d}\boldsymbol{l}\times\boldsymbol{e}_r}{r^2} \tag{10-4}$$

其中 $\boldsymbol{e}_r$ 为沿电流元和 P 点连线方向且指向 P 点的单位矢量,r 为电流元和 P 点的距离,μ_0 为真空中的磁导率($\mu_0 = 4\pi\times10^{-7}\ \mathrm{N\cdot A^{-2}}$).$\mathrm{d}\boldsymbol{B}$ 的方向与 $I\mathrm{d}\boldsymbol{l}$ 和 $\boldsymbol{e}_r$ 构成的平面相互垂直,$I\mathrm{d}\boldsymbol{l}$ 及 $\boldsymbol{e}_r$ 满足右手螺旋定则.

　　根据叠加原理可得出整段电流在 P 点的磁感应强度为

$$\boldsymbol{B} = \int\mathrm{d}\boldsymbol{B} = \frac{\mu_0}{4\pi}\int\frac{I\mathrm{d}\boldsymbol{l}\times\boldsymbol{e}_r}{r^2} \tag{10-5}$$

例题 10-1

　　如图 10-4 所示,真空中存在一个以 O 为圆心、R 为半径的圆电流闭合回路,通过的电流为 I,P 点为闭合回路中心轴线上任意一点,OP 间的距离为 x.求 P 点处的磁感应强度.

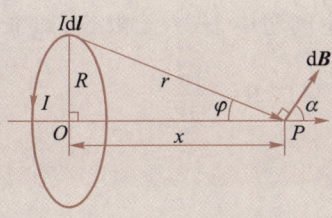

图 10-4　圆电流轴线上的磁场

解: 在圆环上取电流元 Idl,根据毕奥-萨伐尔定律,Idl 在 P 点产生的磁场为 $dB = \dfrac{\mu_0}{4\pi}\dfrac{Idl \times e_r}{r^2}$. 又由于 Idl 与轴线和 R 所构成的平面垂直,即 Idl 与径矢 r 的单位矢量 e_r 垂直. 则有磁感应强度的大小为

$$dB = \frac{\mu_0}{4\pi}\frac{Idl}{r^2}$$

根据对称性分析,所有电流元在 P 点产生的磁感应强度矢量均只保留了平行于轴线 x 方向的分量,则有 $B = B_x$,$\cos \alpha = \dfrac{R}{r}$,$r^2 = R^2 + x^2$.

$$B = \int dB\cos \alpha$$

$$= \oint \frac{\mu_0}{4\pi}\frac{Idl\cos \alpha}{r^2} = \oint \frac{\mu_0 IR}{4\pi r^3}dl = \frac{\mu_0 IR}{4\pi r^3}\oint dl$$

$$= \frac{\mu_0 IR^2}{2r^3}$$

$$= \frac{\mu_0 IR^2}{2\left(R^2+x^2\right)^{\frac{3}{2}}}$$

上题中若有 N 个导体闭合回路,则 $B = \dfrac{N\mu_0 IR^2}{2\left(R^2+x^2\right)^{\frac{3}{2}}}$;若 $x = 0$,即 P 点位于闭合圆环回路的圆心时,有

$$B = \frac{\mu_0 I}{2R}$$

例题 10-2

有一个长度为 l、通过电流为 I 的柱状导体 CD,已知电流方向竖直向上、P 点到导体的垂直距离为 r_0 且导体横截面积忽略不计,求柱状导体外部任意一点 P 处的磁感应强度 B.

解: 如图 10-5 所示,横截面积忽略不计的柱状导体可以被视为一个长度为 l 的直导线. CD 上任意取一电流元 Idl,设电流元到 P 点的距离为 r;PO 与 CD 垂直相交于点 O,以 O 为坐标原点,将电流方向设为 z 轴正方向,有 $dl = dz$;以 O 为圆心、r_0 为半径作圆,根据毕奥-萨伐尔定律. 该电流元在 P 点产生的磁感应强度 dB 的方向为通过 P 点的切线方向,CD 上所有电流元在 P 点产生的磁感应强度方向均相同,各电流元产生的磁感应强度的矢量和 B(即通电导体 CD 在 P 点所激发的磁感应强度)与电流 I 的方向满足右手螺旋定则(参见图 10-2 中通电直导线的磁场). 导体 CD 在 P 点产生的总磁感

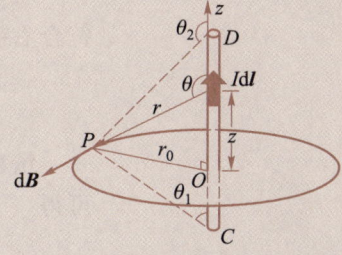

图 10-5　通电柱状导体的磁场

应强度 B 的大小可表示为

$$B = \int dB = \int_{CD} \frac{\mu_0}{4\pi}\frac{Idz\sin \theta}{r^2}$$

由于 $z = r_0\cot(\pi-\theta) = -r_0\cot \theta$,则

$$dz = \frac{r_0 d\theta}{\sin^2 \theta}$$

又由于 $r = \dfrac{r_0}{\sin(\pi-\theta)} = \dfrac{r_0}{\sin\theta}$，则 $\dfrac{\mathrm{d}z}{r^2} = \dfrac{\mathrm{d}\theta}{r_0}$，因此

$$B = \int_{\theta_1}^{\theta_2} \frac{\mu_0 I}{4\pi r_0}\sin\theta\,\mathrm{d}\theta = \frac{\mu_0 I}{4\pi r_0}(\cos\theta_1 - \cos\theta_2)$$

上述例题中，若 l 无限长，即取 $\theta_1 = 0$，$\theta_2 = \pi$，可得出 $B = \dfrac{\mu_0 I}{2\pi r_0}$.

二、安培环路定理

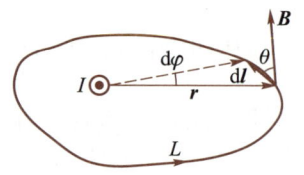

(a) 电流在闭合环路内

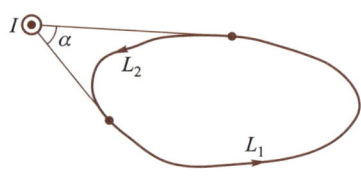

(b) 电流在闭合环路外

图 10-6　安培环路定理的证明

根据静电场的环路定理，可知在静电场中电场强度 E 沿任意闭合路径的线积分恒等于零. 在恒定电流产生的磁场中，磁感应强度 B 沿任意闭合路径的线积分可以根据毕奥-萨伐尔定律导出. 设真空中一无限长直导线垂直穿过某一平面，平面内取一任意形状的闭合环路 L，通过长直导线的电流为 I（方向如图 10-6 所示，垂直纸面向外），可分两种情况计算.

情况一，闭合环路 L 包围电流 I. 如图 10-6(a) 所示，设 L 沿逆时针方向绕行，电流方向与绕行方向满足右手螺旋定则. L 上任意一点的磁感应强度的大小 $B = \dfrac{\mu_0 I}{2\pi r}$，方向垂直于径矢 r，则有 $\cos\theta\mathrm{d}l = r\mathrm{d}\varphi$，可得

$$\oint_L \boldsymbol{B}\cdot\mathrm{d}l = \oint_L \frac{\mu_0 I}{2\pi r}\cdot\cos\theta\mathrm{d}l = \int_0^{2\pi}\frac{\mu_0 I}{2\pi r}r\mathrm{d}\varphi = \frac{\mu_0 I}{2\pi}\int_0^{2\pi}\mathrm{d}\varphi = \mu_0 I$$

若电流方向和绕行方向中有且只有一个与原方向相反，即不符合右手螺旋定则，则有

$$\oint_L \boldsymbol{B}\cdot\mathrm{d}l = \oint_L \frac{\mu_0 I}{2\pi r}\cdot\cos(\pi-\theta)\,\mathrm{d}l = -\mu_0 I$$

情况二，闭合环路 L 不包围电流 I. 如图 10-6(b) 所示，计算可得

$$\oint_L \boldsymbol{B}\cdot\mathrm{d}l = \oint_{L_1}\boldsymbol{B}\cdot\mathrm{d}l + \oint_{L_2}\boldsymbol{B}\cdot\mathrm{d}l = \frac{\mu_0 I}{2\pi}\left(\int_0^\alpha\mathrm{d}\varphi + \int_\alpha^0\mathrm{d}\varphi\right) = 0$$

综合以上两种情况，可知 B 沿任意闭合路径的线积分只与闭合环路所包围的电流有关，与闭合环路的形状无关. 根据磁场叠加原理，可导出真空中同时存在多个闭合恒定电流时，它们产生的总磁感应强度 B 满足

$$\oint_L \boldsymbol{B}\cdot\mathrm{d}l = \mu_0\sum I \tag{10-6}$$

安培环路定理

上式称为**安培环路定理**（Ampère's circuital theorem），即真空中闭

合恒定电流所产生的磁场中,磁感应强度 B 沿任意闭合环路 L 的线积分等于闭合环路 L 所包围电流代数和的 μ_0 倍. 式(10-6)中的 B 是真空中所有被环路包围和没有被环路包围的电流产生的磁感应强度的矢量和,但 B 的环路积分由所围电流的代数和决定;电流方向与环路绕行方向满足右手螺旋定则时,电流为正值,否则电流取负值. 从安培环路定理可以看出磁场是非保守场,不存在与静电场中电动势类似的磁势概念. 由磁场的高斯定理和安培环路定理可以看出恒定磁场是无源、有旋场(非保守场),与静电场明显不同,静电场是有源、无旋场(保守场).

视频:长直载流螺线管内的磁场

第三节　磁场对电流的作用

一、洛伦兹力

磁场对处于其中的运动电荷施加的作用力称为**洛伦兹力**(Lorentz force). 电荷量为 q 的电荷以速度 v 经过磁场中磁感应强度为 B 的某点时,其所受洛伦兹力如下式所示:

$$F_L = qv \times B \tag{10-7}$$

洛伦兹力的大小为 $F_L = |q|vB\sin\theta$,θ 为 v 和 B 之间小于 $180°$ 的夹角. 洛伦兹力的方向垂直于 v 与 B 所构成的平面,若电荷所带电荷量为正($q>0$),其受力方向与 v 和 B 构成右手螺旋关系;若电荷所带电荷量为负($q<0$),电荷的受力方向与做相同运动的正电荷受力方向相反. 洛伦兹力始终与电荷运动方向垂直,对运动电荷做功为零,不改变运动电荷的速率,只改变电荷运动的方向.

如果运动电荷所在空间既有磁场又有电场存在,受力可以写为如下形式:

$$F_L = q(E + v \times B) \tag{10-8}$$

其中 E 为电场强度.

洛伦兹力

二、安培力

通有电流的导线称为载流导线,当其处于磁场中时,会受到磁场力的作用. 载流导线中的电流是由载流子的定向运动形成的,因此载流导线受到的磁场力本质上是导线中所有载流子所受洛伦兹力共同作用的效果.

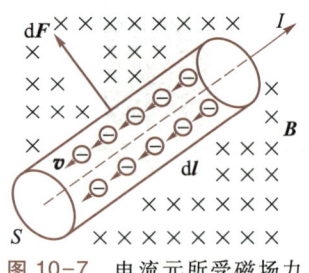

图 10-7 电流元所受磁场力

如图 10-7 所示,在载流导线上任意选取一段电流元 $I\mathrm{d}l$,设 S 为导线的横截面积,该电流元所占据空间的体积可表示为 $S\mathrm{d}l$;设 n 为单位体积中的载流子数,即载流子数密度,则该电流元中载流子的总数为 $nS\mathrm{d}l$. 同时,因为每段电流元的长度 $\mathrm{d}l$ 都取得足够小,所以在 $\mathrm{d}l$ 范围内磁场可视为均匀分布且每个载流子速度可视为相等. 设电流元所在处 $\boldsymbol{B}$ 的方向垂直纸面向里,$\boldsymbol{v}$ 为载流子的平均漂移速度,q 为每个载流子的电荷量,可知该电流元中所有载流子所受洛伦兹力的矢量和为

$$\mathrm{d}\boldsymbol{F} = (nS\mathrm{d}l)q\boldsymbol{v}\times\boldsymbol{B}$$

正电荷定向移动的方向通常被规定为电流方向. $q>0$ 时,$\boldsymbol{v}$ 的方向与电流方向一致;$q<0$ 时,$\boldsymbol{v}$ 的方向与电流方向相反. 因此,$q\boldsymbol{v}$ 的方向与电流方向一致,即与 $\mathrm{d}l$ 方向相同. 则有 $(nS\mathrm{d}l)q\boldsymbol{v} = |nqvS|\mathrm{d}l = I\mathrm{d}l$,故上式可写为

$$\mathrm{d}\boldsymbol{F} = I\mathrm{d}l\times\boldsymbol{B} \tag{10-9}$$

此为电流元 $I\mathrm{d}l$ 在磁场中受到的作用力,称为 **安培力**(Ampère's force). 故载流导线所受安培力即各电流元所受安培力的矢量和,表示为

$$\boldsymbol{F} = \int_L \mathrm{d}\boldsymbol{F} = \int_L I\mathrm{d}l\times\boldsymbol{B} \tag{10-10}$$

三、霍尔效应

视频:霍尔效应及原理

一个电流方向与磁场方向垂直的通电金属片如果被置于均匀磁场当中,导体内部与电流方向和磁场方向相互垂直的两端会产生一个电势差,以上的现象称为霍尔效应. 产生的电势差称为**霍尔电势差**(U_H),对应的电场为**霍尔电场 $\boldsymbol{E}_H$**.

如图 10-8 所示,一片厚为 a、宽为 b、通过电流为 I 的导体,磁场的磁感应强度为 $\boldsymbol{B}$,方向与 I 的方向相互垂直,作为载流子的自由电子其运动方向与电流方向相反,速度为 $\boldsymbol{v}$,受到的洛伦兹力大小为 $F_m = evB$,方向由上到下. 因为运动到导体下方的自由电子不能脱离导体,导体的下端会表现出负电性. 同时因缺少电子,在导体的上端会表现出正电性. 如此,导体的上下两端就形成了霍尔电场 $\boldsymbol{E}_H$,$\boldsymbol{E}_H$ 为运动中的电子提供了一个向上的作用力,当霍尔电场 $\boldsymbol{E}_H$ 足够大的时候,作用在自由电子上的电场力与磁场力相互平衡,则有

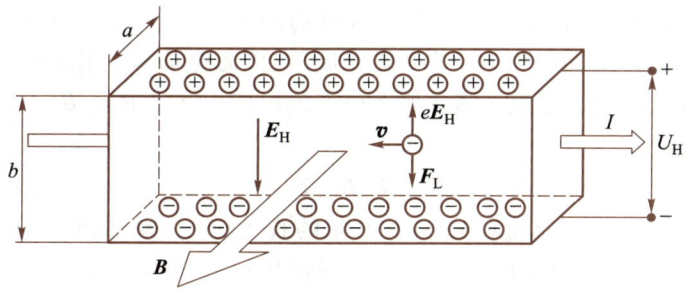

图 10-8　霍尔效应

$$evB = eE_H = e\frac{U_H}{b}$$

将 $I = \dfrac{\mathrm{d}Q}{\mathrm{d}t} = neabv$ 代入上式,得到霍尔电场强度为

$$E_H = \frac{IB}{neab} \qquad\qquad (10-11)$$

霍尔电势差为

$$U_H = \frac{IB}{nea} = R_H\frac{IB}{a} \qquad\qquad (10-12)$$

其中 n 为自由电子数密度,R_H 为霍尔系数,且 $R_H = \dfrac{1}{ne}$,它的大小取决于定向移动的自由电子数密度.

第四节　磁介质

一切物质都是由大量的带电粒子(电子与原子核或微观粒子)组成的,放入磁场中的任何物质都要和磁场发生相互作用,所以人们把放在磁场中的所有物质统称为**磁介质**(magnetic medium),一般来说绝大多数介质均为磁介质.

磁介质

一、磁介质

放在静电场中的电介质要被电场极化,极化了的电介质会产生附加电场,从而对原电场产生影响. 与此类似,放在磁场中的磁介质要被磁场磁化,磁化了的磁介质也会产生附加磁场,从而对原磁场产生影响.

实验表明,不同的磁介质对磁场的影响不同,如果在真空中某点磁感应强度为 $\boldsymbol{B}_0$,放入磁介质后,因磁介质被磁化而产生的额外的磁感应强度为 $\boldsymbol{B}'$. 那么该点的磁感应强度 $\boldsymbol{B}$ 是 $\boldsymbol{B}_0$ 与 $\boldsymbol{B}'$ 的矢量和:

$$\boldsymbol{B} = \boldsymbol{B}_0 + \boldsymbol{B}' \qquad (10-13)$$

不同的磁介质在磁场中磁化的程度不同,附加磁感应强度 $\boldsymbol{B}'$ 的大小及方向随磁介质而异,我们用比值 B/B_0 来衡量磁介质的磁化程度,即

$$\mu_{\mathrm{r}} = \frac{B}{B_0} \qquad (10-14)$$

相对磁导率

其中 μ_{r} 称为相对磁导率(relative permeability),它是一个量纲一的量,其数值取决于磁介质的种类和状态.

二、 顺磁质、抗磁质和铁磁质

按照磁介质磁性的强弱和特征,可将磁介质分为顺磁质、抗磁质和铁磁质三类:

(1)顺磁质是指磁化后产生的附加磁场方向与原磁场方向相同的磁介质,即 $B > B_0$、$\mu_{\mathrm{r}} > 1$,如铂、钠、液氧等.

(2)抗磁质是指磁化后产生的附加磁场方向与原磁场方向相反的磁介质,即 $B < B_0$、$\mu_{\mathrm{r}} < 1$,如银、汞、铅等.

无论是顺磁质还是抗磁质,磁化后产生的附加磁场 $\boldsymbol{B}'$ 比 $\boldsymbol{B}_0$ 要小得多,μ_{r} 对原磁场影响很小,所以顺磁质和抗磁质统称为弱磁质.

(3)铁磁质是指以铁为代表的一类磁性很强的磁介质,它们磁化后产生的附加磁场与原磁场方向相同,且比原磁场大得多,即 $B \gg B_0$、$\mu_{\mathrm{r}} \gg 1$,如铁、钴、镍等,所以铁磁质被称为强磁性材料.

构成生物体的各种生物大分子也都具有磁性. 绝大多数生物大分子是各向异性抗磁质;少数为顺磁质,如含铁的血红蛋白、肌红蛋白和铁蛋白,生物体中的自由基等;只有极少数呈现铁磁性. 外加磁场对生物磁性有一定影响,这可能对一些生物功能和生命现象发生作用.

三、有介质存在时的磁场强度

磁介质被放在磁场 $\boldsymbol{B}_0$ 中时,磁介质将被磁化,从而产生附加磁场 $\boldsymbol{B}'$,此时空间中的磁感应强度为 $\boldsymbol{B}=\boldsymbol{B}_0+\boldsymbol{B}'$,由于附加磁场 $\boldsymbol{B}'$ 和磁介质磁化的程度有关,而介质磁化强度又取决于磁感应强度 $\boldsymbol{B}$,可见,磁介质和磁场的相互影响是非常复杂的,为了简化磁介质中磁场问题,引入一个适当的辅助量 $\boldsymbol{H}$:

$$H = \frac{B}{\mu} \tag{10-15}$$

它也是矢量,称为**磁场强度**(magnetic field strength),在国际单位制中 $\boldsymbol{H}$ 的单位是 $\mathrm{A\cdot m^{-1}}$. $\mu=\mu_0\mu_r$ 称为磁介质的**磁导率**(permeability),单位同 μ_0,是描述磁介质磁化性质的物理量,只与磁介质有关. $\boldsymbol{H}$ 与介质的种类无关,在各向同性的介质中,$\boldsymbol{H}$ 的方向与 $\boldsymbol{B}$ 相同. 可以证明

$$\oint_L \boldsymbol{H} \cdot \mathrm{d}\boldsymbol{l} = \sum_{L内} I_0 \tag{10-16}$$

即磁场强度 $\boldsymbol{H}$ 沿任一闭合路径的环路积分等于穿过以该闭合路径为周界的任意曲面的传导电流的代数和,这一关系称为 $\boldsymbol{H}$ 的安培环路定理. 注意,磁场强度 $\boldsymbol{H}$ 完全是为了简化磁介质中的磁场问题而引入的一个辅助量,而磁感应强度 $\boldsymbol{B}$ 才是描绘磁场性质的基本物理量.

磁场强度
磁导率

第五节 电磁感应

电磁感应(electromagnetic induction)现象的发现揭示了变化的磁场能够激发电场的性质. 麦克斯韦在总结前人的理论和实验的基础上,指出了变化的电场能够激发磁场,进而建立了描述电磁场基本性质和规律的完整的电磁场理论——麦克斯韦方程组,这一理论预言了电磁波的存在,揭示了光的电磁本性. 这一发现更全面地促进了电磁理论的发展,同时也促进了电工技术的长足进步,为人类生活的电气化打下了基础.

产生电磁感应现象的原因可以分为三类:(1)磁体和闭合回路之间有相对运动;(2)闭合回路周围磁场发生变化;(3)静磁场中闭合回路所围面积发生变化. 闭合回路中产生的电流被称为**感应电流**(induction current),对应的闭合导体回路电动势称为感

电磁感应

感应电流
感应电动势

应电动势(induction electromotive force).

一、法拉第电磁感应定律

文档:法拉第

1831 年,法拉第根据实验提出如下结论:当穿过闭合导体回路所包围区域的磁通量发生变化时,回路中就出现电流,即感应电流.这种现象称为电磁感应.感应电流的出现本质上是由回路磁通量变化所产生的感应电动势导致的.闭合导体回路的感应电动势满足以下关系:

$$\mathcal{E}_i = -K \frac{\mathrm{d}\Phi_m}{\mathrm{d}t} \tag{10-17}$$

其中,K 为比例系数,Φ_m 是闭合导体回路的磁通量,$\frac{\mathrm{d}\Phi_m}{\mathrm{d}t}$ 是 Φ_m 对时间的变化率.当 Φ_m 单位是韦伯(Wb),电动势单位为伏特(V),时间单位为秒(s)时,K 的值为 1,即

$$\mathcal{E}_i = -\frac{\mathrm{d}\Phi_m}{\mathrm{d}t} \tag{10-18}$$

法拉第电磁感应定律

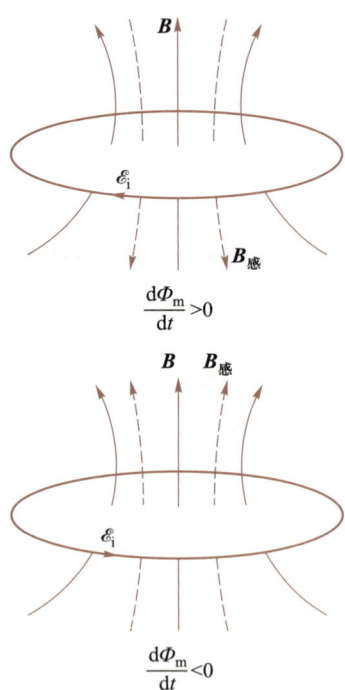

图 10-9　法拉第电磁感应定律

磁通量匝数　　**磁链**

上式称为**法拉第电磁感应定律**(Faraday's law of electromagnetic induction).负号表示,由感应电动势 $\mathcal{E}_i$ 在闭合导体回路中产生的感应电流所激发的磁场总是阻碍引起电磁感应的磁场的磁通量的变化.如图 10-9 所示,这里将引起电磁感应的磁场表示为 $\boldsymbol{B}$(图中为实线),将感应电流所激发的磁场表示为 $B_感$(图中为虚线).当磁场 $\boldsymbol{B}$ 穿过闭合导体回路的磁通量随时间增强,即 $\frac{\mathrm{d}\Phi_m}{\mathrm{d}t}>0$ 时,则有 $\mathcal{E}_i = -\frac{\mathrm{d}\Phi_m}{\mathrm{d}t}<0$,即 $\mathcal{E}_i$ 产生的感应电流所激发的磁场 $\boldsymbol{B}_感$ 与磁场 $\boldsymbol{B}$ 方向相反,削弱了原磁场;当磁场 $\boldsymbol{B}$ 穿过闭合导体回路的磁通量随时间减弱,即 $\frac{\mathrm{d}\Phi_m}{\mathrm{d}t}<0$ 时,则有 $\mathcal{E}_i = -\frac{\mathrm{d}\Phi_m}{\mathrm{d}t}>0$,即 $\mathcal{E}_i$ 产生的感应电流所激发的磁场 $\boldsymbol{B}_感$ 与磁场 $\boldsymbol{B}$ 方向一致,加强了原磁场.感应电流与感应电动势方向一致,它们与其感应磁场的关系满足右手螺旋定则.

如果闭合导体回路为一个匝数为 N 的线圈,可以认为闭合导体回路的总磁通量 Ψ_m 为各匝线圈磁通量 Φ_{mi} 的叠加,Ψ_m 称为**磁通量匝数**或**磁链**.令闭合导体回路的总电动势为各匝线圈所产生的电动势之和,则有

$$\mathscr{E}_i = -\frac{\mathrm{d}\Psi_m}{\mathrm{d}t} = -\frac{\sum\limits_{i=1}^{N} \Phi_{mi}}{\mathrm{d}t}$$

如果每匝线圈通过的磁通量都相等,则有

$$\sum_{i=1}^{N} \Phi_{mi} = N\Phi_m$$

可得

$$\mathscr{E}_i = -\frac{\mathrm{d}\Psi_m}{\mathrm{d}t} = -N\frac{\mathrm{d}\Phi_m}{\mathrm{d}t}$$

而且根据磁通量的定义 $\Phi_m = \int_S \boldsymbol{B} \cdot \mathrm{d}\boldsymbol{S}$,有

$$\mathscr{E}_i = -\frac{\mathrm{d}\Psi_m}{\mathrm{d}t} = -N\frac{\mathrm{d}\Phi_m}{\mathrm{d}t} = -N\frac{\mathrm{d}}{\mathrm{d}t}\int_S \boldsymbol{B} \cdot \mathrm{d}\boldsymbol{S} \qquad (10\text{-}19)$$

如果 S 不随着时间 t 的变化而变化,则有下述关系:

$$\mathscr{E}_i = -N\frac{\mathrm{d}}{\mathrm{d}t}\int_S \boldsymbol{B} \cdot \mathrm{d}\boldsymbol{S} = -N\int_S \frac{\mathrm{d}\boldsymbol{B}}{\mathrm{d}t} \cdot \mathrm{d}\boldsymbol{S} \qquad (10\text{-}20)$$

二、 动生电动势与感生电动势

导体在磁场当中做切割磁感应线运动的时候产生的电动势 $\mathscr{E}$ 被称为**动生电动势**(motional electromotive force). 如图 10-10 所示,一个长度为 l 的柱形导体 ab 在磁感应强度为 $\boldsymbol{B}$,方向垂直纸面向内的恒定磁场中平行纸面以速度 v 从左向右匀速运动. 此时导体内单个电子所受的洛伦兹力为 $\boldsymbol{F}_m = -e\boldsymbol{v}\times\boldsymbol{B}$,自由电子在洛伦兹力的作用下在柱形导体的 b 端聚集,此时柱形导体等同于一个电源,ab 两端即为柱形导体作为电源的正、负两极.

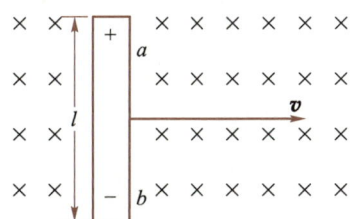

动生电动势

图 10-10 洛伦兹力在动生电动势中的应用

作用在单位正电荷上的洛伦兹力就是柱形导体上产生电动势的非静电力,即

$$\boldsymbol{E}_k = \frac{\boldsymbol{F}_m}{-e} = \boldsymbol{v}\times\boldsymbol{B}$$

对整个柱形导体的单位电荷电动势进行积分,有

$$\mathscr{E}_i = \int_b^a \boldsymbol{E}_k \cdot \mathrm{d}\boldsymbol{l} = \int_b^a \left(\frac{\boldsymbol{F}_m}{-e}\right) \cdot \mathrm{d}\boldsymbol{l} = \int_b^a (\boldsymbol{v}\times\boldsymbol{B})\mathrm{d}\boldsymbol{l}$$

因为在图 10-10 中 v 垂直于 $\boldsymbol{B}$,$\mathrm{d}\boldsymbol{l}$ 的方向和 $\boldsymbol{v}\times\boldsymbol{B}$ 的方向相同,可得

$$\mathscr{E}_i = \int_b^a vB\mathrm{d}l = Blv \qquad (10\text{-}21)$$

以上结果可以说明,只有在 $\boldsymbol{v}\times\boldsymbol{B}$ 不为 0 且 $\boldsymbol{v}\times\boldsymbol{B}$ 的方向不和

d$\boldsymbol{l}$ 方向垂直的时候,才会产生动生电动势.

除动生电动势外,即使闭合导体回路和磁场不存在相对运动,闭合导体回路所围面积中的磁通量发生变化也是产生电动势的途径,此时的电动势 $\mathscr{E}_i = -\dfrac{\mathrm{d}\boldsymbol{\varPhi}_m}{\mathrm{d}t} = -\displaystyle\int_s \dfrac{\mathrm{d}\boldsymbol{B}}{\mathrm{d}t} \cdot \mathrm{d}\boldsymbol{S}$,因为它是通过电磁感应现象产生的电动势,所以被称为**感生电动势**(induced electromotive force),因为电动势的产生并不取决于闭合导体回路和磁场的相对运动,故产生感生电动势的非静电力不能用洛伦兹力来解释.麦克斯韦给出了一个理论:感生电场只会产生于变化的磁场中,它与磁场中是否存在闭合导体回路无关,可是如果磁场中存在闭合导体回路的话,感生电场就是闭合导体回路中存在感生电动势的原因.

感应电场和静电场都是真实的客观存在,都可以对其范围内的电荷施加作用力,而且都可以用电场线来描述.但是静电场由电荷产生,电场线不闭合而且环路积分为零,存在着电势和电势能;感生电场由变化的磁场产生,电场线闭合且环路积分不为零,不存在电势和电势能.

根据电动势的定义,假设存在一个单匝的闭合导体回路,则它的感生电动势为

$$\mathscr{E}_i = \oint_l \boldsymbol{E}_i \mathrm{d}\boldsymbol{l} \tag{10-22}$$

将其代入式(10-20)并取 $N = 1$,可得

$$\oint_l \boldsymbol{E}_i \cdot \mathrm{d}\boldsymbol{l} = -\int_s \dfrac{\mathrm{d}\boldsymbol{B}}{\mathrm{d}t} \cdot \mathrm{d}\boldsymbol{S} \tag{10-23}$$

上式表明变化的磁场能激发出电场.

感生电动势

三、 自感现象与互感现象

如果通过一个导体线圈的电流发生了变化,导体线圈会因为电流的变化而产生一个感应电动势.这样的现象被称为**自感现象**(self-induction phenomenon),对应的电动势称为**自感电动势**(self-induction electromotive force).

依照毕奥-萨伐尔定律,当一个导体线圈的几何形状不发生改变的时候,导体线圈中的电流 I 与空间中产生的磁感应强度 $\boldsymbol{B}$ 成正比,则与磁感应强度 $\boldsymbol{B}$ 对应的磁链 $\boldsymbol{\varPsi}_m$ 也成正比.故有

$$\boldsymbol{\varPsi}_m = IL \tag{10-24}$$

系数 L 被称为导体线圈的**自感**,它与导体线圈的截面积大小、几

自感现象

自感电动势

自感

何形状和线圈匝数相关,与通过导体线圈的电流 I 无关. 按照法拉第电磁感应定律,自感电动势 $\mathscr{E}_L$ 可以通过下式求出:

$$\mathscr{E}_L = -\frac{\mathrm{d}\Psi_{\mathrm{m}}}{\mathrm{d}t} = -\frac{\mathrm{d}(LI)}{\mathrm{d}t}$$

如果导体线圈的截面积大小、几何形状和线圈匝数都不发生变化,自感 L 可以认为是常量,此时有

$$\mathscr{E}_L = -L\frac{\mathrm{d}I}{\mathrm{d}t} \qquad\qquad (10-25)$$

式中负号表明自感电动势的方向总是要反抗回路本身电流的变化,通常自感由实验测定,只在某些简单情况下由定义式计算出来. 自感的单位是亨利或亨,用字母 H 表示,$1\ \mathrm{H} = \mathrm{V} \cdot \mathrm{s} \cdot \mathrm{A}^{-1}$.

如果存在多个导体线圈,则在一个导体线圈的电流发生变化的时候,与这个导体线圈相邻的导体线圈当中会产生感生电动势,这种现象被命名为 **互感现象**(mutual induction phenomenon),对应的电动势称为 **互感电动势**(mutual induction electromotive force).

互感现象

互感电动势

假设两个彼此平行的导体线圈 L_1 和 L_2,其中通过的电流大小分别为 I_1 和 I_2,令 I_1 所产生的磁场通过导体线圈 L_2 的磁通量为 Ψ_{21},按照毕奥-萨伐尔定律,导体线圈 L_1 中的电流 I_1 与其在空间内产生的磁感应强度 B 成正比,也可以说导体线圈中的电流 I_1 与其产生的磁通量 Ψ_{21} 成正比,同理 I_2 与其通过导体线圈 L_1 的磁通量 Ψ_{12} 成正比. 可得出以下结论:

$$\begin{cases} \Psi_{21} = M_{21}I_1 \\ \Psi_{12} = M_{12}I_2 \end{cases}$$

由理论和实验均可以证明 $M_{12} = M_{21} = M$,M 称为两个线圈的 **互感**. 它的数值大小取决于两个导体线圈的相对位置、截面积大小、形状、匝数和周边介质的磁导率,与线圈中是否存在电流没有关系. 互感的单位与自感相同. 互感现象在电工技术和无线电技术中也有广泛应用,各种变压器和交流互感器都是依据互感原理生产制造的.

互感

例题 10-3

如图 10-11 所示,在 RL 电路中,开关 S 位于位置 1,求电流随时间变化的函数;在电流稳定以后,将开关 S 置于位置 2,求此时电流随时间变化的函数. 已知电源电动势为 $\mathscr{E}$,电阻阻值为 R,线圈的自感为 L.

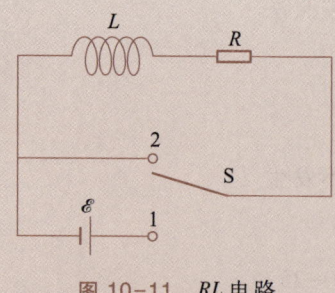

图 10-11 *RL* 电路

解：S 位于位置 1 的时候，回路内部电流不能即时达到稳定值 $\frac{\mathscr{E}}{R}$，为了达到稳定值，回路内部电流需要一定的时间来逐渐逼近 $\frac{\mathscr{E}}{R}$，这个过程被称为暂态过程，是电感线圈中的自感电动势所引发的. 把欧姆定律应用在暂态过程中，可得

$$IR = \mathscr{E} + \mathscr{E}_L = \mathscr{E} - L\frac{\mathrm{d}I}{\mathrm{d}t}$$

整理等式，有

$$\frac{\mathrm{d}I}{1 - \frac{\mathscr{E}}{R}} = -\frac{R}{L}\mathrm{d}t$$

又因为 $t = 0$ 时 $I = 0$，故对上述等式求定积分，有

$$\int_0^I \frac{\mathrm{d}I}{1 - \frac{\mathscr{E}}{R}} = -\frac{R}{L}\int_0^t \mathrm{d}t$$

整理得

$$I = \frac{\mathscr{E}}{R}\left(1 - \mathrm{e}^{-\frac{R}{L}t}\right)$$

此即 S 位于位置 1 时电流与时间的函数关系式. 变量 $\mathrm{e}^{-\frac{R}{L}t}$ 随着时间 t 的增大而减小，最终趋于 0，电流 I 达到稳定值的时间 t 与电阻 R 和自感 L 的比值有直接关系，达到稳定值的时间 t 与 L/R 成正比.

如果把 S 接入位置 2，则自感电动势 $-L\frac{\mathrm{d}I}{\mathrm{d}t}$ 成为回路当中唯一的电动势. 按照欧姆定律，有

$$IR = -L\frac{\mathrm{d}I}{\mathrm{d}t}$$

整理得

$$\frac{\mathrm{d}I}{I} = -\frac{R}{L}\mathrm{d}t$$

如果令 S 接入位置 2 的时刻为 0，对应的 I 为 $\frac{\mathscr{E}}{R}$，取定积分为

$$\int_{\frac{\mathscr{E}}{R}}^0 \frac{\mathrm{d}I}{I} = -\frac{R}{L}\int_0^t \mathrm{d}t$$

求得

$$I = \frac{\mathscr{E}}{R}\mathrm{e}^{-\frac{R}{L}t}$$

此即当 S 位于位置 2 时电流与时间的函数关系式.

四、 磁场能量

电场具有能量，磁场也具有能量. 现在我们从能量的观点对电磁感应现象进行进一步的研究，以便对它的本质有较为深入的理解.

仍考虑图 10-11 的 *RL* 电路，开关 S 与电源接通前，电路中无电流，线圈内无磁场，开关 S 与电源接通后，线圈中的电流由 0 逐

渐增大到稳定值 I,电流在线圈内建立磁场的过程中,电源所提供的能量一部分转化为消耗在电阻 R 上的焦耳热,另一部分则用于克服自感电动势做功,转化为线圈 L 内的电磁场能量,将接通电源时回路的电压方程

$$IR = \mathcal{E} - L\frac{dI}{dt}$$

两边同乘 Idt 后积分,再移项得

$$\int_0^t \mathcal{E}\,Idt = \int_0^t I^2Rdt + \frac{1}{2}LI^2$$

式中,$\int_0^t \mathcal{E}\,Idt$ 为电源在时间 t 内所做的功,即电源所提供的能量;$\int_0^t I^2Rdt$ 为时间 t 内消耗在电阻 R 上的焦耳热;而 $\frac{1}{2}LI^2$ 为电源反抗自感电动势而储存在线圈内的磁场能量. 即在电流从 0 增长到稳定值 I 的整个过程中,储存在线圈内的磁场能量为

$$W_m = \frac{1}{2}LI^2 \tag{10-26}$$

第六节　磁场的医学应用

随着科学技术的不断发展,磁场作用于生物体后引起的一系列生物学效应相继被发现,这类生物学效应为磁场疗法在临床医学中的应用提供了理论依据. 目前对磁场的医学应用仍处于进一步探索中,本节仅对目前采用的较为广泛的磁场疗法进行列举.

磁场疗法在改善血液循环、促进各类组织酶微循环上发挥了积极作用,通过实验可以证明,在磁场的作用下,血液内部带电粒子的载电能力得到加强,各个血液组成部分的表面电荷密度均加大,由于电荷存在同极相斥的性质,对应的组成部分聚集程度就会减弱,从而达到降低血液黏度、促进血液循环的目的. 同时,由于人体中绝大多数种类的酶含有金属离子,电磁场可以通过对金属离子的刺激改变酶的活性,从而影响对应的新陈代谢活动. 大量的科学实验证明,磁场疗法会对人体各项新陈代谢活动,如DNA、RNA 的转录,蛋白质的合成等产生显著影响. 磁场疗法还可以对免疫机制的激活、病变细胞的抑制起到重要作用. 磁场疗法同时也在中医领域如穴位按摩和疏通经络方面起到重要作用. 磁示踪和磁靶向技术也在研究中.

但是磁场对人类而言也存在着安全隐患:有研究表明人体在长时间暴露在强磁场环境以后会出现自主神经系统失调、中枢神经机能衰退、易疲劳等症状. 暴露在强磁场环境下的群体白血病发病率明显偏高. 但是关于磁场对人类会产生消极影响的理论依据仍然需要进一步证明.

人体作为高等生物体,具有独特的组织结构和生理特征,在采用磁疗方法以前,需要了解磁场对人体组织的作用机制,选择合适的磁场参量,科学采用对应的磁场疗法.

第十章习题

10-1 什么是电磁感应现象? 产生这一现象的条件是什么?

10-2 将一条形磁铁插入闭合线圈,线圈中将产生感应电动势,试问在磁铁与线圈相对位置相同的情况下,迅速插入和缓慢插入线圈过程中所产生的感应电动势和感应电流是否相同?

10-3 一圆形线圈在匀强磁场中运动,在下列几种情况下,哪些运动会产生感应电流? 哪些运动不会产生感应电流? 为什么?(1)线圈沿磁场方向平移;(2)线圈沿垂直于磁场的方向平移;(3)线圈以自身的直径为轴转动,轴与磁场方向平行;(4)线圈以自身的直径为轴转动,轴与磁场方向垂直.

10-4 两无限长平行载流直导线的间距为 a,分别通有电流 I_1 和 I_2,试求导线上单位长度所受的作用力及方向.

10-5 有一根长度无限的直导线,中部被弯成半圆弧形且半径为 10 cm. 求当导线中通过大小为 2 A 的电流时,半圆弧中心点的磁感应强度.

10-6 假设存在一个非均匀磁场,其磁感应强度的变化规律为 $B = ky$ 且方向垂直纸面向外. 磁场中有一个边长为 a 且和磁感应强度方向相互垂直的正方形线框,求比例系数 k 为常量的时候,通过正方形线框的磁通量.

10-7 直径为 0.01 m 且轴长为 0.10 m 的螺线管上有 1 000 匝线圈,总电阻为 7.76 Ω,求:(1)线圈两端电动势为 2.0 V 时线圈在电流稳定后储存的磁场能量;(2)接通电路以后线圈中磁场能量为最大储存磁场能量的一半时所需要的时间.

(薛　康　石　磊)

本章习题答案

第十一章 波 动 光 学

19 世纪,英国物理学家麦克斯韦建立了经典电磁波理论,指出光本质上是电磁波. 通常意义上的光是指可见光,即能引起人眼视觉感受的电磁波,其在电磁波谱中处于 400～760 nm 的波段. 以光的波动理论为基础研究光的传播及其规律的学科称为波动光学. 本章主要讨论光的干涉、衍射和偏振等现象,阐述光的波动特性和所遵循的传播规律.

第一节 光的干涉

干涉现象是波动的重要特征之一. 由前面振动和波一章可知,满足一定条件的两束光相遇叠加时,在叠加区域光的强度出现明或暗的稳定分布,这种现象称为光的干涉.

一、光的相干性

频率相同、振动方向相同的两列波在空间相遇叠加,若在观察时间内相遇点的相位差恒定,则在叠加区域内就会形成稳定的干涉现象,这是由于两列波满足了相干波条件,即频率相同、振动方向相同、初相位相等或是相位差恒定. 对于机械波,上述相干波条件较容易满足. 对于光波而言,任何两个独立的普通光源发出的两列光波在空间相遇叠加时,在叠加区却观察不到干涉现象,说明这样的两个独立光源发出的光不是相干光,这是由普通光源的发光机制决定的.

1. 发光机制

普通光源发出的光波很难满足相干条件,即使两个光源的大小、形状、强度完全相同,两列光波在空间相遇,也观察不到干涉现象.

普通光源发出的光都属于原子、分子发光,即原子或分子在能级跃迁时辐射的电磁波. 这些原子或分子的发光是间歇的,每次发光的持续时间很短,大约为10^{-8} s. 因此,一个原子每次发出的光波就是一段长度有限的波列,我们所看到的光波就是由一系列不连续的、彼此独立的波列组成的. 由于原子和分子的发光是随机的、间歇进行的,每个原子先后辐射的两个波列,以及不同原子辐射的各个波列,彼此初相位没有确定的关系,振动方向也是随机的,故不满足相干条件. 由此可见,来自两个独立的普通光源或是来自同一光源不同部分的光波都不能发生干涉现象,要想观察到光的干涉现象,必须设法获得相干光.

2. 获得相干光的方法

理论上来说,要从普通光源获得相干光,就要设法将同一光源同一点发出的一束光波分成两束,使这两束光沿不同的路径传播至再次相遇时,就能实现光的干涉. 在这种情况下,两束光波相当于来自同一原子的同一次发光,它们具有相同的频率、相同的振动方向,在相遇点具有恒定的相位差,因此可以产生干涉现象. 把这两束光称为相干光,把能发出相干光的光源称为相干光源.

从普通光源获得相干光源,可以采用波振面分割法和振幅分割法两种方法.

(1)波振面分割法:从普通光源 S 发出的单色光波,其波振面传播到平行狭缝 S_1 和 S_2 处. S_1、S_2 可以视为同一波振面上的两个子波源,其发出的次级光波就是两束相干光,如图 11-1(a)所示. 当它们在空间相遇叠加时,可以产生干涉现象,典型实验为杨氏双缝干涉实验.

(2)振幅分割法:一束光线入射到介质薄膜上,经薄膜的上、下表面反射和折射得到两束光线,这两束光就是相干光,如图 11-1(b)所示,典型实验为薄膜干涉实验.

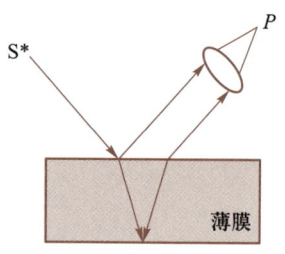

(a) 波振面分割法

(b) 振幅分割法

图 11-1　获得相干光的方法

二、 光程、光程差

两束相干光在同一介质(空气)中传播时,在空间某点相遇,在该点两束光产生的相位差由波程差决定. 如果两束光是分别通过折射率不同的两种介质,其光波的频率不变,但波长随介质的不同而发生变化,此时波程差不能简单等效为几何路程差. 因此,在研究光在不同介质中传播的情况时,需引入光程和光程差的概念.

设有一束频率为 ν 的单色光,在真空中的传播速度为 c,真空

中的波长为 λ_0，当它在折射率为 n 的介质中传播时，传播速度 $u = \dfrac{c}{n}$，那么在介质中的波长为

$$\lambda = \frac{u}{\nu} = \frac{c}{n} \cdot \frac{1}{\nu} = \frac{\lambda_0}{n}$$

这表明一定频率的光在折射率为 n 的介质中传播时，其波长相当于真空中波长的 $1/n$. 波传播一个波长的距离，相位变化为 2π，若光波在介质中传播的几何路程为 r，则相位变化为

$$\Delta\varphi = 2\pi\,\frac{r}{\lambda} = 2\pi\,\frac{nr}{\lambda_0} \qquad (11\text{-}1)$$

式(11-1)说明，光波在介质中传播时，其相位变化不但与光波传播的几何路程及光在真空中的波长有关，而且还与介质的折射率有关. 若对于任何介质，都采用真空中的波长 λ_0 来计算相位的变化，那么就需要用介质中的几何路程 r 乘以折射率 n，相当于在真空中通过的几何路程为 nr. 我们把介质的折射率 n 和光束在介质中传播的几何路程 r 的乘积 nr 定义为光程(optical path)，把两个光程之差称为光程差，通常用 δ 表示光程差. 由于介质折射率 $n \geqslant 1$，所以光程一般大于光所走过的几何路程，仅当介质折射率 $n = 1$(真空或空气)时，光程才与几何路程相等. 因此，决定光波相位差变化的不是几何路程之差，而是光程差，相位差和光程差的关系为

光程

光程差

$$\Delta\varphi = \frac{2\pi}{\lambda_0}\delta \qquad (11\text{-}2)$$

由式(11-2)可知，满足干涉加强或减弱的条件为

$\Delta\varphi = \pm 2k\pi$ 时，　$\delta = \pm k\lambda_0$　$(k = 0,1,2,\cdots)$　干涉加强

$$(11\text{-}3)$$

$\Delta\varphi = \pm(2k-1)\pi$ 时，　$\delta = \pm(2k-1)\dfrac{\lambda_0}{2}$　$(k = 1,2,3,\cdots)$　干涉减弱

$$(11\text{-}4)$$

如图 11-2 所示，由光源 S_1 和 S_2 发出的两束相位相同的相干光波，在空间 P 点相遇，其中一束光波经空气传播，另一束光波经过一折射率为 n、厚度为 d 的介质，虽然两束光波经过的几何路程都为 r，但二者光程却不同. S_1 发出的光束经空气到达 P 点，其光程就是几何路程 r，而 S_2 发出的光束到达 P 点的光程为 $(r-d)+nd$，两束光的光程差为

$$\delta = (n-1)d$$

由光程差所引起的相位差则为

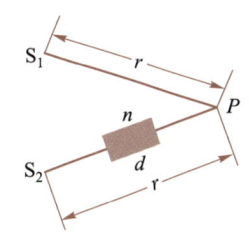

图 11-2　光程和光程差

$$\Delta\varphi = 2\pi\frac{(n-1)d}{\lambda_0}$$

三、杨氏双缝干涉实验

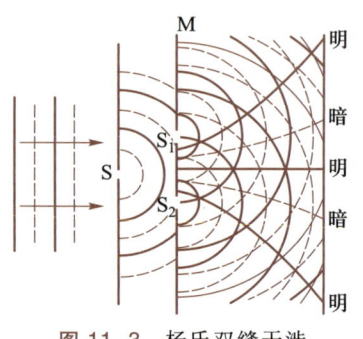

图 11-3　杨氏双缝干涉

文档:托马斯·杨

1801 年,托马斯·杨(T. Young, 1773—1829)首先通过实验的方法再现了光的干涉现象,并在历史上第一次完成了光的波长的测定.

杨氏双缝干涉实验装置如图 11-3 所示.用波长为 λ 的单色平行光照射狭缝 S,S 后的遮光屏 M 上有 S_1、S_2 两条平行双缝,两缝与 S 平行,且到 S 的距离相等.由惠更斯原理,S_1、S_2 在同一波振面上,形成了两个相干子波源,其发出的光波具有相同的振幅、频率、振动方向以及相位.两束相干光波到达与狭缝平行的观察屏上,则会在屏上出现稳定的明暗相间的干涉条纹.

下面对屏上明暗条纹的分布情况作一定量讨论.如图 11-4 所示,设 S_1、S_2 间的距离为 d,观察屏与双缝之间的垂直距离为 D,且 $D \gg d$.屏上任意一点 P 与 S_1、S_2 的距离分别为 r_1 和 r_2,P 与屏中心点 O 的距离为 x,则光波到达 P 点的光程差为

$$\delta = r_2 - r_1 \approx d\sin\theta$$

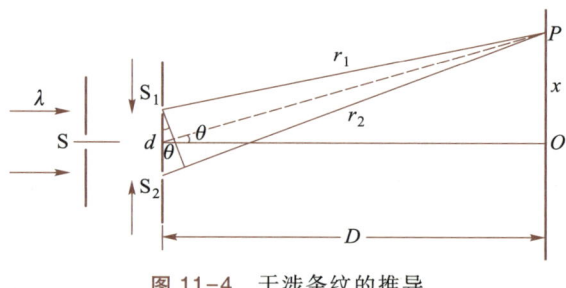

图 11-4　干涉条纹的推导

因 $D \gg d$,$D \gg x$,θ 很小,则 $\sin\theta \approx \tan\theta = \dfrac{x}{D}$,所以有

$$\delta = r_2 - r_1 \approx d\sin\theta \approx d\tan\theta = d\frac{x}{D}$$

根据波动理论,当 $\delta = \pm k\lambda$ 时,干涉加强,得到明条纹中心在屏上分布的位置为

$$x = \pm k\frac{D}{d}\lambda \qquad (k = 0, 1, 2, \cdots) \qquad (11\text{-}5)$$

k 的取值为干涉级数,当 $k = 0$ 时,$x = 0$,对应的屏上的 O 点为零级明条纹,又称中央明条纹.对应于 $k = 1, 2, \cdots$ 的明条纹称为第一

级、第二级……明条纹,式中的正、负号表示明条纹对称分布于 O 点两侧.

当 $\delta=\pm(2k-1)\dfrac{\lambda}{2}$ 时,干涉减弱,得到暗条纹中心在屏上分布的位置为

$$x=\pm(2k-1)\frac{D}{2d}\lambda \quad (k=1,2,3,\cdots) \qquad (11-6)$$

对应于 $k=1,2,\cdots$ 的暗条纹称第一级、第二级……暗条纹.式中的正、负号表示暗条纹于 O 点两侧对称分布.

由明暗条纹分布的位置公式可以计算得到相邻两明条纹(或暗条纹)中心间的距离为

$$\Delta x=x_k-x_{k-1}=\frac{D}{d}\lambda \qquad (11-7)$$

可见 Δx 与 k 无关,说明条纹是等宽、等间距分布的. Δx 与波长 λ 有关,当采用不同波长的单色光做实验时,干涉条纹的间距不同,波长越大,条纹间距越大.

由双缝干涉条纹的公式可得到干涉条纹的图样及光强分布,如图 11-5 所示.

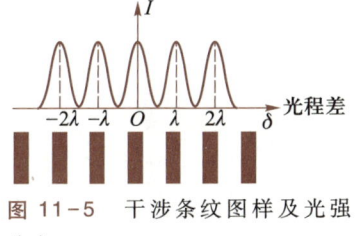

图 11-5 干涉条纹图样及光强分布

若用复色光(白光)作光源,除中央明条纹是白色的外,其余各级条纹都是彩色的,且在每一级彩色条纹中,靠近中央明条纹的总是波长相对较短的紫色,而远离中央明条纹的是红色,其他颜色按波长顺序分布于红色与紫色之间.

例题 11-1

在杨氏双缝干涉实验中,双缝间距为 0.3 mm,用单色光垂直照射双缝,在距缝 1.20 m 的屏上测得中央明条纹两侧的第 5 级暗条纹之间的距离为 22.78 mm,则单色光的波长为多少?

解:明条纹两侧的第 5 级暗条纹间的距离相当于 9 条暗条纹间的距离,即 $9\Delta x=22.78$ mm,由于相邻两暗条纹之间的距离为 $\Delta x=\dfrac{D}{d}\lambda$,

则 $\lambda=\dfrac{d\cdot\Delta x}{D}=\dfrac{0.3\times10^{-3}\times22.78\times10^{-3}}{9\times1.2}$ m

$=6.328\times10^{-7}$ m $=632.8$ nm

例题 11-2

将很薄的云母片($n=1.58$)插入到杨氏双缝实验装置中的一个缝上,这时屏幕中心移过 7 级明条纹.如果入射光波长 $\lambda=550$ nm,试问此云母片的厚度为多少?

解:在一个狭缝上插入厚度为 d 的云母片后,这束光的光程改变了 $nd-d=(n-1)d$,而另一束光的光程没有发生改变,故两束光的光程差的改变为 $(n-1)d$.

屏幕中心移过 7 级明条纹,即中央明条纹移到了 7 级明条纹的位置.按两束光干涉的极值条件,每移过一级明条纹光程差变化一个 λ,故屏幕中心的光程差共改变了 7λ.

于是,按题意有

$$(n-1)d=7\lambda$$

得到

$$d=\frac{7\lambda}{n-1}$$

把已知条件 $\lambda=550$ nm,$n=1.58$ 带入上式,得

$$d=\frac{7\times550}{1.58-1}\text{nm}\approx6.64\times10^{-6}\text{ m}$$

按两束光干涉的极值条件有一个显然的推论:光程差每变化 λ,干涉点的光强将由明→暗→明,或由暗→明→暗变化一个周期,如例题 11-2;光程差每变化 $\lambda/2$,干涉点的光强将由明→暗或由暗→明变化半个周期.

四、劳埃德镜

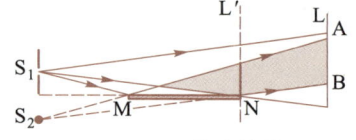

图 11-6 劳埃德镜

视频:劳埃德镜

半波损失

劳埃德于 1834 年设计了一种更为简单的干涉装置,称为劳埃德镜.如图 11-6 所示,MN 为一块下表面涂黑的玻璃片.单色光源 S_1 发出的光线,一部分直接照射到屏幕 L 上,另一部分被平面镜反射后也照射到屏幕 L 上,反射光的反向延长线相交于 S_2 点,所以 S_2 是 S_1 在平面镜 MN 中成的虚像.S_2 与 S_1 可以视为相互平行的双狭缝,形成一对相干光源.图中阴影部分(与 AB 对应)为相干区域,在屏幕 L 上的相干区域内可以观察到明暗相间的干涉条纹.

实验中,当把屏幕 L 向左移到平面镜 N 端的 L′ 处时,发现屏幕与镜面的接触端 N 处出现暗条纹,而 $S_1N=S_2N$,即光程相等,光程差为零,N 处本应该是明条纹.这说明,直接照射到屏幕上的光与经平面镜反射后照射到屏幕上的光必有其一发生了"π"的相位变化.由于直接照射到屏幕上的光波不可能有这种变化,所以只可能是反射光的相位变化了 π.这一变化相当于反射光的光程在反射过程中增加(或损失)了半个波长的距离,此现象称为**半波损失**(half-wave loss).劳埃德镜实验说明了一个普遍现象,即光由光疏介质入射到光密介质而被反射时,会产生半波损失,在研究光的干涉问题时,半波损失是必须要考虑的.

五、薄膜干涉

薄膜通常由厚度很小的一层透明介质形成,如肥皂液膜、水面上的油膜、两片玻璃间所夹的空气膜、照相机镜头上所镀的介质膜等.当太阳光照射到薄膜表面时,会呈现彩色条纹,这是因为入射光被膜的上下表面反射,两束反射光来自同一束光,是相干光.这种干涉现象称为薄膜干涉(film interference).薄膜干涉是一种典型的分振幅干涉.

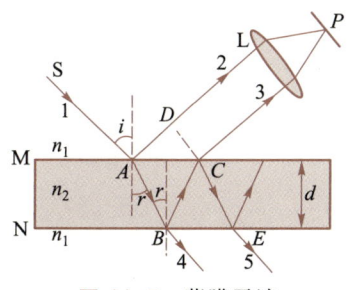

薄膜干涉

如图 11-7 所示,设折射率为 n_1 的介质中有一表面平行的平面透明薄膜,薄膜的厚度为 d,折射率为 n_2,且 $n_2>n_1$.来自单色光源 S 的光线 1 以入射角 i 入射到薄膜的上表面,在 A 点被分成反射光 2 和折射光 AB,AB 入射到下表面的 B 点并被反射,反射光线 BC 入射到上表面的 C 点并被折射为光线 3.光线 2 和 3 来自同一入射光线 1,因此是相干光,两束相干光经透镜 L 会聚于 P 点发生干涉,它们到达 P 点的光程差决定了 P 点的干涉情况.

图 11-7　薄膜干涉

由图 11-7 可知,光线 2 和 3 的光程差为

$$\delta = n_2(AB+BC) - n_1AD + \frac{\lambda}{2}$$

式中 $\lambda/2$ 是光线 1 在介质 n_1 与 n_2 的界面上发生反射时,即在图中的 A 点产生的半波损失.由图 11-7 中的几何关系可知

$$AB = BC = \frac{d}{\cos r}$$

$$AD = AC \cdot \sin i = 2d\tan r \cdot \sin i$$

根据折射定律 $n_1\sin i = n_2\sin r$,可得光程差

$$\delta = 2d\sqrt{n_2^2 - n_1^2\sin^2 i} + \frac{\lambda}{2} \tag{11-8}$$

于是,薄膜干涉产生明、暗条纹的条件为

$$\delta = 2d\sqrt{n_2^2 - n_1^2\sin^2 i} + \frac{\lambda}{2}$$

$$= \begin{cases} k\lambda & (k=1,2,3,\cdots) \quad \text{干涉加强,明条纹} \\ (2k-1)\dfrac{\lambda}{2} & (k=1,2,3\cdots) \quad \text{干涉削弱,暗条纹} \end{cases}$$

$$\tag{11-9}$$

式(11-9)表明,光程差 δ 与入射角 i 有关,入射光线的入射角相同,其光程差就相同,对应同一级干涉条纹.即干涉加强还是减弱由入射角决定,这种干涉称为等倾干涉(equal inclination interference).

等倾干涉

实际应用中,光线通常是垂直入射薄膜表面,即 $i=0$,光程差为

$$\delta = 2n_2 d + \frac{\lambda}{2}$$

产生明、暗条纹的条件为

$$\delta = 2n_2 d + \frac{\lambda}{2} = k\lambda \quad (k=1,2,3,\cdots) \qquad \text{明条纹}$$

$$\delta = 2n_2 d + \frac{\lambda}{2} = (2k-1)\frac{\lambda}{2} \quad (k=1,2,3,\cdots) \text{ 暗条纹}$$

不仅反射光能发生干涉现象,透射光也能发生干涉现象,需要注意的是透射光光程差中没有半波损失 $\frac{\lambda}{2}$,因为光线在 B 点和 C 点的反射都是从光密介质到光疏介质的表面发生的,不产生半波损失,所以两束透射光线 4 与 5 的光程差为

$$\delta = 2d\sqrt{n_2^2 - n_1^2 \sin^2 i} \qquad (11\text{-}10)$$

由以上分析可知,透射光光程差与反射光光程差恰好相差 $\lambda/2$,其干涉条纹的明暗恰好相反,即反射光干涉加强时,透射光正好减弱,遵守能量守恒定律.

利用薄膜干涉原理可以制成增透膜和增反膜. 实用光学仪器的表面上都镀有一层透明的介质薄膜,当其厚度合适时,膜的两个表面反射的两束光的光程差将满足干涉减弱的条件,此时反射光的光能损失大大减少,从而使透射光得到加强,这种膜称为增透膜. 与增透膜作用正好相反,若反射的两束光的光程差满足干涉加强条件时,反射光强度得到增强,这种膜称为增反膜. 在工程光学中增透膜和增反膜都得到了广泛的应用.

例题 11-3

照相机镜头上常镀有一层 MgF_2 薄膜,其折射率为 1.38,如果要使可见光谱中 550 nm 的黄绿光反射最小,薄膜的最小厚度为多少?

解:当 MgF_2 膜层的上、下两个表面反射的光满足干涉相消的条件时,照相机的玻璃镜头对入射光的反射是最小的. 假设光线垂直入射,如图 11-8 所示,由于在薄膜的上、下表面反射都有半波损失,因此两束反射光之间的光程差为

$$\delta = 2n_2 d$$

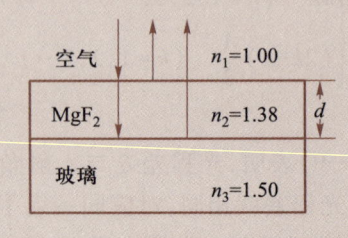

图 11-8

因反射光干涉相消,则

$$\delta = 2n_2 d = (2k-1)\frac{\lambda}{2} \quad (k = 1,2,3,\cdots)$$

MgF_2膜层的厚度

$$d = \frac{2k-1}{4n_2}\lambda$$

当取 $k=1$ 时膜层的厚度最小,其值为

$$d_{\min} = \frac{\lambda}{4n_2} = \frac{550}{4\times 1.38}\,\text{nm} = 99.6\,\text{nm}$$

六、等厚干涉

当一束平行光垂直照射到厚度不均匀的薄膜上时,由式(11-8)可知,薄膜上下表面反射光的光程差只与薄膜的厚度有关,厚度相同,光程差就相同,干涉条纹的级数也相同,这种干涉现象称为等厚干涉(equal thickness interference).典型的等厚干涉有劈尖干涉和牛顿环.

等厚干涉

1. 劈尖干涉

一个形状为劈尖的介质薄膜,它的两个表面都是平面,其间有一个很小的夹角 θ,称为劈尖夹角,两个表面的交线称为劈尖的棱边.垂直入射到劈面上的一束平行单色光,将在劈尖上下表面发生反射形成两束相干光,在劈尖的上表面附近就会观察到干涉条纹,如图11-9(a)所示.

如果入射点在劈尖厚度为 d 处,劈尖介质的折射率为 n,上下表面反射的两束光的光程差为

$$\delta = 2nd + \frac{\lambda}{2} \tag{11-11}$$

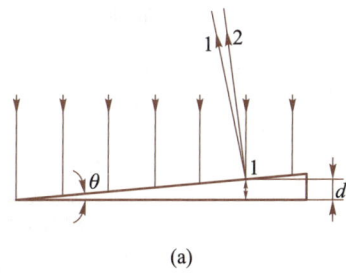

(a)

由式(11-11)可知,劈尖厚度 d 不同时,光程差也不同,形成明暗条纹的条件为

$$\delta = 2nd + \frac{\lambda}{2} = k\lambda \quad (k = 1,2,3,\cdots) \quad \text{干涉加强,明条纹}$$
$$\tag{11-12}$$

$$\delta = 2nd + \frac{\lambda}{2} = (2k-1)\frac{\lambda}{2} \quad (k = 1,2,3,\cdots) \quad \text{干涉减弱,暗条纹}$$
$$\tag{11-13}$$

上式表明,每级明条纹或暗条纹都与一定的劈尖厚度相对应,相同的劈尖厚度,对应于相同的光程差及条纹级数,故将这种干涉条纹称为等厚条纹.由于劈尖的等厚线是一系列平行于棱边的直

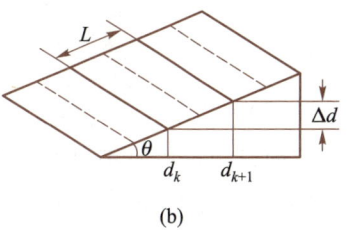

(b)

图 11-9　劈尖干涉

线,所以干涉条纹是一系列与棱边平行的、明暗相间的直条纹. 在棱边处由于厚度 d 为零,光程差为半个波长,故形成暗条纹.

相邻的明条纹或暗条纹在劈尖表面上的距离为 L,由图 11-9(b)可得任意两条相邻明条纹(或暗条纹)间的厚度差为

$$\Delta d = d_{k+1} - d_k = \frac{\lambda}{2n}$$

则

$$L = \frac{\Delta d}{\sin\theta} = \frac{\lambda}{2n\sin\theta} \qquad (11-14)$$

通常 θ 很小,$\sin\theta \approx \theta$,上式可写为

$$L = \frac{\lambda}{2n\theta} \qquad (11-15)$$

式(11-15)表明,劈尖干涉条纹的间距是相等的,且与劈尖角 θ 成反比,θ 越大,条纹间距越小,条纹分布越密.

例题 11-4

在用劈尖干涉测量二氧化硅薄膜厚度的实验中,已知入射光的波长为 λ,空气、二氧化硅和硅的折射率满足 $n_1 < n_2 < n_3$ 的关系. 问:(1)劈尖棱边处的干涉条纹是明条纹还是暗条纹?(2)如果在劈尖上表面共观察到 6 条明条纹,且开口端是暗条纹,如图 11-10 所示,二氧化硅薄膜的厚度是多少?

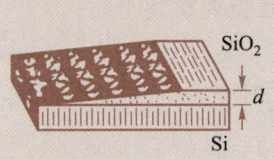

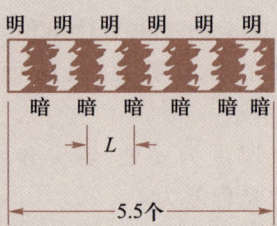

图 11-10

解:(1)由于 $n_1 < n_2 < n_3$,光在劈尖上下两个表面发生反射时都要产生半波损失,没有额外光程差,因而在劈尖棱边(薄膜厚度为零)处,应该出现明条纹.

(2)依题意,条纹分布如图,劈尖部分共包含 5.5 个条纹间距. 因此,薄膜厚度为

$$d = 5.5 \frac{\lambda}{2n_2}$$

2. 牛顿环

将一个曲率半径 R 很大的平凸透镜 A 放置在一块光学平面玻璃 B 上,A、B 间形成一劈尖形的空气薄层,如图 11-11(a)所示. 当平行单色光垂直入射到平凸透镜表面时,在空气薄层的上、下表面发生反射,形成两束相干光,这两束相干光相遇发生干涉,

可以观察到一组以平面玻璃和平凸透镜的接触点 O 为圆心,明暗相间,且由内向外呈现由疏变密分布的一组同心圆环,如图 11-11(b)所示,称为 **牛顿环**(Newton's ring).

两束相干反射光的光程差为

$$\delta = 2d + \frac{\lambda}{2} \qquad (11\text{-}16)$$

式中 d 为空气层的厚度,$\frac{\lambda}{2}$ 为光在从空气到玻璃的表面发生反射时产生的半波损失.

由式(11-16)可见,δ 由厚度 d 决定,厚度 d 相同的各点在同一明环或暗环上,因此牛顿环也是一种等厚干涉.

明环、暗环的分布规律为

$$\delta = 2d + \frac{\lambda}{2} = k\lambda \quad (k=1,2,3,\cdots) \quad \text{明环} \qquad (11\text{-}17)$$

$$\delta = 2d + \frac{\lambda}{2} = (2k+1)\frac{\lambda}{2} \quad (k=0,1,2,\cdots) \quad \text{暗环}$$
$$(11\text{-}18)$$

在接触点 O 处,$d=0$,因存在半波损失,两相干光的光程差为 $\lambda/2$,此处形成一暗斑.

从图 11-11(a)中直角三角形的关系得出

$$r^2 = R^2 - (R-d)^2 = 2Rd - d^2$$

由于 $R \gg d$,高次项 d^2 可以忽略,于是得

$$d = \frac{r^2}{2R} \qquad (11\text{-}19)$$

将式(11-19)代入式(11-17)和式(11-18),可得

$$r = \sqrt{\frac{(2k-1)R\lambda}{2}} \quad (k=1,2,3,\cdots) \quad \text{明环半径}$$
$$(11\text{-}20)$$

$$r = \sqrt{kR\lambda} \quad (k=0,1,2,\cdots) \quad \text{暗环半径} \qquad (11\text{-}21)$$

可见,条纹半径 r 与级数 k 的平方根成正比,所以条纹间距是不均匀的,从环的中心向外,随着 k 变大,条纹变密.

牛顿环

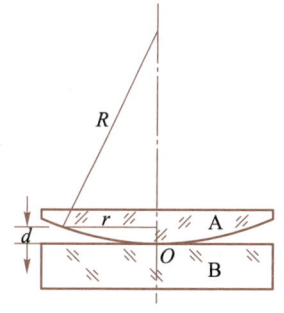

(a) 牛顿环干涉装置

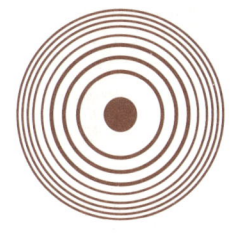

(b) 牛顿环干涉

图 11-11　牛顿环实验

例题 11-5

在牛顿环实验中,用紫光作为照射光,测得第 k 级暗环的半径 $r_k = 4.0 \times 10^{-3}$ m,第 $k+5$ 级暗环半径 $r_{k+5} = 6.0 \times 10^{-3}$ m,已知平凸透镜的曲率半径 $R = 10$ m,空气的折射率为 1.0,求紫光的波长和暗环的级数 k.

解:根据牛顿环暗环半径公式 $r=\sqrt{kR\lambda}$ 可得

$$\begin{cases} r_k=\sqrt{kR\lambda} \\ r_{k+5}=\sqrt{(k+5)R\lambda} \end{cases}$$

从上两式即得

$$r_{k+5}^2-r_k^2=5R\lambda$$

$$\lambda=\frac{r_{k+5}^2-r_k^2}{5R}=4.0\times10^{-7}\ \text{m}$$

$$k=\frac{r_k^2}{R\lambda}=4$$

如果使用已知波长的光,牛顿环实验也可用来测定透镜的曲率半径.因此,实验室中常用牛顿环测量平凸透镜的曲率半径 R,在工业生产中常用牛顿环来检验透镜的质量.

第二节　光的衍射

光在传播过程中,如遇到障碍物或小孔(狭缝)时,它会偏离直线路径绕到障碍物的阴影区域,并在阴影区形成明暗相间的条纹,这种现象称为光的衍射(diffraction of light).衍射现象一般不容易被观察到,原因是光的波长短.实验发现,只有当障碍物的尺寸与光的波长在数量级上接近时,才能观察到明显的衍射现象.衍射是波动的另一个基本特征,光的波动性也可以从衍射现象中得到证实.

衍射装置一般由光源、衍射屏和接收屏三部分组成,根据三者之间距离的不同,衍射现象通常可以分为两大类:一类为衍射屏到光源或接收屏的距离为有限远,称为菲涅耳衍射(Fresnel diffraction),如图 11-12(a)所示;另一类为衍射屏与光源和接收屏的距离均为无限远,称为夫琅禾费衍射(Fraunhofer diffraction),如图 11-12(b)所示.

夫琅禾费衍射中距离的无限远是通过两块会聚透镜实现的,一块透镜置于衍射屏前面,将入射光变为平行光,另一块置于衍射屏后面,将平行的衍射光会聚.夫琅禾费衍射因便于观察和计算,在分析衍射现象中用得较多.

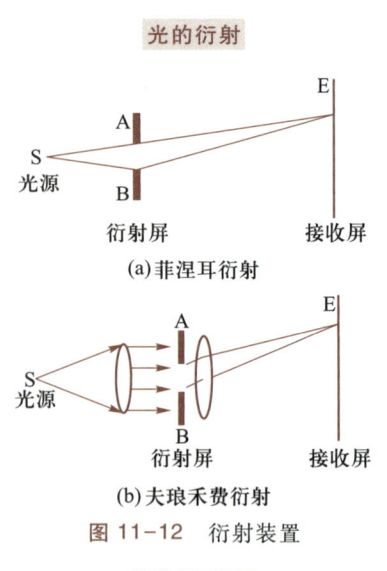

光的衍射

(a)菲涅耳衍射

(b)夫琅禾费衍射

图 11-12　衍射装置

菲涅耳衍射

夫琅禾费衍射

文档:惠更斯

一、惠更斯-菲涅耳原理

惠更斯在 1690 年提出了著名的惠更斯原理,定性地解释了光的衍射现象,但这一原理对光的衍射图样中的光强分布却无法定量解释.法国科学家菲涅耳于 1815 年在光的干涉理论的基础上,对惠更斯原理作了补充,形成了惠更斯-菲涅耳原理(Huygens-Fresnel principle).该原理为:波前上每一点都可以视为相干的子波源而发射子波,所有子波在空间相遇叠加,产生干涉现象.

惠更斯-菲涅耳原理

　　应用惠更斯-菲涅耳原理求解衍射光强的分布,其实是一个复杂的积分运算过程,为避免复杂的积分运算,下面采用菲涅耳半波带的方法来解释一些衍射现象.

二、夫琅禾费单缝衍射

　　夫琅禾费单缝衍射的实验装置如图 11-13 所示.置于透镜前焦点处的线光源 S 发出的单色光经透镜 L_1 后成为平行光,平行光垂直照射狭缝,在透镜 L_2 的焦平面处的接收屏上出现明暗相间且与狭缝平行的衍射条纹.若 S 为点光源,情况也类似.

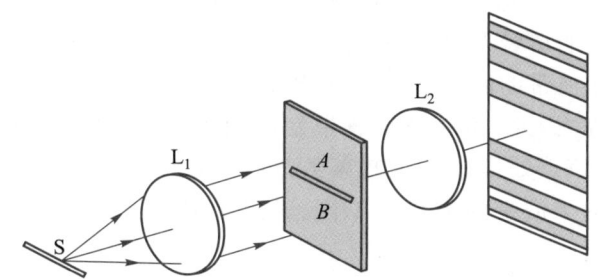

图 11-13　夫琅禾费单缝衍射的实验装置

　　由惠更斯-菲涅耳原理,当波振面到达狭缝 AB 时,AB 波面上各点都可视为子波源,将向各个方向发射子波.沿某一方向传播的子波与衍射屏法线之间的夹角定义为衍射角,用 θ 表示.具有相同衍射角的光线是一束平行光.衍射角不同的各组平行光经透镜后,会聚在接收屏上的不同位置,形成了屏上的衍射条纹.

　　如图 11-14 所示,沿衍射屏法线方向传播的光线($\theta=0$)经透镜会聚于屏上的 O 点,因透镜不会引起附加的光程差,各子波到达 O 点时有相同的相位(初相位相同、光程相同),故干涉加强,形成一亮条纹,称为中央明条纹.

　　衍射角为 $\theta(\theta\neq0)$ 的平行光线经 L_2 会聚于屏上某点 Q,该点的明暗由其所满足的干涉条件所决定.

　　假设狭缝宽度为 a,衍射角为 θ 的光线所对应的最大光程差 BC 为

$$BC = a\sin\theta \qquad (11\text{-}22)$$

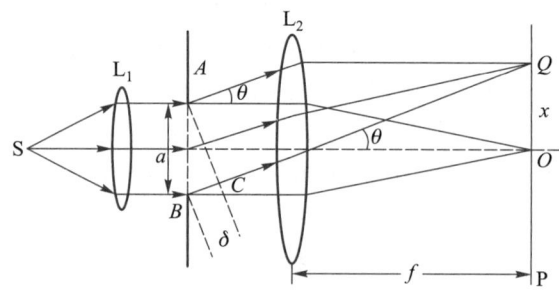

图 11-14　夫琅禾费单缝衍射原理图

Q 点的明暗取决于光程差 BC 的大小.

若光程差 BC 恰好等于入射光半波长的整数倍,则 BC 就可以用平行于 AC 的平面划分成间隔为半个波长的一系列平面,同时这些平面把单缝的波阵面 AB 也分割成整数个平行、等宽的条带,这些条带就称为**菲涅耳半波带**(half-wave zone),如图 11-15 所示.

菲涅耳半波带的特点:两相邻半波带上的对应点发出的衍射角均为 θ 的衍射光,在屏幕上某点相遇时,其光程差均为 $\lambda/2$. 由于各个半波带的面积相等,因而各个半波带所发出的子波的振幅近似相等. 因此,相邻两半波带发出的子波在 Q 点合成时相互抵消,在该点处形成一个暗条纹. 衍射角不同,光程差就不同,分割出的半波带的数目也不同,即最大光程差 BC 决定了半波带的数目.

对于衍射角确定的某一方向,当光程差等于半波长的偶数倍时,波阵面 AB 相应地被分成偶数个半波带,由于相邻的任意一对半波带发出的光在 Q 点都相互抵消,两两抵消后,合振幅为零,Q 点处为暗条纹的中心. 而对于另一衍射角方向,当光程差等于半波长的奇数倍时,波阵面 AB 相应地被分成奇数个半波带,相邻的半波带发出的光在 Q 点相互抵消后,总有一个半波带的光不能被抵消,而到达 Q 点,合振幅不再为零,Q 点处为明条纹的中心.

需要说明的是,除了在上述特定的衍射角方向形成明暗条纹外,在其他的衍射角方向上,光程差不再等于半波长的整数倍,狭缝波阵面也就不能恰好分为整数个半波带,这时,衍射光束在屏上形成了亮度介于明暗条纹之间的区域.

综上所述,夫琅禾费单缝衍射形成明暗条纹的条件为

$$\theta=0 \quad 中央明条纹中心 \tag{11-23}$$

$$a\sin\theta=\pm 2k\frac{\lambda}{2}=\pm k\lambda \quad (k=1,2,3,\cdots) \quad 暗条纹中心$$

$$\tag{11-24}$$

菲涅耳半波带

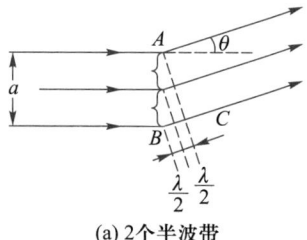

(a) 2个半波带

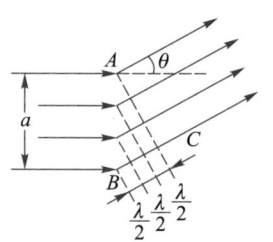

(b) 3个半波带

图 11-15　菲涅耳半波带

$$a\sin\theta = \pm(2k+1)\frac{\lambda}{2} \quad (k=1,2,3,\cdots) \quad \text{明条纹中心}$$

$$(11-25)$$

式中,k 为衍射级数,$k=1,2,3,\cdots$ 分别对应于第一级明(暗)条纹、第二级明(暗)条纹……,正、负号表示条纹在中央明条纹的两侧呈对称分布.

考虑到衍射角一般较小,有 $\tan\theta \approx \sin\theta \approx \theta$. 由图 11-14 可知,屏上各级暗条纹中心的坐标 $x = f\tan\theta$,结合式(11-24),得

$$x = \pm k\frac{\lambda}{a}f \quad (k=1,2,3,\cdots) \quad (11-26)$$

第一级暗条纹中心的坐标

$$x_1 = \pm\frac{\lambda}{a}f \quad (11-27)$$

由单缝衍射图样可知,对称分布的两个第一级暗条纹中心之间的距离即为中央明条纹的宽度,即

$$\Delta x_0 = 2x_1 = 2\frac{\lambda}{a}f \quad (11-28)$$

其他各级明条纹的宽度即为其他任意两相邻暗条纹之间的距离

$$\Delta x = x_{k+1} - x_k = \frac{\lambda}{a}f \quad (11-29)$$

可见,其他各级明条纹有相同的宽度,中央明条纹最宽,且中央明条纹的宽度是其他各级明条纹宽度的两倍,中央明条纹的光强也最大,并从中心向两侧呈递减趋势. 单缝衍射图样及光强分布如图 11-16 所示.

由式(11-28)可知,狭缝越窄,中央明条纹越宽,衍射现象越明显. 狭缝越宽,衍射现象越不明显. 当 $a \gg \lambda$ 时,其他各级明条纹都向中央靠拢,以致条纹密集而无法分辨,最后只能观察到一条亮线,此时认为光沿直线传播. 当狭缝宽度 a 一定时,入射光的波长越长,衍射角越大,条纹间距越宽.

若用白光照射,中央明条纹是白色的,其他各级明条纹为由紫色到红色的彩色条纹,且远离中央的是红色条纹.

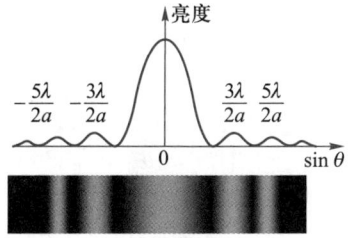

图 11-16 单缝衍射条纹的光强分布

例题 11-6

若有一波长为 $\lambda = 600\ \text{nm}$ 的单色平行光,垂直入射到缝宽 $a = 0.6\ \text{mm}$ 的单缝上,缝后有一焦距 $f = 40\ \text{cm}$ 的透镜.(1)求屏上中央明条纹的宽度;(2)若在屏上 Q 点观察到一明条纹,且 $OQ = 1.4\ \text{mm}$,则 Q 点处是第几级明条纹?对 Q 点而言狭缝处波面可分成几个半波带?

解:(1)两个第一级暗条纹中心间的距离即为中央明条纹的宽度,有

$$\Delta x_0 = 2\frac{\lambda}{a}f = 2\times 40\times 10^{-2}\times \frac{6\times 10^{-7}}{0.6\times 10^{-3}}\ \text{m}$$

$$= 0.8\times 10^{-3}\ \text{m}$$

(2)根据单缝衍射的明条纹公式有

$$a\sin\theta = (2k+1)\frac{\lambda}{2}$$

在衍射角 θ 较小的条件下有

$$\sin\theta \approx \tan\theta = \frac{x}{f}$$

联立以上两式,得

$$k = \frac{ax}{f\lambda} - \frac{1}{2}$$

$$k = \frac{0.6\times 10^{-3}\times 1.4\times 10^{-3}}{0.4\times 6\times 10^{-7}} - \frac{1}{2} = 3$$

所以, Q 点所在位置为第三级明条纹.

由 $a\sin\theta = (2k+1)\dfrac{\lambda}{2}$ 可知,当 $k=3$ 时,可分成 $2k+1=7$ 个半波带.

三、夫琅禾费圆孔衍射与光学仪器的分辨率

1. 夫琅禾费圆孔衍射

在单缝衍射装置中,若将单缝用小圆孔取代,则在光屏上就可以得到圆孔衍射图样.

衍射图样中央是一圆形的亮斑,周围是一组明暗相间的同心圆环.中央的亮斑称为**艾里斑**(Airy disk),如图 11-17(b)所示,艾里斑约占衍射光总强度的 84%,仅有 16% 的能量分布在其他各级明环上.理论计算可得艾里斑的半角宽度为

$$\theta \approx \sin\theta = 1.22\frac{\lambda}{D} \qquad (11\text{-}30)$$

半角宽度 θ 即为第一级暗环中心对透镜光心的张角,如图 11-17(a)所示.式中 D 为圆孔直径,λ 为入射单色光的波长.显然,当 λ 一定时,D 越小,半角宽度越大,艾里斑越大,衍射现象就越明显.

2. 光学仪器的分辨率

大多数光学仪器的进光孔都是圆形的(如光阑、透镜等).点光源发出的光通过光学仪器后,由于存在圆孔衍射现象,所成的像并不是一个点,而是衍射成为一个艾里斑.两个物点靠得近到一定程度时,它们所对应的两个衍射斑将发生重叠,导致两物点的像无法分辨,而被认为是一个物点的像.因此,任何光学仪器的

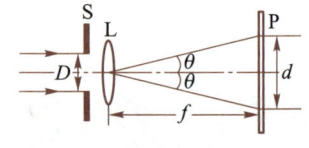

(a)圆孔衍射原理图

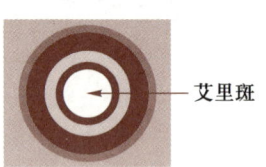

艾里斑

(b)艾里斑

图 11-17　圆孔衍射

艾里斑

分辨本领都有一个极限值.

英国科学家瑞利给出了两个衍射光斑刚好能被分辨的条件,称为**瑞利判据**(Rayleigh's criterion). 此判据指出:当一个物点的衍射图样的艾里斑中心恰好与另一个物点的衍射图样的第一个暗环中心相重合时,这两个物点处于刚好能被这一光学仪器所分辨的极限位置(图 11-18). 瑞利判据

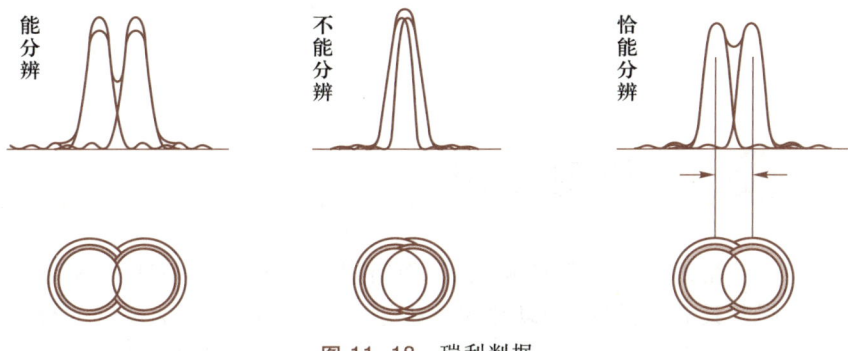

图 11-18　瑞利判据

当两物点恰好能被分辨时,由瑞利判据可知,两物点衍射斑的中心对透镜光心所张的角正好等于其中一个衍射斑中心的半角宽度.把两物点恰好能被分辨时对透镜光心所张的角称为最小分辨角 $\theta_{\min}$,即

$$\theta_{\min} = \theta = 1.22\frac{\lambda}{D} \tag{11-31}$$

如果两物点对透镜光心所张的角小于 $\theta_{\min}$,则不能被分辨;若张角大于或等于 $\theta_{\min}$,则能被分辨.

光学中,把光学仪器最小分辨角的倒数称为分辨本领.用 R 表示,可写作

$$R = \frac{1}{\theta_{\min}} = \frac{D}{1.22\lambda} \tag{11-32}$$

式(11-32)说明,光学仪器的分辨本领与透光孔径 D 成正比,与入射光的波长 λ 成反比.透光孔径越大,分辨本领越大,如天文望远镜的直径一般要做得很大;光源的波长越短,分辨本领越强,如分辨本领很高的电子显微镜.

例题 11-7

人眼瞳孔的直径约为 3 mm,人眼最敏感的光是波长为 550 nm 的黄绿光,人眼的最小分辨角为多大? 在上述条件下,若有相距 1 mm 的两个点,请问两点中点距离人多远处恰能被分辨出是两个点?

解:最小分辨角

$$\theta_{\min} = 1.22\frac{\lambda}{D} = 1.22 \times \frac{550 \times 10^{-9}}{3 \times 10^{-3}} \text{ rad}$$

$$= 2.24 \times 10^{-4} \text{ rad}$$

设两点间距离为 $d = 1$ mm,两点中点与人之间的距离为 x,两点对人眼的张角为

$\theta = \dfrac{d}{x}$,恰能分辨时有

$$\theta = \frac{d}{x} = \theta_{\min}$$

于是,恰能分辨时的距离为

$$x = \frac{d}{\theta_{\min}} = \frac{1.0 \times 10^{-3}}{2.24 \times 10^{-4}} \text{ m} = 4.5 \text{ m}$$

四、衍射光栅

衍射光栅简称光栅,是利用衍射原理制成的一种光学元件.因其具有色散性,所以常用作摄谱仪、单色仪等光学仪器的分光元件,用于测定谱线的波长及研究光谱结构等.另外,光栅还广泛地应用于光学计量、光通信及信息处理等领域.

光栅由许多平行、等间距排列起来的等宽狭缝所构成.分为透射光栅和平面反射光栅两种.透射光栅是在一块平板玻璃上刻出大量等宽、等间距的平行刻痕,刻痕处不易透光,两刻痕间的光滑部分相当于可以透光的狭缝.常用的光栅通常是用照相的方法制作的.

将单缝衍射实验中的单缝用透射光栅代替,就可以在接收屏上得到光栅衍射图样.把光栅透光部分的宽度 a 与不透光部分的宽度 b 之和,称为**光栅常量**(grating constant),用 d 表示,则 $d = a + b$,d 为光栅相邻两缝间的距离.实际中光栅常量 d 的数量级可达 $10^{-6} \sim 10^{-5}$ m,即 1 cm 宽度内有几千条乃至上万条刻痕.

光栅常量

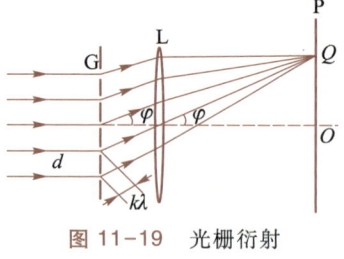

图 11-19 光栅衍射

如图 11-19 所示,衍射角为 φ 的平行光线经透镜会聚于 Q 点,Q 点的明暗取决于到达 Q 点的各衍射光之间的光程差.

光栅任意两个相邻狭缝上的对应点发出的衍射角为 φ 的光线,在传播到 Q 点时的光程差均为 $d\sin\varphi$,当这一光程差等于入射光波长的整数倍时,则两个不相邻狭缝发出的沿该衍射方向的平行光在 Q 点叠加的光程差也一定是波长的整数倍.于是,所有的狭缝发出的光在 Q 点相互叠加加强,形成明条纹,即

$$d\sin\varphi = \pm k\lambda \quad (k = 0, 1, 2, \cdots) \tag{11-33}$$

式(11-33)称为光栅方程,是形成明条纹的必要条件.式中 k 表示条纹的级数.$k = 0$ 时,衍射角为零的平行于光轴的光线会聚于屏上的 O 点,形成中央明条纹;$k = 1, 2, \cdots$ 时,分别对应于第

一级、第二级……明条纹,且其他各级明条纹分布于中央明条纹两侧.

一束单色平行光垂直照射在光栅上,每条狭缝都发生单缝衍射,各条狭缝发出的衍射光还会发生相干叠加.因此,光栅衍射图样是由单缝衍射和多缝干涉图样共同形成的总效果,其衍射图样及光强分布如图 11-20 所示,即在大片的黑暗背景上分布着一些分立的亮条纹,狭缝数目越多,亮条纹就越窄、越亮、相互分得也越开.

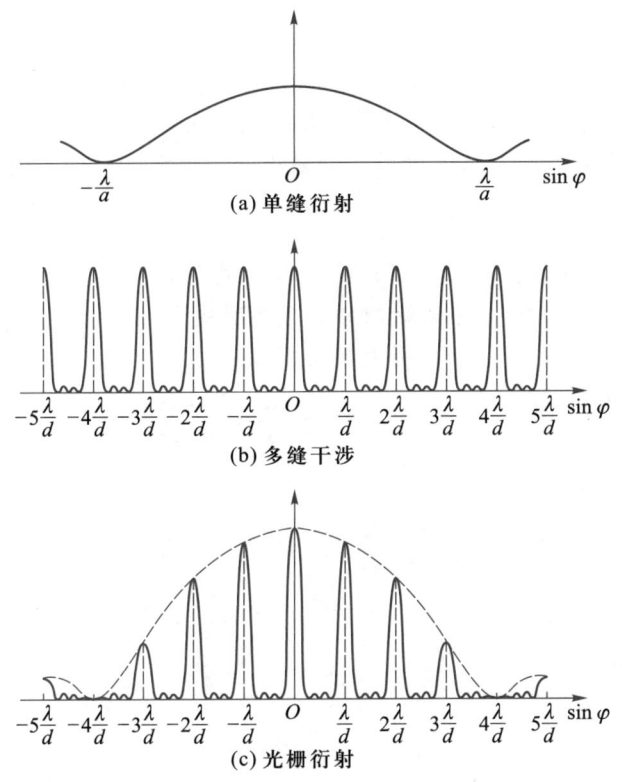

图 11-20 光栅衍射的光强分布

由光栅方程可知,对于一定波长的入射光,光栅常量越小,对应各级明条纹的衍射角就越大,各级明条纹就分得越开.当光栅常量一定时,入射光波长越大,各级明条纹的衍射角就越大.

若以复色光(如白光)入射,同一级明条纹的各波长光的衍射角各不相同,除中央明条纹重合,为白色外,其余各级明条纹为彩色,并按波长大小排列,形成光栅光谱.级次较高的谱线可能会出现重叠,而无法分辨.

如果衍射角 φ 既满足单缝衍射的暗条纹条件,同时又满足光栅方程,即在衍射图样上会出现单缝衍射的暗条纹恰好落在光栅

衍射的明条纹上的情况,则会造成该衍射方向上的明条纹不再出现的现象,称为光栅的**缺级现象**.即

缺级现象

$$d\sin\varphi = \pm k\lambda$$

$$a\sin\varphi = \pm k'\lambda$$

联立以上两式,得所缺的级数为

$$k = \pm\frac{d}{a}k' \quad (k' = 1, 2, 3, \cdots) \tag{11-34}$$

例如,当 $d = 3a$ 时,所缺级数为 $\pm 3, \pm 6, \pm 9, \cdots$.

例题 11-8

波长 $\lambda = 6\,000\,\text{Å}$ 的单色光垂直入射到一光栅上,测得第 2 级主极大的衍射角为 30°,且第 3 级缺级.问:(1)光栅常量 d 为多大?(2)透光缝可能的最小宽度是多少?(3)在屏幕上可能出现的主极大的级次是哪些?

解:(1)由光栅方程得 $d\sin 30° = 2\lambda$,所以有

$$d = \frac{2\lambda}{\sin 30°} = 4\lambda = 2.4\times 10^{-6}\,\text{m}$$

(2)当 k 级缺级时,满足 $k = \pm\dfrac{d}{a}k'$,所以有

$$a = \pm\frac{d}{k}k'$$

当 $k' = 1$ 时,缝宽 a 最小,为

$$a = \frac{d}{k} = \frac{2.4\times 10^{-6}}{3}\,\text{m} = 8\times 10^{-7}\,\text{m}$$

(3)在屏幕上呈现的主极大的级数由最大级数和缺级情况决定.

因为 $d\sin\varphi = k\lambda$,则有

$$k_{\max} < \frac{d}{\lambda} = \frac{2.4\times 10^{-6}}{6\times 10^{-7}} = 4$$

因此 $k_{\max} = 3$.

又因 $k = 3$ 缺级,所以在屏上可能出现的级数为

$$k = 0, \pm 1, \pm 2$$

第三节　光的偏振

光是电磁波,分为横波和纵波,光的偏振现象进一步说明了光是横波.横波的电矢量 $\boldsymbol{E}$ 和磁矢量 $\boldsymbol{H}$ 的振动方向相互垂直,且都与波的传播方向垂直.其中 $\boldsymbol{E}$ 矢量能引起感光作用和生理作用,所以常用电矢量 $\boldsymbol{E}$ 表示光矢量,把 $\boldsymbol{E}$ 振动也称为光振动.

一、自然光和偏振光

由于原子、分子的发光具有独立性和间歇性,所以普通光源发出的光波的光矢量沿各个方向都有,且在与光的传播方向相垂直的平面内,E 均匀地分布在所有可能的方向上,没有哪个方向占优势,且振幅相等,这样的光称为自然光(natural light),如图 11-21(a)所示.

由于沿每一个方向的光振动都可以分解为两个相互垂直方向的光振动,因此自然光可以视为两个相互独立、振幅相等、相互垂直的光振动的合成,如图 11-21(b)所示. 自然光的表示方法如图 11-21(c)所示.

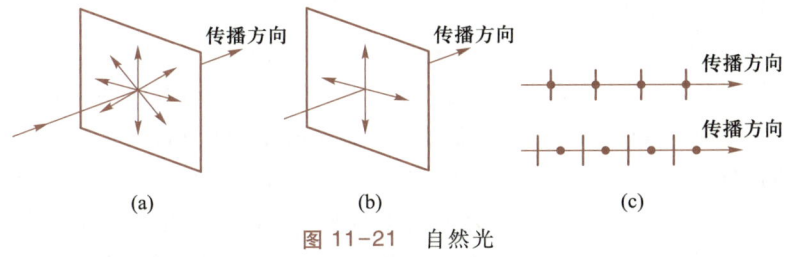

图 11-21 自然光

如果在与光的传播方向相垂直的平面内,光矢量只沿一个固定方向振动,这样的光称为线偏振光(linear polarized light)或平面偏振光(plane polarized light),简称偏振光,如图 11-22(a)、(b)所示,其表示方法如图 11-22(c)所示.

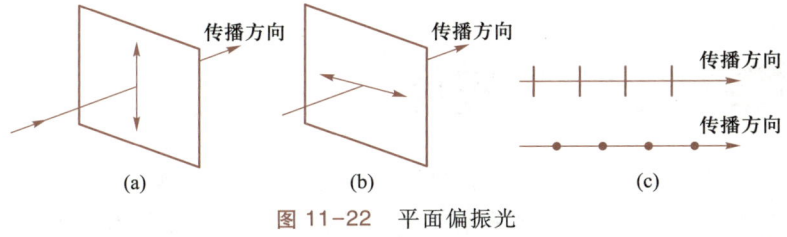

图 11-22 平面偏振光

如果光矢量 E 在某一特定方向上最强,在与其垂直的方向上最弱,即相互垂直的两个独立分量振幅不相等,这样的光称为部分偏振光(partial polarized light),如图 11-23(a)所示,其表示方法如图 11-23(b)所示.

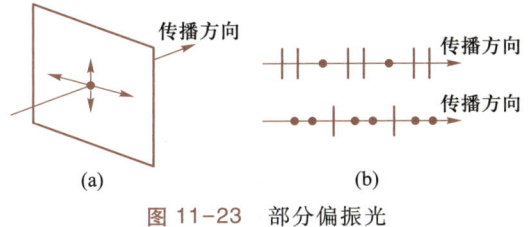

图 11-23 部分偏振光

二、 起偏与检偏

将自然光变为偏振光的过程称为起偏,把具有起偏作用的光学元件称为**起偏器**(polarizer).偏振片、玻璃堆、尼科耳棱镜等都为常见的起偏器.

起偏器犹如一块过滤板,它只让光波中沿某一特定方向的光矢量通过,而垂直于该特定方向的光矢量全部被挡掉,因此自然光通过偏振片后就成为光振动平行于该特定方向的偏振光.把该特定方向即起偏器允许光矢量通过的方向称为**偏振化方向**,如图 11-24 中的 PP′ 方向.如果入射自然光强度为 I_0,通过偏振片后的强度为 $I_0/2$,即入射自然光强度的一半.

人眼是无法分辨自然光和偏振光的,只能借助一定的检测装置,我们把用于检测光波是否偏振同时确定其振动方向的装置称为**检偏器**(analyzer),检偏器与起偏器没有本质区别,只是作用不同而已,任何起偏器都可以作为检偏器使用.

在图 11-25 中,自然光通过起偏器 P_1 后成为光振动沿其偏振化方向的偏振光,此偏振光入射检偏器 P_2.如果 P_2 的偏振化方向与 P_1 的偏振化方向一致,则通过 P_1 的偏振光可完全通过 P_2,则 P_2 后的光强最强.如果沿光的传播方向转动 P_2,P_2 后的光强会逐渐变小,当 P_2 转过 90° 时,偏振光完全不能通过检偏器 P_2,P_2 后的光强为零,称为消光.

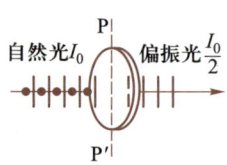

起偏器

自然光 I_0 偏振光 $\dfrac{I_0}{2}$

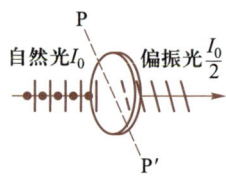

自然光 I_0 偏振光 $\dfrac{I_0}{2}$

图 11-24　起偏

偏振化方向

检偏器

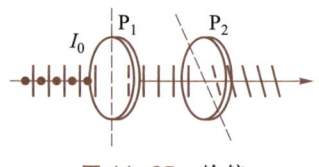

图 11-25　检偏

三、 马吕斯定律

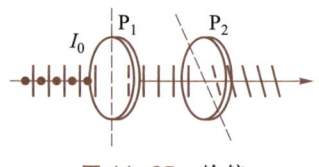

图 11-26　马吕斯定律的推导

如图 11-26 所示,入射的线偏振光强度为 I_1,其光矢量的振幅为 E_1,光矢量方向与偏振片 P 的偏振化方向的夹角为 θ.将光矢量 E_1 分解为平行和垂直于偏振化方向的两个分振动,其振幅分别为 $E_1\cos\theta$ 和 $E_1\sin\theta$.

可见,只有与偏振化方向平行的光分量才可以透过检偏器,所以透射光的光矢量振幅 E_2 为

$$E_2 = E_1\cos\theta$$

考虑到光强与振幅的平方成正比,即 $I\propto E^2$,所以

$$\frac{I_2}{I_1} = \frac{E_2^2}{E_1^2} = \frac{E_1^2\cos^2\theta}{E_1^2} = \cos^2\theta$$

$$I_2 = I_1\cos^2\theta \qquad (11-35)$$

马吕斯定律

式(11-35)称为**马吕斯定律**(Malus' law).当检偏器偏振化方向

改变时,通过检偏器的偏振光的透射光强度随之改变.设透射光的强度极大值为 I_{max},极小值为 I_{min},$I_{max} - I_{min}$ 越大,偏振光的偏振程度越高,可以定义偏振度

$$P = \frac{I_{max} - I_{min}}{I_{max} + I_{min}} \qquad (11\text{-}36)$$

对于自然光,$I_{max} = I_{min}$,那么 $P = 0$;对于线偏振光,$I_{min} = 0$,所以 $P = 1$.

例题 11-9

　　三个理想偏振片 P_1、P_2、P_3 叠放在一起,P_1 与 P_3 的偏振化方向互相垂直,位于中间的 P_2 与 P_1 的偏振化方向间的夹角为30°.强度为 I_0 的自然光垂直入射到 P_1 上,依次透过 P_1、P_2 和 P_3.求通过三个偏振片后的光强.

解:通过 P_1 后

$$I_1 = \frac{1}{2}I_0$$

通过 P_2 后

$I_2 = I_1 \cos^2 30° = \frac{3}{8}I_0$

通过 P_3 后

$I_3 = I_2 \cos^2 60° = \frac{3}{32}I_0$

四、布儒斯特定律

　　自然光在两种折射率不同的各向同性介质的分界面上发生反射和折射时,反射光和折射光都是部分偏振光,但二者有所不同.在反射光中,垂直于入射面的光振动较强,而在折射光中平行于入射面的光振动较强,如图 11-27(a)所示.

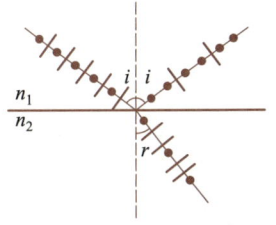

(a)反射和折射产生的部分偏振光

　　1811 年,布儒斯特(D.Brewster,1781—1868)在实验过程中发现,反射光的偏振化程度和入射角 i 有关.假设入射角为 i 时的折射角为 r,当 i 与 r 互为余角时,反射光成为光振动垂直于入射面的线偏振光,如图 11-27(b)所示.把这一入射角称为**布儒斯特角**(Brewster angle)或**起偏角**.

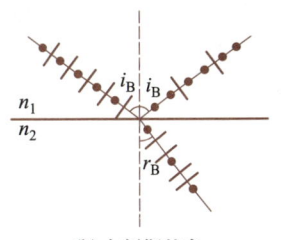

(b)布儒斯特角

图 11-27　反射光和折射光的偏振

布儒斯特角

起偏角

　　由　　　　　　　　$i_B + r_B = 90°$
根据折射定律　　　　$n_1 \sin i_B = n_2 \sin r_B$
有　　　　　　$n_1 \sin i_B = n_2 \sin r_B = n_2 \cos i_B$

$$\tan i_B = \frac{n_2}{n_1} \qquad (11\text{-}37)$$

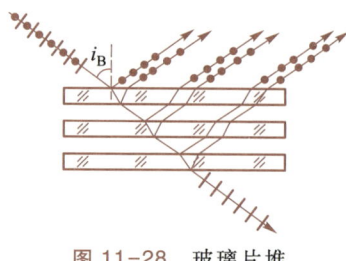

图 11-28 玻璃片堆

式中,n_1、n_2 为两种介质的折射率,式(11-37)称为**布儒斯特定律**(Brewster law).

当自然光以布儒斯特角从空气入射到玻璃时,反射光为偏振光,而折射光为部分偏振光.部分偏振光中包含大部分振动垂直于入射面的偏振光,导致反射偏振光强度不足入射光的 10%. 实际应用中,常采用玻璃片堆(图 11-28),当玻璃片数量足够多时,透射光将非常接近偏振光,且其振动面与入射面平行,这样就大大提高了透射光的偏振化程度.因此玻璃片堆可以作为起偏器和检偏器使用.另外,由于折射光中垂直于入射面的光振动几乎全部被分离了出去,因此反射光的强度也得到了加强.

例题 11-10

光从介质 1 射向介质 2 时的临界角是 60°. 布儒斯特角是多大?

解:由光的折射定律得

$$n_1 \sin 60° = n_2 \sin 90°$$

所以

$$\frac{n_2}{n_1} = \sin 60° = \frac{\sqrt{3}}{2}$$

由布儒斯特定律

$$\tan i_B = \frac{n_2}{n_1} = \frac{\sqrt{3}}{2}$$

由此得

$$i_B = 40.9°$$

五、晶体的双折射现象

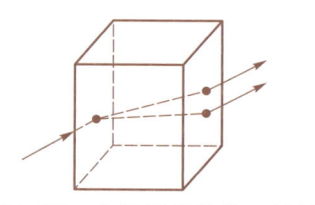

图 11-29 方解石晶体的双折射现象

双折射

寻常光

非常光

光轴

当光束射入各向异性介质(如方解石晶体 $CaCO_3$)时,会产生两束折射光,这种现象称为**双折射**(birefringence),如图 11-29 所示.

实验发现,两束折射光中的一束恒满足折射定律,称为**寻常光**(ordinary light),简称 o 光;另一束不遵守折射定律,称为**非常光**(extraordinary light),简称 e 光. o 光和 e 光为振动方向互相垂直的线偏振光.当入射角 $i = 0$ 时,若以光的入射方向为轴旋转晶体,o 光始终不动,e 光则会绕 o 光转动. 即 o 光沿着晶体表面法线方向前进,而 e 光则偏离法线方向,从而产生了双折射现象,如图 11-30 所示.

入射角改变时,可发现在晶体内有些方向上 o 光和 e 光不发生分离,即不产生双折射现象,把晶体中的这一方向称为晶体的**光轴**(optical axis).注意光轴并不是指某条直线,而仅标志着一个特定的方向.有些晶体(如方解石、石英、电气石等)内只存在一个特殊方向,称为单轴晶体;云母、硫黄等晶体内具有两个光轴,称为双轴晶体.

在各向异性的晶体内,o 光和 e 光的传播速度不同,o 光在晶体中传播时沿各个方向的速度相同,而 e 光传播的速度却随方向不同而不同,这也是双折射现象产生的原因. o 光的波振面是球面,e 光的波振面是旋转椭球面,如图 11-31 所示. 由于在光轴方向上,$v_o = v_e$,即 o 光与 e 光的波振面在光轴方向上相切,而在与光轴垂直的方向上,o 光和 e 光的传播速率相差最大. 在一类晶体中,$v_o > v_e$,这类晶体称为正晶体,如石英、冰等;另一类晶体中,$v_o < v_e$,则称为负晶体,如方解石、红宝石等.

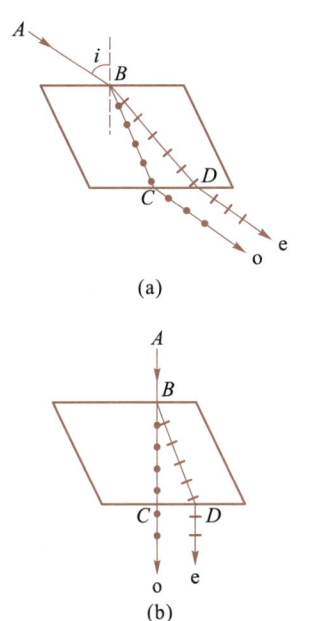

图 11-30 两束折射光的偏振情况

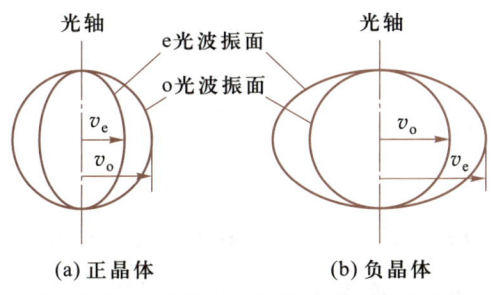

图 11-31 正晶体与负晶体的子波波振面

利用惠更斯-菲涅耳原理可以解释双折射现象:在图 11-32(a)、(b)中,光轴在入射面内且与晶体表面有一夹角,入射光倾斜或垂直晶体表面入射,折射光分裂成 o 光和 e 光两束,且两束光在晶体内沿不同方向传播,新波面不重合,产生了双折射现象.

在图 11-32(c)中,光轴与晶体表面平行. 此时 o 光和 e 光沿同一方向传播,但二者的波面不重合,到达同一位置时,具有相位差,即发生了双折射现象.

如图 11-32(d)所示,自然光垂直单轴晶体表面入射,且光轴在入射面内并垂直于晶体表面. o 光和 e 光在光轴方向上相切,根据惠更斯-菲涅耳原理,o 光和 e 光的新波面重合,不产生双折射现象.

利用晶体的双折射现象可以获得偏振光,尼科耳棱镜(图 11-33)就是根据这一原理设计的. 当一束自然光进入尼科耳棱镜时,将分成 o 光和 e 光,o 光发生全反射被棱镜的侧壁全部吸收,而 e 光则可以无偏转地透过棱镜,从而获得线偏振光.

有些晶体不但能发生双折射现象,且对双折射所产生的 o 光和 e 光的吸收程度也有很大的不同,如 1 cm 厚的电气石晶体对 o 光具有很强的吸收作用,对 e 光却吸收得很少,晶体对互相垂直的两个光振动具有选择吸收的这种性质,称为晶体的**二向色性**

双折射现象

二向色性

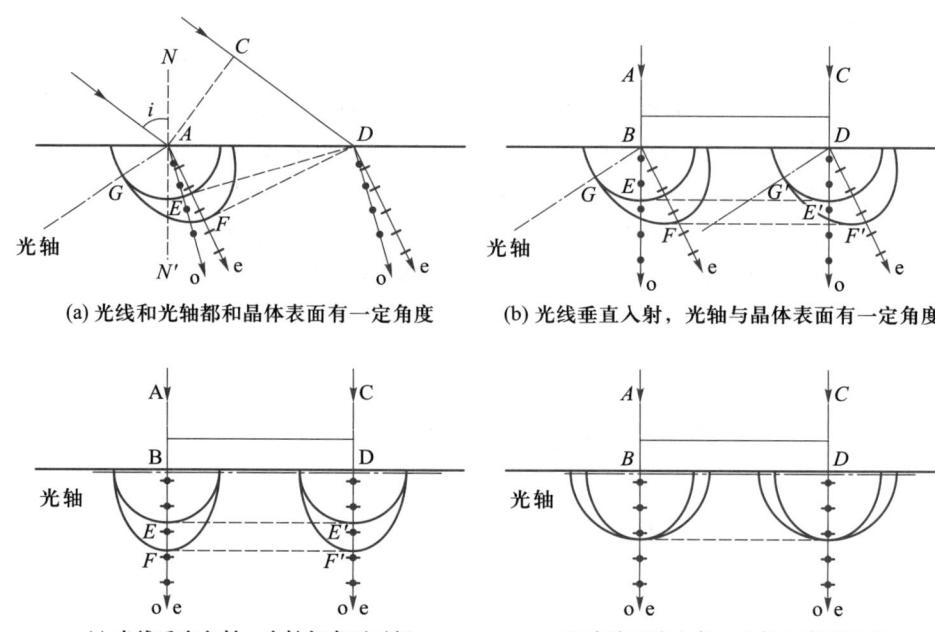

(a) 光线和光轴都和晶体表面有一定角度　　　　(b) 光线垂直入射，光轴与晶体表面有一定角度

(c) 光线垂直入射，光轴与表面平行　　　　(d) 光线垂直入射，光轴与表面垂直

图 11-32　用惠更斯-菲涅耳原理解释双折射现象

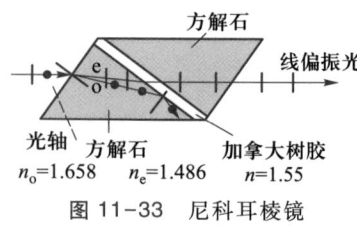

图 11-33　尼科耳棱镜

（dichroism）．利用二向色性晶体可以获得偏振光，故可以作为起偏器和检偏器．

六、物质的旋光性

旋光现象 当偏振光沿光轴方向通过石英石晶体时，偏振光的振动面会以光的传播方向为轴发生旋转，这一现象称为旋光现象．此现象是由阿拉戈（D-F. Arago，1786—1853）于 1811 年发现的，之后又在松节油、糖溶液、酒石酸等溶液中发现了同样的现象．把这种能

旋光性
旋光物质 使偏振光振动面发生旋转的性质，称为旋光性，具有该特性的物质称为旋光物质．

实验表明，对于具有一定波长的偏振光，旋光物质使振动面旋转的角度 φ 与偏振光通过该物质的厚度 L 成正比，即

$$\varphi = \alpha \cdot L \qquad (11-38)$$

旋光率 式中，比例系数 α 为物质的旋光率（rotatory power），其与物质的种类及性质有关，也与入射光的波长有关．

当旋光物质为溶液时，振动面旋转的角度还与溶液的浓度 c 成正比，即

$$\varphi = [\alpha]_\lambda^t \cdot c \cdot L \tag{11-39}$$

式中,φ 的单位为°,浓度 c 的单位为 $g \cdot cm^{-3}$,L 的单位为 dm,α 的单位为 $(°) \cdot cm^3 \cdot g^{-1} \cdot dm^{-1}$,$t$ 为温度,λ 为偏振光的波长,即 α 与溶质、溶剂、溶液的温度及入射光的波长有关. 药典中,旋光率一般用 $[\alpha]_{589.3\,nm}^{20\,℃}$ 表示,指在 20 ℃ 下用波长为 589.3 nm 的钠黄光作光源. 现在药物分析及商检部门利用式(11-39)来测定许多化合物(如可卡因、尼古丁、樟脑液等)的浓度,如医学上常用旋光仪(或糖量计)测量糖溶液的浓度.

一般来说,旋光物质可以分为左旋和右旋两类,其分类是按旋光物质使偏振光振动面旋转的方向不同而分的. 迎着光的入射方向观察,使偏振光的振动面沿逆时针方向旋转的物质称为左旋物质(旋光率为负);使偏振光的振动面沿顺时针方向旋转的物质称为右旋物质(旋光率为正). 石英和许多有机物都具有左、右旋两种旋光异构体,天然的蔗糖和葡萄糖都是右旋的,某些药物也有左、右旋之分,且左旋药物和右旋药物的疗效不同,例如天然氯霉素是左旋的,而人工合成的"合霉素"则是左、右旋各半的混合物,其中只有左旋成分有疗效;一些生物物质,如不同的氨基酸和 DNA 等也有左、右旋的区别.

第十一章习题

11-1 有一束光垂直照射到间距为 0.60 mm 的双缝上,在距双缝 2.5 m 远处的屏幕上出现干涉条纹. 测得相邻两亮条纹中心的距离为 2.27 mm,试求入射光的波长.

11-2 杨氏双缝干涉实验中,双缝间距为 0.2 mm,双缝与屏相距 1 m,第三级明条纹距中央明条纹 7.5 mm,求光波的波长.

11-3 白色平行光垂直照射到间距为 $d = 0.25$ mm 的双缝上,在距缝 50 cm 处放一屏幕,若把白光(4 000 ~ 7 600 Å)两极端波长的同级明条纹间的距离称为彩色带的宽度,试求第 1 级和第 5 级彩色带的宽度.

11-4 把一层透明物质涂在玻璃上,使在反射光中波长为 520 nm 的光最少. 已知玻璃的折射率为 1.50,透明物质的折射率为 1.30,求涂层的最小厚度.

11-5 白光垂直照射到空气中厚度为 380 nm 的肥皂液膜上,试问该膜的正面呈什么颜色?背面呈什么颜色?假设肥皂液膜的折射率为 1.33.

11-6 白光垂直照射在空气中厚度为 $3.80×10^{-7}$ m 的肥皂液膜上,肥皂液膜的折射率为 1.33,在可见光范围内(4 000 ~ 7 600 Å)哪些波长的光在反射中增强?

11-7 用波长为 λ 的单色光垂直照射到空气劈尖上,从反射光中观察干涉条纹,与顶点距离为 L 处是暗条纹. 使劈尖角 θ 连续慢慢变大,直到该点再次出现暗条纹为止,劈尖角的改变量 $\Delta\theta$ 是多少?

11-8 两块长度为 10 cm 的平玻璃片,一端相互接触,另一端用厚度为 0.004 mm 的纸片隔开,形成空气劈尖. 以波长为 5 000 Å 的平行光垂直照射,观察反射光的等厚干涉条纹. 问:在全部 10 cm 长度内呈现多少条明条纹?

11-9 一平凸透镜放在平板玻璃上,在反射光中观察牛顿环. 当 $\lambda_1 = 4\,500\,Å$ 时,测得第 3 级明环的半径为 $1.06 \times 10^{-3}\,m$. 换用红光,观测到第 5 级明环的半径为 $1.77 \times 10^{-3}\,m$. 求透镜曲率半径和红光的波长.

11-10 当牛顿环装置中的透镜与平板玻璃之间的空气被某种液体取代时,第 k 级亮环的直径由 $1.40\,cm$ 变为 $1.27\,cm$,求该液体的折射率.

11-11 一单缝宽度 $a = 1 \times 10^{-4}\,m$,透镜的焦距 $f = 0.5\,m$,若分别用 $\lambda_1 = 4\,000\,Å$ 和 $\lambda_2 = 7\,600\,Å$ 的单色平行光垂直入射,它们的中央明条纹的宽度各是多少?

11-12 钠光(波长为 589 nm)通过单缝后在相距 1 m 处的屏上产生衍射条纹,若两个第 1 级暗条纹之间的距离为 2 mm,求单缝宽度.

11-13 已知天空中两颗星对一望远镜的角距离为 $4.84 \times 10^{-6}\,rad$,设它们发出光的波长为 $5\,500\,Å$. 望远镜的口径至少要多大才能分辨出这两颗星?

11-14 一束单色平行光垂直入射到每毫米 500 条缝的光栅上,其第 2 级衍射光与原入射方向成 $30°$ 角,求波长.

11-15 在光栅光谱中,某未知光波的第 3 级谱线与 $\lambda = 486.1\,nm$ 光波的第 4 级谱线重合,求未知光波的波长.

11-16 为测定一个光栅的光栅常量,用波长为 632.8 nm 的红光垂直照射光栅,已知第 1 级明条纹极大位于 $38°$ 的方向上,求光栅常量. 这个光栅 1 cm 内有多少条缝? 第 2 级明条纹极大出现在何处?

11-17 用两个偏振片组成起偏器和检偏器,在它们的偏振化方向成 $30°$ 角时观察一光源,又在成 $60°$ 角时观察同一位置处的另一光源,两次观察所得强度相等,求两光源的强度之比.

11-18 强度为 I_0 的一束光,垂直入射到两个叠在一起的偏振片上,这两个偏振片的偏振化方向之间的夹角为 $60°$. 若这束入射光是强度相等的线偏振光和自然光混合而成的,且线偏振光的光矢量振动方向与这两个偏振片的偏振化方向皆成 $30°$ 夹角,求透过每个偏振片后的光束强度.

11-19 当自然光通过两个偏振化方向夹角为 $60°$ 的偏振片时,透射光强为 I_1,若在这两个偏振片之间再插入另一个偏振片,它的偏振化方向与前两个偏振片的偏振化方向均成 $30°$ 角,问此时透射光强 I_2 是 I_1 的多少倍?

11-20 在环境温度为 20 ℃ 的室内,将尼古丁溶液装满一个 10 cm 长的玻璃管,以钠灯为光源,测出尼古丁溶液使振动面旋转了 $20°$. 已知尼古丁的旋光率为 $[\alpha]_{589.3\,nm}^{20\,℃} = -162\ (°) \cdot cm^3 \cdot g^{-1} \cdot dm^{-1}$,试求该溶液内尼古丁的浓度.

(陆改玲)

本章习题答案

第十二章　几 何 光 学

几何光学是光学中最早发展起来的一门系统、周密而又严谨的独立学科.本章研究的几何光学不考虑光的波动性.几何光学是光学中的一个分支,它以光的直线传播为基础,研究光在透明介质中的传播规律.光的直线传播定律、独立传播定律、反射定律、折射定律及光的可逆性原理是几何光学的理论基础.大部分光学仪器都是以几何光学为其理论基础的,由此得出的结论虽有一定的近似性,但在近轴光线的条件下,理论结果与实际情况符合得很好.用这些理论处理几何光学中的许多问题,方法简单,所以在初级光学仪器的设计中得到了广泛应用.近几十年来,现代生物学和材料科学的发展对微观结构的研究提出了越来越高的分辨率需求,希望从分子水平揭示生命过程和材料性能的物理本质.受光学衍射极限的限制,普通光学显微镜的横向分辨率一般只能达到 200 nm,纵向分辨率约为 500 nm,这对于研究亚细胞结构和分子结构已无能为力.虽然电子显微镜和原子力显微镜可以达到亚纳米的分辨率,但是其只能对非活性离体细胞样品进行观测的缺点限制了其在生物领域的广泛应用,因此,如何利用光学方法突破传统光学显微镜的分辨率极限进入纳米观测领域成为光学显微成像技术的一个重要挑战和机遇.目前,光学显微成像技术在生物学中的普遍应用很大程度得益于各种荧光探针分子的出现,使用不同的荧光分子可以标记样品的不同部位和细胞器,通过探测特定波长激发荧光分子发出的荧光,可以对活细胞内的单分子进行实时成像,依据探测模式,扫描成像技术和宽场成像技术已成为光学显微成像技术发展的两个方向.本章重点讨论光在球面上的折射、透镜成像、眼的屈光系统及几种常用的光学仪器.

第一节　几何光学的基本定律

在自然界中,光的传播现象按几何光学理论可归结为以下四

视频:光学的分类

个定律,它们也是在长期的实践和研究中,经过检验的实验定律, 是整个几何光学的基础.

一、 光的直线传播定律

在各向同性的均匀介质中,光是沿着直线方向传播的.这个 定律可以解释许多自然现象,例如影子的形成、日食、月食等现 象. 该定律的常用验证实验有小孔成像实验.

二、 光的独立传播定律

来自不同方向的光线在传播途中相遇时,彼此互不干扰,仍 按各自的途径继续传播,而当多束光会聚于同一点时,在该点上 的光能量是简单的相加.

三、 光的反射定律和折射定律

光入射到两种介质的分界面上时,其传播方向发生改变,如 图 12-1 所示. n_1 和 n_2 分别为入射介质与折射介质的折射率. 反 射光线 OB 和折射光线 OC 都在入射光线 AO 和界面法线 PQ 所 组成的平面内,并且反射角 i_1' 和折射角 i_2 与入射角 i_1 的关系为

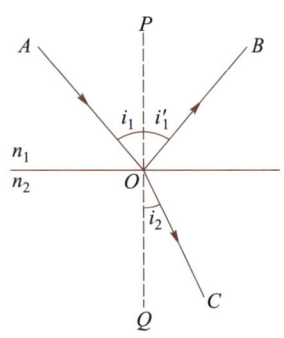

图 12-1   光的反射与折射

$$i_1' = i_1$$
$$n_1 \sin i_1 = n_2 \sin i_2 \qquad (12-1)$$

若光线从光密介质入射到光疏介质,即 $n_1 > n_2$,由式(12-1) 可知,有 $i_2 > i_1$,即折射角总是大于入射角,并随入射角的增大而 增大. 折射角最大为 90°,此时 $\sin i_2 = 1$,若入射角再增大,则发生 全反射. 折射角为 90° 时对应的入射角称为临界角 i_c.

$$i_c = \arcsin \frac{n_2}{n_1} \qquad (12-2)$$

四、 光路可逆原理

在几何光学中,任何一条光线的光路都是可逆的.

第二节　球面折射

我们在实际中使用的光学系统绝大部分是共轴球面系统,因此,这里首先对单个折射球面的成像进行讨论. 之后,再过渡到整个光学系统.

一、单球面折射

当光线通过两种介质的分界面时,要发生反射和折射现象. 如果两种介质的分界面为球面的一部分,那么光线在球面上发生的折射,称为单球面折射. 大多数光学系统的折射面是球面,它的折射规律是研究各种透镜、眼睛等光学系统的基础.

在图 12-2 中,MN 为单球面,C 为球面的曲率中心,r 为曲率半径,球面左右两侧的折射率分别为 n_1、n_2,并假定 $n_2>n_1$,通过 C 的直线 OCI 为**主光轴**(primary optic axis);主光轴与球面的交点 P 为顶点,由主光轴上的点光源 O 发出的近轴光线(与主光轴成微小角度的那些光线)中,沿主光轴传播的光线不改变方向,而沿近轴任意方向的光线 OA 经球面折射后与主光轴交于 I 点,I 点就是 O 的像.

主光轴

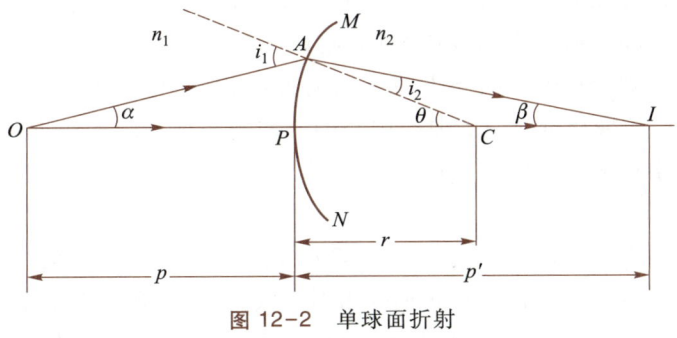

图 12-2　单球面折射

以 p 代表物距 OP,p' 代表像距 PI,入射光线 OA 和它的折射光线 AI 应服从折射定律:

$$n_1 \sin i_1 = n_2 \sin i_2$$

由于 OA 为近轴光线,AP 的长度比 p、p'、r 都小得多,因此角度都很小,有

$$i_1 \approx \sin i_1, \quad i_2 \approx \sin i_2$$

式(12-1)可写成

$$n_1 i_1 = n_2 i_2$$

由于 $i_1 = \alpha + \theta, i_2 = \theta - \beta$，有

$$n_1 i_1 = n_1(\alpha + \theta) = n_2(\theta - \beta) = n_2 i_2 \qquad (12-3)$$

因为 α、β、θ 都很小，所以有

$$\alpha \approx \tan \alpha = \frac{AP}{p}, \quad \beta \approx \tan \beta = \frac{AP}{p'}, \quad \theta \approx \tan \theta = \frac{AP}{r}$$

代入式 (12-3)，可得

$$\frac{n_1}{p} + \frac{n_2}{p'} = \frac{n_2 - n_1}{r} \qquad (12-4)$$

这是单球面的成像公式，该公式只适用于近轴光线，即角度 α 不能太大，否则来自同一点的光线经球面折射后不能成一点像. 从式 (12-4) 可以看出，在近轴光线的成像条件下，物和像对于给定的球面有一一对应的关系，即若将物放在 O 点，其像必在 I 点，反之若将物放在 I 点，其像必在 O 点，物和像的这种关系称为物像共轭，物像共轭是光路可逆的必然结果.

（1）符号规定

式 (12-4) 对一切凸球面和凹球面都适用，式中的 p、p'、r 必须遵守如下的符号规定：实物、实像的距离取正，虚物、虚像的距离取负；实际入射光线对着凸球面时 r 取正，对着凹球面时 r 取负；n_1 为入射光线所在一方介质的折射率，n_2 为折射光线所在一方介质的折射率.

也可以采用新笛卡儿符号法则，即：① 如果从物点到折射面的方向和入射光线的方向相同，物距为正，反之为负；② 如果从折射面到像点的方向与折射光线的方向相同，像距为正，反之为负；③ 如果从折射面到曲率中心的方向与折射光线的方向相同，曲率半径为正，反之为负.

（2）焦点和焦距

当点光源位于主光轴上某点 F_1 时，由该点发出的光线经球面折射后成为平行于主光轴的出射光线，其像点在主光轴上的无穷远处，此时的物点就称为物方焦点，用 F 表示. 如图 12-3（a）所示，F 就是物方焦点，F 至球面顶点的距离称为物方焦距，用 f 表示，它的大小可将 $p' = \infty$ 代入式 (12-4) 求出，即

$$f = \frac{n_1}{n_2 - n_1} r \qquad (12-5)$$

当点光源位于无穷远处，如果它发出的平行于主光轴的光线，经单球面折射后会聚于主光轴上某一点 F'，该点称为像方焦点，用 F' 表示. 如图 12-3（b）所示，从 F' 至球面顶点的距离称为像方焦距，用 f' 表示，它的大小可将 $p = \infty$ 代入式 (12-4) 求出，即

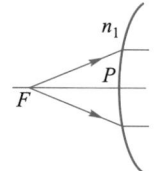

(a) 物方焦点 F

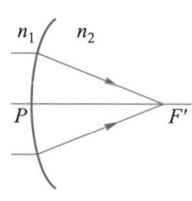

(b) 像方焦点 F'

图 12-3 单球面折射的焦点与焦距

$$f' = \frac{n_2}{n_2 - n_1} r \qquad (12-6)$$

焦距(focal length)f 和 f' 可正可负. 当 f 和 f' 为正时,焦点 (focus)F 和 F' 为实焦点,折射面是会聚光线的;当 f 和 f' 为负时, 焦点 F 和 F' 为虚焦点,折射面是发散光线的;由式(12-5)和式 (12-6)可以看出,同一折射球面的 f 和 f' 是不相等的,其比值为 两侧介质折射率之比.

焦距　　　焦点

焦距 f 和 f' 是衡量球面折射本领的物理量. 折射球面的曲率 半径 r 越大,焦距 f 和 f' 就越长,折射本领就越小. 因此我们常用 介质的折射率与该侧焦距的比值来表示折射本领,称为折射面的 焦度(focal power),用 Φ 表示,单位为 D(屈光度),即

焦度

$$\Phi = \frac{n_1}{f_1} = \frac{n_2}{f_2} = \frac{n_2 - n_1}{r} \qquad (12-7)$$

由此可知,折射面的焦度 Φ 与折射面的曲率半径 r 成反比, 与两侧介质折射率之差成正比,即 r 越大,Φ 越小,折射本领越 小;n_1 和 n_2 之差越大,Φ 越大,折射本领越强.

例题 12-1

一条鱼从正上方看似乎在水中 1.5 m 深处,空气的折射率为 1.0,水的折射率为 4/3,鱼 所在位置的实际深度为多少?

解:由题意知 $n_1 = 4/3$,$n_2 = 1.0$,$p' = -1.5$ m, $r = \infty$,代入式(12-4)可得

$$\frac{n_1}{p} + \frac{n_2}{p'} = \frac{n_2 - n_1}{r}, \quad \frac{4/3}{p} + \frac{1}{-1.5\ \text{m}} = 0,$$

$p' = 2.0$ m

所以鱼位于水下 2 m 深处,比看到的虚像 要深.

二、共轴球面系统

如果一个光学系统由两个或两个以上的折射球面组成,而且 这些球面的曲率中心和各球面顶点都在同一条直线上,此系统称 为共轴球面系统(co-axial spherical system),曲率中心所在的直 线为该系统的主光轴.

共轴球面系统

1. 逐次成像法

在共轴球面系统中解决成像问题时,可采用逐次球面成像 法,即先求出物体经第一个单球面折射后所成的像,然后以此像

作为第二个折射面的物——实物或虚物(如果第一个折射面所形成的实像位于第二个折射面的后面,则对第二个折射面来说,这个像是不存在的,但入射光线的正向延长线的交点,可以视为第二个折射面的物,因为它不是实际存在的,所以称为"虚物". 至少两个以上光学系统成像,才有虚物),再求出它通过第二个折射面后所成的像. 以此类推,直到求出经最后一个折射面后所成的像为止,该像即为整个球面系统所成的像.

实像:有实际光线会聚的像点,是真实存在的,$p' > 0$.

虚像:无实际光线会聚的像点,是光束反向延长线的交点,$p' < 0$.

实物:入射的发散光束反向延长线的交点,$p > 0$.

虚物:入射的会聚光束正向延长线的交点,二次成像才有, $p < 0$.

例题 12-2

一玻璃球($n = 1.5$)的半径为 10 cm,一点光源置于球前 40 cm 处,求近轴光线通过玻璃球后所成的像.

解:对于第一折射面来说,如图 12-4(a)所示,$n_1 = 1.0$,$n_2 = 1.5$,$p_1 = 40$ cm,$r = 10$ cm,代入式(12-4)可得

$$\frac{n_1}{p_1} + \frac{n_2}{p_1'} = \frac{n_2 - n_1}{r}, \quad \frac{1}{40 \text{ cm}} + \frac{1.5}{p_1'} = \frac{1.5 - 1}{10 \text{ cm}}$$

$$\Rightarrow p_1' = 60 \text{ cm}$$

如图 12-4 所示,若没有第二折射面,第一折射面所成的像 I_1 应在 P_1 点右侧 60 cm 处. 由于光线在会聚前遇到第二折射面,这个像得不到,但 I_1 对于第二折射面是一个虚物,如图 12-4(b)所示,物距为 $p_2 = -40$ cm,将 $n_1 = 1.5$,$n_2 = 1.0$,$r = -10$ cm 代入式(12-4)可得 $p_2' = 11.4$ cm,因此最后所成的实像在玻璃球后 11.4 cm 处.

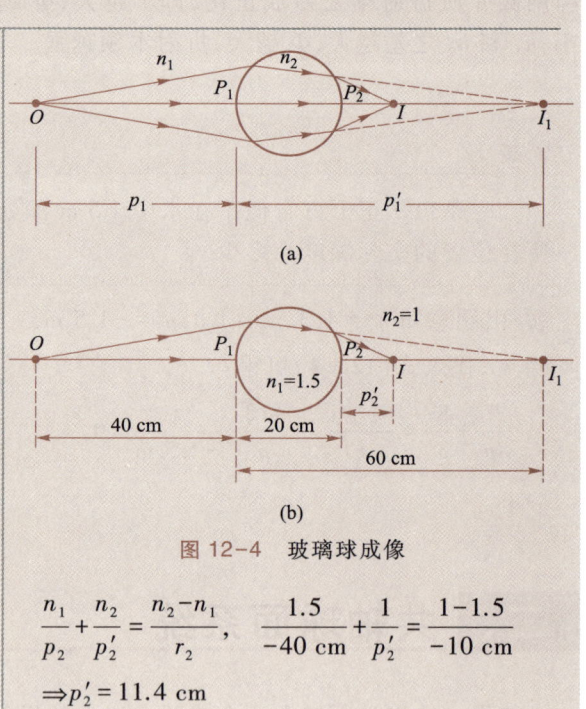

图 12-4 玻璃球成像

$$\frac{n_1}{p_2} + \frac{n_2}{p_2'} = \frac{n_2 - n_1}{r_2}, \quad \frac{1.5}{-40 \text{ cm}} + \frac{1}{p_2'} = \frac{1 - 1.5}{-10 \text{ cm}}$$

$$\Rightarrow p_2' = 11.4 \text{ cm}$$

2. 共轴球面系统的三对基点

从前面的讨论可以看到,一个共轴球面系统,不论它包含多少个折射面,它的作用都是会聚或发散光线,原则上可采用逐次成像法来确定它的物像关系,但这样做比较麻烦. 如果利用共轴球面系统的三对**基点**(cardinal point),则可大大简化求像的过

基点

程,只要知道三对基点的位置,就可以用作图法或计算法求出物与像之间的关系. 共轴球面系统有三对基点,包括一对焦点、一对主点和一对节点.

一对焦点:把点光源放在主光轴的某一点上,若它的光束通过共轴球面系统(以下简称系统)后变为平行光束,则图 12-5(a)中的光线(1)与主光轴的交点 F 就是系统的物方焦点. 平行于主光轴的光束[如图 12-5(a)中的光线(2)所示],通过系统后与主光轴的交点 F' 就是系统的像方焦点.

一对主点:在图 12-5(a)中,通过 F 的入射光线①的延长线和通过系统后平行于主光轴的出射光线的反向延长线(图中虚线)相交于 B 点,过 B 点作一垂直于主光轴的平面,与主光轴交于 H 点,这一点就称为系统的第一主点,平面 BH 称为第一主平面. 同样,平行于主光轴的入射光线②的延长线与出射光线的反向延长线相交于 A' 点,过 A' 点作一垂直于主光轴的平面 $A'H'$,与主光轴交于 H' 点,这一点就称为系统的第二主点,平面 $A'H'$ 称为第二主平面. 由此可以看出,不管光线在系统中的实际光路如何,在效果上只等于在主平面上发生一次折射. 因此,可以将 F 与 H 间的距离作为物方焦距 f;物体到 H 的距离作为物距 p;F' 与 H' 间的距离作为像方焦距 f';像到 H' 的距离作为像距 p',这样作图就简单多了.

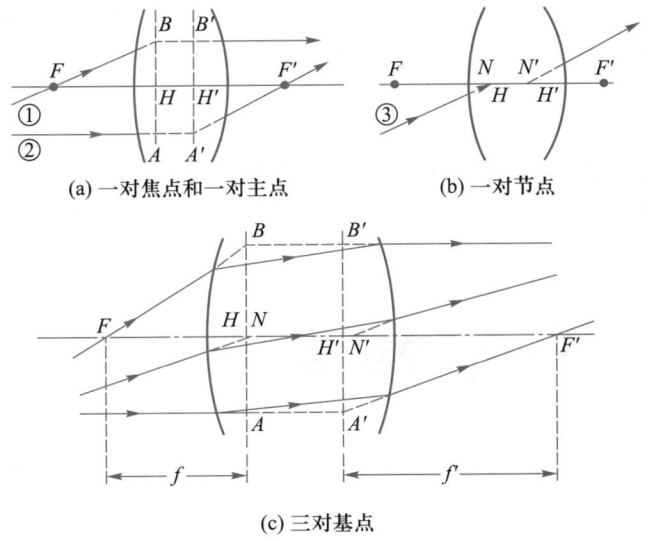

(a) 一对焦点和一对主点　　(b) 一对节点

(c) 三对基点

图 12-5　共轴球面系统的三对基点

一对节点:在系统的主光轴上还有两个特殊点 N 和 N',以任意角度向 N 入射的光线,都以同一角度由 N' 射出,光线不改变方向,只发生平移,如图 12-5(b)中的光线③,N 和 N' 称为系统的一对节点.

3. 用作图法求共轴球面系统的像

只要知道一共轴球面系统中三对基点的位置,就可以利用下列三条光线中的任意两条来求出物体通过折射系统后所成的像,如图 12-6 所示.

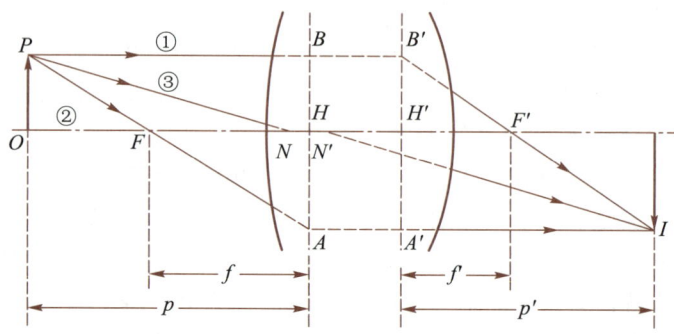

图 12-6 用作图法求共轴球面系统的像

这三条光线是:① 平行于主光轴的光线在第二主平面上折射后通过像方焦点 F';② 通过物方焦点 F 的光线在第一主平面上折射后平行于主光轴出射;③ 通过第一节点 N 的光线从第二节点 N' 沿平行于入射光线的方向出射.

如果系统前后介质的折射率相同(如将折射系统置于空气中),则 $f=f=f'$,N 和 H 重合,N' 和 H' 重合. 在这种情况下,物距 p 和像距 p' 及焦距 f 之间的关系为

$$\frac{1}{p}+\frac{1}{p'}=\frac{1}{f} \tag{12-8}$$

式中 p、p' 及 f 都是从相应的主平面算起,如图 12-6 所示,式(12-8)称为高斯公式.

第三节　透镜成像

单透镜

单透镜(simple lens)是最简单的共轴球面系统,是由两个共轴折射面组成的光学系统,两个折射面之间是均匀的透明介质. 常用的是球面透镜,透镜的两个折射面都是球面,或其中一个是球面,另一个是平面. 此外,还有非球面透镜,如柱面、环曲面、椭球面透镜等. 透镜的两个折射面与主光轴(它是连接透镜两球面曲率中心的直线)交点的距离称为透镜的厚度. 若透镜的厚度与焦距相比可以忽略,则称为**薄透镜**(thin lens),厚度不可忽略者为**厚透镜**(thick lens). 薄透镜按结构划分,可分为凸透镜和凹透镜

薄透镜
厚透镜

两大类;按光学性质划分,可分为会聚(正)透镜和发散(负)透镜两大类.

一、薄透镜

1. 薄透镜公式

如图 12-7 所示,若将折射率为 n 的薄透镜置于折射率为 n_0 的介质中,由点光源 O 发出的光经透镜折射后成像于 I 处.

以 p_1、p_1'、r_1 和 p_2、p_2'、r_2 分别表示第一折射面和第二折射面的物距、像距和曲率半径. 以 p、p' 分别表示透镜的物距和像距. 由于是薄透镜,这些量均可以从光中心算起,则将 $p = p_1$、$p_2 = -p_1'$、$p' = p_2'$ 代入式(12-4)可得:

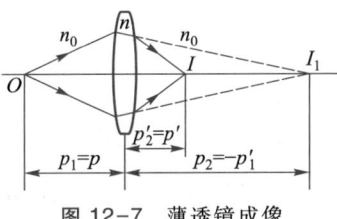

图 12-7　薄透镜成像

第一个面折射　　　$\dfrac{n_0}{p_1} + \dfrac{n}{p_1'} = \dfrac{n - n_0}{r_1}$

第二个面折射　　　$\dfrac{n}{p_2} + \dfrac{n_0}{p_2'} = \dfrac{n_0 - n}{r_2}$

$$\frac{n_0}{p_1} + \frac{n_0}{p_2'} = \frac{n - n_0}{r_1} + \frac{n_0 - n}{r_2}$$

$$\frac{1}{p} + \frac{1}{p'} = \frac{n - n_0}{n_0}\left(\frac{1}{r_1} - \frac{1}{r_2}\right) \tag{12-9}$$

若透镜处于空气中,这时 $n_0 = 1$,则上式可简化为

$$\frac{1}{p} + \frac{1}{p'} = (n - 1)\left(\frac{1}{r_1} - \frac{1}{r_2}\right) \tag{12-10}$$

以上两式称为薄透镜成像公式. 式(12-9)和式(12-10)对各种形状的薄透镜都是适用的.

薄透镜有两个焦点,当薄透镜两侧的介质相同时,由式(12-9)可以证明两个焦距相等,其值为

$$\frac{1}{f} = \frac{1}{f'} = \frac{n - n_0}{n_0}\left(\frac{1}{r_1} - \frac{1}{r_2}\right) \tag{12-11}$$

若透镜处在空气中,这时 $n_0 = 1$,则上式可简化为

$$\Phi = \frac{1}{f} = (n - 1)\left(\frac{1}{r_1} - \frac{1}{r_2}\right) \tag{12-12}$$

将 f 值代入式(12-10)中,可以得到

$$\frac{1}{p} + \frac{1}{p'} = \frac{1}{f} \tag{12-13}$$

这就是常用的薄透镜成像的高斯公式.式(12-12)和式(12-13)

中的 p、p'、r、f 必须遵守的符号规定是：实物、实像，$p>0$、$p'>0$，虚物、虚像，$p<0$、$p'<0$；实际入射光线对着凸球面时 $r>0$，对着凹球面时 $r<0$；凸透镜 $f>0$，凹透镜 $f<0$.

透镜的焦距越短，它对光线的会聚或发散的本领就越强. 因此，通常用焦距的倒数 $1/f$ 来表示透镜的会聚或发散本领，称为透镜的焦度，用 Φ 表示，即 $\Phi=1/f$. 当焦距以米为单位时，焦度的单位为 D（屈光度）. 凸透镜的焦度为正，凹透镜的焦度为负. 在眼镜业中，焦度的单位是度，它们之间的关系是 1D=100 度.

例题 12-3

求图 12-8 中平凸透镜（半径为 30 cm）在空气中的焦距. 设透镜的折射率为 1.5.

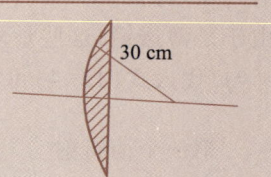

解：先假设光线从凸面入射，这时 $r_1=30$ cm，$r_2=\infty$，$n=1.5$，代入式（12-12）可得

$$f^{-1}=(n-1)\left(\frac{1}{r_1}-\frac{1}{r_2}\right)$$

$$=(1.5-1)\left(\frac{1}{30\ \text{cm}}-\frac{1}{\infty}\right)$$

$$f=60\ \text{cm}$$

再假设光线从平面入射，这时 $r_1=\infty$，$r_2=-30$ cm，$n=1.5$，代入式（12-12）可得

图 12-8 例题 12-3 图示

$$f^{-1}=(1.5-1)\left(\frac{1}{\infty}-\frac{1}{-30\ \text{cm}}\right)$$

$$f=60\ \text{cm}$$

由此可见，当透镜两侧介质相同时，不管光线从哪一面入射，焦距都为 60 cm，物方焦距和像方焦距相等.

---

2. 薄透镜的组合

由两个或两个以上的薄透镜组成的共轴系统称为薄透镜组. 例如，显微镜的目镜和物镜是由薄透镜组合而成的透镜组. 透镜组的成像可依次应用薄透镜成像公式来解决，即先求出第一透镜所成的像，将这像作为第二透镜的物（实物或虚物），再求出第二透镜所成的像，以此类推，得出最后一个透镜的像，便是透镜组的像.

下面我们来讨论两个薄透镜密切接触时，物距 p 和像距 p' 的关系，如图 12-9 所示，假设透镜组的厚度可以忽略不计，物体 O 通过第一透镜成像于 I_1，相应的物距 p 和像距 p_1' 的关系为

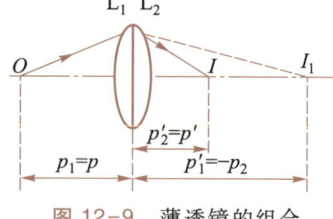

图 12-9 薄透镜的组合

$$\frac{1}{p}+\frac{1}{p_1'}=\frac{1}{f_1}$$

对于第二个透镜，$p_2=-p_1'$（虚物），所以有

$$\frac{1}{p_2}+\frac{1}{p'}=-\frac{1}{p_1'}+\frac{1}{p'}=\frac{1}{f_2}$$

两式相加得

$$\frac{1}{p} + \frac{1}{p'} = \frac{1}{f_1} + \frac{1}{f_2} \quad 或者 \quad \frac{1}{p} + \frac{1}{p'} = \frac{1}{f}$$

式中 f 表示透镜组的等效焦距. 如果用 Φ_1、Φ_2 和 Φ 分别表示第一透镜、第二透镜和透镜组的焦度, 则有

$$\Phi = \Phi_1 + \Phi_2 \qquad\qquad (12-14)$$

此关系常被用来测定透镜的焦度. 例如, 要测定一个近视镜片(凹透镜)的焦度时, 可以用已知焦度的凸透镜和它紧密接触, 找出等效焦度为零的组合(即光线通过透镜组后既不会聚也不发散), 即

$$\Phi_1 + \Phi_2 = 0 \quad 或 \quad \Phi_1 = -\Phi_2$$

即凹透镜的焦度在数值上和凸透镜的焦度相等, 符号相反.

例题 12-4

两个透镜 L_1 和 L_2 组成共轴透镜组, 两者的焦距分别为 $f_1 = 15.0$ cm, $f_2 = 25.0$ cm, 它们之间的距离 $d = 70.0$ cm, 若一物体在 L_1 前 20.0 cm 处, 则物体通过此透镜组所成的像在何处?

解: 对于薄透镜 L_1, 其物距和焦距分别为 $p_1 = 20.0$ cm, $f_1 = 15.0$ cm, 代入薄透镜公式得

$$\frac{1}{p_1} + \frac{1}{p_1'} = \frac{1}{f_1} \Rightarrow \frac{1}{20.0 \text{ cm}} + \frac{1}{p_1'} = \frac{1}{15.0 \text{ cm}}$$

$$p_1' = 60.0 \text{ cm}$$

对于薄透镜 L_2, 其物距和焦距分别为 $p_2 = 70.0 \text{ cm} - 60.0 \text{ cm} = 10.0$ cm, $f_2 = 25.0$ cm, 代入薄透镜公式得

$$\frac{1}{p_2} + \frac{1}{p_2'} = \frac{1}{f_2} \Rightarrow \frac{1}{10.0 \text{ cm}} + \frac{1}{p_2'} = \frac{1}{25.0 \text{ cm}}$$

$$p_2' = -16.7 \text{ cm}$$

显然此透镜组所成的像为一虚像, 位于距第二薄透镜 16.7 cm 处. 成像光路如图 12-10 所示.

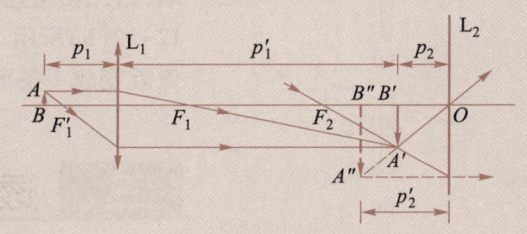

图 12-10 例题 12-4 成像光路

例题 12-5

上例中若两透镜间的距离 $d = 45.0$ cm, 则此透镜组所成的像又在何处?

解: 根据上例, 第一透镜成像情况不变, 对于第二透镜, 其物距 $p_2 = 45.0 \text{ cm} - 60.0 \text{ cm} = -15.0$ cm, 是一虚物, 将 p_2 代入薄透镜公式可得

$$\frac{1}{p_2} + \frac{1}{p_2'} = \frac{1}{f_2} \Rightarrow \frac{1}{-15.0 \text{ cm}} + \frac{1}{p_2'} = \frac{1}{25.0 \text{ cm}}$$

$$p_2' = 9.38 \text{ cm}$$

此透镜组所成的像为一实像, 位于第二薄透镜后 9.38 cm 处. 成像光路如图 12-11 所示.

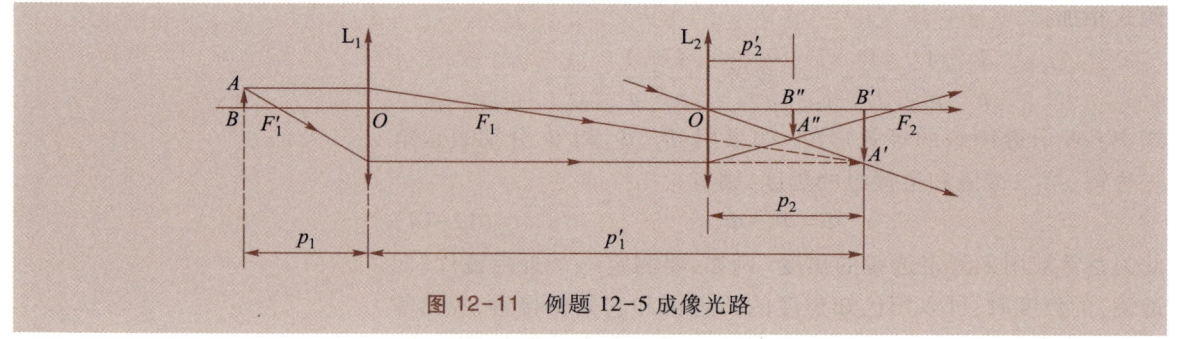

图 12-11 例题 12-5 成像光路

二、柱面透镜

视频:柱面透镜

柱面透镜

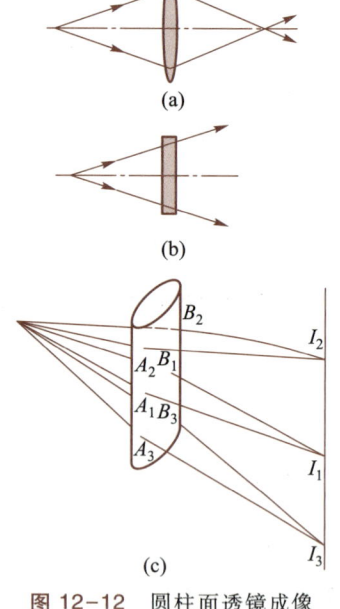

(a)

(b)

(c)

图 12-12 圆柱面透镜成像

像差

柱面透镜(cylindrical lens)又称圆柱镜,简称柱镜,它的表面是圆柱面的一部分,柱面透镜有两面都是圆柱面的,也有一面是平面、一面是圆柱面的.柱面透镜可分为凸柱镜和凹柱镜.它在眼科临床和眼镜店配镜工作中,用来矫正非正视眼中的规则散光,因此了解柱面透镜的成像原理是必要的.柱面透镜的横截面和球面透镜的截面一样,对于同一水平面上入射的光束有会聚和发散作用,如图 12-12(a)所示.但在垂直方向上的截面就像是一块平板玻璃,因此在垂直平面上入射的光束通过它时不改变行进方向,如图 12-12(b)所示.这样,一个点光源发出的光线经柱面透镜后所成的像就变成一条平行于透镜纵轴的直线,如图 12-12(c)所示.

三、透镜的像差

在透镜成像过程中,只有在严格的单色光和近轴光束下,才可以获得完善的像.但在实际的光学系统中,这些条件是很难达到的,这样就会使像出现偏差,这种实际所成的像与理论上的差异称为像差(aberration).产生像差的原因很多,这里只简单介绍球面像差和色像差及对应矫正方法.

1. 球面像差

如图 12-13(a)所示,在主光轴上有一单色点光源 O,它所发出的光束射向透镜,近轴光束通过透镜后相交于 I,经过透镜边缘部分的远轴光束由于受到较大的偏折相交于 I',其他光束则分别交于 I 和 I' 之间的各点.因此,当射向透镜的光束较宽时,出射光束并不相交于一点,这种像差称为 球面像差(spherical aberration). 如图 12-13(b) 所示, 如果用一个光阑(障碍物)遮去透镜边缘部分的光线, 或者采用凸、凹透镜进行合理的组合, 就可以消除或部分消除球面像差.

2. 色像差

不同颜色的光在同一介质中的折射率是不相同的. 而对常用的光学材料, 波长越短, 光线偏折得越多 $\left(n = \dfrac{c}{v} = \dfrac{c}{\lambda \cdot \nu}\right)$. 所以, 当一束白光通过透镜后, 紫光偏折得最多, 红光偏折得最少, 如图 12-14 所示, 因此不能形成一清晰的点像, 而是一个带有颜色的光斑, 这种现象称为透镜的**色像差**(chromatic aberration). 例如, 用照相机拍摄出来的相片会出现紫边现象.

纠正色像差常用的方法是采用单色光源; 或是将折射率不同的会聚透镜和发散透镜组合起来, 使一个透镜的色散被另一透镜所抵消. 例如, 利用冕牌玻璃的色散能力较火石玻璃的弱的特性, 在冕牌玻璃的凸透镜上胶合一块合适的火石玻璃的凹透镜, 使通过凸透镜所产生的色散大部分为凹透镜所抵消, 便可达到消除色像差的目的.

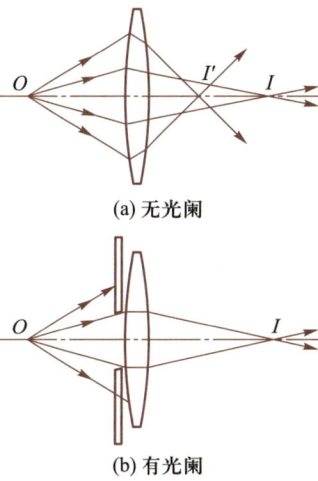

(a) 无光阑

(b) 有光阑

图 12-13　球面像差

球面像差

色像差

第四节　眼的光学系统

眼, 亦称眼睛, 是大部分动物接收光线并在大脑中形成影像的器官. 对于人类来说, 它是视觉器官, 是最重要的感觉器官之一. 眼是一个非常精细的器官, 可以在不同的环境下对自己的具体形态进行改变, 使得人类能在复杂的环境中获取正确的信息. 本节简单地介绍人眼的结构及其成像原理等相关内容.

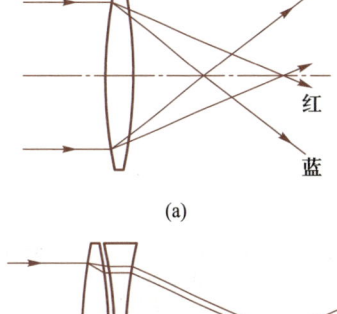

(a)

(b)

图 12-14　色像差

一、眼的光学结构

眼睛的主体是眼球, 图 12-15 是眼球的水平剖面示意图. 眼球前表面 1/6 是一层透明的膜, 称为角膜, 外界的光线由此进入眼内, 其余 5/6 为白色不透明的巩膜. 角膜后面是虹膜, 虹膜中央有一圆孔称为瞳孔, 瞳孔大小通过肌肉收缩而改变, 能根据外面光线的强弱自动调节直径大小, 以调节进入眼内的光能量, 瞳孔具有光阑的作用, 可减小像差. 虹膜之后是晶状体, 它是透明而富有弹性的纤维体组织, 两面凸出, 像一个双凸透镜, 它的外周部分

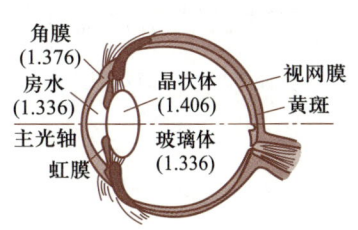

角膜 (1.376)
房水 (1.336)
主光轴
虹膜
晶状体 (1.406)
视网膜
黄斑
玻璃体 (1.336)

图 12-15　眼的结构

比较柔软,称为皮质;内部比较硬,称为体核,借助睫状肌的收缩与舒张可以改变晶状体的表面曲率.眼球的内层称为视网膜,其上布满了视觉神经,是光线成像的地方.视网膜正对瞳孔处的小块黄色区域称为黄斑,黄斑中央的凹陷称为中央凹,它对光线最敏感,用来分辨物体的细节.在角膜、虹膜和晶状体之间充满了透明的水状液体,称为房水,起到滋润角膜、维持眼内压的作用.晶状体与视网膜之间充满了另一透明的玻璃态液体,称为玻璃体.

进入眼内的光线,经角膜、房水、晶状体和玻璃体多次折射后,最终成像在视网膜上.眼睛的光学系统比较复杂,是一个由折射率不同的角膜、房水、晶状体、玻璃体等多种介质组成的复杂共轴球面系统.

瑞典眼科学家古尔斯特兰德(A.Gullstrand,1862—1930)计算了这一系统的光学参量(如表 12-1 所示),根据这些参量建立了模型眼——古氏眼.如图 12-16 所示,假定眼球是一个前后径为 22.8 mm 的单球面折射系统,折射率为 1.33,该球面的曲率半径为 5.7 mm,光线只在角膜前球形界面折射一次.但在大多数情况下,古氏眼应用起来不方便,所以生理学把眼球进一步简化为理想的单球面折射系统,称为简约眼,如图 12-17 所示.假定眼球是一个前后径为 20.0 mm 的单球面折射系统,折射率为 1.33,光线进入眼时只在角膜前球形界面折射一次,该球面的曲率半径为 5.0 mm,前焦点在角膜前 15.0 mm 处,后焦点在角膜后 20.0 mm 处,焦度为 66.67 D.

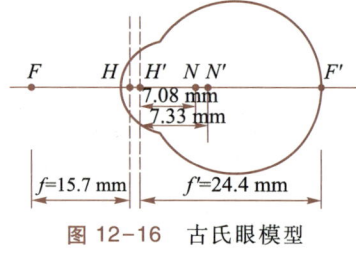

图 12-16　古氏眼模型

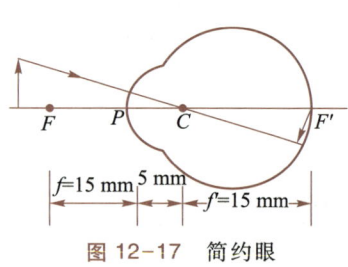

图 12-17　简约眼

表 12-1　古氏眼的光学参量			
参量	项　　目	未调节	最大调节
折射率	角膜	1.376	
	房水和玻璃体	1.336	
	晶状体外层	1.38	
	晶状体内层	1.41	
曲率半径	前角膜/mm	7.8	7.8
	内角膜/mm	6.8	6.8
	晶状体前表面/mm	10.0	5.33
	晶状体后表面/mm	-6.0	-5.33
三对基点	焦度/D	58.6	70.6
	第一主点 H 距离/mm	1.348	1.772
	第二主点 H' 距离/mm	1.602	2.088
	物方焦点 F 距离/mm	-15.7	-12.4
	像方焦点 F' 距离/mm	24.4	21.0
	第一节点 N 距离/mm	6.9	6.5
	第二节点 N' 距离/mm	7.3	6.9
	物方焦距 f/mm	-17.1	-14.2
	像方焦距 f'/mm	22.8	18.9

从几何光学的角度来看,人眼是由多种介质组成的较复杂的共轴球面系统,这个系统的像只能成像在视网膜上. 根据古尔斯特兰德对眼睛三对基点的计算,如图 12-16 所示,H、H' 靠得很近,N 和 N' 靠得也很近,三对基点的位置和单球面接近,因此进一步简化,就是简约眼模型.

二、　眼的调节

眼睛能够看清远近不同的物体,是由于眼的焦度可以在一定范围内改变,使远近不同的物体都能在视网膜上成一清晰的像. 眼睛能够改变焦度的本领称为**眼的调节**(accommodation).

眼的调节

眼的调节主要通过睫状肌的收缩或者松弛来改变晶状体的表面曲率. 但这种调节有一定限度,当被观察物体在无穷远处时,睫状肌完全松弛,此时晶状体曲率最小,焦度最小,大约为 58.6 D. 观察近处物体时,睫状肌收缩,晶状体曲率变大,眼的焦度变大,最大可达到 70.6 D. 由此可见,在观察不同距离的物体时,眼的光学参量各不相同.

眼睛不调节时能看清的最远处物体与眼睛之间的距离称为**远点**(far point). 视力正常者的远点在无穷远处,即平行光进入眼睛后刚好会聚于视网膜上. 若物体逐渐向眼睛移近,晶状体的曲率半径随之减小,眼睛的焦度增大. 若物体距离眼睛太近,如小于 10 cm,眼睛可能处于最大调节状态(晶状体曲率半径最小),也无法看清物体. 眼睛处于最大调节状态时能看清的物体与眼睛之间的距离称为**近点**(near point),视力正常者的近点为 10~12 cm. 与正常眼相比,近视眼的近点近,远视眼的近点远,这就是近视眼和远视眼名称的来历. 观察近物时,眼睛高度调节易于疲劳,应该避免. 在光照适宜的条件下,不致引起眼睛过分疲劳的最适宜距离大约是 25 cm,称为**明视距离**(distance of distinct vision).

远点

近点

明视距离

三、　眼的分辨本领和视力

从物体的两端射入眼中节点的两条光线的夹角,称为**视角**(visual angle)α,见图 12-18. 视角大,视网膜上成的像就大,眼睛就容易看清物体的细节;视角小,眼睛就不容易看清物体的细节. 天文学以视角为单位,表示遥远星体的大小和距离.

眼睛能够分辨的最小视角称为眼睛的分辨本领,能够分辨的

视角

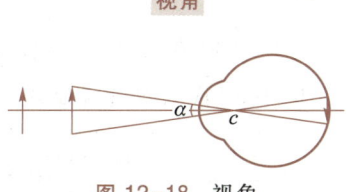

图 12-18　视角

视角越小,表示分辨本领越高.因此,常用眼睛能分辨的最小视角的倒数来表示眼睛的分辨本领,称为**视力**(visual acuity).

视力

$$视力 = \frac{1}{能分辨的最小视角} \qquad (12-15)$$

式中最小视角以分为单位,例如,最小视角分别为 $10'$、$2'$ 和 $1'$ 时,相应的视力分别为 0.1、0.5 和 1.0.视力表就是根据这个道理制成的.目前,我国广泛应用了标准对数视力表,规定

$$视力 = 5.0 - \lg \alpha \qquad (12-16)$$

式中最小视角 α 以分为单位,例如,最小视角分别为 $10'$、$2'$ 和 $1'$ 时,相应的视力分别为 4.0、4.7 和 5.0.

四、眼的屈光不正与矫正

眼睛不调节时,能清楚地看见无限远处的物体,这种屈光正常的眼睛称为正视眼,否则称为非正视眼,或称屈光不正.

1. 近视眼

当眼睛不调节时,无限远处物体成像于视网膜前的眼睛称为近视眼.近视眼的远点在眼前有限距离,不能看清远处物体,只能看清一定距离内的物体.近视眼通常分为两种:一种为轴性近视,是指眼轴较长,而眼的屈光力正常,与发育和遗传有关,不良的用眼卫生习惯会加速其发展;另一种为屈光性近视,是指眼轴正常但眼的屈光力增强,常见的有:角膜膨隆、晶状体异常、睫状肌痉挛等引起的过度调节.

矫正近视眼即矫正远点,矫正方法是佩戴一副适当焦度的凹透镜眼镜,使光进入眼睛前先通过凹透镜适当发散,再经眼睛折射后在视网膜上形成清晰的像.实际上戴凹透镜眼镜的目的是:将无限远处的物体成像于患者的远点处.患者透过凹透镜看到的是物体正立、缩小的虚像(如图 12-19 所示).

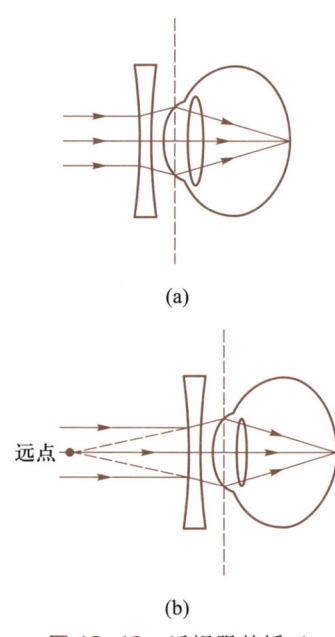

(a)

(b)

图 12-19 近视眼的矫正

远点

例题 12-6

某近视眼患者的远点在眼前 50 cm 处,今欲使其看清无限远处的物体,则应佩戴多少度的眼镜?

解:凹透镜成虚像,其物距 $p = \infty$,像距 $p' = -0.50$ m,代入薄透镜公式可得

$$\frac{1}{p} + \frac{1}{p'} = \frac{1}{f} \Rightarrow \frac{1}{\infty} + \frac{1}{-0.50 \text{ m}} = \frac{1}{f} = \Phi$$

$\Phi = -2.0 \text{ D} = -200 \text{ 度}$

该近视眼患者应佩戴 200 度的凹透镜眼镜.

2. 远视眼

眼睛不调节时,无限远处物体成像于视网膜后的眼睛称为远视眼. 远视眼在不调节时既看不清远处物体,也看不清较近的物体. 虽然通过调节可以看清远处物体,但近处物体仍然看不清. 形成这种屈光不正的原因是角膜、晶状体的折射面的曲率半径太大,或眼球前后直径太短,将物体的像成在视网膜之后.

矫正远视眼即矫正近点,矫正方法是佩戴一副适当焦度的凸透镜眼镜,使光进入眼睛前先通过凸透镜适当会聚,再经眼睛折射后成像于视网膜上. 由于远视眼的近点较正视眼远些,所以,远视眼在看眼前较近的物体时,所选择的凸透镜必须将物体放大的虚像成像在远视眼的近点处,患者透过凸透镜看到的是物体正立、放大的虚像(如图 12-20 所示).

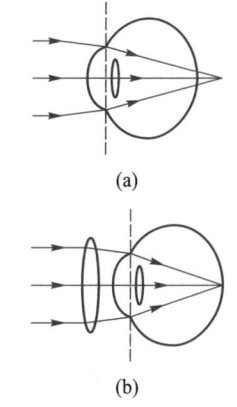

(a)

(b)

图 12-20　远视眼及其矫正

3. 散光眼

近视眼和远视眼都属于球面屈光不正,即角膜表面是球面,其任一子午线(通过球面主光轴的任一平面称为子午面,子午面与角膜球面的交线称为子午线)的曲率半径相等. 物点发出的光线经角膜对称折射后相交于一点,成一清晰的点像,只是有的成像在视网膜前(近视)、有的成像在视网膜后(远视). 散光眼则不同,其角膜的各个方向子午线的曲率半径不相等,物点发出的光线经角膜折射后不能形成一清晰的点像,是非对称折射. 散光眼患者常把一点物看成一条很短的线,而感到模糊不清. 如果眼的最大焦度的子午面与最小焦度的子午面相互垂直,这种散光眼称为正规散光眼,否则为非正规散光眼(其成像原理见图 12-21). 近视眼或远视眼一般多数伴随着散光. 对于只有正规散光眼的患者,可用柱面透镜进行矫正;近视或远视加散光的情形,可用球柱透镜进行矫正;非正规散光眼的矫正很困难,一般无法矫正.

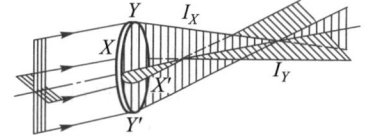

图 12-21　散光眼成像

4. 老花眼

随着年龄的增长,晶状体中间核部变硬,睫状肌调节能力逐渐衰弱,造成近处视力减退,读书看报往往需要把书报放得远些,这种眼称为老花眼. 矫正方法是在看近物时佩戴一副焦度合适的老花镜(凸透镜).

第五节　医用光学仪器

光学仪器一般是由多个光学零件组合而成并能实现特定功能的光学系统. 依据几何光学基本定律和理想光学系统的基本性

质构建的放大镜系统、显微镜系统,在许多领域中得到了应用. 特别是在眼视光学技术领域,光学仪器有着更加广泛和更具医疗价值的应用. 学习本节内容,应了解和掌握放大镜系统、显微镜系统的基本原理、系统的构成和系统的特点.

一、放大镜

为了看清微小物体或物体的细节,要把物体移近眼睛,以增大视角(从物体的两端射到眼中节点的两条光线所夹的角),使物体在视网膜上成一个较大的像. 但眼睛的调节能力有限,不能使距离小于近点(眼前 10~12 cm)的物体成像于视网膜上. 因此常借助于会聚透镜来增加视角,用于这一目的的会聚透镜称为**放大镜**(magnifier).

由透镜成像原理可知,当物体放在凸透镜焦点以内时,在物体的同一侧成放大、正立的虚像,这就是放大镜的成像原理. 使用放大镜时,通常是把物体放在其焦点以内、靠近焦点处,使光线经放大镜折射后变成平行光线再进入眼内,这样眼睛不需要调节便能在视网膜上得到清晰的像. 在图 12-22(a)中,把物体 y 放在明视距离(眼前 25 cm)处,用眼睛直接观察时的视角为 β;利用放大镜观察同一物体时,视角增大到 γ,如图 12-22(b)所示. 通常用 γ/β 来衡量放大镜放大视角的能力,称为**角放大率**(angular magnification),用 α 表示,即一般利用放大镜所观察的物体都很小,因此上式也可写成

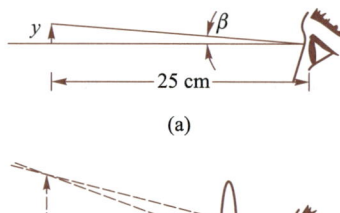

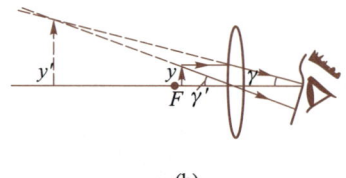

图 12-22　放大镜原理

$$\alpha = \frac{\tan \gamma}{\tan \beta} \qquad (12-17)$$

由图 12-23 可以看出

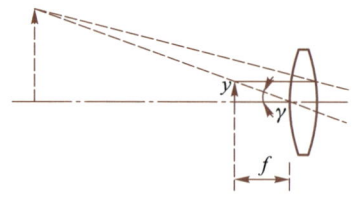

图 12-23　放大镜原理

$$\alpha = \frac{\tan \gamma}{\tan \beta} = \frac{\dfrac{y}{f}}{\dfrac{y}{25 \ cm}} = \frac{25 \ cm}{f} \qquad (12-18)$$

式中 f 是放大镜的焦距,以 cm 为单位. 此式表明,放大镜的角放大率与其焦距成反比,焦距越短,角放大率就越大. 但不能无限地缩短透镜的焦距来提高放大镜的放大倍数. 由于焦距很短的透镜很难磨制,加之像差的限制,单一凸透镜的放大倍数约为几倍,由透镜组构成的放大镜,其角放大率也只有几十倍.

二、 光学显微镜

1. 显微镜的光学原理

光学显微镜（optical microscope）是 1610 年由伽利略发明的. 最简单的光学显微镜只包括两个凸透镜，两凸透镜用一个直立金属圆筒连接，下端装一个焦距极短的物镜，上端装一个焦距较长的目镜. 为了消除像差，物镜和目镜分别由数个透镜组合而成. 图 12-24 中左边的小透镜 L_1 代表第一个透镜组，是焦距极短的会聚透镜，为物镜；右边的大透镜 L_2 代表第二个焦距较长的会聚透镜组，为目镜. 被观察的物体 y 置于物镜焦点 F_1 稍外，得到倒立放大实像 y' 于镜筒内目镜的焦点 F_2 内侧，靠近 F_2；再经目镜折射产生放大虚像 y'' 于明视距离处. 目镜的作用是让眼睛可以更靠近 y'，以增加视角.

光学显微镜

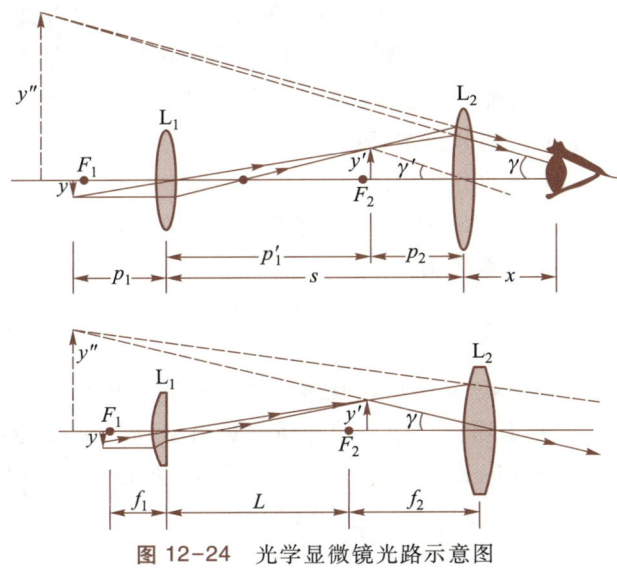

图 12-24　光学显微镜光路示意图

2. 显微镜的放大本领

根据角放大率的定义，如果使用显微镜后所成虚像的视角为 γ，用裸眼在明视距离处观察物体的视角为 β，从图 12-24 可知，f_2 是目镜的焦距，则显微镜的角放大率为

$$M = \frac{\gamma}{\beta} \approx \frac{\tan \gamma}{\tan \beta}, \quad \tan \gamma = \frac{y'}{f_2}, \quad \tan \beta = \frac{y}{25 \text{ cm}}$$

$$M = \frac{\tan \gamma}{\tan \beta} = \frac{y'}{f_2} \cdot \frac{25 \text{ cm}}{y} = \frac{y'}{y} \cdot \frac{25 \text{ cm}}{f_2} = m \cdot \alpha \quad (12\text{-}19)$$

式中 $m = \dfrac{y'}{y}$，是物镜的线放大率，$\alpha = \dfrac{25 \text{ cm}}{f_2}$，是目镜的角放大率，即

显微镜的放大率等于物镜的线放大率与目镜的角放大率的乘积. 由于物体是放在靠近物镜的焦点处,所以物镜的线放大率$\frac{y'}{y}$近似等于$\frac{L}{f_1}$,L是像y'到物镜的距离,即像距. 于是式(12-19)又可写成

$$M = \frac{y'}{y} \cdot \frac{25 \text{ cm}}{f_2} = \frac{25 \text{ cm} \cdot L}{f_1 \cdot f_2} \qquad (12-20)$$

通常显微镜的物镜和目镜的焦距f_1和f_2与镜筒的长度比较起来都是很小的,所以L就可以近似地视为显微镜镜筒的长度. 显然,显微镜的镜筒越长,物镜和目镜的焦距越短,它的放大率就越大.

3. 显微镜的分辨原理

(1)光学系统的分辨本领

利用光学系统观察较为复杂的物体,其画面可以视为由许多不同亮度、不同位置的物点的像所组成. 每个物点所成的像实际上是具有一定大小的艾里斑. 物点靠得太近,艾里斑彼此重叠太多,物体的细节将变得模糊不清. 因此,衍射现象限制了光学系统分辨物体细节的能力. 光学系统能分辨的两物点间最短距离的倒数称为光学系统的**分辨本领**(resolving power).

分辨本领

(2)显微镜的分辨原理

阿贝(E.Abbe,1840—1905)指出,显微镜物镜所能分辨的两点之间的最短距离Z为

$$Z = \frac{0.61\lambda}{n\sin u} \qquad (12-21)$$

数值孔径

式中λ是光波波长,u是从被观察物体射到物镜边缘的光线与主光轴的夹角,n是物镜与标本间介质的折射率,$n\sin u$称为物镜的**数值孔径**(numerical aperture),用 N.A.表示,因此,上式可写成

$$Z = \frac{0.61\lambda}{\text{N.A.}} \qquad (12-22)$$

可见,物镜的数值孔径越大、照射光波长越短,显微镜能分辨的最短距离就越小,越能看清物体的细节,显微镜的分辨本领也就越强.

(3)如何提高显微镜的分辨本领

一方面可设法减小照明光波长λ,另一方面可设法增大数值孔径. 如果用紫外线($\lambda = 275 \sim 110$ nm)来代替可见光($\lambda = 550$ nm),可以把显微镜的分辨本领提高一倍,但由于紫外线是不可见光,无法用眼睛直接观察,只能用照相的方法拍下样品经显微镜放大后的图像. 另外,物镜和样品间的介质为空气(称其为干物镜),如图 12-25(a)所示,数值孔径的最高值只能达到 0.96 左右,这是因为自 S 点发出的光束到达盖玻片与空气界面时,部分光线因

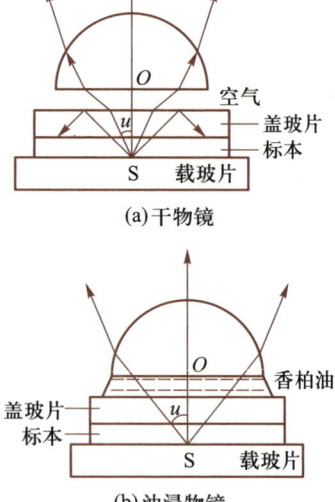

(a)干物镜

(b)油浸物镜

图 12-25 干物镜和油浸物镜

为折射、全反射不能进入物镜,进入物镜的光束锥角较小. 为了提高分辨率,可在物镜和样品之间加上折射率高的介质,如香柏油($n=1.5$,称为油浸物镜)等,如图 12–25(b)所示,这样可将数值孔径较干物镜时提高至 1.5 倍左右. 图 12–25 所示为干物镜和油浸物镜,可以看出,在干物镜的情况下,从样品发出的光线中的一部分被全反射而不能进入物镜. 如果加入折射率和玻璃折射率相同的香柏油,全反射现象就不会出现,进入物镜的光量就增加了,提高了像的亮度. 一般来说,像的亮度和数值孔径的平方成正比.

正确地理解显微镜的分辨本领和放大率这两个概念是很重要的. 放大率是物镜的线放大率和目镜的角放大率的乘积,而分辨本领只取决于物镜本身的特性,与目镜无关. 目镜只能放大物镜所分辨的细节,并不能提高物镜的分辨率. 因此,仅靠使用高倍目镜来提高总放大率,对于整个系统分辨本领的提高是毫无益处的. 所以,在考虑提高总放大率的同时,必须考虑提高分辨率. 例如,用一个 40×(N.A.=0.65) 的物镜配上 20× 的目镜;和用一个 100×(N.A.=1.30) 的物镜配上 8× 的目镜,两种情况下的总放大率都是 800×,但后者的分辨率却比前者高一倍,可更清楚地看到样品的细节.

例题 12–7

一台显微镜的数值孔径为 1.40,标本用白光照射(波长为 550 nm),设在明视距离上肉眼可分辨的两点之间的最小距离为 0.1 mm,求:(1)物镜的最小分辨距离;(2)显微镜的放大率.

解:(1)最小分辨距离:已知 $\lambda=550$ nm,N.A.=1.40,由式(12–22)可得物镜的最小分辨距离为

$$Z=\frac{0.61\lambda}{\text{N.A.}}=\frac{0.61\times550 \text{ nm}}{1.40}=240 \text{ nm}=0.24 \text{ }\mu\text{m}$$

(2)总放大率:大小为 0.24 μm 的细节要能被肉眼分辨,则至少应被放大到 0.1 mm,故显微镜的放大率应为

$$M=\frac{y'}{f_2}=\frac{0.1\times10^{-3}}{0.24\times10^{-6}}=417$$

三、 电子显微镜

受到分辨本领的限制,一般光学显微镜的放大倍数可达 500～1 000,油浸物镜能够分辨的最小距离一般不超过 0.3 μm,最好的光学显微镜的最高有效放大倍数,只能达到一千倍左右,1 600 倍是光镜放大倍率的最高极限,这使得其应用在许多领域受到了很

视频:电子显微镜

大限制. 即使使用了紫外线显微镜,其可分辨的最短距离也仅为 0.1 μm,仍不能看清病毒和细胞内部的细节,所以光学显微镜为细胞水平. 若用电子束代替光波扫描,电子束在 10 kV 的加速电压下,其物质波波长约为 0.12 nm,远小于光波波长,尽管**电子显微镜**(electron microscope)的数值孔径只有 0.02,但实际分辨距离仍可小至 0.1 nm 左右,使电子显微镜的放大倍数能达到数百万倍,电镜为分子、原子水平.

电子显微镜

四、光导纤维

光导纤维简称光纤,图 12-26(a)是光纤结构的示意图,它呈同心圆柱状. 在折射率为 n_1 的圆柱形纤芯外是折射率为 n_2 的($n_1 > n_2$)同心圆柱包层. 纤芯传导光,包层将光封闭在光纤中传播.

在折射率均匀的光纤中,光是依靠在纤芯和包层两种介质分界面上的全反射向前传播的,如图 12-27(a)所示.

玻璃虽然是硬而脆的物质,但当它被拉成很细的玻璃纤维时,就变得柔软而可弯曲,并且有一定的机械强度. 纤镜一般是由数万根这样的玻璃纤维捆缚成束的,纤维束两端应黏结固定,但纤维束的外部不加黏结,以保证它非常柔软,使它插入体内时,能随着人器官的形状而改变,能减少病人的痛苦. 纤维束两端纤维的排列必须完全对应,以便使导出的图像正确清晰,如图 12-27(b)所示. 纤维束有两个作用:一是利用它将外部的强光源发出的光导入器官内,照亮要观察的部位;二是通过它把器官内被观察部位的像导出体外,以便医生观察和摄影.

目前用光导纤维制成的各种内窥镜已广泛用于临床. 它的主体是一根自聚焦光纤或由多根光纤组成的传像束. 传像束中的光纤能够将图像分割成许多像元,并传送到光纤的另一端,再集合成像. 例如,有分别用于观察食管、胃、十二指肠、胆道、直肠、结肠、支气管、膀胱、心脏、血管、子宫等内部脏器的检查和诊断. 利用内窥镜不仅可以观察体内器官患病部位,而且还可以同时在腔内进行活体组织取样,如果把能量足够大的激光束通过光导纤维传输到人体内,还可以用激光在体内做外科手术或制止内出血,如治疗胃溃疡病人的内出血、摘除结石、息肉等手术. 纤镜在微创介入手术中,应用广泛. 利用纤镜获得的图像可以直接观察,也可以进行电视摄像和记录,在电视屏幕上显示出来. 因此,纤镜已成为临床诊断的有力工具,为临床实践服务.

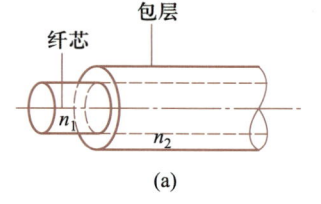

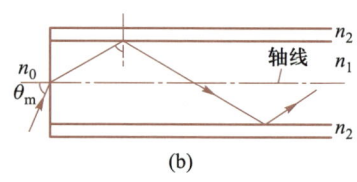

图 12-26 光导纤维

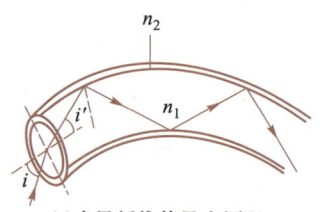

(a)光导纤维的导光原理

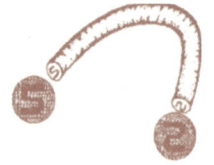

(b)光导纤维成像

图 12-27 光导纤维成像原理

第十二章习题

12-1 一只坛子装了 100 cm 深的甘油,观察者观察坛底好像升高了 32.5 cm,求甘油的折射率.

12-2 折射率为 1.5 的月牙形薄透镜,凸面的曲率半径为 15 cm,凹面的曲率半径为 30 cm,如果用平行光束沿光轴对着凹面入射.(1)求空气中的折射光线的交点;(2)问如果将此透镜放在水中,则折射光线的交点又在何处?

12-3 将折射率为 1.5、直径为 8.0 cm、端面为凸半球形的玻璃棒,置于液体中,在棒轴上离端面 60 cm 处有一物体,成像在棒内 1.0 m 处,求液体的折射率.

12-4 将折射率为 1.50、直径为 10 cm 的玻璃棒的两端磨成凸的半球面,左端的半径为 5 cm,右端的半径为 10 cm.两顶点间的棒长为 60 cm,在左端顶点左侧 20 cm 处有一物体(在光轴上),则最后所成的像在何处?

12-5 一极地探险者在用完了火柴后,用冰做了个透镜聚焦阳光来点火,若他做的是曲率半径为 25 cm 的平凸透镜,此透镜应离火绒多远?(设冰的折射率为 1.31.)

12-6 一显微镜物镜焦距为 10.0 mm,目镜焦距为 25.0 mm,两镜间距为 180 mm.若物体最后成一虚像于明视距离处,求物距及显微镜的放大率.

12-7 直径为 8.0 cm 的玻璃球,中心处镶有一小红星,求观察者看到小红星的位置.

12-8 一弯月形薄透镜两表面的曲率半径分别为 5 cm 和 10 cm,其折射率为 1.5,若将透镜的凹面朝上且盛满水,求水与透镜组合后的等效焦距.

12-9 一透镜将一物成像在离透镜 12 cm 处的屏幕上,当把此透镜背离物体移远 2 cm 时,屏幕必须向物体移近 2 cm,以便重新对它聚焦,求此透镜的焦距.

12-10 某人眼睛的远点为 2 m,他应佩戴怎样的眼镜?

12-11 将焦距为 10 cm 的凸透镜、焦距为 40 cm 的凹透镜放在同一光轴上,两者相距 10 cm,在凸透镜前 20 cm 处放一物体(在光轴上),求最后像的位置.

12-12 远视眼患者戴焦度为 2 D 的眼镜看书时,必须把书拿到眼前 40 cm 处.问此人应佩戴多少度眼镜才能和正常人一样看书?

12-13 一远视眼的近点为 1.0 m,要看清眼前 25 cm 处的物体,请问需要佩戴什么样的眼镜?

12-14 用数值孔径为 0.75 的显微镜去观察 0.3 μm 的细节能否看清?若改用数值孔径为 1.25 的物镜去观察又如何?照明光波的波长为 600 nm.

(张海霞)

本章习题答案

第十三章　量子力学基础

　　1900 年普朗克首次提出了能量量子化的假说,并成功地解释了黑体辐射规律,开创了量子理论的新纪元. 1905 年爱因斯坦提出光量子概念,成功地解释了光电效应. 1913 年玻尔提出氢原子的量子论,解释了氢原子光谱的规律. 1923 年康普顿通过实验进一步证实了光的量子性. 这一时期的量子论对微观粒子的本质还缺乏全面认识,称为早期量子论.

　　直到 1924 年,德布罗意在光具有波粒二象性的启发下提出微观粒子也具有波粒二象性的假设,这一假设不久被戴维森和革末的电子衍射实验所证实. 随后,薛定谔、海森伯、玻恩、狄拉克在此基础上建立起反映微观粒子运动规律的量子理论.

　　量子力学作为物理学的重要分支,从它诞生到现在的一个世纪里,经历了无数事实的检验,是人类认识和改造自然的不可缺少的工具. 量子力学所涉及的规律极为普遍,已深入到物理学各个领域,例如晶体管的出现首先应归功于量子力学. 它在化学、药学、生物学的研究中有着越来越广泛的应用. 对于研制超密、超快的量子计算机和量子通信具有重大意义. 我国于 2016 年 8 月,成功发射了全球首颗量子科学实验卫星"墨子号". 该卫星的成功发射与在轨运行以及取得的系列科研成果,标志着我国量子通信研究在国际上达到全面领先的优势地位. 本章将介绍玻尔的氢原子结构理论、实物粒子的波动性和薛定谔方程等.

第一节　玻尔的氢原子结构理论

一、氢原子光谱的规律性

　　原子的发光机制是原子内部的能级跃迁. 通过对原子光谱规

律的实验研究,可以帮助人们进一步认识原子的内部结构.光谱学是研究物质结构和组分的技术学科之一.处于聚集状态的物质,如灯泡中的灯丝或高压下的气体加热到白炽后,其辐射光谱为连续谱.而灼热低压蒸汽或气体中的原子或分子相隔甚远,相互作用弱,它们的发射谱是线状谱.

1885 年,60 岁的中学数学教师巴耳末(J. Balmer,1825—1898)用数学运算方法寻找谱线之间的关系,指出这一组氢光谱的波长可由下式来概括:

$$\bar{\nu} = \frac{1}{\lambda} = R\left(\frac{1}{2^2} - \frac{1}{n^2}\right) \quad (n = 3,4,5,\cdots) \quad (13-1)$$

上式中波长 λ 的倒数 $\bar{\nu}$ 称为**波数**,表示单位长度内所含波的数目. R 称为**里德伯常量**(Rydberg constant),其实验值为 $R = 1.097\ 373\ 157\times10^7\ \text{m}^{-1}$,以瑞典数学家、物理学家里德伯名字命名.而这一组光谱线称为**巴耳末系**(Balmer series)(如图 13-1 所示).除此以外,在氢原子光谱的紫外和红外部分还有其他的光谱线系,可表示为

（1）**莱曼系**(Lyman series)

$$\bar{\nu} = \frac{1}{\lambda} = R\left(\frac{1}{1^2} - \frac{1}{n^2}\right) \quad (n = 2,3,4,\cdots) \quad \text{紫外区}$$

（2）**帕邢系**(Paschen series)

$$\bar{\nu} = \frac{1}{\lambda} = R\left(\frac{1}{3^2} - \frac{1}{n^2}\right) \quad (n = 4,5,6,\cdots) \quad \text{近红外区}$$

（3）**布拉开系**(Brackett series)

$$\bar{\nu} = \frac{1}{\lambda} = R\left(\frac{1}{4^2} - \frac{1}{n^2}\right) \quad (n = 5,6,7,\cdots) \quad \text{红外区}$$

（4）**普丰德系**(Pfund series)

$$\bar{\nu} = \frac{1}{\lambda} = R\left(\frac{1}{5^2} - \frac{1}{n^2}\right) \quad (n = 6,7,8,\cdots) \quad \text{红外区}$$

这些线系可用一个公式表示:

$$\bar{\nu} = \frac{1}{\lambda} = R\left(\frac{1}{n_{\text{f}}^2} - \frac{1}{n_{\text{i}}^2}\right) \quad (n_{\text{f}} = 1,2,3,\cdots, \quad n_{\text{i}} = n_{\text{f}}+1, n_{\text{f}}+2, n_{\text{f}}+3, \cdots)$$

$$(13-2)$$

式(13-2)称为**广义巴耳末公式**,通常也写成

$$\bar{\nu} = T(n_{\text{f}}) - T(n_{\text{i}}) \quad (13-3)$$

上式中 $T(n_{\text{f}})$ 和 $T(n_{\text{i}})$ 称为**光谱项**.即氢原子光谱各线系的波数

波数

里德伯常量

巴耳末系

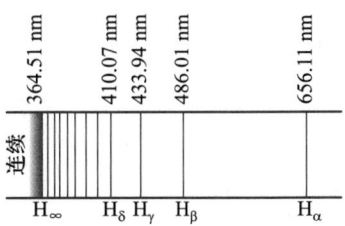

图 13-1　氢光谱中的巴耳末系

广义巴耳末公式

光谱项

为两光谱项$T(n_f)$和$T(n_i)$之差（$n_i \geq n_f + 1$）,而且其他原子光谱也有相同的一些规律.

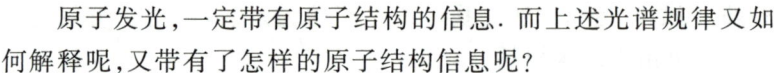

二、玻尔的氢原子量子理论

原子发光,一定带有原子结构的信息. 而上述光谱规律又如何解释呢,又带有了怎样的原子结构信息呢?

1897年汤姆孙(J.J.Thomson,1856—1940)发现了电子,1904年提出了原子的"西瓜模型",也可称为"果冻葡萄干"模型. 可将其想象为占原子绝大部分质量的、带正电荷的"果肉"占据了原子的体积,带负电的电子犹如镶嵌其中的"西瓜籽",但这一模型被卢瑟福(E.Rutherford,1871—1937)的 α 粒子大角散射实验否定了.

1911年汤姆孙的学生卢瑟福,从"西瓜模型"发展而提出了原子核式模型. 但卢瑟福的核式模型有致命缺陷:绕核运动的电子有加速度,根据经典理论它要不断地发射连续谱的能量;同时由于能量的丧失,轨道收缩,电子落向原子核,最后导致原子崩溃,其寿命不到 10^{-8} s,即这样的原子模型不可能是一个稳定系统.

1. 玻尔的量子论

卢瑟福原子模型的建立和氢原子光谱的规律性,都为丹麦物理学家玻尔(N.Bohr,1885—1962)提出量子论奠定了基础. 1913年,玻尔在卢瑟福模型的基础上,抛弃了部分经典理论的概念,引入了普朗克和爱因斯坦的量子概念,提出了三个基本假设.

(1)定态假设:原子系统只能处于一系列不连续的能量状态,这些状态为原子的稳定状态,简称**定态**(stationary state). 在这些状态中,虽然电子绕核做加速运动,但不辐射电磁波.

(2)频率假设:当原子从一个具有较高能量 E_n 的定态跃迁到另一个具有较低能量 E_k 的定态时,就要发射一个能量为 $h\nu_{kn}$ 的光子;反之,若原子从 E_k 跃迁到 E_n,则需要吸收一个能量为 $h\nu_{kn}$ 的光子,式(13-4)称为频率公式.

$$h\nu_{kn} = E_n - E_k \qquad (13-4)$$

(3)量子化条件:原子处于定态时,电子绕核做圆周运动,电子的轨道角动量 L 只能等于$\dfrac{h}{2\pi}$的整数倍,即

文档:汤姆孙

文档:卢瑟福

定态

$$L = mvr = n\frac{h}{2\pi} \quad (n = 1, 2, 3, \cdots) \qquad (13-5)$$

2. 氢原子的轨道半径和能量

玻尔在上述量子假设的基础上,加上经典理论,定量地计算了氢原子定态的轨道半径和能量,成功解释了氢原子光谱的规律性. 质量为 m 的电子在稳定轨道上以速度 v 绕核运动时,库仑力提供向心力,则

文档:玻尔

$$F = \frac{e^2}{4\pi\varepsilon_0 r^2} = m\frac{v^2}{r}$$

同时,电子的角动量要满足量子条件:

$$mvr = n\frac{h}{2\pi} \quad (n = 1, 2, 3, \cdots)$$

联立可求得电子运动轨道半径为

$$r_n = n^2\left(\frac{\varepsilon_0 h^2}{\pi m e^2}\right) \quad (n = 1, 2, 3, \cdots) \qquad (13-6)$$

根据式(13-6)可得出如下重要结论:

(1)电子轨道是量子化的. 式(13-6)表示电子运动轨道不能是任意的,而是整数 n 的函数. 当 $n=1$ 时得到电子运动最小的轨道半径为

$$r_1 = a_0 = \frac{\varepsilon_0 h^2}{\pi m e^2} = 0.529 \times 10^{-10} \text{ m}$$

r_1 通常称为**玻尔半径**(Bohr radius). 这样,轨道半径可表示为

玻尔半径

$$r_n = n^2 a_0 \qquad (13-7)$$

(2)氢原子的能量是量子化的. 结合前面的库仑力表达式可得

$$E_n = E_k + E_p = \frac{1}{2}mv^2 - \frac{e^2}{4\pi\varepsilon_0 r} = -\frac{e^2}{8\pi\varepsilon_0 r}$$

$$E_n = -\frac{1}{n^2}\left(\frac{me^4}{8\varepsilon_0^2 h^2}\right) \quad (n = 1, 2, 3, \cdots) \qquad (13-8)$$

式中,$n=1$ 称为**基态**(ground state),

基态

$$E_1 = -\frac{me^4}{8\varepsilon_0^2 h^2} = -13.6 \text{ eV}$$

$n>1$ 称为**激发态**(excited state),

激发态

$$E_n = -\frac{13.6}{n^2} \text{ eV} \quad (n = 1, 2, 3, \cdots) \qquad (13-9)$$

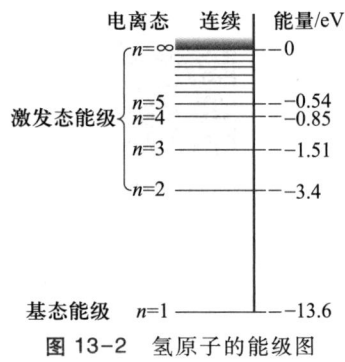

电离能

图 13-2 氢原子的能级图

当 $n \to \infty$ 时，$E_n \to 0$，此时电子脱离原子核的束缚。使原子电离所需的能量称为**电离能**(ionization energy)。基态氢原子的电离能为 13.6 eV。图 13-2 给出氢原子能级分布图。

根据玻尔的频率假设，原子从高能态 n 跃迁到低能态 k 时，发射光子的频率用波数表示为

$$\bar{\nu}_{kn} = \frac{1}{\lambda_{kn}} = \frac{\nu_{kn}}{c} = \frac{me^4}{8\varepsilon_0^2 h^3 c}\left(\frac{1}{n_f^2} - \frac{1}{n_i^2}\right) = R\left(\frac{1}{n_f^2} - \frac{1}{n_i^2}\right) \quad (13-10)$$

式中，$R = \dfrac{me^4}{8\varepsilon_0^2 h^3 c} = 1.097\ 373\ 0 \times 10^7\ \mathrm{m}^{-1}$ 是里德伯常量的理论值，与实验值符合得很好。

图 13-3 所示为氢原子能级跃迁图，从 $n > 1$ 的能级跃迁到 $k = 1$ 时，产生莱曼系；从 $n > 2$ 的能级跃迁到 $n = 2$ 时，产生巴耳末系；其余线系以此类推。

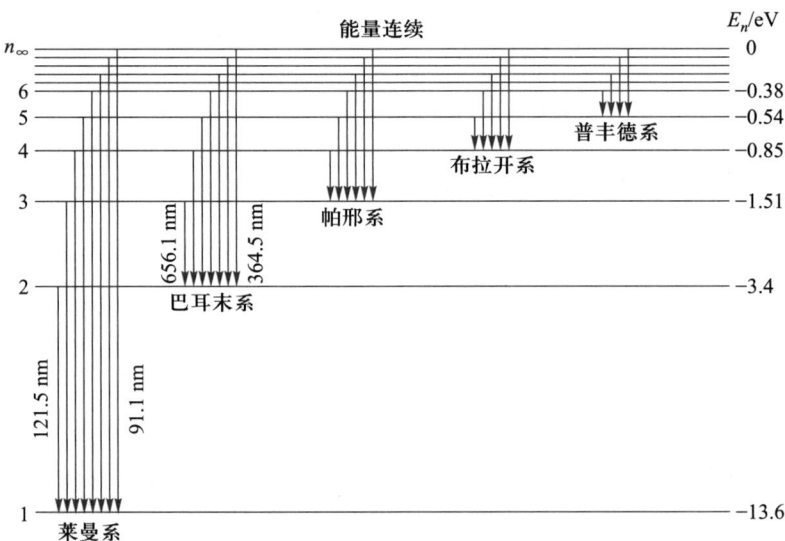

图 13-3 氢原子的能级跃迁图

玻尔理论不仅成功地解释了氢原子光谱，对于类氢离子（只有一个电子绕核转动的离子，如 He^+、Li^{2+}、Be^{3+} 等）的光谱也能很好地进行解释。但玻尔理论也有很大的局限性。首先对复杂原子（多于一个电子，如 He、Li 等）光谱，如碱金属原子光谱的双重线，用玻尔理论无法定量地分析，即使对氢原子光谱也不能解决谱线的强度、宽度、偏振等问题。其根本原因是玻尔理论本身并没有完全脱离经典理论的束缚。它一方面按照经典理论计算电子轨道，同时又人为地加入了与经典物理根本不相容的量子化条件，对于为什么要加入这一量子化条件，给不出合理的解释。所以玻

尔理论只能说是半量子、半经典的混合物.

第二节　实物粒子的波动性

　　1924 年,法国青年物理学家德布罗意(Louis de Broglie, 1892—1987)受光的波粒二象性的启发提出一个大胆的设想. 德布罗意认为:一个世纪以来,在对光的研究中,人们过于强调了其波动性,而忽略了其粒子性,结果导致光电效应、康普顿效应等实验事实无法得到解释. 而在对实物粒子的研究上,人们有可能犯了完全相反的错误,即过于强调了其粒子性,而忽略了其波动性的一面.

　　波动性和粒子性是人们认识到的客观事物所表现出来的两个特性,它们本身不具有"排他性". 德布罗意在光的波粒二象性的启示下,提出实物粒子也应具有波动性的假设.

一、德布罗意假设

　　自然界是对称统一的,实物粒子和光子一样,也具有波粒二象性. 如果用能量 E 和动量 p 来描述实物粒子的粒子性,则可用频率 ν 和波长 λ 来表征实物粒子的波动性.

　　德布罗意关系式:

$$\nu = \frac{E}{h} \tag{13-11}$$

$$\lambda = \frac{h}{p} \tag{13-12}$$

文档:德布罗意

　　式(13-11)和式(13-12)将描述粒子性的物理量(能量和动量)与描述波动性的物理量(频率和波长)通过普朗克常量联系起来,称为**德布罗意关系式**(de Broglie relation). 与物质粒子相联系的波称为**德布罗意波**(de Broglie wave)或**物质波**(matter wave). 实物粒子的运动,既可用能量、动量来描述,也可用频率、波长来描述. 有时粒子性表现得显著,有时波动性表现得突出. 与光波类似,波长越短,粒子性越明显;波长越长,波动性越明显.

`德布罗意关系式`

`德布罗意波`　`物质波`

　　根据德布罗意假设,一静止质量为 m_0 的粒子(包括宏观粒子和微观粒子),当速度 v 较光速小得多($v \ll c$)时,其德布罗意波长为

$$\lambda = \frac{h}{m_0 v} \qquad (13-13)$$

当速度 v 与光速可以比拟（$v \sim c$）时，其德布罗意波长为

$$\lambda = \frac{h}{mv} = \frac{h}{m_0 v} \sqrt{1 - \frac{v^2}{c^2}} \qquad (13-14)$$

由上式可得实物的德布罗意波长. 例如，对地球而言，$m_0 = 5.98 \times 10^{24}$ kg，$v = 29.8$ km·s^{-1}，可得 $\lambda = \frac{h}{m_0 v} = \frac{6.63 \times 10^{-34}}{5.98 \times 10^{24} \times 2.98 \times 10^4}$ m $= 3.72 \times 10^{-63}$ m；又如子弹，$m = 0.01$ kg，$v = 300$ m·s^{-1}，$\lambda = \frac{h}{m_0 v} = 2.21 \times 10^{-34}$ m.

可见，宏观物体的德布罗意波长太短，与其线度不可比拟，因而显示不出其波动性；而对于质量很小的微观粒子，其德布罗意波长已与原子尺度（0.1 nm 左右）数量级相同. 因而波动性已变得非常明显.

二、 电子衍射

德布罗意假设的正确与否，有赖于实验的检验. 干涉、衍射现象是波动特有的性质. 若能得到实物粒子的衍射图样，也就证实了德布罗意波的存在.

1927 年戴维森（C.J.Davisson，1881—1958）和革末（L.H.Germer，1896—1971）分别用类似 X 射线晶体衍射的方法成功地获得了电子在单晶和多晶上的衍射图样. 实验装置如图 13-4 所示，电子从灯丝 K 处射出，经电压 U 加速后，通过栏板 D 后成为一束很细的电子束，投射到单晶体 M 上，在晶体表面上反射后，用集电极 B 接收，其电流 I 可用与 B 相连的电流计 G 测量. 实验中，保持电子束的掠射角 φ 不变，改变加速电压 U，测出相应的电流 I，以 $\sqrt{U}$ 为横坐标，I 为纵坐标，实验结果如图 13-5 的 I-$\sqrt{U}$ 曲线所示.

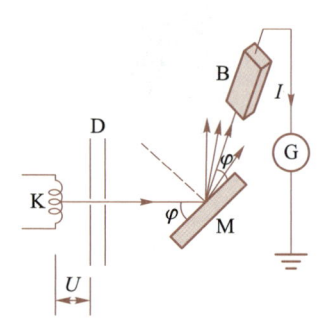

图 13-4 电子在晶体表面上衍射的实验装置

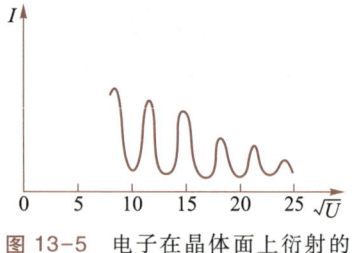

图 13-5 电子在晶体面上衍射的实验结果

由图 13-5 可见，电流 I 并不随电压的增大而单调地增大，只有当电压具有某些特定值时，电流才有极大值. 这一结果是经典粒子理论无法解释的. 如果认为电子是一种粒子，电流与电压的关系不会有若干峰值出现.

如果认为电子具有波动性，上述实验事实可获得很好的解释. 德布罗意波长与 X 射线的波长相近，电子在晶体表面上的衍

射规律应类似 X 射线, 满足布拉格公式:

$$2d\sin\varphi = k\lambda \quad (k = 0, 1, 2, 3, \cdots) \qquad (13\text{-}15)$$

式中 λ 为电子的德布罗意波长. 根据德布罗意假设, λ (单位: nm) 与加速电压 U 的关系为

$$\lambda = \frac{h}{p} = \frac{h}{\sqrt{2mE_k}} = \frac{h}{\sqrt{2meU}} = \frac{1.225}{\sqrt{U}} \qquad (13\text{-}16)$$

代入布拉格公式, 得

$$2d\sin\varphi = k\frac{h}{\sqrt{2me}}\frac{1}{\sqrt{U}} \quad (k = 0, 1, 2, 3, \cdots)$$

即加速电压 U 满足上式时, 电流 I 出现极大值. 计算结果表明: 满足上式中各个加速电压的特定值与实验结果相符合, 从而证实了电子确实具有波动性.

同年, 汤姆孙通过电子束透过薄金属箔的实验, 观察到了与艾里斑类似的透射电子衍射图样, 进一步证实了德布罗意假设.

此后, 人们陆续发现: 不仅电子具有波动性, 中子、质子、原子, 甚至分子等都具有波动性, 德布罗意公式对这些粒子同样正确. 许多实验事实证明: 一切微观粒子都具有波粒二象性, 德布罗意公式就是描述微观粒子波粒二象性的基本公式.

第三节 不确定关系

在经典力学中, 质点的运动都沿着一定的轨道, 任意时刻质点在轨道上的位置和动量是可以同时确定的. 只要知道了某一时刻粒子的位置和动量, 原则上还可以精确地预言在此之后任意时刻粒子的位置和动量. 事实上, 在经典力学中, 也正是用位置和动量来描述质点的运动状态的.

然而, 由于实物粒子存在波粒二象性, 我们不可能用位置和动量来描述其运动状态. 因为对于一个粒子, 它的位置的不确定量与动量的不确定量存在某种关系, 下面通过电子单缝衍射实验来进行说明.

一、坐标和动量的不确定关系式

如图 13-6 所示, 一束电子沿 y 轴方向垂直射入单缝, 由于电子具有波动性, 经单缝后在检测屏上可以观察到电子衍射图样

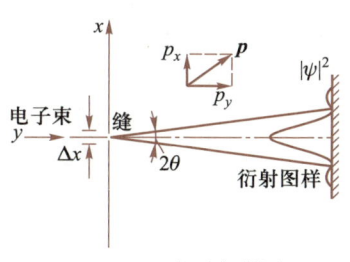

图 13-6 电子衍射图

（类似于单缝衍射光强分布）,设单缝宽度为 Δx,根据单缝衍射公式,第一级暗条纹对应的衍射角满足

$$\Delta x \sin \theta = \lambda \qquad (13-17)$$

考虑单个电子通过单缝时的位置和动量,只知道它是从宽为 Δx 的缝中通过,而无法确切地知道它是从缝中哪一点通过的,因此它在 x 方向上的位置不确定度为 Δx. 设电子沿 y 轴运动,即它在缝前动量的 x 分量 $p_x = 0$. 显然,通过缝后,p_x 就不再为零了,否则电子就要沿原方向前进而不会发生衍射现象. 对于通过缝后的电子,仍然无法确定它究竟会落在检测屏的何处,它可以出现在中央明条纹范围内,还可以出现在第一级或第二级明条纹内. 先假定电子落在中央明条纹范围内,设电子的总动量为 p,x 方向的动量为 p_x,其取值范围为

$$0 \leqslant p_x \leqslant p \sin \theta$$

则 p_x 的不确定度为

$$\Delta p_x = p \sin \theta$$

如果把其他级次明条纹也考虑进去,则有

$$\Delta p_x \geqslant p \sin \theta \qquad (13-18)$$

把 $\sin \theta = \dfrac{\lambda}{\Delta x}$ 和德布罗意关系式 $\lambda = \dfrac{h}{p}$ 代入式(13-18)得

$$\Delta p_x \geqslant \frac{h}{\lambda} \cdot \frac{\lambda}{\Delta x}$$

即

$$\Delta p_x \Delta x \geqslant h \qquad (13-19)$$

同理,对于其他两个分量,可得类似的关系式,即坐标的不确定度和同方向动量的不确定度满足下列关系式:

$$\Delta p_y \Delta y \geqslant h \qquad (13-20)$$

$$\Delta p_z \Delta z \geqslant h \qquad (13-21)$$

不确定关系

式(13-19)、式(13-20)和式(13-21)称为坐标和动量的**不确定关系**(uncertainty relation). 它表明粒子的位置坐标不确定度越小,则同方向的动量不确定度越大. 同样,某方向上的动量不确定度越小,则此方向上位置的不确定度越大. 如一维运动的自由粒子,其动量 p_x 完全确定,其坐标则完全不能确定. 总之,在确定或测量粒子的位置和动量时,它们的精度存在着一个终极的不可逾越的限制.

二、坐标和能量的不确定关系式

根据位置和动量的不确定关系,还可得出时间与能量之间也

存在不确定关系：

$$\Delta E \Delta t \geqslant h \qquad (13-22)$$

实验表明原子处于激发态的时间是有一定长短的,原子处于这个激发态的平均时间 Δt 称为这个激发态的寿命.原子所处的激发态能量并不是单一数值,而是存在着某个能量范围,这个能量范围称为能级宽度 ΔE.能级宽度与该能级的寿命成反比.

不确定关系是海森伯(W. Heisenberg, 1901—1976)于 1927 年提出的,因此称为**海森伯不确定关系**或**不确定原理**,它是微观粒子波粒二象性的必然反映.微观粒子因具有波粒二象性,其运动状态已不能用坐标和动量来描述.若用坐标和动量来描述,则因存在不确定关系常使这种描述变得不准确,甚至失去意义.

文档:海森伯

海森伯不确定关系　　不确定原理

第四节　波函数、薛定谔方程

一、波函数及其统计解释

由于微观粒子的波粒二象性,已不能用描述经典粒子运动状态的物理量——位置和动量来准确描述其运动状态,那么如何描述微观粒子的运动状态呢?

波的行为通常用波函数来描述,由波动理论知,平面简谐波的波动方程为

$$y(x,t) = A\cos 2\pi \left(\nu t - \frac{x}{\lambda}\right)$$

将上式改写成复数形式:

$$\Psi(x,t) = A\exp\left[-2\pi i\left(\nu t - \frac{x}{\lambda}\right)\right]$$

由德布罗意关系: $\nu = \dfrac{E}{h}$, $\lambda = \dfrac{h}{p_x}$,得到

$$\Psi(x,t) = A\exp\left[-\frac{2\pi i}{h}(Et - p_x x)\right]$$

将上式推广到三维空间后,得到

$$\Psi(\boldsymbol{r},t) = A\exp\left[-\frac{2\pi i}{h}(Et - \boldsymbol{p}\cdot\boldsymbol{r})\right] \qquad (13-23)$$

上式为自由粒子的**波函数**(wave function),它是位置和时间的函数.其中 A 是波函数的振幅.由式(13-23)可见,波函数中既有反

波函数

映波动性的波函数形式,又有反映粒子性的物理量 E 和 p,因此可用于描述具有波粒二象性的微观粒子的运动状态.

1926 年玻恩(M.Born,1882—1970)指出.波函数 $\Psi(r,t)$ 不代表实际物理量的波动.而是描述粒子在空间的概率分布的概率波,用波函数的模的平方表示粒子在空间出现的概率.

二、薛定谔方程

1. 含时薛定谔方程

薛定谔方程(Schrödinger equation)是波函数随时间和空间变化所普遍遵从的规律,是量子力学的基本方程式.下面从一维运动的自由粒子波函数入手引入薛定谔方程.一维自由粒子的波函数为

薛定谔方程

文档:薛定谔

$$\Psi(x,t) = A\exp\left[-\frac{2\pi i}{h}(Et - p_x x)\right]$$

对上式分别求 x 的二阶导数得

$$\frac{\partial^2 \Psi}{\partial x^2} = -\frac{4\pi^2 p^2}{h^2}\Psi$$

若不考虑粒子速度所引起的质量变化,则粒子的动能可写为 $p^2 = 2mE_k$,代入上式,得

$$\frac{\partial^2 \Psi}{\partial x^2} + \frac{8\pi^2 mE_k}{h^2}\Psi = 0$$

若粒子处于外力场(非自由粒子)中,则粒子的总能量 E 应是动能和势能之和

$$E = \frac{p^2}{2m} + E_p$$

作类似的运算,可得

$$\frac{\partial^2 \Psi}{\partial x^2} + \frac{8\pi^2 m}{h^2}(E - E_p)\Psi = 0 \qquad (13-24)$$

式(13-24)称为外力场中一维运动粒子的含时薛定谔方程.可将其推广至三维的情况,得三维运动粒子的含时薛定谔方程为

$$\frac{\partial^2 \Psi}{\partial x^2} + \frac{\partial^2 \Psi}{\partial y^2} + \frac{\partial^2 \Psi}{\partial z^2} + \frac{8\pi^2 m}{h^2}(E - E_p)\Psi = 0 \qquad (13-25)$$

只要势能函数 E_p 的具体形式已知,原则上就可根据薛定谔方程及初始条件和边界条件求解波函数,从而给出粒子在不同时刻、不同位置出现的概率密度.

薛定谔方程提出后不久,就被应用于解决电子、原子、分子运

动等许多实际问题,均获得了成功. 迄今为止,对于低能量的(非相对论)微观系统,由薛定谔方程所得出的所有结论都与实验相符. 充分说明了作为量子力学的基本方程,当用于描述微观低速物体的运动规律时,薛定谔方程的正确性毋庸置疑.

2. 定态薛定谔方程

如果粒子所处的场只是坐标的函数,而与时间无关,即可写成 $E_p(r)$ 的形式,属于定态方程. 举例说明,氢原子或类氢原子中只有一个电子绕核运动,原子核的质量比电子质量大得多,可近似认为核静止,电子受质子电场力作用而绕核运动. 电子势能函数为

$$E_p = -\frac{Ze^2}{4\pi\varepsilon_0 r} \tag{13-26}$$

式中,r 为电子到原子核的距离,用直角坐标表示,$r = \sqrt{x^2+y^2+z^2}$,将式(13-26)代入薛定谔方程,可得

$$\frac{\partial^2 \Psi}{\partial x^2} + \frac{\partial^2 \Psi}{\partial y^2} + \frac{\partial^2 \Psi}{\partial z^2} + \frac{8\pi^2 m}{h^2}\left(E + \frac{Ze^2}{4\pi\varepsilon_0 r}\right)\Psi = 0 \tag{13-27}$$

上式为氢原子或类氢原子的定态薛定谔方程. 在求解这一方程时,根据波函数标准条件和归一化条件可得出下列四个量子数.

三、四个量子数

1. 主量子数

在量子力学中,通过求解薛定谔方程可得,电子在原子中所具有的能量不是任意的,只能取一些分立值,即能量量子化,得

$$E_n = -\frac{me^4}{8\varepsilon_0^2 h^2}\frac{Z^2}{n^2} = -13.6\frac{Z^2}{n^2}\text{ eV} \quad (n = 1,2,3,\cdots)$$

$$\tag{13-28}$$

式中,n 为 **主量子数**(total quantum number),n 越大,电子离核距离越远,其能级越高. 取 $Z = 1$ 时,该公式与玻尔的氢原子能级公式是一致的,但玻尔理论需人为地加上量子化的假设,而量子力学则是求解薛定谔方程自然得出的结果.

主量子数

2. 角量子数

类氢原子中电子的轨道角动量 L 的数值只能取一系列分立值,这一结论称为 **角动量量子化**,即

角动量量子化

$$L = \sqrt{l(l+1)}\frac{h}{2\pi} \quad [l = 0,1,2,\cdots,(n-1)] \tag{13-29}$$

式中,l 为 **角量子数**(azimuthal quantum number). 角量子数不同,

角量子数

电子就处于不同的运动状态. 在类氢原子中, 在同一能级, 可以有几类角动量大小不同的运动状态. $l = 0, 1, 2, \cdots$ 的运动状态分别称为 s, p, d, f, $\cdots$ 状态.

3. 磁量子数

求解薛定谔方程还指出, 电子绕核运动的角动量 L 的方向在空间的取向也不能连续改变, 而只能取一些特定的方向, 即角动量 L 在外磁场方向的投影必须满足量子化条件:

$$L_z = m_l \frac{h}{2\pi} \quad (m_l = 0, \pm 1, \pm 2, \cdots, \pm l) \quad (13-30)$$

磁量子数

式中, m_l 称为**磁量子数**(magnetic quantum number). L_z 不同, 轨道角动量在空间的取向不同, 电子的运动状态也不同. 因此这一条件也成为空间量子化.

4. 自旋量子数

在原子中, 电子除了绕核运动外, 还有绕其转轴的运动, 即自旋. 电子在自旋过程中有自旋角动量, 在外磁场 B 方向的分量 L_s 也是量子化的, 其值为

$$S_z = m_z \frac{h}{2\pi}, \quad m_z = \pm \frac{1}{2} \quad (13-31)$$

自旋量子数

式中, m_s 为**自旋量子数**(spin quantum number), 其值只能有两个: $+\frac{1}{2}$、$-\frac{1}{2}$. 这说明自旋角动量在外磁场方向也只有两个取向, 一种与外磁场方向相同, 另一种与外磁场方向相反.

电子在原子中的运动状态由这四个量子数 n、l、m_l、m_s 决定. 其中 n、l、m_l 与电子的波函数有关, 而 m_s 是作为实验事实得出的.

第十三章习题

13-1 根据玻尔的氢谱线公式, 试求巴耳末系中最短和最长谱线的波长.

13-2 氢原子被某外来单色光激发后, 发出的光仅有三条谱线, 问外来光的频率是多少?

13-3 如有一电子, 远离质子时的速度为 $1.875 \times 10^6 \text{ m} \cdot \text{s}^{-1}$, 它被质子所俘获, 放出一光子而形成氢原子. 若该电子在氢原子中处于第一玻尔轨道, 求放出光子的频率.

13-4 氢原子中的电子由量子数 $n = 5$ 的轨道跃迁到 $n = 2$ 的轨道时, 求氢原子辐射光子的波长.

13-5 电子束在铝箔上反射时, 第一级反射线的偏转角 (2φ) 为 $4°$. 已知铝的晶格常量为 0.405 nm, 求电子速度. (计算时忽略电子质量的改变.)

13-6 光子和电子的波长都是 0.2 nm, 它们的动量和总能量是否相同?

13-7 一电子显微镜的加速电压为 4.0 kV, 经过

该电压加速的电子的德布罗意波长是多少?

　　13-8　如果一电子的动量不确定度为 $\Delta p_x = 5.0 \times 10^{-25} \ \mathrm{kg \cdot m \cdot s^{-1}}$,那么该电子的位置不确定度 Δx 的最小值是多少?

　　13-9　按照玻尔理论,在氢原子基态中,电子的下列各量有多大?(a)量子数;(b)轨道半径;(c)角动量;(d)动量;(e)线速度;(f)作用于电子上的力;(g)动能;(h)势能.

（李忠贤　姬宇程）

本章习题答案

第十四章　激　光

激光　　受激辐射光放大

激光(laser)是**受激辐射光放大**(light amplification by stimulated emission of radiation)的简称,1964 年经钱学森教授建议而得此名,是 20 世纪最重大的科技成就之一.

激光的发明可追溯到 1916 年,爱因斯坦率先提出受激辐射的概念,并预言受激辐射的存在及光放大的可能性.1926 年根据受激辐射的特点,狄拉克提出制造量子放大器的可能性.1954 年汤斯制成受激辐射微波放大器,1958 年肖洛和汤斯进一步指出可以在可见光波段实现光放大,1960 年休斯航空公司的梅曼终于发明了世界上第一台激光器——红宝石激光器,从此人类拥有了激光这一利器.

由于激光具有无法比拟的特性,其突飞猛进地发展,促使光学理论及技术发生了革命性变化,派生出许多新技术、新学科:光电技术、激光加工技术、激光检测与计量技术、激光全息技术、激光光谱分析技术、超快激光学、激光化学、激光雷达、激光制导、激光分离同位素、激光可控核聚变、激光武器等,到 20 世纪 80 年代进一步发展形成一门新型学科——光电子学和光电子技术.激光与医学相结合也孕育出了新兴交叉学科——激光医学.

本章主要介绍激光的基本原理、特性及其在医学中的应用.

第一节　激光的产生原理

一、原子能级及粒子数能级分布

1. 原子能级

原子是由原子核和绕核运动的电子组成的.电子只能在一系列特定的轨道上绕核运动,即原子只能处在一系列特定的能量状态.原子的能级被定义为分立的原子能量值.在原子可能的能量状态中,其中能量最低者称为基态,即电子在离核最近的轨道上运动的定态;其余的都称为激发态,即电子在较远的轨道上运动的定态. 粒子(分子、原子、离子等)处于基态时最稳定,而处于激发态时则不稳定,且停留时间很短暂又互不一致. 因此,我们把大量粒子在某激发态停留时间的平均值称为该激发态的**平均寿命**(mean lifetime),一般在 $10^{-9} \sim 10^{-7}$ s. 某些平均寿命相对较长,为 $10^{-3} \sim 10^{-2}$ s,这种激发态称为**亚稳态**(metastable state).

平均寿命

亚稳态

动画:氢原子模型

处于某一能级的粒子可以跃迁到另外的能级,这种跃迁必然伴随着与外界的能量交换. 跃迁只在满足所谓选择定则的能级之间才能实现,这些规则就是所谓的跃迁规律. 实际上,能级之间跃迁的概率也并不一致,有的大,有的小. 粒子实现能级间跃迁的方式有以下两种:第一,交换的能量是光能,则称为光辐射或辐射跃迁;第二,如果电子跃迁中交换的能量是热运动的能量(非光能,如热能),则称为热跃迁,即非光辐射或无辐射跃迁. 与激光发射有关的辐射跃迁还包括受激吸收、自发辐射与受激辐射三种基本过程,将在随后的篇幅中描述.

2. 粒子数能级分布

(1)玻耳兹曼分布

在热平衡状态下,粒子数按能级的分布遵从玻耳兹曼定律:

$$\frac{n_2}{n_1} = \exp\left(-\frac{E_2 - E_1}{kT}\right) \tag{14-1}$$

式中,$k = 1.38 \times 10^{-23}$ J·K^{-1};T 为系统在此热平衡状态下的热力学温度;E_1、E_2 为原子的任意两个能级,且 $E_1 < E_2$;n_1、n_2 为处于能级 E_1、E_2 上的粒子数.

由上式知

$$\frac{n_2}{n_1} = \exp\left(-\frac{E_2 - E_1}{kT}\right) < 1 \tag{14-2}$$

即 $n_1 > n_2$. 因此,在正常状态下,因粒子处于基态最稳定,所以系统中处于基态的粒子数最多,能级越高,处于该能级的粒子数越少.

(2)粒子数正常和反转分布

在一个系统中,大量的粒子(原子、分子或离子)会在频繁的相互碰撞中交换能量,处于高能级的粒子不稳定,向低能级跃迁,这样,在达到热平衡状态时,处于低能级的粒子总比处于高能级的粒子多,这被称为**系统粒子数的正常分布**(population normal distribution),见图 14-1(a). 定义粒子数在能级上能实现 $n_1 < n_2$ 的分布称为**粒子数反转分布**(population inversion distribution),如

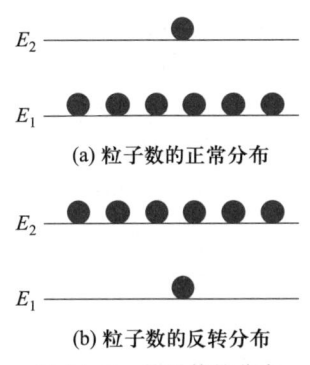

图 14-1　粒子数的分布

系统粒子数的正常分布

粒子数反转分布

图 14-1(b)所示. 这将破坏粒子在热平衡状态下的玻耳兹曼分布. 这种分布在辐射跃迁中将使受激辐射占优势, 入射光会得到光放大的效果. 显然, 这是一种非热平衡状态, 也称"负温度"状态.

二、粒子数辐射跃迁

基态是粒子能量最平衡、最稳定的状态, 从高能级发射到低能级的过程称为跃迁, 跃迁时释放的能量称为辐射. 前面我们提到, 粒子的光辐射即跃迁的形式有自发辐射、受激吸收和受激辐射三种.

1. 自发辐射

因处于激发态的粒子是不稳定的, 它们在激发态停留的时间非常短暂, 数量级一般为 10^{-8} s 左右. 根据能量最低原理, 在无外界干扰的情况下, 它们总要向低能级状态 (最稳定状态) 辐射, 并释放能量. 因此, 我们将这种高能级的粒子自发地跃迁到低能级, 并发射出一定能量的光子的过程定义为**自发辐射** (spontaneous radiation), 如图 14-2(a) 所示.

自发辐射的特点就在于: 自发辐射过程与外界作用无关, 只与粒子本身的性质有关. 在辐射过程中各个粒子都是自发地、独立地、随机地进行的, 互不影响, 因而每个粒子发射出的光子在所有方向上都杂乱无章地随机分布. 因为这种辐射是粒子从不同的高能级状态跃迁到不同的低能级, 所以释放的光子在频率、初相位、偏振态和传播方向上都彼此无关, 因此, 自发辐射发出的光不属于相干光. 普通光源发出的光都属于自发辐射, 因此, 普通光源发出的光也都不是相干光. 自发辐射所发射的光子的能量等于两个能级能量值之差, 即 $h\nu = E_2 - E_1$.

2. 受激吸收

原子通常处于基态, 如果吸收了外来光子的能量, 就会被激发到相应的高能级状态. 我们把这种低能级的粒子, 在频率为 $\nu(h\nu = E_2 - E_1)$ 的外来光子照射下, 受激跃迁到高能级, 并吸收一个光子的过程, 称为**受激吸收** (stimulated absorption), 如图 14-2(b) 所示.

受激吸收的特点: 这种跃迁是不会自发进行的, 必须有外来光子的激励, 且在此过程中外来光子不断被粒子吸收而减少, 处于低能级的粒子数越多, 受激吸收越强烈. 所以, 正常情况下, 这

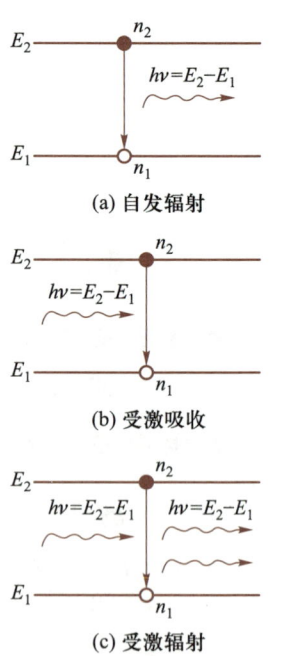

自发辐射

(a) 自发辐射

受激吸收

(b) 受激吸收

(c) 受激辐射

图 14-2　光辐射的三种基本形式

受激吸收

也是光通过物质后光的强度衰减的原因. 因此,受激吸收过程不仅与原子本身的性质有关,还与外界作用有关.

3. 受激辐射

处于激发态的粒子是不稳定的,它向低能级状态跃迁的方式有两种:第一,若该粒子不受外界的影响时,会自发地跃迁到基态;第二,若该粒子受到一个外来光子的作用时,它就会在向低能级跃迁的同时释放一个与外来光子状态相同的光子. 因此,我们把后者称为**受激辐射**(stimulated radiation),即处于高能级的粒子,在频率为 $\nu(h\nu=E_2-E_1)$ 的外来光子照射下,受激跃迁到低能级,并发射出一个与外来光子状态相同的光子的过程,如图 14-2(c)所示.

受激辐射的特点:受激辐射也不是自发进行的,也需要有外来光子(频率为 ν,$h\nu=E_2-E_1$)的照射. 其次,受激辐射发射的光子与外来光子具有相同的频率、相位、偏振态、速率和传播方向,所以,受激辐射发出的光是相干光. 如果有两个或多个光子再继续引起其他粒子的受激辐射,那么会得到更多完全相同的光子,从而实现了光放大. 这便产生了激光,因此激光也是相干光.

在光与粒子系统相互作用所发生的辐射跃迁中,以上三种基本过程总是不可分割、同时存在的. 但在不同条件下它们各自发生的概率并不相同,因而宏观效果也不相同. 哪种方式占优势,主要取决于物质中粒子数在各能级的分布情况.

受激辐射

三、激光产生的条件

要产生激光必须具备两个条件:一是实现激活介质的粒子数反转;二是光学谐振腔.

1. 实现激活介质的粒子数反转

要产生激光,必须产生受激辐射,且使受激辐射大于受激吸收. 正常情况下,物质中处于低能级的粒子总比处于高能级的粒子多,在受到外来光子照射时,受激吸收往往会大于受激辐射,因而不可能产生激光. 只有当物质中处于高能级的粒子数大于处于低能级的粒子数,即处于粒子数反转分布时,受激辐射才会大于受激吸收. 这是产生激光的必要条件.

为了实现粒子数反转,必须具备以下两个条件:第一,物质必须有合适的亚稳态能级结构和必要的能量输入系统(以便从外界输入能量);第二,外界有向激光工作物质供给能量的激励装置,将处于低能级的粒子激发到高能级上.

2. 光学谐振腔

实现了粒子数反转分布的激活介质,虽然能对光进行放大,但还不能得到激光. 因为最初的受激辐射是自发辐射光子诱发的,所以,受激辐射的光具有不同的传播方向,光强达不到我们的要求. 为了实现光放大,设计了光学谐振腔. 使受激辐射在有限体积的激活介质中能持续进行,光可被反复放大形成稳定振荡的装置,被称为**光学谐振腔**(optical resonator). 这样输出的光才是激光.

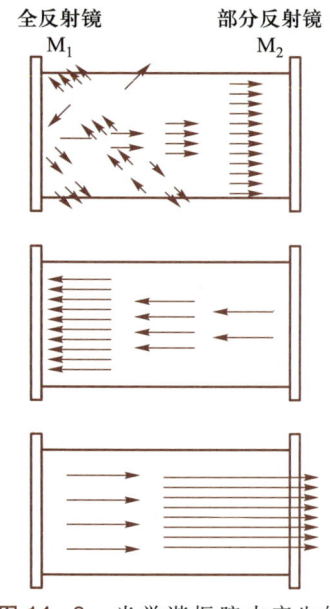

光学谐振腔是由与激活介质两端相互平行,且与激活介质轴线垂直的光学反射镜(平面或球面)组成,如图 14-3 所示. 其中一端为全反射镜 M_1(反射率 100%),另一端为部分反射镜 M_2(反射率大于 90%). 受激辐射中沿腔轴方向往返行进的光可被反射多次反复放大,直到足以抵偿各种损耗,此时就可在腔内形成持续而稳定的光振荡,由部分反射镜一端输出,便得到激光. 凡是不沿腔轴方向行进的光子都将很快通过腔的侧面逸出,自发辐射的光子也不能参与光振荡过程.

图 14-3　光学谐振腔内产生的激光

在激活介质产生受激辐射、形成光放大的同时,谐振腔内还存在许多光能的损耗因素. 第一类称为内损耗,是由于介质对光的折射、散射、吸收等造成的. 第二类为镜损耗,是由于反射镜产生的吸收、散射、衍射、透射等造成的. 因此,要产生激光,光学谐振腔还必须满足**阈值条件**(threshold condition),即光的放大超过或至少等于上述光损耗. 为了描述谐振腔的质量,引入品质因素 Q:

$$Q = 2\pi\nu \cdot \frac{\text{共振腔储存的能量}}{\text{每秒钟消耗的能量}}$$

腔内损耗越低则 Q 值越高,反之则 Q 值越低. 因损耗中包括输出部分,Q 值不是越高越好,因此在设计共振腔时应对其进行合理选择.

谐振腔的作用有以下四点:第一,维持光振荡,起到光放大的作用;第二,对输出激光束的方向给予限定;第三,有选频作用;第四,通过调节 Q 值等,改善激光的输出波形.

四、医用激光器

产生激光的装置称为激光器. 目前激光器有数百种. 激光器的分类方式也有很多. 按照工作物质的性质可分为气体激光器、固体激光器、液体激光器、半导体激光器和自由电子激光器;按激光的输出方式可分为连续型激光器和脉冲型激光器;按激光器的能量输出大小可分为大功率激光器、小功率激光器,其功率可大至兆瓦量级,小到几毫瓦. 我们知道的 He-Ne 激光器就属于小功率连续型原子气体激光器;红宝石激光器属于大功率脉冲型固体材料激光器.

不管哪种激光器,它们的结构非常类似,均是由三部分组成:工作物质、激励系统和光学谐振腔. 下面介绍医用红宝石激光器.

1960 年,梅曼研制出第一台红宝石激光器,1961 年激光就应用于医学领域——红宝石视网膜凝固机问世. 应用于医学领域的激光器一般可按工作物质形态(固体、气体、液体、半导体等)、发光离子(原子、离子、分子、准分子等)、输出方式(连续、脉冲等)以及波段、功率等进行分类. 常用的医用激光器如表 14-1 所示.

表 14-1 常用的医用激光器

类别	名称	输出方式	波长/nm	主要应用
固体	Ruby	脉冲	694.3	眼科,皮肤科,基础研究
固体	Nd:YAG	连续,脉冲	1 064	各科手术,内镜手术
固体	KTP/Nd:YAG	脉冲,连续	532	眼科,皮肤科,肿瘤科,微光束技术,内镜手术
固体	Ho:YAG	脉冲	2 120	脑外科,耳科,口腔科
固体	Er:YAG	脉冲	2 080,2 940	口腔科,眼科
气体	He-Ne	连续	632.8	各种弱激光治疗,全息照相,PDT,基础研究
气体	CO_2	连续,脉冲	10 600	体表与浅表腔各科手术,理疗
气体	Ar^+	连续	488,514.5	眼科,皮肤科,针灸,微光束技术,内镜手术,全息照相
气体	N_2	脉冲	337.1	肿瘤科,基础研究,理疗
气体	He-Cd	连续	441.6	肿瘤荧光诊断,针灸,理疗
气体	ArF	脉冲	193	眼科,PRK
气体	XeCl	脉冲	308	血管成形术
气体	Cu	脉冲	510.5,578.2	PDT,皮肤科
液体	Dye	连续,脉冲	300~1 300	眼科,PDT,皮肤科,细胞融合术,内镜手术
半导体	半导体	连续,脉冲	330~34 000	各科手术,内镜治疗,基础研究,弱激光治疗

目前,常用的医用激光机已有十几种. 医用激光机由激光器、激光电源和激光导光系统及支架、排烟装置等辅助设备组成,其核心是激光器. 导光系统有光导纤维和机械关节臂两类,前者是利用全反射原理使光在纤芯中无损传输,后者是利用反射定律使

光路能较灵活地改变,以达到输出端.

第二节 激光的特点

从本质上来说,激光与普通光源发出的光都是电磁辐射,但是它除了具有普通光的一切性质外,还具有普通光所没有的特性,使得在光的发射与传播时形成大的激光束.大量光子的整体行为有别于普通光束,因而激光的特性有方向性好、亮度高、单色性好、相干性好及偏振性好等.

一、方向性好

光能量在空间分布上的集中性称为方向性.自然光都是向四面八方发射的,常常使用聚光装置来改善其方向性.例如,把最好的探照灯发出的光射到月球上,其光斑面积要扩散到 78 km^2 左右,而将激光束射到月球上,光斑面积却不到 1 km^2,因此激光的方向性比现在所有的其他光源都好.激光具有很好的方向性,主要是因为受激辐射的光子行进方向相同及光学谐振腔对光束方向的选择作用,它只允许沿共振腔轴线方向传播的光在腔内共振,使最后的光束沿着与镜面垂直方向输出.发散角是衡量光束方向性好坏的标志.激光的发散角一般在 $10^{-4} \sim 10^{-2}$ rad,仅为自然光的 $1/10^4 \sim 1/10$.人们常常利用这一特性做精密长度测量.例如,曾利用月亮上反射镜对激光的反射来测量地球与月球之间的距离,其精度可达厘米数量级.激光束还被广泛用于准直、目标照射、通信和雷达等方面,因此它是理想的平行光束.

二、亮度高、强度大

亮度是衡量光源发光强弱程度的物理量,可表明光源发射的光能量对时间与空间方向的分布特性.激光的大量光子是集中在一个非常小的空间范围内射出的,光束发散角小,输出功率高,使得激光的亮度极高且被照处的辐照度很高,特别是超短脉冲激光的亮度是普通光源的 $10^2 \sim 10^{19}$ 倍.因此激光器是目前最亮的光源.例如,人工光源中高压脉冲氙灯的亮度最高,可与太阳亮度相比,而激光发明后,红宝石激光器的激光亮度却能达到太阳表面亮度的几亿倍.

对于同一光束,强度和亮度成正比.激光亮度极高,方向性好,能聚焦成非常小的光斑,因而它的强度要比自然光强度大得多.目前激光的输出功率可达 10^{13} W,可聚焦到 $10^{-3} \sim 10^{-2}$ mm 范围之内,强度可达 10^{17} W·cm^{-2},而氧炔焰的强度不过 10^{3} W·cm^{-2}.这一特性可用于制造激光武器及工业上的打孔、切割和焊接等.也可利用高强度脉冲激光加热氘和氚的混合物,使其温度达到 $5 \times 10^{7} \sim 2 \times 10^{8}$ ℃,可用于实现受控热核聚变.利用这一特性,激光可用作手术刀或应用于体内碎石.

三、 单色性好

单色光就是具有单一频率的光.**谱线宽度**(line width)是衡量光的单色性好坏的物理量.谱线宽度越窄,光波的颜色越纯,单色性越好.自然光光子频率各异,含有各种颜色.单色性表明光能量在频谱分布上的集中性.受激辐射发光频率中心只有一个,因为光学谐振腔的选频作用而使其具有很好的单色性.例如,普通光源中单色性最好的氪(^{86}Kr)灯(605.7 nm)谱线宽度为 4.7×10^{-4} m,而氦氖激光器发出的红光(632.8 nm)谱线宽度则小于 10^{-8} nm,两者相差数万倍.所以激光器是目前世界上最好的单色光源.

谱线宽度

四、 相干性好

由自发辐射得到的普通光都是非相干光,而受激辐射的光子特性使激光具有很好的相干性.光的相干性分为光的空间相干性和光的时间相干性两类.光的时间相干性是指空间同一位置在相同时间间隔 $\tau_c (L_c = c\tau_c)$ 内的相位关系不随时间变化.相干时间(τ_c)或相干长度(L_c)越长,则光的时间相干性越好.相干时间就是粒子发光的持续时间,而粒子在受激辐射时能级的平均寿命 τ 就是粒子相应的发光持续时间,因此有

$$\tau_c = \tau \propto \frac{1}{\Delta\nu} \qquad (14-3)$$

粒子受激辐射高能级的平均寿命越长,其谱线宽度($\Delta\nu$)越窄,因此激光的时间相干性越好.上式也表明了时间相干性与单色性的

关系,时间相干性越好,其单色性越好;时间相干性越差,其单色性也越差.空间相干性就是指空间不同位置在同一时刻的相位关系不随时间而变化.满足此相干性的空间发光范围称为相干面积,相干面积越大,光的空间相干性就越好.激光因其受激辐射的特点,各光子的频率、振动方向、相位高度一致,且有恒定的相位差,所以激光的空间相干性很好.总的来说,空间相干性越好,其方向性就越好;空间相干性越差,其方向性也越差.

五、偏振性好

激光受激辐射的特点决定了各个光子的偏振方向都相同,利用共振腔输出端的布儒斯特窗在临界角时只允许与入射面平行的光振动通过,可输出偏振光.因此,激光具有很好的偏振性.

激光的这些特性是彼此联系的,可总结为两个方面:第一,与普通光源相比,激光是最强的光,这是由于激光能量在空间、时间及频谱分布上的高度集中的特点,使激光成为极强的光;第二,激光是单色相干光,而普通光源是非相干光.很明显,这些特性都是由激光特殊的发射机制和光学谐振腔的作用而产生的.

第三节 激光的应用

一、激光的生物作用

激光的生物作用是指激光和生物组织相互作用后所能引起生物组织的任何变化.激光的生物作用和作用机制是激光诊断和治疗的理论依据.激光生物作用的强弱不仅与激光的性能有关,还与生物组织的性质有关.在医学领域,激光若能直接对被照射的生物组织造成不可逆性损伤,称其为强激光;若不能直接造成不可逆性损伤,称其为弱激光.当然强和弱也是相对的.

激光的生物作用可分为五种:热作用、压强作用、强电磁场作用、光化作用和生物刺激作用.现分别阐述如下.

1. 热作用

生物组织受激光照射后,吸收的光能转化为热能,温度升高的现象称为激光的热作用.可见激光和紫外激光等强激光光子能量大,照射生物组织时,生物分子吸收光子能量,电子向高能级跃迁.跃迁至激发态的电子重新向基态跃迁时将释放能量,释放的能量转化为热能,使其周围分子热运动加剧、温度升高,这一过程称为间接生热.临床上利用强激光的热作用来清除疣、痣等各种皮肤赘生物,或用于凝固出血点、封闭破孔等.红外激光等弱激光光子能量小,照射生物组织时,光子被生物组织吸收而使内部分子热运动加剧,温度升高,这一过程称为直接生热.弱激光的热效应可以促使血管扩张,血液流动加强,从而改善生物组织局部营养状态,促进伤口和溃疡愈合,或起到镇痛和缓解肌肉痉挛等作用.激光热效应具体表现为哪种形式,一方面取决于激光的输出参量、作用时间,另一方面取决于生物组织的光学、热学特性等诸多因素.大量实践证明,生物组织受照射部位的升温与激光的能量密度呈正比例关系,与辐射时间呈指数关系.对于生物组织来说,短时、高温和长时、低温都可造成组织破坏.

如果曝光持续时间短于 1 s,温度即使升高到 70 ℃,组织依然可以耐受.若曝光持续时间超过 10 s,升温至 58 ℃,组织就会被破坏,当持续时间超过 1 min 时,组织温度即使只有 45 ℃,也会引起细胞蛋白质变性,造成细胞损伤.当皮肤吸收超过安全阈值的激光能量后,受照部位的皮肤将随剂量的增大而依次出现热致红斑、水泡、凝固及热致碳化、沸腾、燃烧及热致汽化.激光的热作用以及生物组织的热特性是实用激光治疗的重要条件之一.

2. 压强作用

激光的压强作用是指激光照射生物组织后,直接或间接产生的对组织的压强作用.激光光子与生物组织作用,产生直接压强或一次较小压强,在激光治疗中的应用不大.生物组织吸收强激光造成的热膨胀和相变以及冲击波、超声波、电致伸缩等引起的压强,称为二次压强.激光的二次压强较大,一般比一次压强大 6~7 个数量级.据戈尔德曼研究脉冲对程为 5×10^{-8} s 的 Q 开关激光所产生的冲击波压力,可大于 10 个标准大气压.由激光导致的生物细胞的压强变化可以改变生物细胞、组织的形状.使得生物细胞、组织内部或组织之间产生机械力,从而对生物细胞、组织产生巨大的影响.激光的压强作用已被应用于在眼睛上房角处打孔,以沟通房水、降低眼压、治疗青光眼、治疗后发性白内障和玻璃体积血后形成的机化索条等,还应用于激光手术刀、激光近视手术等.

3. 强电磁场作用

激光是电磁波,而生物体作为介质具有电导和电容,在激光强电场作用下会发生一些变化,如电致伸缩效应,这种效应可使生物组织产生电致伸缩压和超声波,从而引起细胞破裂或发生水肿.另外,激光的强电场会使生物组织产生极化,形成等效偶极子,而偶极子的振动会产生作用于生物体的高次谐振波,如 Q 开关激光和锁模激光与生物体作用时,会在组织内产生 $10^6 \sim 10^9$ V·cm^{-1} 的高强电场,使组织中产生光学谐振波、等离子体、受激布里渊散射、受激拉曼散射等,导致生物组织电系统的重新分布,使无序的生物分子发生电离、极化等,最后趋于有序.有资料表明,电磁场使细胞膜表面蛋白质分子产生电泳作用,改变膜表面的电荷分布,调节受、配体结合,激活信号传导系统,最终导致细胞生命活动的改变.

4. 光化作用

生物光化作用就是当激光照射生物组织时,生物大分子吸收了激光光子的能量,受激跃迁到激发态.在它从激发态跃迁到基态而不返回其原来分子能量状态的弛豫过程中,多余的能量消耗在它自身化学键的断裂或新键的形成上,其发生的化学作用即为原初光化作用.在原初光化作用过程中形成的产物,大多数极不稳定,它们继续进行化学作用直至形成稳定的产物,这种光化作用称为继发光化作用,前后两种作用组成了一个完整的光化作用过程,这一过程大致可分为光致分解、光致异构、光致氧化、光致聚合及光致敏化五种主要类型.光致异构作用将使核酸和蛋白质变性,使酶失去活性;光致分解作用的结果产生自由基等活性物质;光致敏化作用是指生物系统中所特有的由光引起的、在敏化剂参与下发生的化学反应,包括光动力作用和一般光致敏化作用.其中敏化剂能有选择地长时间集中于体内肿瘤病变组织,并在适当波长的激光照射下发生光致敏化作用.因此,光致敏化作用对肿瘤的治疗具有重要的意义,激光-血卟啉光动力学治疗就是最典型的应用.

5. 生物刺激作用

生物刺激作用主要指弱激光的作用.弱激光和很多生物刺激作用相类似,如超声波、针刺、针灸和热的物理因子,这种生物作用是低功率激光作用的结果,无法用热作用、压强作用、光化作用和强电磁场作用解释.

目前研究发现它对生物分子、细胞、细菌和微生物都有作用.一般能量密度小时起促进作用,能量密度大时起抑制作用.同时刺激作用有累积效果,最终效果取决于总剂量,刺激作用强弱与刺激次数(等间隔、等剂量)的关系呈抛物线特征.

激光是一种刺激源,生物体对这种刺激的应答反应可能是促进,也可能是抑制.目前已知弱激光照射可以影响机体的免疫功能,其刺激作用可以促进受伤神经组织再生,引起神经功能的变化;弱激光还对白细胞的噬菌作用,氨基酸、蛋白质、核酸、血红蛋白的合成,糜蛋白酶的活性,细菌生长、创伤愈合、毛发生长等,都具有一定的促进或抑制作用.

二、 激光在医学研究中的应用

激光基础医学研究在激光医学应用中占有相当重要的地位,主要有以下几个方面.

1. 激光照射生物组织的温升分布计算与分析

在激光生物医学应用中,激光常用来切割或凝固组织,其基本机制是热作用. 热作用是普遍存在的,因此,研究激光照射生物组织的温升分布具有很重要的意义.

2. 激光对生物分子、细胞、组织的作用

在基础医学发展中,光学技术得到了广泛的应用. 各种光学显微镜的使用使研究进入了细胞水平;电子显微镜及其特征显微技术又将研究推进到亚细胞水平,甚至开始深入到分子水平. 因激光受激辐射的特点,取代了传统的普通光源进行照射. 激光作为刺激源可在分子水平上调整蛋白质与核酸的合成与活性,影响DNA 的复制、各种酶的活性与氨基酸的变化等.

利用激光照射,科学家们对细胞器、细胞质、细胞核及细胞性质与功能等的影响进行了广泛研究,同时,激光细胞生物学也逐渐成为一门新的学科.

用激光照射组织,当剂量足够大时会对组织造成损伤甚至完全破坏组织. 实际上,这种损伤分为热损伤和非热损伤. 一般多为热损伤,由于热作用而引起组织凝固、碳化、汽化. 另一类非热损伤主要是压强作用引起的冲击波对组织的损伤,甚至是远距离损伤. 激光除对组织有损伤作用外还有修复作用. 因激光的生物刺激作用加上温热、光化、机械等作用对细胞的影响及对修复机制的调动,使受损伤组织在一定剂量范围内照射下可达到修复效果.

三、 激光的临床应用

诊断和治疗是临床医学的两大根本任务. 下面介绍激光在诊断和临床治疗中的应用.

1. 激光在诊断中的应用

诊断是治疗疾病的前提.疾病治疗水平的提高依赖于诊断准确率的提高,而诊断准确率的提高则依赖于科学技术的发展.激光作为 20 世纪重大科技发明之一,为诊断学提供了方法和手段.

激光技术不但能从细胞水平鉴别其形态和功能异常,还能从分子水平精确测定其微观结构;可以静态观察,也可以研究细胞核生物分子的微观运动和瞬变过程;能实现平面观察,也可获得三维信息.

激光诊断的方法一般有:激光光谱分析法(荧光光谱、拉曼光谱等)、激光干涉分析法(全息术、散斑技术、视觉对比敏感度测量等)、激光散射分析法(多普勒技术、静态动态散射技术和闪烁细胞计等)、激光衍射分析法(用于红细胞变形能力测量)、激光透射分析法(用于检查软组织肿物)、激光偏振法(用于鉴别肿瘤细胞)及其他激光分析法(流式细胞仪、扫描检眼镜等).

2. 激光在治疗中的应用

治疗是指采取措施去消除疾病,包括去除病因、消除症状、改善机体功能、减少病人痛苦和促进病人恢复健康等过程.激光治疗是激光医学要研究的最重要的内容,是激光在医学应用中最成熟的领域.

激光作为一种手段已广泛应用于医学各科(包括内科、外科等)的治疗,目前基本方法有激光针灸术、激光理疗术、激光内镜术和激光光动力术等.

(1)激光手术治疗:以激光束代替金属的常规手术器械对组织进行分离、切割、切除、凝固、焊接、打孔等以去除病灶组织为目的的治疗手段.手术用的激光治疗机统称光刀,按其作用机理分为热光刀和冷光刀.激光手术有多功能、止血效果好、感染少、质量高、可选择性破坏特定组织等优点,还可做各种精细的显微手术.

(2)弱激光治疗:弱激光因其特有的生物刺激作用被用于治疗几十种疾病.其方法主要有三种,即激光理疗、激光针灸和弱激光血管内照射疗法.激光理疗是指用弱激光作为理疗的物理因子进行治病的疗法;激光针灸是利用弱激光的生物刺激作用代替传统的毫针和燃着的艾绒的刺激作用进行治疗的方法.

光动力学疗法

图片:内窥镜

(3)激光光动力学治疗:有分子氧参加的光致敏化作用称为光动力作用,利用光动力作用治疗疾病的方法称为**光动力学疗法**(PDT).此方法主要治疗恶性肿瘤.

(4)激光内镜术治疗:通过内镜对内腔疾病进行激光治疗的方法,可做腔内手术、理疗与光动力学治疗,具有很大的发展前景.

第四节　激光的危害与防护

激光危害
激光防护

　　激光装置对人体和工作环境造成的有害作用称为**激光危害**（laser hazard），针对激光危害所采取的安全对策称为**激光防护**（laser precaution）.激光对人体可能造成的危害有两种.一种是直接危害，即超阈值的激光照射将对眼睛、皮肤、神经系统以及内脏造成损伤.另一种是与激光器有关的危害，电气危害、辐射危害、化学危害和机械危害等，通常只考虑辐射危害.其中，激光对眼睛的损伤最为严重.本文主要介绍激光对眼睛和皮肤的危害和防护.

一、激光的危害

　　1. 激光对眼睛的伤害

　　激光对人眼造成的伤害主要和激光束的波长、激光束的入射角、激光束的入射强度、相对激光器的距离及瞳孔的大小有关.下面分别加以介绍.

　　（1）不同波长的激光

　　由于人眼对不同波长的激光的透射和吸收均不同，而且不同波长激光对人眼伤害的部位也不同，眼睛的屈光介质的聚焦能力强，则高强度激光聚焦在视网膜上，能量密度和功率会很高，感光细胞层会迅速升温，使感光细胞凝固变性坏死，伤害达到一定程度后可导致永久性失明.激光辐射造成的眼伤主要有光致角膜炎、角膜凝固、晶状体混浊等.因远红外激光几乎全被视网膜吸收，所以会造成视网膜的损伤，引起角膜炎、结膜炎、眼痛、异物感、眼睛充血、视力下降等.近红外辐射和可见光对眼睛的损害主要集中于视网膜，会引起晶状体混浊.近紫外激光几乎全被晶状体吸收，远紫外激光则多被角膜吸收，会引起角膜混浊.微波和 γ 射线对眼睛的损害主要集中于晶状体和视网膜，会引起晶状体混浊.

　　（2）不同入射光强度的激光

　　对于波长一定的激光，对眼睛的损害程度取决于进入眼睛的总能量、能量密度或功率密度.小功率的近红外线和可见光不会造成眼睛的急性损伤，只有视网膜上热量累积的速度大于散热速度时，视网膜的温度才会上升.功率密度越大，照射时间越长，那么视网膜的温度上升得越快.一般来说，温度高于正常眼睛温度

$10\sim20$ ℃时,将会引起视网膜的损伤.

（3）不同入射角的激光

不同入射角的激光进入眼内对眼睛造成的伤害不同.当激光束平行于视轴直射眼内时,在视网膜最薄的黄斑区中央凹处聚焦,产生能量密度非常高而面积又小的光斑,这样会对视觉产生较大的、不可逆转的伤害.当激光束以偏离视轴一定角度入射人眼时,视像的聚焦光斑将会落在黄斑区以外的视网膜上.这样,这个部位感光细胞分布密度较小,视网膜较厚,因单位面积上接收到相同能量后的温升小,而且周围存在许多毛细血管,可通过血液循环带走部分能量,使得温升变小,因而造成的伤害较轻.当激光束偏离更大的角度入射时,此时可被虹膜挡住而不会进入眼底.

（4）激光器距离

因各种激光在大气中传播时,均会出现不同程度的衰减.因此眼睛与激光器距离越远,激光的危害性也越小.但需注意的是,激光束的发散角小,光强与其距离的平方就不成反比.因此隔室操作会避免这样的伤害.

（5）瞳孔的大小

瞳孔大小直接影响激光束进入眼底的多少.瞳孔小,激光束进入眼底的就少,所以缩小瞳孔可进一步保护视网膜.眼睛在暗环境和敞亮环境中的瞳孔透光面积相差 20 倍以上.所以,为了保护眼睛,应在明亮的激光工作室调试激光器.否则,就应注意保护眼睛.

2. 激光对皮肤的伤害

激光对皮肤的损伤程度和激光的波长、照射量、皮肤颜色、组织水分、角质层厚薄有关.前三个因素是最主要的.

激光对皮肤的损害主要是激光的热作用导致的.吸收能量之后,局部温升的程度不同,造成的损伤也不同.损伤皮肤的主要激光波段为紫外线和远红外线.紫外线对皮肤的作用主要是光化作用,当紫外线照射皮肤时可引起皮肤红斑、老化,过量的照射可能会引起癌变.远红外线对皮肤的作用是热灼伤.此类激光功率较小,能使毛细血管扩张,导致皮肤发红发热,热灼伤的程度会随激光能量密度的增大而增大.

另外,皮肤中的黑色素颗粒也会将激光能量转化为热能而形成一个热源,并很快向四周扩散,从而引起周围蛋白质凝固,导致细胞核组织的破坏和死亡.因此,黑色素颗粒越多,光能转化为热能的效率就越高,造成蛋白质的凝固比例也越大,细胞的死亡率也越高.

二、激光的防护

激光的安全防护可从以下几个层面出发:

1. 某固定的保护装置可直接装配在某激光器中,也可采取一定的措施,使激光束不能在无意的情况下伤人,在失误时将损伤程度降至最小.

2. 制定合理的规章制度(包括激光器的工作环境及激光管理程序),在有控制的环境中使用激光器,尽量避免可能的损伤.

3. 个人安全:操作人员要有高度的安全意识,严格按照流程进行规范操作,避免直接或间接的激光照射,佩戴与激光输出波长相匹配的防护眼镜;尽量减少身体暴露面积,使得人体接收剂量在国家安全标准之内.另外,要定期对工作人员进行体检,发现问题及时治疗.

第十四章习题

14-1 请简述自发辐射、受激辐射、亚稳态的概念及特点.

14-2 何谓粒子数反转分布?实现粒子数反转分布的条件是什么?

14-3 激光产生的条件是什么?激光的特性有哪些?是怎样形成的?

14-4 激光器由哪几部分组成?它们对于形成激光各有什么作用?请描述激光输出的全过程.

14-5 简述光学谐振腔的工作原理、构造及其作用.

14-6 由谐振腔品质因数 Q 的定义求证 $Q=$ $2\pi \dfrac{nL}{\lambda\delta}$,式中 L 为谐振腔的长度,δ 为腔内能量的单程损耗率.

14-7 激光器有哪些类型?

14-8 激光有哪些生物作用?影响因素有哪些?

14-9 激光在医学领域有哪些主要应用?

14-10 激光对人眼和皮肤会有哪些危害?伤害的程度与哪些因素有关?

14-11 如何采取对激光的防护措施?使用者要注意什么?

(马兴星)

本章习题答案

第十五章　X　射　线

　　1895 年德国物理学家伦琴在进行稀薄气体放电实验时发现了 X 射线,因为当时不知道其本质,所以称其为 X 射线,又叫伦琴射线. X 射线是一种波长在 0.001 ~ 10 nm、频率在 $3 \times 10^{16} \sim 3 \times 10^{20}$ Hz 的电磁波. X 射线具有穿透能力,X 射线通过手掌可以在胶片上形成骨骼影像,在医学上有着极为重要的应用价值,已成为现代医学不可缺少的工具. 本章主要介绍 X 射线的产生、X 射线谱、X 射线的性质、X 射线通过物质后的吸收规律及 X 射线在医学上的应用.

第一节　X 射线的产生

　　X 射线是由高速运动的电子流轰击阳极靶而产生的,可将电子的动能转化为 X 射线的能量.

一、X 射线的产生装置

　　X 射线发生装置主要包括:X 射线管、低压电源、高压电源和整流电路四部分,如图 15-1 所示.

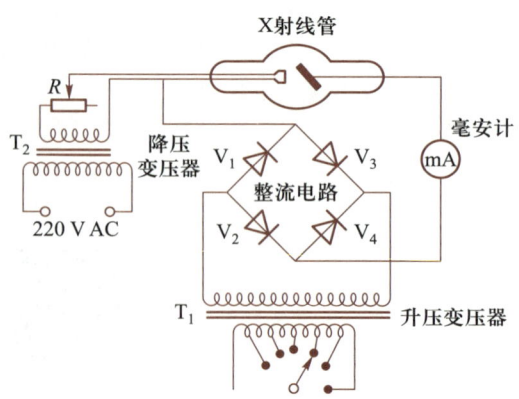

图 15-1　X 射线产生装置的基本结构

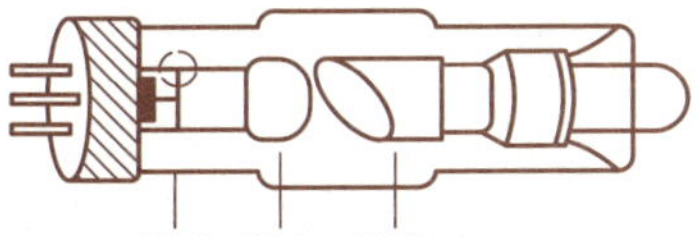

1. X 射线管

X 射线发生装置的核心部分是 X 射线管,现代常用的是热阴极 X 射线管,其结构如图 15-2 所示,是将阴极和阳极封装在一个高度真空(尽可能减少电子在运动过程中的能量损耗,保护灯丝不被氧化)的硬质玻璃管中. 阴极由耐高温的钨丝制成,用低压电源单独供电,以加热钨丝发射电子,电子在强电场的作用下高速飞向阳极形成管电流,常用毫安(mA)为单位. 阳极与阴极相对,是由钨板(是接受高速电子流撞击的靶)和铜圆柱体(主要起散热作用)制成.

外壳　阴极　阳极

图 15-2　热阴极 X 射线管

2. 低压电源

由降压变压器 T_2 和调节阴极钨丝电流的变阻器 R 组成的低压电源(一般为 5~10 V)可用来给阴极供电,通过改变 R 的值,可以改变阴极钨丝电流,即改变阴极发出的电子数,从而控制管电流.

3. 高压电源

升压变压器见图 15-1 中的 T_1,通过调节初级线圈,可以作为高压电源调节输出电压,提供阴极与阳极之间的高压.

4. 整流电路

由四个大功率的二极管组成的全波桥式整流电路,将升压变压器次级线圈输出的高压交流电变成了高压直流电,在 X 射线管工作时阴极和阳极之间可获得数千伏至数十万伏的直流高压,称为管电压,常用千伏(kV)为单位.

二、 X 射线的产生过程

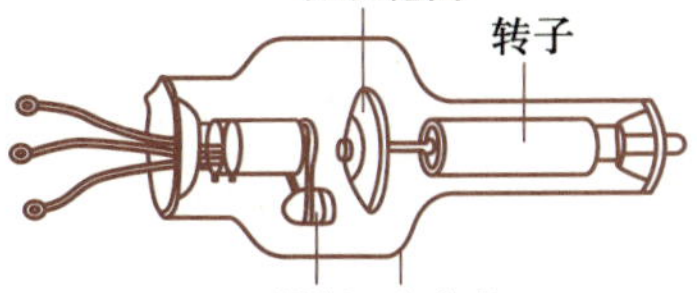

当高速电子流轰击阳极靶时,急剧减速,此时电子的动能会有少部分(不到 1%)转化为 X 射线的能量,产生 X 射线,而其余 99% 以上的动能都转化为热能,使阳极靶升温. 为提高阳极靶的使用寿命,通常把受电子轰击的钨或钼靶镶嵌在热导率较大的铜座上,以便更好地降温. 大功率的 X 射线管常做成旋转阳极式 X 射线管,如图 15-3 所示,使电子轰击点不断地改变而降温. 还常采用散热片对阳极通风冷却,或把阳极做成中空的,用流动的冷却油降温,并把整个 X 射线管完全浸在绝缘油中.

阳极靶面　转子

射极　玻璃壳

图 15-3　旋转阳极式 X 射线管

三、 有效焦点和实际焦点

阳极靶面上被高速电子流轰击的实际面积称为实际焦点,如

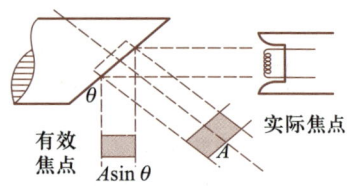

图 15-4 有效焦点和实际焦点

图 15-4 所示,它的大小与灯丝形状有关,长灯丝形成的焦点称为大焦点,短灯丝形成的焦点称为小焦点,一般在用 X 射线诊断时采用小焦点,治疗时采用大焦点. 在 X 射线投照方向上实际焦点的投影面积称为有效焦点,如图 15-4 所示. 一般 X 射线管的阳极靶面均为斜面,图中实际焦点的面积为 A,θ 角是靶面与垂直于电子流的方向之间的夹角,有效焦点的面积近似等于 $A\sin\theta$,大约只有实际焦点面积的 $1/4 \sim 1/2$,近似成正方形. 有效焦点越小,在荧光屏或照相底片上所成的 X 射线影像越清晰.

第二节 X射线的强度与硬度

一、X射线的强度

强度

视频:X射线的强度和硬度

X 射线的**强度**(intensity)表示 X 射线的"量",是指单位时间内通过垂直于 X 射线方向单位面积的辐射能,通常用 I 来表示,单位是 $\mathrm{W \cdot m^{-2}}$. 它与两个因素有关:一是靶在单位时间内发出的光子数目,分别用 $N_1, N_2, \cdots, N_n$ 表示;二是每个光子所具有的能量,分别用 $h\nu_1, h\nu_2, \cdots, h\nu_n$ 表示,则 X 射线的强度 I 为

$$I = \sum_{i=1}^{n} N_i h\nu_i = N_1 h\nu_1 + N_2 h\nu_2 + \cdots + N_n h\nu_n \qquad (15-1)$$

因此,轰击阳极靶的电子数越多,靶辐射出来的光子数就越多,X 射线的强度就越大. 可见,X 射线的强度与管电流成正比. 因为光子数量不易测出,通常是规定一定的管电压,通过调节管电流来控制 X 射线的强度. 因此,医学上用管电流(单位:mA)表示 X 射线的强度.

在一定的管电压下,因 X 射线的照射具有累积效应,所以 X 射线的总辐射能量通常采用管电流(单位:mA)和辐射时间(单位:s)的乘积来表示,其单位为 mA · s.

二、X射线的硬度

硬度

X 射线的**硬度**(hardness)表示 X 射线的"质",是指 X 射线对物质贯穿本领的大小. X 射线的硬度只取决于 X 光子的能量,而与光子数目无关. X 光子的能量越大,越不容易被物质吸收,贯穿本领就越强,则硬度就越大.通过增加 X 射线管两端的管电压可增大轰击靶面电子的动能,可以增加发射的 X 光子的能量,进而提高了 X 射线的硬度,即调节管电压可控制 X 射线的硬度.因光子能量不易测出,通常在医学上用管电压(单位:kV)来表示 X 射线的硬度.

医学上根据 X 射线的用途,把 X 射线按硬度分为极软 X 射线、软 X 射线、硬 X 射线和极硬 X 射线四类,它们的相关数据及用途见表 15-1.

名称	管电压/kV	最短波长/nm	主要用途
极软 X 射线	5~20	0.25~0.062	软组织摄影、表皮治疗
软 X 射线	20~100	0.062~0.012	透视和摄影
硬 X 射线	100~250	0.012~0.005	较深组织治疗
极硬 X 射线	250 以上	0.005 以下	深部组织治疗

表 15-1 按硬度分类的 X 射线的相关数据

第三节 X 射线谱

X 射线管产生的 X 射线包含不同波长的成分,X 射线谱是指 X 射线的强度按波长排列的图谱.X 射线谱包含连续 X 射线谱和特征 X 射线谱两部分.

一、连续 X 射线谱

1. 轫致辐射产生连续 X 射线谱

当高速电子流轰击阳极靶时,在靶原子核的强电场作用下,电子的速度会发生急剧变化,使一部分动能转化为光子的能量,以 X 射线的形式向外辐射,这种辐射称为轫致辐射.

由于各个电子与靶原子核作用时的动能不同,运动的轨迹到靶原子核的距离也不同,导致每个电子损失的动能不同,这样辐射出来的 X 光子的能量也不同,从而形成了具有不同频率(波长)的连续 X 射线谱.

2. 连续 X 射线谱的特性

在管电压较低的情况下,只会产生连续 X 射线谱,钨靶 X 射线管在较低管电压下产生的连续 X 射线谱如图 15-5 所示,由图

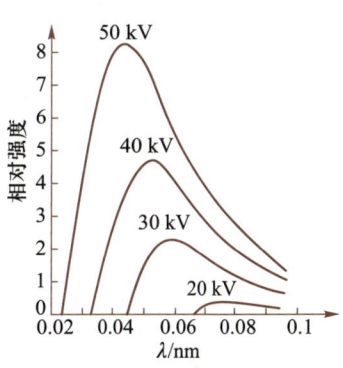

图 15-5 钨靶的连续 X 射线谱

可见,四种不同的管电压产生的连续谱的位置不同,见图中的四条曲线,但具有以下特点:在确定的管电压下,连续 X 射线的相对强度都是从短波开始逐渐增大到最大值后又很快下降;在相对强度为零处连续 X 射线都拥有一个最短波长,称为该管电压下的**短波极限**(short-wave limit),用 $\lambda_{\min}$ 来表示;当管电压增大时,各波长的相对强度都在增加,强度最大处对应的波长和短波极限都向短波方向移动.

短波极限

例题 15-1

设电子质量为 m,电荷量绝对值为 e,速度为 v,试求连续 X 射线谱中短波极限 $\lambda_{\min}$ 与管电压 U 的关系.

解:设 $\nu_{\max}$ 是与短波极限 $\lambda_{\min}$ 对应的最高频率,由 $\Delta E = h\nu_{\max}$ 可得

$$\frac{1}{2}mv^2 = eU = h\nu_{\max} = h\frac{c}{\lambda_{\min}}$$

即

$$\lambda_{\min} = \frac{hc}{e} \cdot \frac{1}{U} \qquad (15\text{-}2)$$

如果把 h、c、e 的值代入上式,且管电压的单位为 kV 时,则可得

$$\lambda_{\min} = \frac{1.242}{U} \qquad (15\text{-}3)$$

式中,U 的单位为 kV,λ 的单位为 nm. 式(15-3)表明,管电压越高,连续 X 射线谱的短波极限 $\lambda_{\min}$ 越短,即短波极限与管电压成反比,与靶物质的种类无关.

例题 15-2

当管电压为 100 kV 时,计算所产生的 X 射线的短波极限和 X 光子的最大能量.(已知:$h = 6.626\times10^{-34}$ J·s,$c = 3.0\times10^{8}$ m·s^{-1}.)

解:根据公式 $\lambda_{\min} = \dfrac{1.242}{U}$(nm),将已知数据代入,得

$$\lambda_{\min} = \frac{1.242}{U} = 0.012\ 42(\text{nm})$$

再利用 $E = h\nu$ 和 $\nu = c/\lambda$,得

$$E_{\max} = h\nu_{\max} = h\frac{c}{\lambda_{\min}}$$

$$= 6.626\times10^{-34}\times\frac{3.0\times10^{8}}{1.242\times10^{-11}}\ \text{J}$$

$$= 1.6\times10^{-14}\ \text{J}$$

$$= 100\ \text{keV}$$

即管电压为 100 kV 时,X 射线的短波极限为 0.012 42 nm,X 光子的最大能量是 100 keV.

二、 特征 X 射线谱

1. 内层电离作用产生特征 X 射线谱

钨靶 X 射线管在管电压升到 70 kV 以上时,在连续谱线上波长 0.02 nm 附近出现了四条强度很大的线状谱,该组谱线的位置不随管电压的升高而改变,即为钨靶的特征 X 射线谱(又叫标识 X 射线谱或线状 X 射线谱),如图 15-6 所示.

视频:特征 X 射线谱

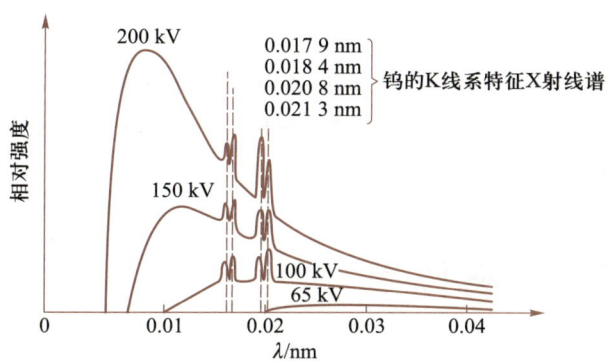

图 15-6　较高管电压下钨靶的 X 射线谱

特征 X 射线谱的产生过程与连续 X 射线谱类似,连续 X 射线谱是因靶原子外层电子的跃迁,而特征 X 射线谱是因靶原子内层电子的跃迁. 当高速电子的动能足够大时,它能进入靶原子内与内壳层电子相互作用并将其击出原子之外,使原子内层某一轨道上出现了一个空位而产生内层电离,高能级的电子跃迁到此空位的过程中,会发出一个光子,即产生了特征 X 射线.

图 15-7 给出了钨靶的 K 线系特征 X 射线谱的产生原理,如果靶原子中被打出去的是 K 层电子,则出现的电子空位就会被 L 层、M 层或更外层的电子填补,并在跃迁过程中产生特征 X 射线,其谱线能量等于两个能级的能量差,由此产生的谱线,通常以 K_α,K_β,K_γ,… 表示,称为 K 线系特征 X 射线谱;如果空位出现在 L 层,这个空位就可能由 M 层、N 层、O 层电子来填补,并同样在跃迁中产生特征 X 射线,以符号 L_α,L_β,… 表示,称为 L 线系特征 X 射线谱. 以此类推,还有 M 线系、N 线系等. 这些跃迁不是在一个原子中发生的,而是很多原子中发生跃迁的总和.

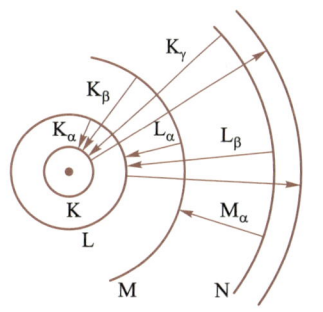

图 15-7　钨靶特征 X 射线谱的产生原理

2. 特征 X 射线谱的特性

对于一定的靶材料,当管电压变化时,连续谱会发生相应的变化,但其特征谱的尖峰的位置不会改变. 对于钨靶,当管电压小于 50 kV 时,只产生连续 X 射线谱. 当管电压大于 70 kV 时,出现了特征 X 射线谱,即连续谱上的几个尖峰,且不随管电压的变化而变化.所以,特征谱的波长是确定的,与管电压无关,完全取决于阳极靶的材料.因为每种元素都有特定波长的特征 X 射线谱,所以可成为这种元素的特征,利用这一特性可以对未知成分的物质进行元素成分分析.

第四节　X 射线的性质

X 射线是波长很短、光子能量很高的电磁波,不可见也不能用玻璃透镜聚焦,除了具有反射、折射、衍射等电磁波的一般性质外,还具有以下重要特性.

一、电离作用

X 射线能使物质中的原子或分子电离.因此在 X 射线的照射下,气体分子能够被电离而导电,利用这一特性,可测量 X 射线的强度和进行某些疾病的治疗.

二、荧光作用

当 X 射线与一些物质如硫酸锌、铂氰化钡、磷、钨酸钙等作用时,能使这些物质的原子或分子处于激发态,当它们回到低能级时便发出荧光.荧光作用在医疗上可用于制作荧光屏,来观察 X 射线透过人体后产生的影像.

三、光化作用

X 射线能使很多物质发生光化作用,如使照相底片感光,X 射线摄影就是利用这一特性.

四、生物效应

X 射线照射到生物体上能使生物组织产生各种生物效应,能损伤细胞、抑制细胞生长甚至使细胞死亡. 生物效应是 X 射线放射治疗的基础, 同时从事放射工作的人必须注意对 X 射线的防护.

五、贯穿本领

因为 X 射线的波长短、光子能量高, 所以对各种物质具有一定程度的贯穿作用. 贯穿本领与光化作用相结合可用于拍摄 X 光片, 可进行医学诊断. 如用相同强度的 X 射线照射肌肉和骨骼, 肌肉的阴影比较浅而骨骼的阴影比较深.

第五节　物质对 X 射线的吸收规律

当 X 射线通过物质时, 由于与物质之间发生多种相互作用, X 射线的能量随着通过物质厚度的增加而减少, 使 X 射线的强度逐渐减弱, 这种现象称为 X 射线的吸收.

一、吸收规律

实验指出, 单色 X 射线通过物质时吸收的宏观规律与可见光一样, 遵循指数衰减规律, 服从朗伯定律, 即

$$I = I_0 e^{-\mu L} \tag{15-4}$$

式中, I_0、I 分别表示入射前后 X 射线的强度, L 是通过物质的厚度, μ 称为**线性吸收系数**(linear absorption coefficient). 负号表示在吸收过程中 X 射线的强度总是减弱的.

线性吸收系数

二、线性吸收系数 μ

将式(15-4)微分可得

$$\mu = -\frac{1}{I} \frac{dI}{dL} \tag{15-5}$$

由公式(15-5)可知, μ 相当于通过单位厚度物质后 X 射线

强度减弱的分数值. μ 表示物质对 X 射线吸收本领的大小, μ 越大, 表示物质的吸收本领越强, X 射线的强度减弱得就越快.

对于同种物质, 密度越大, 表示单位体积内的原子数越多, X 射线被吸收的概率就越大. 这表明, μ 的值不仅与物质的种类有关, 而且还与物质的密度有关.

三、质量吸收系数 μ_m

质量吸收系数

因线性吸收系数 μ 与物质的密度有关, 所以不便于比较物质处于不同状态时的吸收本领, 为此, 引入了**质量吸收系数**(mass absorption coefficient) μ_m, 是线性吸收系数 μ 与密度 ρ 的比值:

$$\mu_m = \frac{\mu}{\rho} \tag{15-6}$$

μ_m 表示通过单位质量厚度后 X 射线吸收强度的分数值, μ_m 只与物质的特征有关, 而与物质的状态和密度无关. 比如, 水、水蒸气和冰的密度不同, 但是它们的质量吸收系数却是相同的. 引入 μ_m 后, 将表示吸收规律的式(15-4)改写为

$$I = I_0 e^{-\frac{\mu}{\rho}L\rho} = I_0 e^{-\mu_m L_m} \tag{15-7}$$

式(15-7)中, $L_m = \rho L$, L_m 是质量厚度, 等于单位面积中厚度为 L 的吸收层的质量.

μ_m 与 X 射线的波长 λ 和吸收物质的原子序数 Z 有关, 当比例系数记作 k 时, 可写成

$$\mu_m = k\lambda^3 Z^a \tag{15-8}$$

a 在 3~4 之间, 与 X 射线的波长和吸收物质有关. 当吸收物质为空气、水和人体组织时, 此值常取 3.5. 所以对于一定波长的 X 射线, 原子序数 Z 越大, 物质的吸收本领就越大. 吸收物质中如果含有多种元素, 其质量吸收系数约等于所含各种元素的质量吸收系数按在物体中的质量比例计算的平均值.

人体肌肉组织中的分子主要由氢、氧、碳、氮等原子组成, 它们的原子序数都比较小, 所以肌肉对 X 射线的吸收本领小. 而骨的主要成分是 $Ca_3(PO_4)_2$, 原子序数较大, 其吸收本领也大, 因而利用对 X 射线吸收能力的差异, 可以观察到骨骼的阴影. 而在胃肠透视过程中要服用钡盐, 是因为钡的原子序数($Z = 56$)较高, 对 X 射线吸收本领较大, 可借助钡盐显示出胃肠的阴影. 铅的原子序数($Z = 82$)很高, 因此铅板和铅制品被广泛应用于制作 X 射线的防护材料. 同时波长越长的 X 射线, 越容易被吸收.

四、 半价层

物质将 X 射线强度衰减为一半的厚度，称为该物质的半价层. 常用 $L_{\frac{1}{2}}$ 或 $L_{m\frac{1}{2}}$ 来表示. 由式（15-4）可得

$$L_{\frac{1}{2}} = \frac{\ln 2}{\mu} = \frac{0.693}{\mu} \tag{15-9}$$

采用质量吸收系数，由式（15-7）可得

$$L_{m\frac{1}{2}} = \frac{\ln 2}{\mu_m} = \frac{0.693}{\mu_m} \tag{15-10}$$

第六节　X射线的医学应用

X 射线开创了人类利用电离辐射等能源进行医学成像的先河，对人类的发展与进步产生了巨大的影响. X 射线在临床医学中的应用主要包括治疗和诊断两个方面.

一、 治疗

X 射线在临床上主要用于肿瘤的放射治疗. 因为 X 射线的生物效应、电离作用等特性，通过 X 射线的照射可以引起组织损伤、细胞死亡、遗传物质受损等. 研究表明，各种细胞对 X 射线的敏感性不同. X 射线对正在分裂或分裂活动旺盛的肿瘤细胞的破坏作用尤其强. X 射线的照射可抑制肿瘤细胞生长或使其坏死，从而达到治疗肿瘤的目的.

二、 诊断

在临床诊断方面，X 射线的应用主要包括传统的透视、摄影数字减影血管造影技术和 X-CT，这些技术和装备目前都已成为医学影像诊断中的普通手段.

1. 透视和摄影

目前在医学上对 X 射线最广泛的应用是透视和摄影. 其原理是：强度均匀的 X 射线穿过人体，因不同组织或脏器的吸收本

领不同,通过不同部位后 X 射线的强度就不同了,在荧光屏上投射后就可以观察体内的情况了,这种方法称为 X 射线透视. 若将透过人体的 X 射线投射到照相胶片上,经显影、定影处理后就可以在照片上观看到组织、脏器的影像了,这种技术称为 X 射线摄影. 利用 X 射线透视或摄影,可观察人体组织的形态、位置以及与周围组织的关系,能获得疾病的相关信息,达到诊断的目的.

2. 数字化的 X 射线成像技术

计算机 X 射线成像
数字化 X 射线成像

计算机 X 射线成像(computed radiography,CR)和**数字化 X 射线成像**(digital radiography,DR)是数字化的 X 射线成像的两种主要技术. 通过 CR、DR 可将 X 射线影像采集到计算机中,再利用计算机进行记录、读取、处理、分析、显示、传输等.

计算机 X 射线成像(CR),是将 X 射线摄照的影像信息记录在影像板上,经计算机读取装置读取,并计算出一个数字化图像,再经数字/模拟转换器转换,最后在荧屏上显示出灰阶图像. 图像处理过程主要包括:灰阶处理、窗位处理、数字减影血管造影处理以及 X 射线吸收系数减影处理等. 若要在一定范围内任意改变图像的特性,可采用提高对比分辨率的窗位和窗宽技术,以达到最佳的观察效果,更利于观察不同组织的结构.

数字化 X 射线成像(DR)是在扫描控制器和系统控制器的配合下,直接让 X 射线光子通过"电子暗盒",转换得到数字化图像. 通常"电子暗盒"内有检测 X 射线强度的薄膜晶体管阵列和平板探测器. 这些装置就像数码相机中的光学感应芯片,当投射到检测器件表面的 X 射线强度不同时,会产生不同强度的电信号,再经电流或电压将这些信号读出,传输到对应的像素中显示相应的灰度,利用计算机强大的图像处理功能,就构成了数字化 X 射线图像.

数字化的 X 射线成像技术与传统的 X 射线成像技术相比具有诸多优点. 一是有很宽的曝光宽容度,动态范围广,因此允许照相中的技术误差,即使一些曝光条件难以掌握的部位,也可以获得很好的图像. 二是由于采用数字技术,所以 CR 和 DR 可根据临床需要进行各种图像处理,如图像滤波,窗宽、窗位调节,图像拼接和距离、面积、密度测量等功能,为影像诊断中观察细节、前后对比、定量分析等提供了技术支持. 数字化 X 射线成像以数字文件的形式存储所获得的图像,方便在网络上传输,为远程医疗和诊断提供了良好的图像基础.

3. 数字减影血管造影

数字减影血管造影

严格来说**数字减影血管造影**(digital subtraction angiography,DSA)与数字化 X 射线成像以及下面所介绍的都属于数字化成像,不同的是 DSA 主要用于对心血管系统的观察,用途相对单一. DSA 的基本原理是:把穿过人体的 X 射线影像通过数字化成像装置转变为数字图像,存入计算机的图像存储器中. 在数字减影过程中,根据造影剂是否到达观察区域可将获得的影像区分为原像(造影剂未到达观察区域)和造影像(造影剂能到达观察区域),分别以数字形式把这两种图像存在两个图像存储器内. 因为图像是进行连续拍摄的,且造影剂进入观察区域的速度很快,所以可认为原像、造影像反映的是同一身体部位的图像. 将代表原像和造影像的数字通过计算机图像处理技术进行相减,即从造影像中减去原像,这样就可使充盈造影剂的血管图像保留下来,而无关组织的影像则被减影去除. 经过对保留下来的血管图像信号进行放大处理,提高对比度,再通过数字/模拟转换器将其恢复为视频信号,输入显示器,就可以得到血管图像. DSA 是一种理想的血管造影检查技术,它对血管无损伤,可取代危险性比较大的动脉造影检查. DSA 可以用于血管疾病的诊断,如血管梗阻、狭窄、畸形、血管瘤等. DSA 在"介入治疗"中也扮演着重要的角色,可为血管内插管进行导向,为施行手术治疗提供了很大的方便.

4. X-CT

X射线计算机断层成像(X-ray computed tomography, X-CT)是计算机技术在 X 射线成像过程中的重要应用. X 射线摄影因为是 X 射线透过三维物体后而用二维胶片来成像的,所以大量的空间信息会重叠在一起难以区分,成像结果复杂,难以获取诊断信息. 这迫使人们寻求能获得和断面解剖类似的 X 射线的成像方法. 在 1972 年英国 EMI 公司成功研制了 X-CT,这是医学成像领域中的一次重大突破.

X-CT 影像的形成和普通 X 射线成像有着本质的区别. X-CT 是通过 X 射线管环绕人体对某层面进行扫描,利用探测器从各个方向测得透过该层面后的 X 射线的强度值,再通过图像重建原理和计算机,获得该层面的图像. 因为成像方式不同,普通 X 射线摄影仅能测出 5%~7% 的密度差异,而 CT 可以测出 0.5% 的密度变化. 再加上 X-CT 中可用计算机的各类软件功能进行图像处理,使图像对比度得到显著的改善,更有利于观察细节.

目前 X-CT 机可以诊断人体各个部位的疾病,并广泛用于中枢神经系统、头颈部、胸部、腹部及盆腔部等处疾病的诊断过程,且在识别原发性或继发性、良性或恶性肿瘤方面具有较高的诊断价值,X-CT 是临床诊断疾病的重要工具之一.

第十五章习题

15-1　X 射线的产生条件是什么？X 射线管主要包括什么？各部分的功能是什么？

15-2　什么是实际焦点、有效焦点？它们跟 X 射线成像有何关系？

15-3　什么是 X 射线的强度？它取决于哪些因素？

15-4　什么是 X 射线的硬度？如何调节？

15-5　X 射线有哪些基本性质？

15-6　什么是韧致辐射？连续 X 射线谱中的短波极限是如何产生的？

15-7　设 X 射线机的管电压为 50 kV，计算其产生连续 X 射线的最短波长和 X 射线光子的最大能量.

15-8　特征 X 射线是如何产生的？影响特征辐射的因素有哪些？

15-9　若空气中各组分的质量百分比为氮 75%、氧 23.7%、二氧化碳 1.3%，氮的质量吸收系数为 0.36 $m^2 \cdot kg^{-1}$、氧的质量吸收系数为 0.587 $m^2 \cdot kg^{-1}$、二氧化碳的质量吸收系数为 8.31 $m^2 \cdot kg^{-1}$，则空气的质量吸收系数是多少？

（陈　霞）

本章习题答案

第十六章　原子核及其放射性

　　原子核物理学是研究原子核的结构、特性和相互转变等问题的物理学分支学科. 其研究的内容：一是核力、核结构和核反应等有关物质结构的基本问题；二是放射性和放射线. 随着原子核物理学的发展，人类文明不断进步。从原子核的发现到核反应堆的建立，再到核电站的诞生，原子核物理学的研究不仅极大地推动了科学技术的进步，也对人类社会的发展产生了深远的影响。目前，原子核物理的相关理论与技术已经应用到了工业、农业、军事、医学等许多领域. 尤其是以放射性同位素、医用粒子加速器、磁共振为基础的医学研究，为临床医学的诊断和治疗开辟了新途径，提供了新手段. 原子核物理学与医学相结合已成为一门新兴学科——核医学物理（nuclear medicine physics）. 本章主要讨论原子核的基本性质、放射性核素的衰变规律、原子核反应及放射性核素的医学应用.

核医学物理

第一节　原子核的基本性质

一、原子核的组成及其质量

　　1. 原子核的组成

　　卢瑟福（E.Rutherford，1871—1937）通过 α 粒子散射实验，提出了原子核式结构模型. 虽然原子核的体积仅占原子体积的几千亿分之一，但原子核中却集中了原子的全部正电荷和几乎全部质量. 原子核带正电荷，数量是氢原子核正电荷的整数倍，所以就认为氢核是各种核的组成成分之一，而被称为质子. 1932 年查德威克（S.J.Chadwick，1891—1974）通过实验发现核内有一种质量和质子相近但不带电的粒子，后把这种不带电的粒子称为中子. 因此原子核由质子（proton）和中子（neutron）组成，质子质量和中子

质子　　中子

质量几乎相等,中子不带电,质子带正电,其电荷量与核外电子所带电荷量相等,但符号相反,因此,原子整体呈电中性、质子和中子统称为**核子**(nucleon).

核子

2. 原子核的质量

原子的质量等于原子核的质量加上核外电子的质量,再减去相当于电子全部结合能的数值,一般电子组成原子的结合能很小,可以忽略不计,因此原子核的质量近似地等于原子质量与核外电子质量之差. 质子质量和中子的质量分别记作 m_p 和 m_n. 由于微观粒子(如质子、中子和原子核)的质量都很小,用 kg 或 g 作为质量单位来量度很不方便,因此,在原子核物理学中常用**原子质量单位**(atomic mass unit)来量度它们,简称为"u".

原子质量单位

国际单位制中规定:一个原子质量单位等于 $_6^{12}C$ 原子质量的十二分之一. 即

$$1\ u = \frac{1}{12}m(_6^{12}C) = 1.660\ 539 \times 10^{-27}\ kg \qquad (16-1)$$

$$m_p = 1.007\ 276\ u, \quad m_n = 1.008\ 665\ u \qquad (16-2)$$

二、 核素及分类

1. 核素

在原子核物理中把具有确定的质子数和中子数的原子核统称为**核素**(nuclide). 质子和中子数相同且能量状态也相同的一类原子核或原子的集合称为一种核素. 质子数相同而中子数不同的核素称为**同位素**(isotope). 如氢的同位素有 $_0^1H$、$_1^2H$、$_2^3H$. 同位素是指各核素在元素周期表中处于同一位置,即有相同的原子序数. 同位素的化学性质基本相同,但物理性质却有很大不同. 当原子的质量以"原子质量单位"量度时将接近于某一整数,以 A 表示,称为原子核的质量数,它是核内质子数和中子数的总和. 原子核带正电,其电荷量 q 等于电子电荷量的绝对值 e 的整数倍 $q=Ze$,其中 Z 为整数,称为原子核的电荷数,即原子序数. 质量数 A 和电荷数 Z 是原子核素特征的两个重要标志. 通常用 $_Z^AX$ 来表示核素,其中 X 表示元素的化学符号;A 表示核的质量数(核子总数);Z 表示核内质子数(正电荷数或原子序数);$A-Z$ 为核内的中子数.

核素

同位素

2. 将核素按照稳定程度分类

核素可按照原子核的稳定程度分为稳定性核素和放射性核素. 现已发现超过一千六百种核素,其中大约有三百种是稳定的,其余的都是不稳定的,它们能自发地放射出射线.

稳定性核素在没有外来因素（如高能粒子的轰击）时,不发生核内结构或能级的变化.

放射性核素(radioactive nuclide)也称放射性同位素.其原子核是不稳定的,容易发生结构或能级的变化,能自发地放出某种射线而转化为别种核素.质子数和中子数都相同,但能量状态不同的核素称为**同分异构体**(isomer),如处于激发态的核素 $^{131m}_{54}I$(m表示处于激发态)和处于基态的核素 $^{131}_{54}I$.质子数不同而质量数相同的核素称为**同量异位素**(isobar),如 $^{14}_{6}C$ 和 $^{14}_{7}N$.中子数相同,而质子数不同的一类核素称为**同中子异位素**(isotone).

放射性核素又分为天然放射性核素和人工放射性核素(简称人造核素).在自然界中存在的钋、铀和镭等属于天然放射性核素,而通过人工方法获得的具有放射性的钴、铯和铱等称为人工放射性核素.人工放射性核素主要由反应堆和加速器制备.

放射性核素

同分异构体

同量异位素
同中子异位素

三、原子核的大小

原子核的大小可以用实验来测定.实验表明,核的体积正比于质量数 A.如果将原子核视为球体,则其半径 R 的三次方与质量数 A 成正比,即 $R^3 = R_0^3 A$,也可写为

$$R = R_0 A^{1/3} \qquad (16-3)$$

式中,R_0 为比例系数,实验测得 $R_0 = 1.2 \times 10^{-15}$ m. 这一结论意味着核物质基本上是均匀分布的.原子核中的质子带电,而原子核中的电荷大多是呈旋转椭球形状分布的,核物质分布与电荷分布有相似情况.因此,严格来说,原子核大多是椭球体,但长轴与短轴比不大于 5:4,与球体偏离不大,所以可把这些原子核近似视为球体,也有些原子核本身就是球对称的.

如果把原子质量 m 近似为原子核的质量 m_N,而原子核的体积 $V = \dfrac{4}{3}\pi R^3$,那么原子核的平均密度 ρ 为

$$\rho = \frac{m}{V} \approx \frac{m_N}{\dfrac{4}{3}\pi R_0^3 A} \approx \frac{1.66 \times 10^{-27} A}{\dfrac{4}{3}\pi (1.2 \times 10^{-15})^3 A} \text{ kg} \cdot \text{m}^{-3}$$

$$\approx 2.3 \times 10^{17} \text{ kg} \cdot \text{m}^{-3}$$

由上式可见,原子核是高密度物质,各种原子核的密度是大致相同的.

视频：原子核的稳定性

质量亏损

结合能

四、原子核的稳定性

1. 质量亏损

原子核是由核子紧密结合在一起组成的. 但实验表明, 原子核的质量总是小于组成它的核子的质量之和. 它们的差额称为原子核的**质量亏损**(mass defect). 例如, $_1^2 H$ 核是由 1 个中子和 1 个质子组成, 因此, 它们的质量和应该为 $m_n + m_p = 1.008\,665\,u + 1.007\,276\,u = 2.015\,941\,u$. 但是, 精确测量表明: 1 个 $_1^2 H$ 核(不是氢原子)质量仅为 $2.013\,553\,u$.

由此两者质量相差(质量亏损)为 $\Delta m = 2.015\,941\,u - 2.013\,553\,u = 0.002\,388\,u$. 下式中分别用 Z、A 表示质子数和核子数, m_p、m_n、m_x 分别表示质子、中子和原子核的质量, 则质量亏损为

$$\Delta m = [Zm_p + (A-Z)m_n] - m_x \qquad (16-4)$$

由爱因斯坦的质能关系式, 一个系统的质量变化 Δm 时一定伴有能量的改变 $\Delta E = \Delta m c^2$. 当若干个核子结合成原子核时必有 ΔE 的能量释放. 放出的能量称为原子核的**结合能**(binding energy), 用 ΔE 表示:

$$\Delta E = [Zm_p + (A-Z)m_n]c^2 - m_x c^2 = \Delta m c^2 \qquad (16-5)$$

结合能越大, 核子结合成原子核时放出的能量就越多. 与 1 u 的质量相当的能量为 $E = mc^2 = 931.5\,MeV$.

2. 平均结合能

单个核子结合成原子核时放出的能量称为原子核的结合能. 设原子核的结合能为 ΔE, 核子数(即质量数)为 A, 则 $\varepsilon = \Delta E / A$ 称为平均结合能(即比结合能). 任一个原子核的平均结合能 ε 定义为

$$\varepsilon = \frac{\Delta E}{A} \qquad (16-6)$$

式(16-6)中 ΔE 和 A 分别表示结合能和核子数, 即

$$\varepsilon = \frac{\Delta E}{A} = \frac{\Delta m c^2}{A} = \frac{[Zm_p + (A-Z)m_n - m_x]c^2}{A}$$

而且按照功能原理: 若将原子核拆成单个核子时必须供给与结合能等值的能量, 大多数稳定原子核的结合能为几十到几百兆电子伏. 不同的同位素, 其稳定程度不同. 由原子核的结合能大小判定原子核的稳定性并不充分. 核子越多的原子核结合能越大, 但并不是越稳定. 原子核的稳定性通常用平均结合能来描述, 平均结合能越大的核越稳定. 表 16-1 列出了一些原子核的结合能及平均结合能的数值. 将平均结合能对照核子数 A 作图, 可得

到核的平均结合能曲线,如图 16-1 所示.图中表明,轻核和重核的平均结合能较小,轻核的平均结合能还随核子数有周期性变化,当核子数为 4 的倍数时(如 $_2^4\text{He}$、$_4^8\text{Be}$、$_6^{12}\text{C}$ 等),与邻近核相比有较大的平均结合能.中等质量的核,平均结合能较大.当 ε 较小的原子核变为 ε 较大的原子核时,有结合能释放出来.

表 16-1　原子核的结合能和核子的平均结合能

核	结合能 $\Delta E/\text{MeV}$	核子的平均结合能 ε/MeV	核	结合能 $\Delta E/\text{MeV}$	核子的平均结合能 ε/MeV
$_1^2\text{H}$	2.23	1.11	$_7^{14}\text{N}$	104.63	7.47
$_1^3\text{H}$	8.47	2.82	$_7^{15}\text{N}$	115.47	7.70
$_2^3\text{He}$	7.72	2.57	$_8^{16}\text{O}$	127.50	7.97
$_2^4\text{He}$	28.30	7.07	$_9^{19}\text{F}$	147.75	7.78
$_3^6\text{Li}$	31.98	5.33	$_{10}^{20}\text{Ne}$	160.60	8.03
$_3^7\text{Li}$	39.23	5.60	$_{11}^{23}\text{Na}$	186.49	8.11
$_4^9\text{B}$	58.00	6.45	$_{12}^{24}\text{Mg}$	198.21	8.26
$_5^{10}\text{B}$	64.73	6.47	$_{26}^{56}\text{Fe}$	492.20	8.79
$_5^{11}\text{B}$	76.19	6.93	$_{29}^{63}\text{Cu}$	552	8.76
$_6^{12}\text{C}$	92.20	7.68	$_{50}^{120}\text{Sn}$	1 020	8.50
$_6^{13}\text{C}$	97.11	7.47	$_{92}^{238}\text{U}$	1 803	7.58

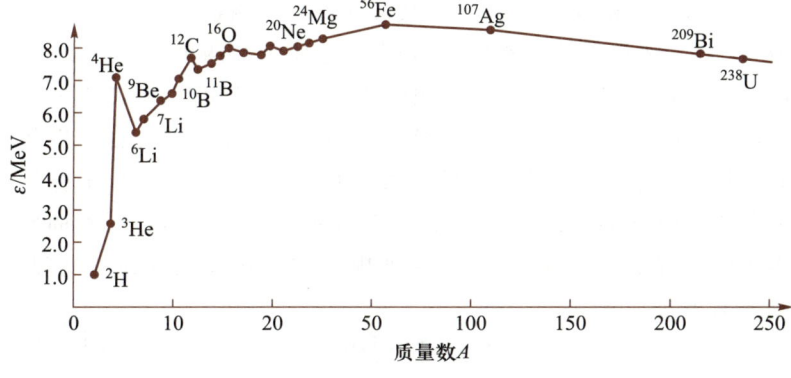

图 16-1　原子核的平均结合能曲线

　　轻核聚变和重核裂变时释放出原子能,都是由于这一原因.我国在核能开发利用方面取得了巨大的成就.早在 1964 年 10 月,我国就成功地引爆了第一颗原子弹.接着在 1967 年 6 月又成功地引爆了氢弹,这大大地加强了我国的国防力量,提高了我国的国际地位. 20 世纪 90 年代初,秦山和大亚湾两座核电站相继投入运行,这标志着我国在核能利用技术方面又向前迈进了一大步.

第二节 原子核的衰变类型

放射性核素分天然放射性核素和人工放射性核素. 它们会自发地放出某种射线变成另一种核素. 这种现象称为**放射性衰变**（radioactive decay），简称**核衰变**（nuclear decay）.

放射性是 1896 年由法国物理学家贝可勒尔（H. Becquerel，1852—1908）发现的，他当时观察到铀（U）盐发射出的射线能透过不透明的纸，并使其中的照相底片感光. 随后 1898 年居里夫妇发现了放射性更强的钋（Po）和镭（Ra）. 之后卢瑟福和他的合作者把已发现的射线分成 α 射线（氦核）、β 射线（电子流）和 γ 射线（光子流）三种.

根据衰变时放出射线的种类不同，放射性核衰变主要分为三种类型，即 α 衰变、β 衰变和 γ 衰变. 在衰变过程中遵守质量守恒、电荷守恒、动量守恒和能量守恒定律.

一、α 衰变

放射性核素放出 α 粒子而衰变为另一种核素的衰变过程，称为 α 衰变. α 粒子就是氦核，它是由两个质子和两个中子组成的，用符号 $_2^4\text{He}$ 表示. 因为 α 衰变前后的质量数 A 和电荷数 Z 都是守恒的，通常把衰变前的原子核称为母核，用 $_Z^A\text{X}$ 表示，衰变后的原子核称为子核，故子核的质量数比母核的质量数少 4，子核的电荷数比母核的电荷数少 2，用 $_{Z-2}^{A-4}\text{Y}$ 表示. 所以，子核在元素周期表中的位置要向前移动两位，这种规律称为 α 衰变的位移定则. 则 α 衰变反应式为

$$_Z^A\text{X} \rightarrow {_{Z-2}^{A-4}}\text{Y} + {_2^4}\text{He} + Q \tag{16-7}$$

式中 Q 表示衰变过程中所释放出的能量，即衰变能. 它为子核和 α 粒子所共有，由于子核的质量比 α 粒子的质量大得多，因此，衰变能的绝大部分为 α 粒子所有. α 衰变多发生在质量数超过 209 的重核. α 粒子以很高的速度从母核中飞出，受物质阻碍而失去动能，俘获 2 个电子而变成一个中性氦原子. 实验表明，在发生 α 衰变的核素中，只有少数几种核素能够放射出一种能量的 α 粒子，而大多数核素将放射出几种不同能量的 α 粒子，使子核处于激发态或基态. 因此，α 射线的能谱是不连续的线状谱，而且常伴有 γ 射线. 核衰变过程可以用衰变纲图表示（如图 16-2 所示），

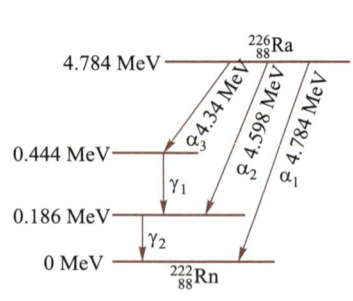

图 16-2 镭元素的 α 衰变纲图

例如 $^{226}_{88}\text{Ra}$（镭）的 α 衰变反应式为

$$^{226}_{88}\text{Ra}\rightarrow{}^{222}_{86}\text{Rn}+{}^{4}_{2}\text{He}+Q$$

二、β 衰变

原子核放出电子或正电子的衰变过程称为 β 衰变. 它分为三类：β⁻衰变、β⁺衰变和电子俘获.

1. β⁻衰变

β⁻衰变：母核自发地放射出一个电子和反中微子 $\bar{\nu}$，而转变为质子数增加、核子数不变的子核. 该过程可用下式表达：

$$^{A}_{Z}\text{X}\rightarrow{}^{A}_{Z+1}\text{Y}+{}^{0}_{-1}\text{e}+\bar{\nu}+Q \qquad (16-8)$$

式中母核 $^{A}_{Z}\text{X}$ 和子核 $^{A}_{Z+1}\text{Y}$ 是相邻的同量异位素，$^{0}_{-1}\text{e}$ 是 β⁻粒子，Q 为衰变能.

例如 $^{32}_{15}\text{P}\rightarrow{}^{32}_{16}\text{S}+{}^{0}_{-1}\text{e}+\bar{\nu}+Q$，此过程中原子核中并不存在电子，衰变后却放出电子流，这是因为核内的中子转变为质子（$^{1}_{1}\text{p}$）（留在核内），同时放出一个电子（$^{0}_{-1}\text{e}$）和一个反中微子（$\bar{\nu}$）.

$$^{1}_{0}\text{n}\rightarrow{}^{1}_{1}\text{p}+{}^{0}_{-1}\text{e}+\bar{\nu}+Q$$

图 16-3 为两种放射性核素的 β⁻衰变，其中 ^{60}Co 是放射治疗中常用的核素. 可见，发生 β⁻衰变的核素，有的只放射 β⁻粒子，有的则在放射 β⁻粒子的同时还伴随有 γ 光子.

2. β⁺衰变

β⁺衰变：母核自发地放射出一 β⁺粒子（即正电子）和中微子. 而转变为质子数减少 1、核子数不变的子核. 该过程可用下式表达：

$$^{A}_{Z}\text{X}\rightarrow{}^{A}_{Z-1}\text{Y}+{}^{0}_{+1}\text{e}+\nu+Q \qquad (16-9)$$

同样式中母核 $^{A}_{Z}\text{X}$ 和子核 $^{A}_{Z+1}\text{Y}$ 是相邻的同量异位素，$^{0}_{+1}\text{e}$ 是 β⁺粒子，Q 是衰变能. 例如 $^{13}_{7}\text{N}\rightarrow{}^{13}_{6}\text{C}+{}^{0}_{+1}\text{e}+\nu+Q$. β⁺粒子是不稳定的，只能短暂存在，当它被物质阻碍失去动能后，可与物质中的电子相结合而转化成一对沿相反方向飞行的 γ 光子，而且每个 γ 光子的能量为 0.511 MeV，正好与电子的静止质量相对应. 核医学诊断所用正电子发射型计算机断层影像设备就是利用该原理实现成像的.

原子核中并不存在正电子，衰变后却放出正电子，这是因为核内的质子转变为中子（留在核内），同时放出一个正电子和一个中微子.

$$^{1}_{1}\text{p}\rightarrow{}^{1}_{0}\text{n}+{}^{0}_{+1}\text{e}+\nu+Q$$

图 16-4 为两种放射性核素的 β⁺衰变，可见，发生 β⁺衰变的核素，有的只放射 β⁺粒子，有的则在放射 β⁺粒子的同时还伴随有 γ 光子.

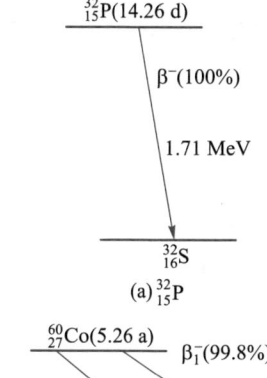

(a) $^{32}_{15}\text{P}$

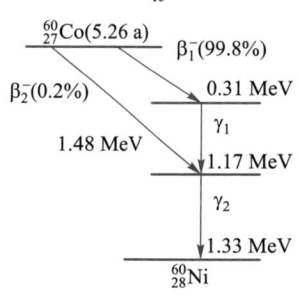

(b) $^{60}_{27}\text{Co}$

图 16-3　$^{32}_{15}\text{P}$ 与 $^{60}_{27}\text{Co}$ 的 β⁻衰变纲图

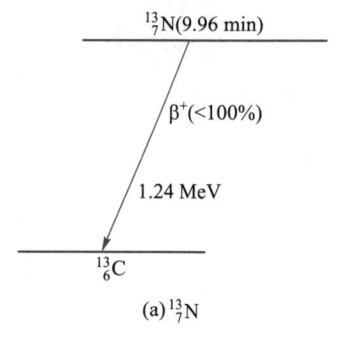

(a) $^{13}_{7}\text{N}$

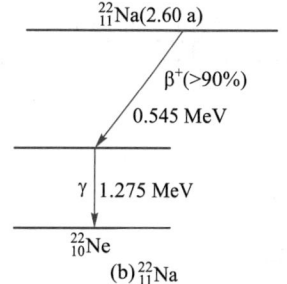

(b) $^{22}_{11}\text{Na}$

图 16-4　$^{13}_{7}\text{N}$ 与 $^{22}_{11}\text{Na}$ 的 β⁺衰变纲图

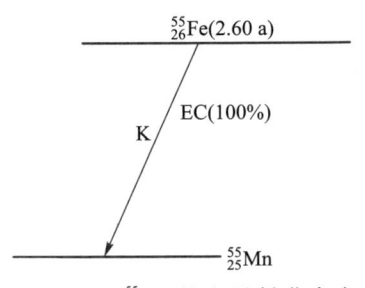

图 16-5　$^{55}_{26}\text{Fe}$ 的电子俘获衰变纲图

3. 电子俘获

母核俘获了一个核外的轨道电子而转变成质子数减少 1、核子数不变的子核,同时放出一个中微子,使核内一个质子转变为一个中子的衰变过程称为电子俘获. 该过程可用下式表达:

$$_Z^A\text{X} + _{-1}^{0}\text{e} \rightarrow _{Z-1}^{A}\text{Y} + \nu + Q \tag{16-10}$$

式中各量代表同上. $_{-1}^{0}\text{e} + _{26}^{55}\text{F} \rightarrow _{25}^{55}\text{Mn} + \nu + Q$ 的衰变纲图如图 16-5 所示.

电子俘获衰变:同样母核 $_Z^A\text{X}$ 和子核 $_{Z-1}^{A}\text{Y}$ 是相邻的同量异位素. 上述三种过程的共同特点是子核的核子数与母核相同,而质子数则改变一个单位,因而它们统称为 β 衰变. 这些过程都可以视为核内一个质子和一个中子之间发生相互转化的结果. 放射性核素在发生 β 衰变后,子核可以处于基态或激发态,于是有 γ 射线产生.

三、γ 衰变和内转换

处于激发态的原子核在不改变其组成的情况下放出能量而跃迁到较低能级的现象称为 γ 衰变. 它包括辐射及内转换两种情况.

视频:γ 射线及其医学应用

γ 辐射:处于激发态的原子核放出 γ 射线而跃迁到低能级的现象. γ 射线是一种波长极短、能量很高的电磁波,即 γ 光子流. 它具有比 α 射线和 β 射线都要强的穿透本领,但电离本领比其他两种射线都弱. γ 衰变过程反应式为

$$_Z^{Am}\text{X} \rightarrow _Z^A\text{X} + \gamma + Q \tag{16-11}$$

式中 $_Z^{Am}\text{X}$ 和 $_Z^A\text{X}$ 分别为处于激发态和基态的原子核. 比如:当原子核发生 α、β 衰变时,通常衰变到子核的激发态,处于激发态的子核是极不稳定的,它要向低激发态或基态跃迁,同时放出 γ 光子. 如 ^{99}Mo 经 β 衰变后产生的子核 $_{43}^{99m}\text{Tc}$,是处于激发态的不稳定的放射性核素,经 γ 衰变回到基态,衰变反应式为

$$_{43}^{99m}\text{Tc} \rightarrow _{43}^{99}\text{Tc} + \gamma + Q$$

衰变纲图如图 16-6 所示.

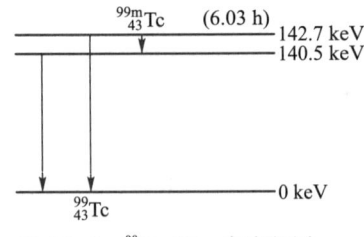

图 16-6　$_{43}^{99}\text{Tc}$ 的 γ 衰变纲图

放出一定能量的单纯 γ 衰变核素是核医学显像的最佳选择. 医学上常用放射源 ^{60}Co 治疗肿瘤,它发生的便是 β⁻ 衰变和 γ 衰变,如图 16-3(b)所示.

有些原子核由激发态向基态跃迁时,并不一定发射 γ 射线,而是把全部能量都传递给核外电子,使其脱离原子核的束缚而成为自由电子,这一过程称为内转换(internal conversion). 释放的电子被称为内转换电子(internal conversion electron). 内转换过程由于释放电子而在原子的内壳层出现空穴,外层电子将会填充这个空穴. 因此会同电子俘获一样发射特征 X 射线或俄歇电子.

第三节　原子核的衰变规律

一、放射性核衰变定律

原子核衰变(即核放射现象)是原子核自发地从不稳定状态进入稳定状态的过程,使原来的核素的数量不断减少并产生出新的核素. 衰变后的新核有的是稳定的核素,有的仍是放射性核素并继续进行衰变. 但是实验表明,所有放射性原子核的衰变并不是同时发生的,而是有先有后,有长有短. 而且在什么时候衰变完全是随机且各自独立的. 原子核发生衰变时,母核将不断地衰变成子核. 因而随着时间 t 的增长,母核的数目将不断地减少. 虽然核衰变方式有 α、β 和 γ 等多种类型,但对大量的原子核来说,其宏观衰变规律将遵循数理统计规律. 实验测量和理论推导均可以证明,放射性核素的衰变服从指数衰减规律.

如在时间 t 到 $t+\mathrm{d}t$ 内,有 $\mathrm{d}N$ 个原子核发生衰变,则 $\mathrm{d}N$ 与处于 t 时刻尚未衰变的原子数目 N 及时间间隔 $\mathrm{d}t$ 成正比,并且 $\mathrm{d}N$ 还与发生衰变的原子核的种类有关. 这一点由引入的衰变常量 λ 来表示,故可以写成如下的等式:

$$-\mathrm{d}N = \lambda N \mathrm{d}t \qquad (16-12)$$

这就是放射性核衰变定律的微分表达式. 式中 λ 为 **衰变常量**(decay constant),$-\mathrm{d}N$ 表示 $\mathrm{d}t$ 时间内原子核的减少量. 对式(16-12)积分并根据初始条件

衰变常量

$$\int \frac{\mathrm{d}N}{N} = -\lambda \int \mathrm{d}t$$

$$\ln N = -\lambda t + C \qquad (16-13)$$

设 $t=0$ 时刻放射性原子核的数目为 N_0,代入上式,可得 $C = \ln N_0$,将 C 代入式(16-13)可得 t 时刻放射性原子核的数目 N 为

$$N = N_0 \mathrm{e}^{-\lambda t} \qquad (16-14)$$

式(16-14)表明,放射性原子核的数目是随时间的增长按指数规律衰减的. 这一规律称为放射性核衰变定律.

二、核衰变有关的物理量

1. 衰变常量

从式（16-12）可以得到衰变常量（decay constant）λ 为

$$\lambda = \frac{-\mathrm{d}N}{N\mathrm{d}t} \tag{16-15}$$

此式表示，λ 等于单位时间内衰变的核数与当时存在的核数之比，或者说是一个放射性核素在单位时间内的衰变概率. 衰变常量是一个表示放射性核素衰变快慢的物理量，单位为 s^{-1}. 其值越大，表示该核数随时间增加而减少的速率就越快.

实验证明，放射性核素衰变的快慢（即 λ 值的大小）是由原子核本身的性质决定的，而与其化学状态无关，也不受温度、压力等物理因素的影响，而且每一种放射性核素都有各自的 λ 值. 如果一种核素同时发生几种类型的核衰变，而且它们的衰变常量分别为 $\lambda_1, \lambda_2, \cdots, \lambda_n$，则总的衰变常量 λ 等于各衰变常量之和，即

$$\lambda = \lambda_1 + \lambda_2 + \cdots + \lambda_n \tag{16-16}$$

2. 半衰期

放射性原子核衰变至其原有核数的一半所需的时间，称为半衰期（half life），用 T 表示. 也可称为物理半衰期，相应的衰变常量称为物理衰变常量，用 λ 表示. 半衰期是表征放射性核素自发衰变的另一参量，单位常用年（a）、天（d）、小时（h）、分（min）和秒（s）表示. 不同的放射性核素半衰期的差别可能很大（表16-2列出了几种放射性核素的半衰期），例如，天然铀中的核素 $^{238}_{92}\mathrm{U}$，其半衰期为 $T = 4.47 \times 10^9$ a；而核素 $^{132}_{53}\mathrm{I}$ 的半衰期为 $T = 2.28$ h.

表 16-2		几种放射性核素的半衰期			
放射性核素	符号	半衰期	放射性核素	符号	半衰期
镓-68	$^{68}_{31}\mathrm{Ga}$	68.3 min	汞-203	$^{203}_{80}\mathrm{Hg}$	46.9 d
锝-99	$^{99}_{43}\mathrm{Tc}$	6.02 h	钴-60	$^{60}_{27}\mathrm{Co}$	5.27 d
金-198	$^{198}_{79}\mathrm{Au}$	2.7 d	锶-90	$^{90}_{38}\mathrm{Sr}$	28 a
碘-131	$^{131}_{53}\mathrm{I}$	8.04 d	铯-137	$^{137}_{55}\mathrm{Cs}$	30 a
磷-32	$^{32}_{15}\mathrm{P}$	14.3 d	碘-125	$^{125}_{53}\mathrm{I}$	60 d

根据式（16-14）可得

$$N = \frac{N_0}{2} = N_0 \mathrm{e}^{-\lambda T}$$

整理上式

$$T = \frac{\ln 2}{\lambda} = \frac{0.693}{\lambda} \Rightarrow \lambda = \frac{\ln 2}{T} = \frac{0.693}{T} \tag{16-17}$$

T 和 λ 一样,是放射性核素的特征常量,表征原子核衰变的快慢,它与外界因素无关,只取决于放射性核素自身的性质.式(16-14)的衰变定律亦可用半衰期表示,

$$N = N_0 \left(\frac{1}{2}\right)^{t/T} \qquad (16-18)$$

在核医学中,放射性原子核引入人体内时,原子核的数目除按自身的衰变规律减少外,还会由于人体的代谢而不断排出体外,使原子核的数目减少.因此,生物机体内放射性核素数目的减少比单纯的核衰变要快.我们把各种由于人体代谢而产生的放射性原子核数目减少一半所需的时间称为**生物半衰期**(biological half-life),用 T_b 表示.相应的衰变常量称为**生物衰变常量**(biological decay constant),用 λ_b 表示,$\lambda_b = \dfrac{\ln 2}{T_b}$.

生物半衰期
生物衰变常量

生物机体内的放射性原子核实际数目减少一半所需的时间,称为**有效半衰期**(effective half-life)T_e.对应的衰变常量为**有效衰变常量**(effective decay constant)λ_e,可表示为

有效半衰期　　有效衰变常量

$$\lambda_e = \lambda + \lambda_b$$

根据半衰期与衰变常量的关系有:物理半衰期 $T = \dfrac{\ln 2}{\lambda}$,生物半衰期 $T_b = \dfrac{\ln 2}{\lambda_b}$,有效半衰期 $T_e = \dfrac{\ln 2}{\lambda_e}$.它们之间的关系为

$$\frac{1}{T_e} = \frac{1}{T} + \frac{1}{T_b} \qquad (16-19)$$

根据上式则衰变定律可改写为

$$N = N_0 e^{-(\lambda+\lambda_b)t} = N_0 e^{-\lambda_e t} \qquad (16-20)$$

或

$$N = N_0 \left(\frac{1}{2}\right)^{t/T_e} \qquad (16-21)$$

视频:放射性测定古生物的年代

例题 16-1

给患者服用 $^{59}_{26}\mathrm{Fe}$ 标记的化合物来检查血液的病理状况.已知 $^{59}_{26}\mathrm{Fe}$ 的半衰期为 46.3 d,9 d 后测得人体内放射性原子核数量的相对残留量为 79%,求 $^{59}_{26}\mathrm{Fe}$ 的生物半衰期.

解:根据式(16-21)得

$$\frac{N}{N_0} = \left(\frac{1}{2}\right)^{t/T_e} = \left(\frac{1}{2}\right)^{9\mathrm{d}/T_e} = 79\%$$

则有效半衰期为

$$T_e \approx 27 \text{ d}$$

由式(16-19)得

$$\frac{1}{T_b} = \frac{1}{T_e} - \frac{1}{T} = \frac{1}{27} \text{ d}^{-1} - \frac{1}{46.3} \text{ d}^{-1} = 0.015\ 4 \text{ d}^{-1}$$

因此可以求得 $^{59}_{26}\mathrm{Fe}$ 的生物半衰期为

$$T_b = 65 \text{ d}.$$

3. 平均寿命

放射性原子核发生衰变有的早,有的晚,寿命不一样,所以常用**平均寿命**(mean life)τ 来表征衰变的快慢,它具体反映的是某种放射性核素在衰变前平均存在的时间,SI 单位是秒(s).

若 t 时刻母核数为 N,则在 $\mathrm{d}t$ 内母核衰减数为 $-\mathrm{d}N$,则可认为"$-\mathrm{d}N$"个母核中每个母核的平均寿命都是 t. 考虑到 $t=0$ 时有放射性核素 $N=N_0$ 个,$t\rightarrow\infty$ 时,$N\rightarrow0$,即最终所有的核素都衰变完了,因此它们的总寿命之和就是

$$\int_0^\infty - \mathrm{d}Nt,$$

把它除以母核数 N_0,即平均寿命为

$$\tau = \frac{1}{N_0}\int_0^\infty - \mathrm{d}Nt$$

$$= \frac{1}{N_0}\int_0^\infty \lambda Nt\mathrm{d}t$$

$$= \frac{1}{N_0}\int_0^\infty N_0\mathrm{e}^{-\lambda t}\lambda t\mathrm{d}t$$

$$= \frac{1}{\lambda}\int_0^\infty \mathrm{e}^{-\lambda t}(-\lambda t)\mathrm{d}(-\lambda t)$$

通过对上式采用换元法积分得

$$\tau = \frac{1}{\lambda} = \frac{T}{\ln 2} = 1.44T \qquad (16-22)$$

即平均寿命是衰变常量的倒数,衰变常量越大,衰变越快,平均寿命也越短.

4. 放射性活度

由于放射性核素只有在核衰变时才放出射线,因此,射线的强弱程度完全取决于单位时间内衰变的原子核的个数. 所以,将放射性原子核在单位时间内发生衰变的核数称为该物质的**放射性活度**(radioactivity),也称为放射性强度,用 A 表示. 即

$$A = -\frac{\mathrm{d}N}{\mathrm{d}t} = \lambda N = \lambda N_0\mathrm{e}^{-\lambda t} = A_0\mathrm{e}^{-\lambda t} \qquad (16-23)$$

式中 A_0 是 $t=0$ 时刻的放射性活度. 将 $\lambda = \ln2/T$ 代入式(16-23),可得放射性活度的另一种表示式

$$A = A_0\left(\frac{1}{2}\right)^{t/T} \qquad (16-24)$$

在 SI 单位制中,放射性活度的单位是**贝可**(Becquerel, Bq),1 Bq = 1 次核衰变/秒. 放射性活度的另一单位是居里(Ci),1 Ci = 3.7×10^{10} Bq.

例题 16-2

一个放射源在 $t=0$ 时的放射性活度为 8 000 Bq，10 min 后放射性活度为 1 000 Bq，求：（1）该放射源的衰变常量和半衰期；（2）1 min 后的放射性活度．

解：（1）由衰变式 $A=\lambda N$，有

$t=0$ 时

$$A_0 = \lambda N_0 = 8\ 000\ \text{Bq} \tag{1}$$

$t=10$ min 时

$$A = \lambda N = \lambda N_0 \left(\frac{1}{2}\right)^{\frac{10\ \text{min}}{T}} = 1\ 000\ \text{Bq} \tag{2}$$

将式（1）代入式（2），有

$$\left(\frac{1}{2}\right)^{\frac{10\ \text{min}}{T}} = \left(\frac{1}{2}\right)^3 \tag{3}$$

由式（3）解得该放射源的半衰期为

$$T = \frac{10}{3}\ \text{min} = 200\ \text{s}$$

衰变常量为

$$\lambda = \frac{\ln 2}{T} = 3.47 \times 10^{-3}\ \text{s}^{-1}$$

（2）1 min 后的放射性活度为

$$A = A_0 \left(\frac{1}{2}\right)^{\frac{t}{T}} = 8\ 000 \times \left(\frac{1}{2}\right)^{\frac{60}{200}}\ \text{Bq} = 6\ 498\ \text{Bq}$$

三、　放射性平衡

　　自然界中的某些放射性核素并不是发生一次衰变就稳定下来，在不稳定的原子核衰变成子核以后，如果子核仍具有放射性，则子核将按照自己的衰变方式和衰变规律进行衰变．若子核衰变后产生的下一代子核还具有放射性，则这一代子核也要进行核衰变．如此一代又一代地衰变下去直到最后生成稳定核素为止的物理现象就是原子核的递次衰变．这一现象可以延续好几"代"，形成一个放射性核素的"家族"，称为放射系．例如，由镭 $^{226}_{88}\text{Ra}$ 衰变到氡 $^{222}_{86}\text{Rn}$，由氡 $^{222}_{86}\text{Rn}$ 衰变到钋 $^{218}_{84}\text{Po}$，钋还要继续衰变下去．目前已经发现天然存在的放射系有铀系、钍系和锕系．把最初开始衰变的核素称为母核，衰变后生成的核素称为子核，子核不稳定，会继续衰变，母核的半衰期一般都很长，有些可与地质年代相比，衰变过程中的任意过程都遵从放射性核衰变定律．

　　在递次衰变过程中，当满足一定条件时，各代子核的数量比，会出现与时间无关的多种衰变现象，称为放射性平衡．放射平衡又可分为暂时放射性平衡、长期放射性平衡和不成放射性平衡三种情况．

　　（1）暂时放射性平衡

　　如果母核的半衰期只比子核的半衰期大几倍，在这种情况

下,子核将按照母核的衰变常量进行衰减,虽然母核和子核的原子核个数都在不断减小,但经过足够长的时间后,母核和子核的原子核数目之比将为一个常量,整个放射系都会达到暂时平衡,这种现象称为暂时放射性平衡. 此时

$$\frac{N_2}{N_1} = \frac{\lambda_1}{\lambda_2 - \lambda_1} \tag{16-25}$$

式中 N_1 为平衡时的母核数,N_2 为平衡时的子核数,暂时放射性平衡条件是母核的半衰期并不太长,但比子核的半衰期长得多,$T_1 > T_2$ 或 $\lambda_1 < \lambda_2$,t 满足 $e^{-(\lambda_2-\lambda_1)t} \ll 1$. 图 16-7 表示 $\lambda_1 < \lambda_2$ 时子体、母体间出现暂时放射性平衡的情况. 其中曲线 a 表示子体的放射性活度 A_2 随时间的变化;曲线 b 表示母体的放射性活度 A_1 的变化;曲线 c 表示子体、母体的总放射性活度 A_1+A_2 随时间的变化;曲线 d 表示子体单独存在时放射性活度的变化. 由曲线 a 看到,子体的放射性活度最初随时间而增长,达到某一极大值后,母体的衰变常量而减少.

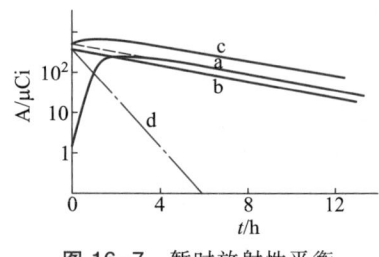

图 16-7 暂时放射性平衡

在医学临床上,半衰期短的放射性核素有很大的应用价值. 但是,由于它们衰变很快,一旦从生产到临床使用的时间长了,则剩下的也就不多了. 因此,利用串联衰变的暂时放射性平衡可以解决这个矛盾. 先生产长半衰期的母体,使用时根据母体和子体物理化学性质的不同,用特定的淋洗剂把短半衰期的子体提取出来. 当子体被洗脱后,经过一定时间,子体和母体又达到暂时放射性平衡,可以再次进行淋洗. 这样,每隔一定时间就可以从母体中分离出具有一定放射性活度的短半衰期的子体,随时供临床使用.

(2) 长期放射性平衡

母核核素的数量取决于自身衰变的快慢,子核除按指数规律衰减外,同时还不断从母核的衰变中获得补充,因此,子核的数量变化不仅与自身的衰变常量有关,还与母核的衰变常量有关. 如果母核的半衰期相当长,子核的半衰期又相当短,以至母核的放射性活度在某一测量时间内可视为常量. 在这种情况下,子核的数量将逐渐增加,新生成的子核将按照自己的规律进行衰变,由于每秒衰变数与现有核数成正比,随着时间的积累,子核每秒衰变的核数等于从母核衰变而得到补充的核数,子核的核数就不再增加,达到了动态平衡. 此时子核的放射性活度与母核的放射性活度相等,称此现象为长期放射性平衡.

长期放射性平衡的条件是母核半衰期远大于子核半衰期,且时间足够长,$T_1 \gg T_2$ 或 $\lambda_1 \ll \lambda_2$. 式中 T_1 代表母核半衰期,T_2 为子核半衰期,λ_1 为母核衰变常量,λ_2 为子核衰变常量.

（3）不成放射性平衡

若母核半衰期远小于各代子核,经过一定时间后,母核将几乎全部转变为子核,之后,子核将按自己的方式衰变,这种物理现象称为不成放射性平衡.

由上述三种分析可知,在任何递次衰变中,不论各代衰变常量之间的关系如何,必有一半衰期最长者,经过足够长的时间,系统将剩下半衰期最长的及其后代,它们将按照它们的指数规律衰减.

放射性平衡在放射性核素的应用中具有十分重要的意义,半衰期短的核素在核医学中优势更加明显.许多半衰期短的核素是通过半衰期长的核素衰变而得到的,当子核与母核达到动态平衡时,子核数目最多,设法取出子核,经过一定时间后,子核与母核重新达到放射性平衡,这种通过半衰期长的核素获得半衰期短的核素的发生器称为"母牛"."母牛"可以在较长时间内供应半衰期短的核素,适合远离同位素生产中心或交通不便的地方开展短寿命核素的应用工作.

第四节　原子核反应

一、核反应

核反应（nuclear reaction）,是指原子核与原子核碰撞,或者原子核被各种具有一定能量的粒子[如氦核^{3}He 或 ^{4}He（α）、氘核^{2}H（d）、质子（p）、中子（n）、光子（γ）]等轰击,转变为另一种原子核的过程. 在核反应的过程中,会产生不同于入射弹核（入射粒子或核）和靶核（被轰击的核）的新的原子核. 因此,核反应是生成各种不稳定原子核的根本途径. 一般情况下,核反应过程可表示为

$$_Z^A X + a \rightarrow _{Z'}^{A'} Y + b \qquad (16-26)$$

式中 a 表示入射粒子,b 表示反应后放出的粒子;X 是被轰击的原子核（靶核）,Y 是形成的新核. 这种反应也可简写为

$$_Z^A X(a,b)_{Z'}^{A'} Y$$

例如,卢瑟福完成的用 α 粒子轰击氮核的反应 $_7^{14}N + _2^4He \rightarrow _8^{17}O + _1^1p$ 可简写成 $_7^{14}N(\alpha,p)_8^{17}O$,式中 α 和 p 分别表示 α 粒子和质子.

核反应

二、 人工放射性现象

　　在核反应发现后,许多科学家曾用各种粒子对自然界中的核素进行轰击.居里夫妇在 1934 年发现,用 α 粒子轰击各种物质时,经过核反应所产生的新生元素不是稳定的,而是一种放射性元素.这种用人为方法产生放射性元素的现象称为人工放射性现象.这一发现不仅为产生人工放射性同位素提供了重要的实验基础,同时为人类开辟了一个新领域,开启了对放射性同位素的应用.从此,科学家不必再只依靠自然界的天然放射性物质来研究问题,这也大大推动了核物理学的研究速度.

　　应用中子作为入射粒子也可产生放射性同位素.在人工放射性现象中发现了正电子 β^+,正电子的质量与电荷量和电子等值,电性相反.如

$$_{5}^{10}B + _{2}^{4}He \rightarrow _{7}^{13}N + _{0}^{1}n \tag{16-27}$$

$$_{7}^{13}N \rightarrow _{6}^{13}C + _{+1}^{0}\beta \tag{16-28}$$

三、 重核裂变

　　在 1936—1939 年间,当用中子轰击重核时,科学家发现了一种全新的核反应:重核经中子轰击后分裂为质量差不多相等的两个部分和 1~3 个中子,同时放出大量的热量,这种反应称为重核裂变,该反应记作(n,f).典型的例子有中子轰击 $_{92}^{235}U$,此时可发生下列反应

$$_{92}^{235}U + _{0}^{1}n \rightarrow _{54}^{139}Xe + _{38}^{95}Sr + 2_{0}^{1}n + Q \tag{16-29}$$

式中 $_{54}^{139}Xe$ 和 $_{38}^{95}Sr$ 是放射性核素,它们将通过 β^- 衰变成稳定核.由于重核的平均结合能要比中等原子核的小,所以,重核裂变过程中要释放能量 Q.

四、 核反应堆

　　在上述(n,f)反应中入射一个中子出射、两个中子.这种中子的增殖可使裂变反应持续不断地进行,形成裂变链式反应.在实际应用中,需要对反应速度进行人为的控制,这种能产生可控制的持续核链式反应的装置就是核反应堆,简称反应堆.

第五节　放射性核素在医学上的应用

　　放射性核素治疗是利用放射性核素发射的射线进行治疗,射线作用于组织细胞并将其能量部分或全部交给组织,产生一系列电离辐射生物效应,通过辐射能的直接和间接作用,使机体生物活性大分子的结构和性质遭受损害,导致细胞繁殖能力丧失、代谢紊乱失调、细胞衰老或死亡. 治疗用放射性核素在衰变时能释放 β 或 γ 射线,其射程仅几毫米或在 2 厘米之内,几乎全部被有病变的组织吸收,能有效地破坏病变组织的病灶,达到治疗目的,因而射线在破坏或抑制病变组织的同时,对正常组织的损伤较轻微.

一、示踪原理

　　在核医学领域中,核素示踪技术是以放射性核素或其标记化合物作为示踪剂,应用射线探测的方法来检测它们的行踪,是研究示踪剂在生物体系或外界环境中运动规律的核技术. 以放射性核素示踪技术为基础,吸取并融合其他学科的先进成就,发展了实用价值很高的核技术,如体外放射分析、放射自显影术、放射性核素显像等. 这些技术在基础医学及临床医学方面都有很重要的实用价值.

　　任何一种元素的同位素都有相同的化学性质,它们在机体内的分布、转移和代谢都是一样的. 如果要研究某一种元素在体内的分布情况,可在这种元素中掺入少量该元素的放射性核素,这些放射性核素在体内参与各种过程的变化,借助它们放出的射线,在体外探测该元素的踪迹,这就是示踪原子法. 引入的放射性核素,称为 **示踪原子**(tracer atom).

示踪原子

二、放射性核素示踪技术的优缺点

　　1. 放射性核素示踪技术的优点

　　放射性核素示踪技术有着一般化学分析方法难以比拟的优点,总结起来有以下几点:

　　(1) 灵敏度高,可精确地测出 $10^{-18} \sim 10^{-14}$ g 数量级的示踪

物,这是一般化学分析方法很难达到的测量范围.

（2）方法简便:对放射性核素示踪物,只需进行放射性测量,可完全不受非放射性物质的干扰,不必对被测对象进行提纯或分离,尤其是当示踪剂发射 γ 射线时,可直接从体外测量,整个操作过程非常简便,大大省略了复杂和繁琐的操作流程.

（3）可用于生命活动的各个阶段:由于所用示踪物质的量极少,它进入机体中作为示踪物所占的量微乎其微,不会破坏和干扰机体的正常生理、生化过程,故机体生命活动的各个阶段,都可以用此技术来进行研究.

2. 放射性核素示踪技术的缺点和局限性

放射性核素衰变时产生的射线（主要指 γ 射线）是电离辐射,过量的照射会对机体或组织细胞造成一定的损伤,必须注意安全防护,需要专用的实验条件和专业技术人员进行操作和管理.

如果将用放射性核素标记的药物引入体内,然后探测其分布、聚集和流通量,则可作为某些疾病的诊断依据.下面我们就介绍放射性核素的探测、跟踪示踪原子的方法和在体内的聚集机制.

（1）直接探测

这种方法是用探测仪在体外直接探测示踪原子由体内发出的射线.把胶体^{198}Au 注射到体内后,将通过血液运输而聚集在肝脏内,但不能进入肝肿瘤区,从体外探测^{198}Au 所发出的 γ 射线可了解其在肝脏内的分布情况,并进而判断肝肿瘤的位置和大小.

（2）外标本测量

这种方法是将放射性药物引入体内,然后取其血、尿、便或活体组织等样品,测量其放射性活度.例如,口服维生素 B_{12} 示踪剂后,通过测量排出尿液的放射性活度,可间接了解胃肠道吸收维生素 B_{12} 的情况.

（3）放射自显影

利用感光材料检查、记录和测量放射性示踪剂在生物体内位置和数量的技术称为放射自显影技术.它是追踪标记药物或代谢物在体内去向的一种有效方法.例如,把细胞培养在含有放射性脱氧核糖核酸（DNA）的水中,就可以把细胞内的染色体标记上放射性核素,通过放射自显影,可观察到染色体分裂过程中 DNA 的变化细节.

将放射性核素引入人体必须满足如下条件:有合适的物理半衰期,半衰期过长会危害人体;对人体无毒副作用,且易被人体排出体外;有可供体外探测的射线,且能量合适;易于合成化合物,并具有很好的稳定性.

三、常用的放射核素治疗

1. ^{60}Co 治疗

用 ^{60}Co 作为放射源,它发出的 γ 射线的半衰期为 5.27 a,射线的平均能量为 1.25 MeV. ^{60}Co 发出的 γ 射线的最大能量吸收发生在皮下 4~5 mm 处,皮肤剂量相对较小,对于同样的肿瘤剂量比 X 射线引起的皮肤反应轻得多. ^{60}Co 发出的 γ 射线对骨与软组织吸收的剂量近似相等,故而 ^{60}Co 发出的 γ 射线对正常骨组织的损伤较小.

2. 伽马刀

伽马刀,又称立体定向 γ 射线放射治疗系统,是一种融合现代计算机技术、立体定向技术和外科技术于一体的治疗性设备,它将 ^{60}Co 发出的 γ 射线几何聚焦,集中射于病灶,一次性、致死性地摧毁靶点内的组织,而射线经过人体正常组织几乎无伤害,并且剂量锐减,因此其治疗照射范围与正常组织界限非常明显,边缘如刀割一样,人们形象地称之为"伽马刀". 它是一种立体放射神经外科中利用 γ 射线的定向照射实现颅内肿瘤非手术治疗的重要设备.

伽马刀

3. 甲状腺疾病的放射性核素治疗

^{131}I 可用于治疗甲亢、甲状腺具有高度选择性摄取 ^{131}I 的功能. 甲亢病人甲状腺摄取 ^{131}I 的功能超过正常. 碘是合成甲状腺激素的原料,食入的碘吸进入血液后,很快被甲状腺吸取,被同位素标记的碘 ^{131}I 同样可被甲状腺吸取,通过测定颈部甲状腺部位的放射性计数可以计算出甲状腺吸取碘的速率和强度,甲状腺吸取碘的速率和强度可以反映甲状腺的功能状态. 将放射源 ^{131}I 引入体内,通过血液循环, ^{131}I 会很快地集中在甲状腺中. ^{131}I 能发射 β 射线和 γ 射线,增生的甲状腺组织受到 ^{131}I 所发射的 β 射线的照射而遭到破坏,使甲状腺激素生成减少、甲亢缓解或被治愈. 用 ^{131}I 治疗甲亢是比较理想的首选治疗方法. 在核素治疗中,该方法最成熟,应用最普遍,地位最突出. 目前已得到共识,所以被用来治疗甲状腺功能亢进和部分甲状腺癌.

4. 用 β 核素治疗骨癌

^{89}Sr: ^{89}Sr 是纯 β 核素,其 β 射线能量为 1.43 MeV,物理半衰期为 50.56 d,在组织内的射程为 8 mm. 静脉输注后, ^{89}Sr 很快从

血流中消失,而聚集于成骨细胞组织,剩下的由肾脏排泄. ^{89}Sr 在骨转移癌病灶中的摄取量是正常骨中的 2 ~ 5 倍,其癌骨髓放射比值大于 10. ^{89}Sr 的物理半衰期长,一旦渗入转移灶后,则与正常骨中的 ^{89}Sr 一样,不再代谢更新,至少可滞留在转移灶内 100 d,因而极大部分的辐射效应在此期间达到,所以疗效较好.

四、核医学影像及特点

1. 核医学影像

生物体的组织与器官的功能主要表现为物质在生物体内的动态变化规律,若将一定量的放射性核素引入人体,它将参与人体的新陈代谢,或者在特定脏器或组织中聚集. 核医学影像的本质就是体内放射性活度分布的外部测量,并将测量结果以图像的形式显示出来. 这就是核素成像(radio nuclide imaging).

核素成像

2. 技术特点

(1) 方便且安全:用于引入人体的放射性核素的数量很少,生物半衰期短,在体外进行的放射性检测灵敏度高.

(2) 功能性成像:CT、MR 以及超声成像等主要显示脏器或组织的解剖学形态变化,而核医学影像含有丰富的人体内部功能信息,以功能性成像为主,而不是组织密度的成像. 因此核医学影像技术有助于人们深层次地揭示生物体细胞内部的细微复杂的生理、生化过程,在分子水平上动态地认识生命过程的本质,所以核医学影像技术是一项很有发展潜力的技术.

第十六章习题

16-1　解释下列名词:质量亏损、同位素、同质异能素、结合能、比结合能.

16-2　在几种元素的同位素 $^{12}_6$C、$^{13}_6$C、$^{14}_7$N、$^{16}_7$N、$^{16}_8$O、$^{17}_8$O 中,哪些核素的原子核包含相同的(1)质子数;(2)中子数;(3)核子数;(4)核外电子数?

16-3　简述下列名词的意义:核衰变、衰变常量、半衰期、平均寿命、放射性活度.

16-4　在 α 衰变、$β^+$ 衰变、$β^-$ 衰变和电子俘获中,所产生的子核的原子序数和质量数是如何变化的?在元素周期表中的位置如何变化?

16-5　利用 ^{131}I 作核素成像的显像剂,刚出厂的试剂,满足显像要求的注射量为 0.5 mL. (1)如试剂存放了 11 天,满足成像要求的注射量应为多少?(2)如果最大注射量不得超过 8 mL,则该显像剂的最长存放时间是多少?

16-6　$^3_1$H 原子的质量是 3.016 05 u,$^3_2$He 的原子质量是 3.016 03 u,电子质量 $m_e = 9.109\ 56 \times 10^{-31}$ kg. 求:(1)这两个原子核的质量(以 u 计);(2)结合能(以 MeV 计).

16-7　写出 α 衰变、β 衰变的衰变方程式.

16-8　由 $^{238}_{92}$U 衰变成 $^{206}_{82}$P 需经过几次 α 衰变和几次 β 衰变?

16-9　40 g 纯净的 ^{40}K 放射源发生 β$^-$ 衰变,开始时每秒发射10^5 个 β$^-$ 粒子,求此核素的衰变常量和半衰期.

16-10　已知^{226}Ra 的半衰期为 $1.6×10^3$ a,原子质量为 226.025 u,求 1 g 的^{226}Ra 发生 α 衰变时的放射性活度.

16-11　某种放射性核素的平均寿命为 100 d,问 10 d 后,已经衰变的核数为总核数的百分之几? 第 10 天发生衰变的核数为总核数的百分之几?

16-12　已知$^{55}_{27}$Co 的放射性活度在 1 h 内减少 3.8%,衰变产物是非放射性的,求该核素的衰变常量和半衰期.

16-13　^{32}P 的半衰期为 14.3 d,求:(1) ^{32}P 的衰变常量和平均寿命;(2) 1 μg 纯粹的^{32}P 的放射性活度.

16-14　^{131}I 的半衰期为 8.04 d,在 12 日上午 9 时测量时^{131}I 的放射性活度为 15 mCi,问到同月 30 日下午 3 时,该放射源的放射性活度为多少?

16-15　一种用于器官扫描的放射性核素的物理半衰期为 9 d,若有效半衰期为 2 d,求其在器官内的生物半衰期为多少?

（鲍秀珍　敖敦格日乐）

本章习题答案

附录　矢量的运算

一、矢量的加法和减法

我们知道力、速度、加速度都是矢量. 所以它们的运算要遵从矢量的运算法则. 矢量的加法遵从平行四边形法则或三角形法则.

设 A、B 代表两个矢量,将它们相加时,可自同一点画 A、B 两个矢量(附录图 1),以 A、B 为两邻边,完成平行四边形,自两矢量的交点画出对角线,即代表 A、B 两矢量的和,以下式表示:

$$C = A + B$$

C 称为合矢量,而 A、B 称为 C 的分矢量. 因为平行四边形的对边平行且相等,所以矢量的加法也可以这样进行:以矢量 A 的末端为始点,画矢量 B,则不难看出,由 A 的始点画到 B 的末端的矢量即为矢量 C,这称为三角形法则(见附录图 2).

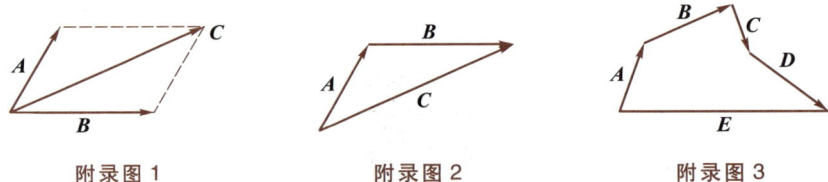

附录图 1　　　　　　附录图 2　　　　　　附录图 3

如果将两个以上的矢量相加,例如求矢量 A、B、C、D 的合矢量,则可按平行四边形法则,先求 A、B 的合矢量,然后再求此合矢量与 C 的合矢量,依此类推. 也可用三角形法则,在 A 的末端画 B,再在 B 的末端画 C 等(附录图 3),最后由 A 的始点到 D 的末端画出矢量 E,即为 A、B、C、D 的合矢量,表示为

$$E = A + B + C + D$$

运用这种方法,我们可以将任意多个矢量相加.

下面我们来介绍矢量的减法. 设 A、B 为两个矢量,矢量 A 减矢量 B 就是矢量 A 加矢量 $-B$,即

$$A - B = A + (-B)$$

所以,求 $A-B$ 就是求 A 与 $-B$ 的合矢量.

如附录图 4 中左图所示,A 与 $-B$ 的合矢量为 R,因为平行四边形对边平行且相等,所以也等于由 B 的末端画到 A 的末端的矢量. 如果求 $B-A$,用同样的方法可知,就是由 A 的末端画到

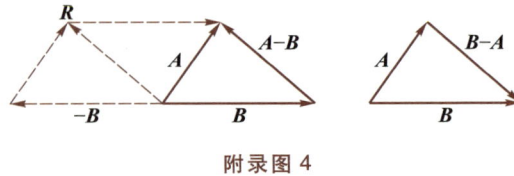

附录图 4

B 的末端的矢量(见附录图 4 中右图).

二、矢量的解析表示法

两个以上的矢量可以相加(或称为合成)为一个矢量,同样,一个矢量也可以分解为两个以上的分矢量,但一个矢量分解为两个分矢量时,则有无限多的分法. 附录图 5 表示任一矢量 A 分解为两个矢量时可有各种分法. 由图可见,只要由 A 的始点相继地画两个矢量,而使后一矢量的末端和 A 的末端重合,则这两个矢量就可以视为 A 的两个分矢量. 但如果先限定了两个分矢量的方向,则分法是唯一的.

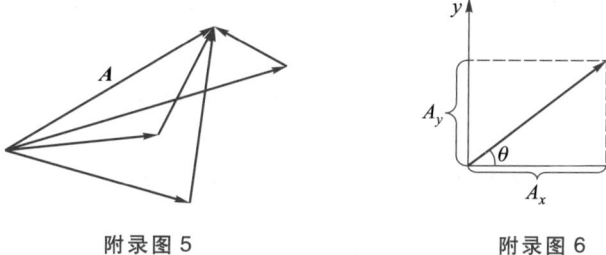

附录图 5   附录图 6

我们通常是将矢量沿坐标轴分解,因为坐标轴的方向已确定,所以一矢量沿坐标轴的分法是唯一的,而且因为坐标轴的方向已确定,所以一矢量分解在各轴上的分矢量只需用数值和正负即可表示. 这些分矢量的值就成为标量. 附录图 6 表示矢量 A 沿 x、y 两坐标轴的分解情形,A_x 和 A_y 分别表示矢量 A 在 x 轴与 y 轴上的分量值,θ 代表 A 与 x 轴之间的夹角. 由图可知

$$\left.\begin{array}{l} A_x = A\cos\theta \\ A_y = A\sin\theta \end{array}\right\}$$

若已知两分量值为 A_x 和 A_y,则矢量 A 的数值和方向可由下式决定:

$$A = \sqrt{A_x^2 + A_y^2}, \quad \tan\theta = \frac{A_y}{A_x}$$

下面我们证明,合矢量在任一直角坐标轴上的分量值等于分矢量在同一坐标轴上诸分量值的代数和,如附录图 7 所示.

设有两矢量 A_1、A_2,其合矢量则为图中的 A. A_{1x}、A_{2x}、A_x 分别为 A_1、A_2、A 在 x 轴上的分量值. 因为平行四边形对边平行且相等,所以由图不难看出,A_1 在 x 轴上的投影等于其对边在 x 轴上的投影,即 $oa = bc$,于是,由图我们立刻可以看出

$$A_x = A_{1x} + A_{2x}$$

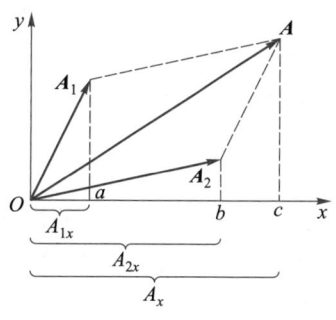

附录图 7

上面就两个分矢量得到的结论不难推广到任意多个分矢量的情形. 设有 n 个矢量 $A_1, A_2, \cdots, A_n$,其合矢量为 A,令 A_{1x},$A_{2x}, \cdots, A_{nx}$ 分别为 $A_1, A_2, \cdots, A_n$ 在 x 轴上的分量值. 仿照上述证明方法(或用三角形法)可证明

$$A_x = A_{1x} + A_{2x} + \cdots + A_{nx} = \sum_{i=1}^{n} A_{ix}$$

同理可证明

$$A_y = A_{1y} + A_{2y} + \cdots + A_{ny} = \sum_{i=1}^{n} A_{iy}$$

$$A_z = A_{1z} + A_{2z} + \cdots + A_{nz} = \sum_{i=1}^{n} A_{iz}$$

三、 矢量的数量积(点积、标积)和矢量积(叉积、矢积)

设两矢量 $\boldsymbol{A}$、$\boldsymbol{B}$ 为非零矢量,它们的模分别为 $|\boldsymbol{A}| = A$、$|\boldsymbol{B}| = B$,两矢量间夹角为 θ.

1. 两矢量的数量积

① 定义:
$$\boldsymbol{A} \cdot \boldsymbol{B} = |\boldsymbol{A}| \cdot |\boldsymbol{B}| \cos \theta = AB \cos \theta$$

在直角坐标系中,两矢量 $\boldsymbol{A}$、$\boldsymbol{B}$ 的分量式为

$$\boldsymbol{A} = A_x \boldsymbol{i} + A_y \boldsymbol{j} + A_z \boldsymbol{k}, \quad \boldsymbol{B} = B_x \boldsymbol{i} + B_y \boldsymbol{j} + B_z \boldsymbol{k}$$

两矢量的数量积为

$$\boldsymbol{A} \cdot \boldsymbol{B} = (A_x \boldsymbol{i} + A_y \boldsymbol{j} + A_z \boldsymbol{k}) \cdot (B_x \boldsymbol{i} + B_y \boldsymbol{j} + B_z \boldsymbol{k}) = A_x B_x + A_y B_y + A_z B_z$$

式中

$$\boldsymbol{i} \cdot \boldsymbol{i} = \boldsymbol{j} \cdot \boldsymbol{j} = \boldsymbol{k} \cdot \boldsymbol{k} = 1, \quad \boldsymbol{i} \cdot \boldsymbol{j} = \boldsymbol{j} \cdot \boldsymbol{k} = \boldsymbol{k} \cdot \boldsymbol{i} = 0$$

$$\cos \theta = \frac{\boldsymbol{A} \cdot \boldsymbol{B}}{|\boldsymbol{A}| \cdot |\boldsymbol{B}|} = \frac{A_x B_x + A_y B_y + A_z B_z}{\sqrt{A_x^2 + A_y^2 + A_z^2} \cdot \sqrt{B_x^2 + B_y^2 + B_z^2}}$$

② 性质:(a) $\boldsymbol{A} \cdot \boldsymbol{A} = |\boldsymbol{A}| \cdot |\boldsymbol{A}| = |\boldsymbol{A}|^2$

(b) 若 $\boldsymbol{A} \cdot \boldsymbol{B} = 0$,则 $\boldsymbol{A} \perp \boldsymbol{B}$.

③ 运算律:(a) 交换律 $\boldsymbol{A} \cdot \boldsymbol{B} = \boldsymbol{B} \cdot \boldsymbol{A}$

(b) 结合律(λ、μ 为实数)

$$(\lambda \boldsymbol{A}) \cdot \boldsymbol{B} = \boldsymbol{A} \cdot (\lambda \boldsymbol{B}) = \lambda (\boldsymbol{A} \cdot \boldsymbol{B})$$

$$(\lambda \boldsymbol{A}) \cdot (\mu \boldsymbol{B}) = \lambda [\boldsymbol{A} \cdot (\mu \boldsymbol{B})] = \lambda \mu (\boldsymbol{A} \cdot \boldsymbol{B})$$

(c) 分配律
$$(\boldsymbol{A} + \boldsymbol{B}) \cdot \boldsymbol{C} = \boldsymbol{A} \cdot \boldsymbol{C} + \boldsymbol{B} \cdot \boldsymbol{C}$$

2. 两矢量的矢量积

① 定义:
$$\boldsymbol{C} = \boldsymbol{A} \times \boldsymbol{B} = |\boldsymbol{C}| \boldsymbol{C}^0$$

$$|\boldsymbol{C}| = |\boldsymbol{A} \times \boldsymbol{B}| = |\boldsymbol{A}| \cdot |\boldsymbol{B}| \sin \theta$$

式中,$|\boldsymbol{C}|$ 为矢量 $\boldsymbol{C}$ 的模,$\boldsymbol{C}^0$ 为沿 $\boldsymbol{C}$ 方向的单位矢量. $\boldsymbol{C}$ 或 $\boldsymbol{C}^0$ 的方向由右手螺旋定则确定:即由矢量 $\boldsymbol{A}$ 的方向,沿小于 $180°$ 的角度转到矢量 $\boldsymbol{B}$ 的方向时,右手拇指的方向就是矢量 $\boldsymbol{C}$ 或 $\boldsymbol{C}^0$ 的方向.

在直角坐标系中,两矢量 $\boldsymbol{A}$、$\boldsymbol{B}$ 的矢量积为

$$\boldsymbol{A} \times \boldsymbol{B} = (A_x \boldsymbol{i} + A_y \boldsymbol{j} + A_z \boldsymbol{k}) \times (B_x \boldsymbol{i} + B_y \boldsymbol{j} + B_z \boldsymbol{k})$$

$$= (A_y B_z - A_z B_y) \boldsymbol{i} + (A_z B_x - A_x B_z) \boldsymbol{j} + (A_x B_y - A_y B_x) \boldsymbol{k}$$

展开相乘就可得到上面结果,还可以用行列式来计算.

$$A \times B = \begin{vmatrix} \boldsymbol{i} & \boldsymbol{j} & \boldsymbol{k} \\ A_x & A_y & A_z \\ B_x & B_y & B_z \end{vmatrix} = \begin{vmatrix} A_y & A_z \\ B_y & B_z \end{vmatrix} \boldsymbol{i} + \begin{vmatrix} A_z & A_x \\ B_z & B_x \end{vmatrix} \boldsymbol{j} + \begin{vmatrix} A_x & A_y \\ B_x & B_y \end{vmatrix} \boldsymbol{k}$$

$$= (A_y B_z - A_z B_y) \boldsymbol{i} + (A_z B_x - A_x B_z) \boldsymbol{j} + (A_x B_y - A_y B_x) \boldsymbol{k}$$

② 性质:(a) $A \times A = 0$;

(b) $A \times B = 0 \leftrightarrows A /\!/ B$ $(A \neq 0, B \neq 0)$

③ 运算律:(a) 不满足交换律 $A \times B = -B \times A$

(b) 分配律 $(A + B) \times C = A \times C + B \times C$

(c) 结合律 $(\lambda A) \times B = A \times (\lambda B) = \lambda (A \times B)$

（贾海涛 何宝胜 凯 丽）

参 考 文 献

（何宝胜　贾海涛　凯　丽）

郑重声明

高等教育出版社依法对本书享有专有出版权。任何未经许可的复制、销售行为均违反《中华人民共和国著作权法》,其行为人将承担相应的民事责任和行政责任;构成犯罪的,将被依法追究刑事责任。为了维护市场秩序,保护读者的合法权益,避免读者误用盗版书造成不良后果,我社将配合行政执法部门和司法机关对违法犯罪的单位和个人进行严厉打击。社会各界人士如发现上述侵权行为,希望及时举报,我社将奖励举报有功人员。

反盗版举报电话　(010)58581999　58582371
反盗版举报邮箱　dd@hep.com.cn
通信地址　北京市西城区德外大街4号
　　　　　高等教育出版社知识产权与法律事务部
邮政编码　100120

读者意见反馈

为收集对教材的意见建议,进一步完善教材编写并做好服务工作,读者可将对本教材的意见建议通过如下渠道反馈至我社。

咨询电话　400-810-0598
反馈邮箱　hepsci@pub.hep.cn
通信地址　北京市朝阳区惠新东街4号富盛大厦1座
　　　　　高等教育出版社理科事业部
邮政编码　100029

防伪查询说明

用户购书后刮开封底防伪涂层,使用手机微信等软件扫描二维码,会跳转至防伪查询网页,获得所购图书详细信息。

防伪客服电话　(010)58582300

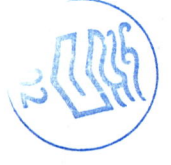